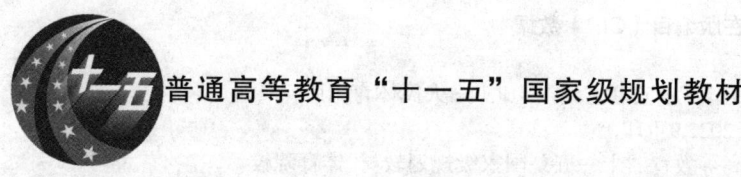

体育院校通用教材

运 动 医 学

王安利　主编

全国体育院校教材委员会　审定

人民体育出版社

图书在版编目（CIP）数据

运动医学 / 王安利主编. -- 北京：人民体育出版社，2007（2022.9重印）
普通高等教育"十一五"国家级规划教材. 体育院校通用教材
ISBN 978-7-5009-3269-7

Ⅰ.①运… Ⅱ.①王… Ⅲ.①运动医学—高等学校—教材 Ⅳ.①R87

中国版本图书馆CIP数据核字(2007)第134359号

*

人民体育出版社出版发行
北京盛通印刷股份有限公司印刷
新 华 书 店 经 销
*
787×1092　16开本　32印张　600千字
2007年12月第1版　2022年9月第15次印刷
印数：128,001—133,000册
*
ISBN 978-7-5009-3269-7
定价：80.00元

社址：北京市东城区体育馆路8号（天坛公园东门）
电话：67151482（发行部）　　邮编：100061
传真：67151483　　　　　　　邮购：67118491
网址：www.psphpress.com

（购买本社图书，如遇有缺损页可与邮购部联系）

编 委 会

主　编：王安利

副主编：王正珍　姚鸿恩

编　委（以姓氏笔画排序）：

　　　　王人卫　教授　上海体育学院
　　　　王正珍　教授　北京体育大学
　　　　王安利　教授　北京体育大学
　　　　王　琳　教授　北京体育大学
　　　　冉德州　教授　成都体育学院
　　　　罗兴华　教授　广州体育学院
　　　　姚鸿恩　教授　首都体育学院
　　　　高维纬　教授　北京体育大学
　　　　矫　玮　教授　北京体育大学

前　言

《运动医学》为全国普通高等教育"十一五"国家级规划教材。本教材作为全国体育院校运动医学课程学生用书，由全国体育院校教材委员会运动医学教材组，根据全国体育院校本科培养方案的培养目标、教学任务、教学时数、教学内容及考核要求而编写。

运动医学学科是随着体育运动的发展而发展起来的一门重要的应用学科。运动医学在推动体育运动的发展和全民健身运动的开展，以及竞技体育运动水平的提高中均起到了重要的作用。随着运动成绩的不断提高，竞争的日益加剧，运动训练中表现出来的与运动医学有关的问题层出不穷。一方面，运动训练对运动医学学科的发展提出了更高的要求，使运动医学学科的发展获得了巨大的动力和广泛的市场；另一方面，运动医学对运动训练的保驾护航作用也日益突现。

运动医学是体育院校术科学生开设最早的骨干课程之一。《运动医学》教材从20世纪60年代至今，已由全国体育院校教材委员会牵头编写、修订过4次。由于学科的迅速发展，知识积累的不断更新，原有教材在许多方面已显得滞后，不能适应当今运动训练的实际需要。又由于地区发展的差距，学科发展的不平衡，大多数学校没有能力自己组织教材的编写，目前为止，全国大多数体院校仍在使用原有教材。

因此，编写一本既能够反映学科发展密切结合运动实际，又能有较高理论水平和实际应用价值，符合体育院校学生接受能力的运动医学教材，势在必行，刻不容缓。

本教材由北京体育大学王安利教授任主编，北京体育大学王正珍教授及首都体育学院姚鸿恩教授任副主编，并组织了全国体育院校运动医学教材编写组的专家、学者，历时3年编写完成。参加编写的人员有（以姓氏笔画为序）：王人卫、王正珍、王安利、王琳、王煜、冉德洲、孙小敏、罗兴华、侯世伦、姚鸿恩、高维纬、矫玮，北京体育大学的王坤、徐斌在技术动作拍摄中给予了极大的帮助，教材编写过程中得到了人民体育出版社的大力支持，在此一并表示感谢。

本教材的编写是在以前全国体育院校《运动医学》统编教材的基础上完成的，在编写过程中力求继承和发扬前几版教材系统性强、密切联系运动实际的优点，并在以下几方面着重进行了修订和补充：1. 较全面地介绍了身体成分的构成、测量方法和评定，以及不同项目运动员的身体成分特点。2. 在《运动性病症》一章中，除比较详细地介绍了常见病症外，而且增加了运动性中暑、冻伤、运动性脱水和猝死的内容。3. 在《运动损伤预

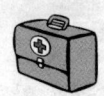

防与处理》一章中,加强了运动损伤预防的内容,比较全面地介绍了运动损伤的主要病理特点,使运动损伤的急救与处理更加系统化。4. 在《常见运动损伤》一章中,增加了常用治疗运动损伤中药方剂的剂量以便实际应用,较全面地介绍了有关运动处方的内容及常见慢性疾病的运动干预的原则和方法,引入了"预防损伤功能锻炼"的新理念、新内容、新知识。

本版教材的编写注重了对知识的成熟性、稳定性、实用性的选择,注重解决运动实践中的具体问题,使本教材既能供体育院校学生使用,也能供体育教师、教练员及队医作为参考。

运动医学的理论与知识浩如烟海,本书编写不可能面面俱到,由于编写人员水平有限,不当之处在所难免,敬请广大教师、学生在使用过程中及时提出批评指正,以便在后续的修订中补救和改正。

全国体育院校教材委员会
运动医学教材组
2007 年 7 月

目 录

绪 论 …………………………………………………………………………… 1
第一章 体格检查 ……………………………………………………………… 3
  第一节 一般史和运动史 …………………………………………………… 4
    一、询问一般史 …………………………………………………………… 4
    二、询问运动史 …………………………………………………………… 5
  第二节 人体姿势检查 ……………………………………………………… 5
    一、直立姿势检查 ………………………………………………………… 6
    二、脊柱形状检查 ………………………………………………………… 6
    三、胸廓形状检查 ………………………………………………………… 8
    四、腿的形状检查 ………………………………………………………… 9
    五、足的形状检查 ………………………………………………………… 10
  第三节 人体形态测量 ……………………………………………………… 11
    一、人体形态测量的注意事项 …………………………………………… 12
    二、体重 …………………………………………………………………… 12
    三、身高 …………………………………………………………………… 13
    四、坐高 …………………………………………………………………… 14
    五、胸围和呼吸差 ………………………………………………………… 14
    六、肩宽和骨盆宽 ………………………………………………………… 15
    七、四肢长度 ……………………………………………………………… 16
    八、跟腱长 ………………………………………………………………… 17
    九、四肢围度 ……………………………………………………………… 17
    十、腰围和臀围 …………………………………………………………… 19
    十一、指距和手足间距 …………………………………………………… 20
    十二、皮褶厚度测量 ……………………………………………………… 20
    十三、关节活动度测量 …………………………………………………… 23
    十四、肌力测量 …………………………………………………………… 27
    十五、闭眼单脚站立 ……………………………………………………… 29
    十六、各年龄组体格检查的重点 ………………………………………… 29
    十七、生长发育的评价 …………………………………………………… 30
  第四节 人体机能检查方法 ………………………………………………… 33
    一、运动负荷试验概述 …………………………………………………… 33
    二、运动负荷试验的常用方案 …………………………………………… 35
    三、运动员心电图的特点 ………………………………………………… 42

  四、超声心动图与运动员左心功能测定 …………………………………………… 44
 第五节 身体成分测量与评价 …………………………………………………………… 47
  一、身体成分概述 …………………………………………………………………… 47
  二、身体成分测量与评价 …………………………………………………………… 50

第二章 儿童少年、老年、女子体育卫生 …………………………………………… 63
 第一节 儿童少年体育卫生 ……………………………………………………………… 64
  一、儿童少年生长发育规律 ………………………………………………………… 64
  二、儿童少年参加体育锻炼的意义 ………………………………………………… 67
  三、儿童少年身体发育的特点和体育卫生 ………………………………………… 69
  四、儿童少年早期专项训练的医学问题 …………………………………………… 72
 第二节 老年体育卫生 …………………………………………………………………… 73
  一、衰老的概念与机理 ……………………………………………………………… 73
  二、体育运动对抗衰老的作用 ……………………………………………………… 74
  三、普通健康老年人的体育锻炼 …………………………………………………… 77
 第三节 女子体育卫生 …………………………………………………………………… 78
  一、女子身体发育及其运动能力的特点 …………………………………………… 79
  二、女运动员月经周期的医学问题 ………………………………………………… 81
  三、女子体育运动中的卫生问题 …………………………………………………… 85

第三章 运动性病症 ………………………………………………………………………… 91
  一、过度训练 ………………………………………………………………………… 92
  二、运动应激综合征 ………………………………………………………………… 97
  三、晕厥 ……………………………………………………………………………… 98
  四、运动员贫血 ……………………………………………………………………… 101
  五、运动中腹痛 ……………………………………………………………………… 106
  六、肌肉痉挛 ………………………………………………………………………… 107
  七、运动性血尿 ……………………………………………………………………… 109
  八、运动性血红蛋白尿 ……………………………………………………………… 111
  九、中暑 ……………………………………………………………………………… 112
  十、冻伤与体温过低 ………………………………………………………………… 114
  十一、运动性脱水 …………………………………………………………………… 118
  十二、猝死与体育运动 ……………………………………………………………… 123

第四章 运动训练医务监督 ……………………………………………………………… 129
 第一节 运动员的自我监督 …………………………………………………………… 130
  一、自我监督的意义 ………………………………………………………………… 130
  二、自我监督的内容 ………………………………………………………………… 130
  三、自我监督的形式 ………………………………………………………………… 132
 第二节 运动医务监督常用指标的意义与应用 …………………………………… 133

一、脉搏 ··· 133
　　二、血压 ··· 134
　　三、最大吸氧量（$\dot{V}_{O_2max}$） ··· 135
　　四、血红蛋白（Hb） ··· 136
　　五、尿蛋白 ·· 138
　　六、血乳酸 ·· 139
　　七、血尿素 ·· 139
　　八、睾酮 ··· 140
　第三节　比赛期间的医务监督 ··· 141
　　一、赛前医务监督 ·· 141
　　二、赛中医务监督 ·· 141
　　三、赛后医务监督 ·· 141
　　附录　优秀运动员身体机能生理生化指标的应用方法和评价标准 ············ 142
　第四节　消除疲劳的方法 ·· 148
　　一、疲劳的概念 ··· 148
　　二、疲劳产生的机制 ··· 148
　　三、疲劳程度的判断 ··· 149
　　四、消除疲劳的方法及手段 ·· 149
　第五节　运动员的体重控制 ·· 154
　　一、运动员理想体重的确定 ·· 154
　　二、需要减重的项目及分类 ·· 155
　　三、运动员常用的减体重措施及其医学问题 ·· 155
　　四、致病性控体重行为及其对健康的影响 ··· 158
　　五、神经性厌食和食欲过剩 ·· 159
　　六、合理减体重的原则及方法 ··· 161
　　七、运动员增加体重的措施 ·· 162
　第六节　运动员心脏 ·· 163
　　一、运动员心脏研究概况 ··· 163
　　二、运动员心脏研究技术与进程 ··· 164
　　三、运动员心脏的主要表现 ·· 164
　　四、运动员心脏增大的原因 ·· 166
　　五、运动员心脏的鉴别诊断 ·· 167
　第七节　禁止使用兴奋剂 ·· 169
　　一、概述 ··· 169
　　二、概念 ··· 169
　　三、兴奋剂的种类 ·· 170
　　四、兴奋剂的作用 ·· 170
　　五、兴奋剂的危害 ·· 171
　　六、禁止其他使用方法及限制使用的药品 ··· 173
　　七、运动中避免误服兴奋剂 ·· 175

第八节　时差适应···175
　　　一、时差反应的主要表现··175
　　　二、时差反应的影响因素··176
　　　三、减少时差反应的方法··177
第五章　运动员的合理营养···179
　　第一节　营养与营养素··180
　　　一、蛋白质···180
　　　二、脂类··185
　　　三、糖···188
　　　四、维生素···190
　　　五、矿物质···195
　　　六、水···200
　　　七、食物纤维··201
　　第二节　运动员合理营养的意义与作用································203
　　　一、中国居民膳食指南··203
　　　二、中国居民膳食营养素参考摄入量标准···························206
　　　三、运动员合理营养的工作内容··210
　　　四、运动员合理营养的基本要求··211
　　　五、合理营养与运动能力··211
　　　六、不同专项运动员的营养代谢与需要特点························212
　　第三节　运动员的热能代谢特点··214
　　　一、运动热能的代谢特点··214
　　　二、运动能量的来源···214
　　　三、运动员热能需要量及其评定··215
　　　四、能量代谢与运动能力··216
　　第四节　运动与蛋白质营养··217
　　　一、蛋白质代谢···217
　　　二、运动对蛋白质代谢的影响···217
　　　三、运动对蛋白质需要的影响···218
　　　四、蛋白质的食物来源···218
　　　五、过量补充氨基酸和蛋白质的副作用······························219
　　第五节　运动与脂肪代谢···219
　　　一、脂肪代谢··219
　　　二、运动对脂肪代谢的影响··220
　　　三、运动员的脂肪供给量··222
　　　四、脂肪的来源···222
　　第六节　运动与糖营养··222
　　　一、糖的代谢··223
　　　二、补糖的作用与糖原负荷··224

三、运动后肌糖原的合成……………………………………………………………227
　　四、运动员摄取糖的需要量…………………………………………………………227
　　五、食物中糖的来源…………………………………………………………………227
　第七节　运动与维生素营养……………………………………………………………227
　　一、维生素 B_1 在运动中的作用……………………………………………………228
　　二、维生素 B_2 在运动中的作用……………………………………………………229
　　三、维生素 B_6 在运动中的作用……………………………………………………229
　　四、维生素 C 在运动中的作用………………………………………………………230
　　五、β-胡萝卜素和维生素 A 在运动中的作用………………………………………230
　　六、维生素 E 在运动中的作用………………………………………………………231
　　七、其他维生素在运动中的作用……………………………………………………231
　　八、运动能力与维生素营养…………………………………………………………231
　第八节　运动与水、电解质的补充……………………………………………………231
　　一、运动员的水代谢特点……………………………………………………………232
　　二、脱水与运动能力…………………………………………………………………232
　　三、运动员的水补充…………………………………………………………………233
　　四、运动对电解质的代谢和需要量…………………………………………………235
　第九节　矿物质对运动能力的影响……………………………………………………236
　　一、矿物质在运动中的作用…………………………………………………………237
　　二、运动对矿物质需要量增加的基本原理…………………………………………240
　　三、运动员的机体矿物质营养状态评定……………………………………………240
　第十节　运动员比赛期的饮食与营养…………………………………………………241
　　一、比赛期的膳食原则………………………………………………………………241
　　二、比赛期的膳食安排………………………………………………………………242
　　三、比赛中的饮料与食物安排………………………………………………………243
　　四、赛后的饮食营养…………………………………………………………………243
　　五、保持最佳竞技状态的膳食指导原则……………………………………………244
　第十一节　营养与运动员体重控制……………………………………………………245
　　一、运动员体重控制的基本原则……………………………………………………245
　　二、运动员采用的减体重措施………………………………………………………246
　　三、快速减体重的医学问题…………………………………………………………246
　　四、长期控制体重的医学问题………………………………………………………247

第六章　按摩………………………………………………………………………………249
　第一节　按摩的作用……………………………………………………………………250
　　一、对神经系统的作用………………………………………………………………250
　　二、对皮肤的作用……………………………………………………………………250
　　三、对运动系统的作用………………………………………………………………250
　　四、对循环系统的作用………………………………………………………………251
　　五、对呼吸和消化系统的作用………………………………………………………251

六、对运动损伤的治疗作用……251
　　七、对某些运动性病症的作用……252
第二节　按摩注意事项……253
　　一、讲究卫生……253
　　二、适宜的体位和姿势……253
　　三、按摩的方向……253
　　四、按摩的时间、次数和强度……254
　　五、按摩的禁忌症……254
　　六、按摩的适应症……254
　　七、按摩常用介质……255
第三节　按摩手法……255
　　一、基本手法……256
　　二、穴位按摩……272
第四节　身体各部位的按摩……291
　　一、颈部按摩法……291
　　二、腰背部按摩法……292
　　三、上肢按摩法……293
　　四、下肢按摩法……296
第五节　按摩在运动实践中的应用……298
　　一、运动前按摩……298
　　二、运动中按摩……299
　　三、运动后按摩……300
　　四、自我按摩……301

第七章　运动损伤的预防与处理……307

第一节　运动损伤概论……308
　　一、概述……308
　　二、运动损伤的分类……308
　　三、运动损伤的发生规律……309
　　四、运动损伤的原因……312
第二节　运动损伤的预防原则与方法……313
　　一、准备活动……314
　　二、伸展……314
　　三、合理安排训练……316
　　四、充分的恢复……316
　　五、心理……317
　　六、营养……317
　　七、运动保护器材……317
　　八、贴扎术……319
　　九、预防损伤的功能锻炼……324

第三节　组织损伤的病理变化 ……………………………………………… 329
　　一、组织损伤的基本变化 ………………………………………………… 329
　　二、炎症 …………………………………………………………………… 333
　　三、损伤的修复 …………………………………………………………… 337
第四节　运动损伤的急救 …………………………………………………… 343
　　一、运动损伤现场急救的基本原则 …………………………………… 343
　　二、休克的现场处理 ……………………………………………………… 344
　　三、人工呼吸和胸外心脏按压 …………………………………………… 345
　　四、出血和止血 …………………………………………………………… 347
　　五、绷带包扎法 …………………………………………………………… 349
　　六、关节脱位的临时急救 ………………………………………………… 353
　　七、骨折的临时固定 ……………………………………………………… 354
　　八、溺水 …………………………………………………………………… 358
第五节　运动损伤的一般处理 ……………………………………………… 359
　　一、物理疗法 ……………………………………………………………… 359
　　二、药物治疗 ……………………………………………………………… 362

第八章　常见运动损伤 …………………………………………………… 367

第一节　开放性软组织损伤 ………………………………………………… 368
　　一、开放性软组织损伤的处理原则 …………………………………… 368
　　二、擦伤 …………………………………………………………………… 368
　　三、裂伤、刺伤、切伤 …………………………………………………… 368
第二节　闭合性软组织损伤 ………………………………………………… 369
　　一、急性闭合性软组织损伤的处理原则 ………………………………… 369
　　二、慢性闭合性软组织损伤的处理 ……………………………………… 370
　　三、挫伤 …………………………………………………………………… 370
　　四、肌肉拉伤 ……………………………………………………………… 371
　　五、损伤性滑囊炎 ………………………………………………………… 373
　　六、损伤性腱鞘炎 ………………………………………………………… 375
　　七、疲劳性骨膜炎 ………………………………………………………… 379
　　八、骨骺损伤和骨软骨炎 ………………………………………………… 380
　　九、肩袖损伤 ……………………………………………………………… 383
　　十、网球肘 ………………………………………………………………… 384
　　十一、肘关节内侧软组织损伤 …………………………………………… 385
　　十二、掌指关节、指间关节扭伤 ………………………………………… 386
　　十三、急性腰扭伤 ………………………………………………………… 387
　　十四、腰背肌劳损 ………………………………………………………… 389
　　十五、腰椎间盘突出症 …………………………………………………… 392
　　十六、膝关节急性损伤 …………………………………………………… 395
　　十七、髌骨劳损 …………………………………………………………… 410

十八、踝关节扭伤···413

第三节　特殊损伤···417
　　一、耳损伤···417
　　二、击醉···420
　　三、眼部损伤··420
　　四、脑震荡···422

第九章　运动康复···425

第一节　运动处方概述··426
　　一、运动处方的概念··426
　　二、运动处方的组成··426

第二节　心肺耐力锻炼的运动处方···428
　　一、制订运动处方的科学基础··428
　　二、提高心肺耐力运动处方的制订···430
　　三、运动处方的实施··440

第三节　常见慢性疾病的运动处方···443
　　一、慢性疾病运动干预概述···443
　　二、糖尿病患者的运动处方···445
　　三、血脂异常患者的运动处方··449
　　四、高血压患者的运动处方···452
　　五、末梢动脉患者的运动处方··455
　　六、慢性阻塞性肺部患者的运动处方··457
　　七、免疫异常患者的运动处方··459

第四节　肌肉骨骼康复训练的原则与方法··460
　　一、康复训练的目的··461
　　二、康复训练的目标··461
　　三、康复训练的原则··462
　　四、康复训练方案的判定与效果评估··463
　　五、常用的康复训练方法··464

第五节　肌肉骨骼常见病损的康复···474
　　一、颈椎病···474
　　二、肩关节周围炎···477
　　三、脊柱畸形··483
　　四、骨质疏松··487
　　五、关节炎···488

参考文献···492

绪 论

一、运动医学的概念

运动医学的基本概念，可以用不同的方式来定义或描述，各国的情况不尽相同。从某种意义上讲，运动医学与其他学科如运动生理学、运动生物力学、运动心理学等一样，是为竞技体育及全民健身运动服务的一种职业化和科学化的领域。但是，运动医学又不同于上述学科，运动医学具有更强的实践性和综合性，是一门融研究和服务为一体的综合性应用学科。运动医学既是医学科学的分支，又是体育科学的重要组成部分。

体育院校学生学习和掌握运动医学的基本知识，这对于促进健康、改进训练、减少伤病、提高成绩有着重要意义。

二、运动医学的主要内容与任务

在我国，由于历史的原因以及运动医学在临床、教学和训练方面的长期实践，现已逐渐形成了我国特有的运动医学学科领域。其范畴主要包括：运动医务监督；运动性疾病防治；运动营养学；运动创伤防治；体疗康复等。运动医学的主要任务包括以下几个方面：

1. 通过医学检查，综合评定运动员健康状况、机能状况，为科学选材，科学安排训练，以及监控训练提供依据。

2. 研究运动实践中出现的病理和生理问题，了解人体对运动适应的生理机制，以及运动性疾病发生、发展的规律，并有针对性地进行治疗和预防。

3. 研究和了解各种营养素的种类、功用及来源，了解不同项目的运动员营养状况的特殊要求，正确指导运动员饮食，以确保运动员的健康，促进运动成绩的提高。

4. 研究运动损伤的发生、发展规律与防治方法，以便最大限度地减少运动损伤的发生，并取得良好的治疗效果。

5. 研究不同训练的方式、方法对机体的影响；发现身体训练中的薄弱环节，及时做好运动损伤的预防工作。在运动之前，有针对性地进行功能练习，加强运动员自身的保护能力，减少损伤的发生；在受伤之后，合理安排康复训练，以便尽快恢复身体机能重返赛场。

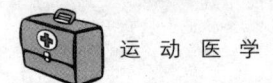

三、运动医学学科发展的历史

运动医学是随着体育运动的发展及需要而发展起来的。早在古希腊文明中,就有部分医生对身体活动及竞技运动对健康的影响产生兴趣。然而,系统与有控制地对损伤的预防、损伤的治疗以及运动与疾病关系的关注及研究,直到20世纪才开始。1924年"国际运动医师联盟"成立;1928年国际运动医学联合会成立。奥林匹克运动委员会中以及影响较大的单项体育协会中,均有运动医学的常设机构。

我国1955—1956年,卫生部和国家体委分别在北京医学院、北京体育学院举办了医疗体育和医务监督进修班。在苏联专家的指导下,培养了我国第一批运动医学专业人员。

此后,我国相继建立了国家体委运动医学研究所及各省市运动医学研究所。1978年中国运动医学会成立,并于1980年加入了国际运动医学联合会。

随着我国经济的迅速发展和体育事业的蓬勃发展,运动医学作为一门综合性的应用学科,在保证运动员健康、防治运动员伤病、提高运动员成绩方面发挥着越来越重要的作用。运动医学已经为我国体育事业的发展、竞技运动水平的提高作出了巨大的贡献。坚信运动医学必将为我国竞技体育事业和全民健身事业的发展作出更大的贡献。

第一章

体格检查

知识要点

- 学习询问和记录病史与运动史。
- 掌握人体姿势检查与人体形态测量的基本操作方法。
- 运动负荷试验的原理及意义。
- 人体机能常用的检查方法。
- 身体成分测量与评价。
- 运动员心电图与超声心动图的特点。

体格检查是指对身体进行一系列医学检查，目的在于了解身体的发育程度、健康状况及机能水平等基本情况。体格检查是运动医学的重要组成部分。了解体育运动参加者的基本情况是进行医务监督工作的首要任务。通过对运动员的体格检查应达到以下目的：

1. 确定运动员的身体健康状况。
2. 发现运动员身体异常或缺陷（近视，心电图异常，脊柱侧弯，扁平足，视网膜病变等），这些缺陷可能限制参加某些运动项目。
3. 检查运动员体内是否存在易患损伤或疾病的因素。如是否有肩、腰、足踝部的损伤，这分别对排球、举重、足球运动员甚为重要。如参加拳击运动者是否受过脑震荡损伤；参加长跑者是否存在下肢对线不正等，均要详细询问和检查判定。
4. 判定少年运动员的身体发育和成熟程度。
5. 为运动员提供相应的、合理的医疗措施。如为脊柱侧弯者制定矫正体操。
6. 确定其能否参加体育锻炼及选择合适的运动项目，对如何提高他们的健康水平和今后锻炼的注意事项提出忠告和建议。
7. 对运动员参加何种竞技运动进行分级。
8. 了解被检者的身体特点，有利于运动员选材。
9. 体检是作为评价体质的依据。
10. 通过对体检材料的前后对比，为评价教学和训练水平提供客观依据。

从以上所要达到的目的可以看出，运动员的体格检查与一般人健康检查既有共同点也有不同点。不同之点主要在于，通过体格检查，根据他们的健康水平、发育程度和功能状况，决定能否参加体育锻炼，可以进行哪些运动项目的训练，运动量应如何安排，注意事项有哪些等。对于已有一定训练水平的运动员，通过体格检查评定他们的训练水平，检查是否存在运动性疾病或这些疾病的倾向，并对今后的训练制度、训练方法和医疗预防措施等方面提出建议。有报道，701名准备参加运动训练的大学生，其中9名因有明显的疾病和外伤被禁止参加运动训练；95名因内科和骨科问题需要专科会诊和检查后才能确定能否参加竞技运动。其中95名中60名的内科问题包括蛋白尿40名，高血压5名，诊断不明的心脏杂音4名以及可疑肺动脉瓣狭窄、室间隔缺损等情况。

体格检查的内容很多，应当根据体检的对象、目的进行选择。一般包括询问既往伤病史、运动史、临床健康检查、姿势检查及人体测量。有的除一般检查外，还需特殊的专门检查。对体育运动参加者和运动员进行检查时，应侧重于心肺机能的检查，必要时可做电生理及生化方面的检查。

正式进行体检时，要事先准备好体检登记表，将体检结果逐项记录在登记表中存档备查。每一位参加系统锻炼者都应有自己的健康和体质档案。

第一节　一般史和运动史

一、询问一般史

一般史包括伤病史和生活史。一个良好的全面的一般史的询问是医学评定的基础。

1. 既往病史：询问既往是否常患病以及曾患过哪些严重疾患。着重询问那些影响内脏器官机能和影响运动能力的伤病，例如，心脏病、高血压病、结核病、哮喘、肝炎、肾炎、癫痫、关节炎、疝以及肢体和关节因伤致残或畸形等。了解发生伤病的原因、时间、治疗过程、痊愈程度、目前情况以及对生活、工作和运动的影响等。以及有无脑震荡史、昏厥史，是否有疾病或外伤后遗症。以往查过心电图是否有异常，心脏是否有杂音，是否做过手术。若既往史中有运动引起昏厥者，必须除外肥厚性心肌病、冠状动脉发育异常和严重心律失常等心脏性疾病。

2. 家族史：要询问直系亲属中有无50岁前发生心肌梗塞者，以排除家族性心脏危险因素，剧烈运动可增加其危险性。

3. 过敏反应病史：主要询问对药物、蜂虫和花草有无过敏反应病史。因为运动员在足球场、田径场、射击场等地方可能遇到蜂蛰和接触各种花草。

4. 生活史：主要询问其工作、劳动条件、生活制度、营养条件，有无饮酒、吸烟及偏食习惯等。

对女性，需询问月经史。如月经初潮年龄、月经周期、经血量的多少、月经的身体反应及对运动能力的影响、月经期间是否参加训练和比赛。对已婚者要询问妊娠和生育史，以及服用避孕药物等。

二、询问运动史

询问平时是否爱好体育锻炼，锻炼和训练的项目、年限、运动等级和成绩、训练制度、运动量大小。训练有无间断及间断的原因。询问参加比赛的情况，运动成绩的变化，运动时的身体反应，曾有否运动性伤病，如过度训练、髌骨劳损等，并记录受伤的原因、部位，治疗措施，治疗经过，治疗效果，目前有无后遗症等。

还应询问近期及前一天的训练情况，如运动量的大小，运动后身体反应等。因为近期及前一日的训练往往影响体检结果。

通过询问一般史和运动史可对被检查者目前的健康情况及体质强弱作初步了解，并且可为下一步检查，如临床健康检查、人体测量、机能检查等提示重点。

第二节 人体姿势检查

人体姿势是由身体各个部分相互间的位置决定的，它反映各种组织结构间的力学关系。所以，人体姿势是评价生长发育水平的一项重要内容。正确的姿势不仅可以表现出健康的精神面貌，给人以优美的感觉，更重要的是它使身体各部分的空间位置处于最佳的省力状态，从而减轻肌肉韧带的紧张，减少疲劳，并且有利于运动能力的发挥。不正确的姿势不仅会额外增加肌肉韧带的负担，还会影响骨骼的发育，影响人体循环、呼吸、消化系统的正常功能。对于身体发育有缺陷或姿势不良的学生来说，姿势测量的结果将有助于制定具有矫正作用的锻炼方案。例如，可以通过加强某些肌肉群的力量或发展某些关节、韧带和肌肉群的柔韧性来改善身体姿势。

姿势有静态姿势和动态姿势之分。这里只介绍静态姿势检查，着重检查直立姿势。由于身体各局部的形态是影响完整姿势的重要方面。因此，姿势检查包括脊柱、胸廓形状以及腿和足的形状检查。

一、直立姿势检查

令被检查者只穿短裤、背心立正站好，检查其头位是否正直，左、右肢体的长短、粗细、形状是否对称。

人体的直立标准姿势应当是：从背面观，头颈、脊柱和两足跟应在一条垂直线上，两肩峰的高度，两髂嵴上缘的高度都应当一致；从侧面观，头顶、耳屏前、肩峰、股骨大转子、腓骨小头和外踝尖各点应在同一垂直线上；脊柱呈正常生理弯曲（图1-1）。若发现有不符合上述标准时，说明姿势有缺陷。通过身体局部形态检查，可以发现导致姿势缺陷的原因。严重的姿势缺陷则属于畸形。

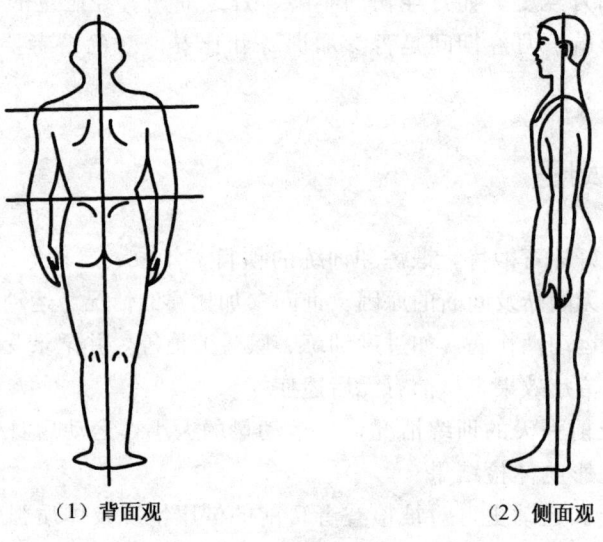

（1）背面观　　　　　　（2）侧面观

图1-1　直立标准姿势

二、脊柱形状检查

身体直立时，从背面观，脊柱应当是笔直的；从侧面观，脊柱外形呈现四个弯曲，称为脊柱的生理弯曲，即颈段向前弯、胸段向后弯、腰段向前弯、骶尾段则向后弯。如果从背面看脊柱不是笔直的，或者从侧面看颈段、腰段弯曲过深、过浅都属于异常。脊柱若有异常弯曲必然影响直立姿势。

脊柱异常弯曲往往是由于长期伏案作业，或因劳动或运动的影响，肌肉用力不平衡迫使身体长期处于某种特定姿势所致。如经常弯腰工作者及乒乓球、自行车运动员易发生胸段后弯过深，形成驼背；射击运动员易发生脊柱侧弯。此外，脊柱结核、佝偻病、关节炎、小儿麻痹症等疾病引起的脊柱畸形则是由于脊椎骨发生病理损害所致。

（一）脊柱前后弯曲度的检查

用脊柱测量计检查脊柱前后弯曲度。

令被检查者脱去上衣，背靠测量计立柱站立。头部保持正直，两肩胛间、骶部和足跟部紧靠立柱。检查者站在侧方，移动测量计上的小棍，使之与脊柱上的棘突接触。根据测量计立柱与脊柱间小棍的距离可以测出脊柱各段前后弯曲的程度（图1-2）。正常颈弯和腰弯深度为3～5cm（颈弯3～4cm，腰弯2～2.5cm）。

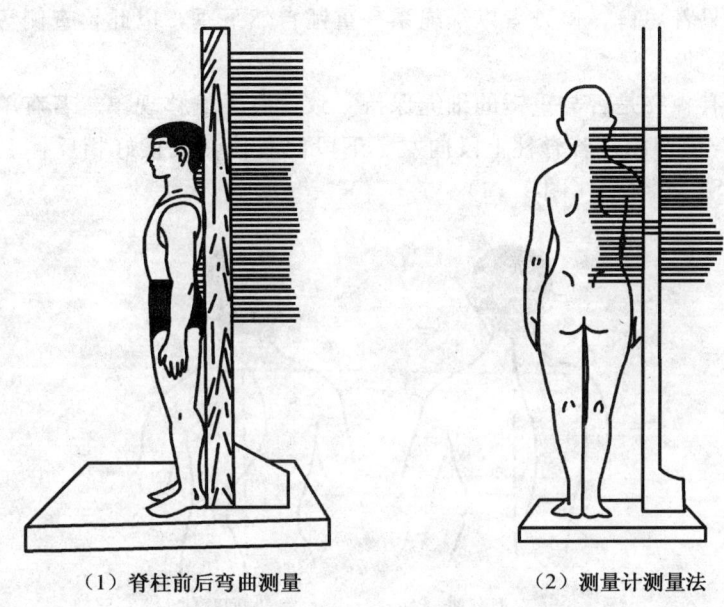

（1）脊柱前后弯曲测量　　　（2）测量计测量法

图1-2　脊柱测量计

简单检查法是令被检查者背靠身高计立柱，站立要求同上。用内径卡尺测量颈弯和腰弯与立柱的距离，或用手指估测。正常颈弯处约为3横指，腰弯处约为2横指。

脊柱前后弯曲的情况涉及头颈与躯干相互间的位置，并影响背的形状发生变化。

背的形状大体可分为四种类型（图1-3）。

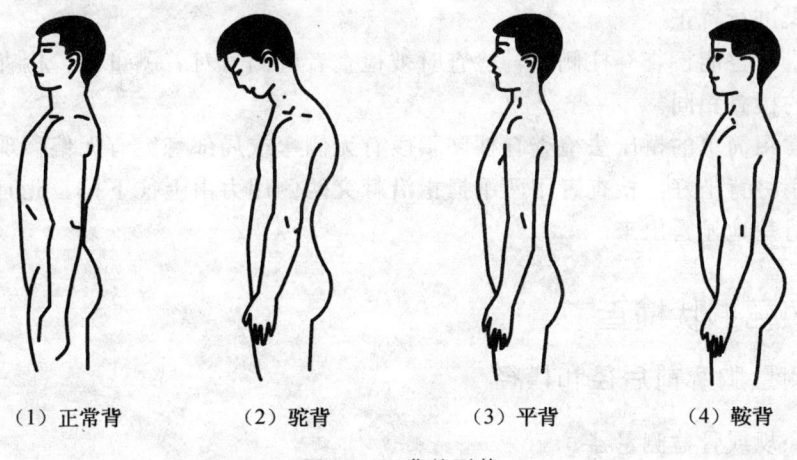

（1）正常背　　（2）驼背　　（3）平背　　（4）鞍背

图1-3　背的形状

1. 正常背：颈弯和腰弯的深度在正常范围。
2. 驼背：胸段后弯程度加大似驼峰，腰段前弯小于 2～3cm。
3. 平背或直背：胸弯和腰弯均减小，背部平直。
4. 鞍背：腰弯大于 5cm 以上，形似马鞍。

（二）脊柱侧弯的检查

用重锤法检查脊柱侧弯。

令被检查者只着短裤，检查者以细绳系一重锤自然下垂，以此检查侧弯的方向和弯曲程度。

首先观察所有棘突是否与重锤的细绳保持一致，有无偏移现象。若有单纯向左或向右偏移，称为"C"型弯曲；若脊柱上段向左、下段向右偏，或正好相反，上段向右、下段向左偏，称为"S"型弯曲（图 1-4）。

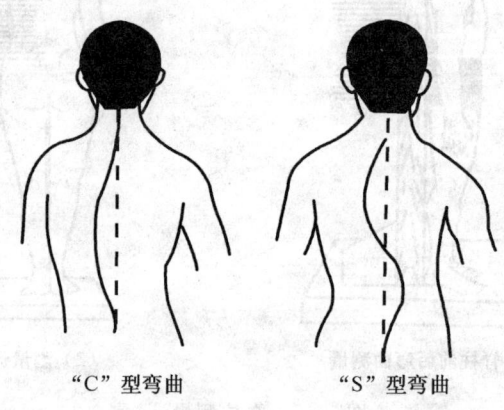

"C"型弯曲　　　　"S"型弯曲

图 1-4　脊柱侧弯类型

其次测量偏移的程度。偏离细绳不足 1cm 者，可不诊断为侧弯；偏离 1.1～2cm 为 1 度侧弯；偏离 2cm 以上为 2 度侧弯；偏离达 5cm 以上为 3 度侧弯。

最后根据侧弯是否可逆来确定侧弯的性质。令被检查者尽力做体前屈，若侧弯消失，则为习惯性侧弯，即 1 度侧弯，若未消失，则为固定性侧弯，即 2 度侧弯。1 度侧弯可以通过矫正体操进行矫正。

脊柱测量计也能检查脊柱侧弯，检查时被检查者应侧身对着测量计。检查方法和脊柱前后弯曲度的检查相同。

临床上常用简单的捋压法检查脊柱胸腰段有无侧弯或局部棘突有无偏移现象。方法是令被检查者稍弓背坐好，检查者用两手拇指沿棘突两侧用力由上往下捋。此时，棘突的连结情况就能清楚地显露出来。

三、胸廓形状检查

（一）测量胸廓前后径和横径

使用测径规或骨盆测量器。

1. 前后径：指胸廓前点和胸廓后点之间的距离。前点位于左右第四胸肋关节上缘水平和前正中线相交点；后点为前点同一水平的棘突处。

2. 横径：指与前后径同一平面的胸廓两侧最宽处之间的距离。

（二）胸廓形状

根据胸廓前后径和横径的比例关系，将胸廓形状分为以下几种类型（图1-5）。

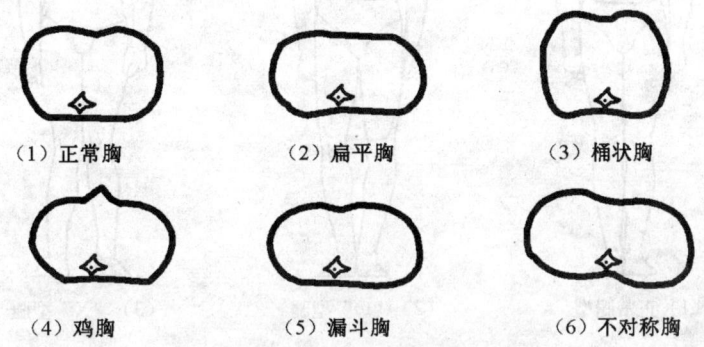

图1-5 胸廓形状（横断面）

1. 正常胸：胸廓上方略小，下方稍宽，呈圆锥形，横径与前后径之比约为4：3。正常成人胸廓均属此型，如图1-5（1）所示。

2. 扁平胸：胸廓呈扁平状，前后径较小，横径与前后径之比增大，常见于瘦弱体型及慢性消耗性疾病患者，如图1-5（2）所示。

3. 桶状胸：肋骨上提，肋间隙加宽，胸廓上方宽度与下方宽度相近，呈圆桶状。横径和前后径之比接近1。多见于肺气肿、支气管哮喘病人。此外，婴幼儿胸廓尚未发育好，所以也呈桶状，如图1-5（3）所示。

4. 鸡胸和漏斗胸：胸廓前后径大，前后径和横径之比小于1，胸骨明显向前方突出似鸡胸脯，故称为鸡胸。常见于佝偻病，如图1-5（4）所示。胸骨下端内陷，胸骨剑突联合处下陷最深，胸廓外形似漏斗，故称为漏斗胸。常见于佝偻病及先天性胸廓异常，如图1-5（5）所示。

5. 不对称胸：胸廓两侧不对称，常见于胸膜疾病、胸椎结核、发育畸形等，如图1-5（6）所示。

胸廓不正常者常伴有脊柱畸形，影响整体姿势。

四、腿的形状检查

（一）检查方法

令被检查者两腿自然并拢直立（注意不可用力并腿）。用特制的内径卡尺测两膝之间或两足跟之间的距离。

（二）腿的形状

两腿并拢立正姿势站立时，根据两足跟或两膝之间的距离，将腿的形状分为三种类型（图1-6）。

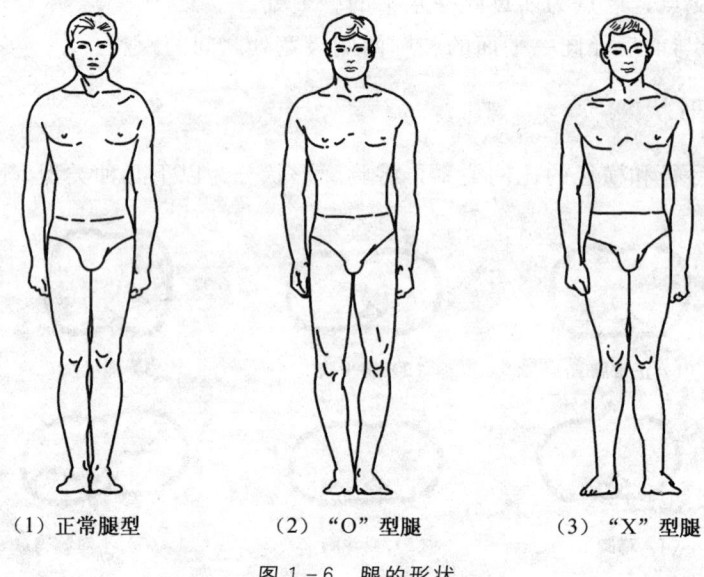

(1) 正常腿型　　　(2) "O"型腿　　　(3) "X"型腿

图 1-6　腿的形状

1. 正常腿型：站立时两足跟和两膝均能靠拢，如图 1-6（1）所示。
2. "O"型腿：两足跟并拢时两膝不能靠拢（即两膝均为内翻膝），且相距超过 1.5cm 以上者，如图 1-6（2）所示。
3. "X"型腿：两膝并拢时两足跟不能靠拢（即两膝均为外翻膝），且相距超过 1.5cm 以上者，如图 1-6（3）所示。

腿的形状的形成与幼年时骨骼生长发育关系密切。长期过多的不良姿势和动作也会影响腿的形状。腿的形状不正常，还容易产生损伤。

五、足的形状检查

着重检查有无扁平足。

足弓是指足底部由跗骨形成的拱型结构。足弓的存在，保证了足在负重支撑时具有弹性，可缓冲对地面的冲力及减轻行走、跑、跳时对大脑的震荡。如果是扁平足，下肢的支撑能力就会大大降低，身体和脊柱的姿势也会发生改变。

足弓的大小是由构成足弓的各块骨所在的位置决定的，其中，舟骨的位置尤其重要。此外，各关节韧带及足底腱膜的韧度下降，也会影响足弓，使足弓下陷，产生扁平足。

（一）测量方法

检查足弓的方法有印迹法、足高测量法和 X 线摄片法，其中摄片法最准确，它可直接观察和测量构成足弓的各块骨的形状和位置。但其费用较贵，且需具备专门的知识和技术，所以在普查中应用较少。常用的方法是印迹法，其方法是：

准备一块足够大的 5～6 层纱布或海绵垫，用淡红、淡蓝或淡绿色墨水将它浸湿后，放在坐凳前面的大方型托盘内铺平。令被检查者坐在凳上，赤足，双脚同时踩在盘内站立。此时足底便蘸上颜色。之后坐下，抬脚，移去浅盘，换上白纸铺在地面，要求双脚与肩同宽站立于白纸上，然后再坐下，抬足，纸上即印出一双带色的足迹。

（二）评定方法

采用画线比例法，即在足迹的内侧和外侧各画一条切线，找到足迹空白区最宽处，测量此处至两切线的距离。根据足印空白区最宽距离 a 与带色印区最窄距离 b 的比例评定足形（图1-7）。

在足印迹内侧第一蹠趾关节和足跟处作一切线，在足印迹外侧第五蹠趾关节和足跟处也作一切线。a、b 各为由足印弓形内缘的最高点至内、外侧切线的垂直距离。

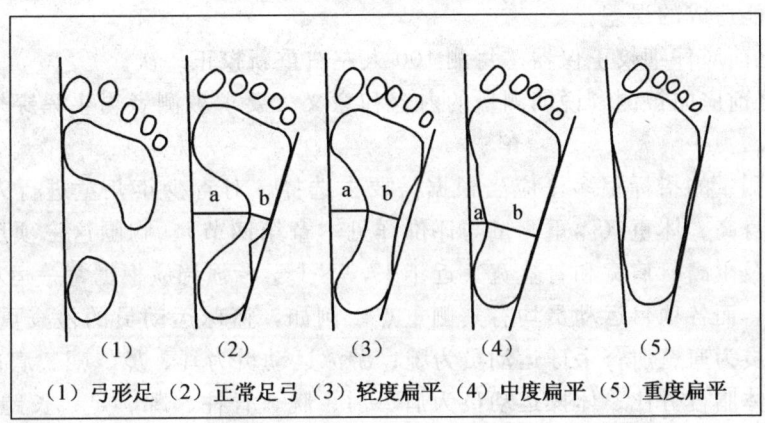

图1-7　画线比例法评定足形

（三）足的形状

1. 正常足弓：a:b=2:1；
2. 轻度扁平足：a:b=1:1；
3. 中度扁平足：a:b=1:2；
4. 重度扁平足：足印无空白区；
5. 弓形足：足印区狭窄处断离不相连。

一般认为有扁平足者，其下肢支撑和弹跳能力差，不利于从事跑跳运动。据报道，运动员中扁平足发生率比较高，一些优秀田径运动员中也有扁平足，甚至严重扁平，应当引起重视。部分运动员扁平足多的原因与早期进行过多、过重负荷的练习有关，由于腿部肌肉力量代偿了足弓的缺陷，不易看出对运动能力有什么障碍。弓形足在运动员中也占有一定比例。弓形足不利于长距离跑，因足弓的弹性差，长距离跑易引起跖肌筋膜炎、跟腱炎等损伤。

第三节　人体形态测量

人体形态测量是对人体外部形态，包括体重、长度、宽度、厚度及围度的各种测量。人体形态测量不仅是反映生长发育状况和体质水平的重要方面，而且对运动员选材也有重

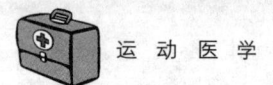 运 动 医 学

要意义。

一、人体形态测量的注意事项

1. 人体形态测量要符合科学性的原则。严格遵循测量学的三属性，即可靠性、有效性和客观性。因此，测量者必须具有严肃的科学态度，严密的测量设计，尤其在对大群体进行测量时需要随时抽样重复验证测量的准确程度。

2. 测量仪器的型号规格，测量的方法、要求应当统一化和标准化。力求减少因为测量条件不同可能造成的误差。

3. 测量之前应仔细校正仪器。每测 100 人左右重新校正一次。

4. 测量之前应向被测者说明测量的内容和意义。要求被测者男生只穿短裤，女生可穿背心和短裤。

人体形态测量的指标很多，应当根据需要去选择。对青少年儿童进行人体形态测量时，必须包括身高、体重（体重测量与评价详见本章第四节）、胸围这三项反映身体发育的基本指标以及坐高、肩宽和骨盆宽。近年来，不少学者强调应根据每一运动项目的特点进行体格检查。而各项目运动员均有其侧重点。例如，篮球运动员的检查重点是膝、足、踝；棒球运动员为肩、肘；手球运动员为腕；游泳运动员为耳、鼻、咽、肩；摔跤运动员为肩、皮肤、体脂百分比；体操运动员为肩、肘、腕、脊柱、踝、足；长跑运动员为髋、膝、踝、足；足球运动员为髋、骨盆、足等。

二、体重

体重是指身体的净重，儿童少年时期体重随年龄而增加。相同年龄男性的体重高于女性，体重可以反映身体的营养状况；若结合皮褶厚度分析，还能反映肌肉的发育程度，反映人体营养和肌肉发达情况。

另外，当饮食摄入量大大超过消耗量，外源性摄取激素，如采用合成类固醇、雄激素等作为生力措施，以及体质性改变等情况下，可导致运动员体重明显增加。若体内存在消耗性疾病，训练量安排过大，饮食紊乱或过分控制体重以及营养不良等则会使体重明显降低。运动员体重有明显变动时，要进行仔细的分析。

体重在一天之内会有变化，所以测量体重的时间最好一致（图 1-8）。

（一）使用仪器

杠杆秤、弹簧秤或电子秤。使用前要用标准砝码校准，误差不得超过 0.1%，即每 100kg 误差应小于 0.1kg。可在秤台中央放置 0.1kg 砝码观察其灵敏度。

（二）测量方法

将体重计放在平坦地面，调正 0 点。令被测者只着贴身短裤（女生可加乳罩）轻轻站立于秤台中央。测量者读数并记录，测量误差不得超过 0.1kg。

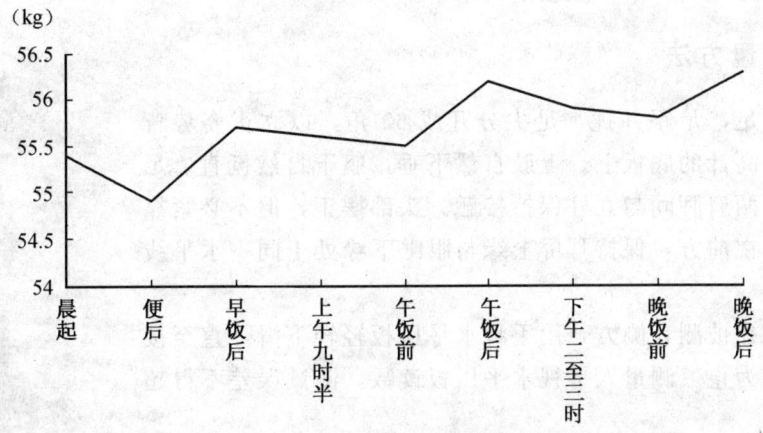

图1-8 一日之内体重变化曲线

(三) 注意事项

被测者上下秤台时的动作要轻，称重时应站立在秤台中央。

三、身高

身高是指站立时头顶至地面的垂直距离，它是反映骨骼生长发育情况的重要指标。身高受年龄、性别、种族地区和体育锻炼等因素的影响。儿童少年时期，身高随年龄的增长而增长，青春期身高长得最快，以后逐渐减慢，成年后不再增长。

身高在一天内会有1～3cm的变化，清晨起床后的身高最高，傍晚时最低（图1-9）。这是因为经过一天的活动，在身体重力的影响下，脊柱生理弯曲加大，椎间软骨盘被压缩，足弓变浅等原因所致。

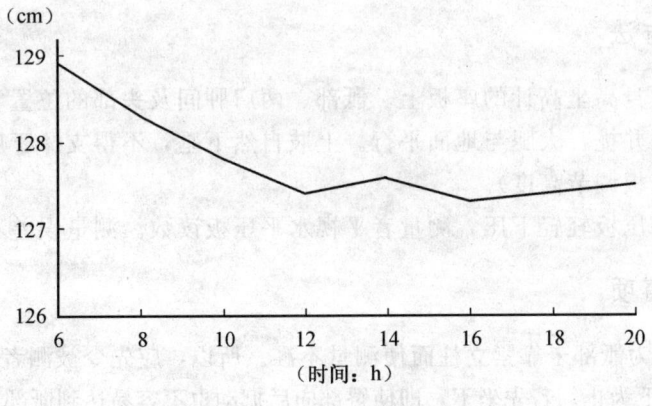

图1-9 一日之内身高变化曲线

(一) 使用仪器

身高坐高计。使用前用钢尺校正测量刻度，误差不得超过0.2%。检查身高计的立柱是否垂直，有无晃动，水平压板是否水平。

（二）测量方法

被测者赤足，足跟并拢，足尖分开成 60°角，以立正姿势背靠立柱站在身高计的底板上。上肢自然下垂，躯干自然挺直，足跟、骶骨部及两肩胛间与立柱保持接触。头部摆正，但不必紧靠立柱。两眼平视前方，保持耳屏上缘与眼眶下缘处于同一水平线（图 1-10）。

测量者站在被测者侧方，用手将水平压板轻轻下滑，直至接触被测者头顶为止。测量人平视水平压板读数。测试误差不得超过 0.5cm。

（三）注意事项

1. 读数时，两眼视线要与被测者的身高保持在同一水平。否则读数不准确。
2. 水平压板与头顶接触的松紧应当适度，头发蓬松者要压实。

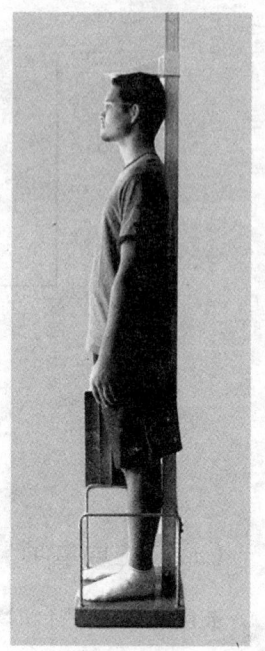

图 1-10 身高测量

四、坐高

坐高指人在坐位时，头顶至坐凳面的垂直距离。坐高是反映躯干长短的指标。坐高和身高的比例关系可用来评价体型。

（一）使用仪器

身高坐高计。使用前应校正测量刻度，误差不得超过 0.2%，检查坐板是否水平，高度（成人用 40cm，儿童用 25cm 的高度，以便使大腿呈水平位置）、前后宽度是否合适。

（二）测量方法

被测者端坐在身高坐高计的座板上。骶部、两肩胛间及头部的位置、姿势要求等与测量身高相同。两腿并拢，大腿与地面平行。上肢自然下垂，不得支撑于座板上，双足平踏于底座（可用脚踏板调节高度）。

测量者将水平压板轻轻下压，测量者平视水平压板读数。测量误差不得超过 0.5cm。

（三）注意事项

被测者常会因为骶部未靠紧立柱而使测量不准。所以，应先令被测者弯腰，使骶部紧靠立柱下滑，直至坐下为止。若先坐下，即使臀部向后挪动也不容易达到骶部紧靠立柱的要求。

五、胸围和呼吸差

胸围指胸廓的围度，它反映胸廓及胸背部肌肉的发育状况，还间接地反映肺容量。

最大吸气和最大呼气时的胸围之差称为呼吸差，它在一定程度上反映呼吸器官的发育情况、呼吸肌肌力、胸廓活动范围以及肺组织的弹性。

胸围受后天因素影响比较明显。经常从事体育锻炼的人，胸围比一般人大5%以上。一般人的呼吸差只有6～8cm，经常锻炼者可达8～10cm，甚至超过12cm。

平静时的胸围在平静呼吸的呼气末测量；深吸气末和深呼气末各测胸围一次计算呼吸差。测试误差不得超过1cm。

（一）使用仪器

带尺。使用前用标准钢尺校正，每米误差不得超过0.2cm。

（二）测量方法

被测者裸露上体，自然站立。双肩放松，两臂自然下垂，平静呼吸。测量者最好为两人，一人手持带尺面对被测者，并将带尺环绕胸部一周。在背部，带尺的上缘放置于肩胛骨下角下缘；在胸前，带尺的下缘放置于乳头上缘（对于乳腺已发育的女性，带尺应放置于乳头上方与第四胸肋关节水平）。另一人站立在被测者身后，协助将带尺扶正，防止滑脱。并要及时提醒和纠正被测者耸肩、低头、挺胸、抬臂、驼背等不正确姿势（图1-11）。

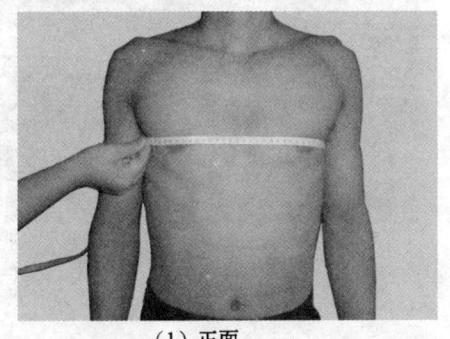 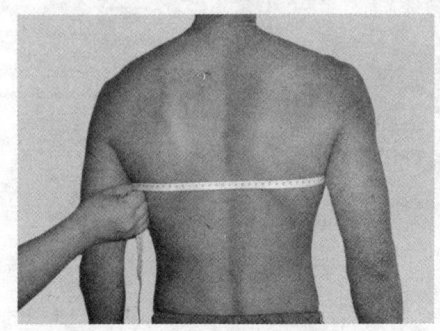

（1）正面　　　　　　　（2）背面

图1-11　胸围测量

（三）注意事项

1. 当深吸气和深呼气测量时，注意防止带尺移动或滑落。
2. 带尺松紧要适宜，轻贴于皮肤即可。
3. 肩胛骨下角不明显者，可令其挺胸显露肩胛下角，待摸清位置后，仍然要求恢复测试的姿势进行测量。

六、肩宽和骨盆宽

肩宽指两侧肩峰顶之间的距离，它反映身体横向发育的情况。肩的宽窄对肩带肌肌力的发挥有一定影响。

骨盆宽指两侧髂嵴最宽处之间的距离。它反映骨盆的发育情况，骨盆过宽对很多运动项目都是不利的。

肩宽和骨盆宽两者的比例关系决定了肩窄臀宽或肩宽臀窄体型。所以是运动员体型选材的重要指标。

(一) 使用仪器

测径规。使用前应检查零点。误差不得大于 0.1cm。

(二) 测量方法

被测者两肩放松自然站立，测量者立于其背后进行测量。

1. 测量肩宽。用食指沿被测者两侧肩胛冈向外上方触摸，直至摸清两侧肩峰尖，再进行测量（图 1-12）。

2. 测量骨盆宽。用食指沿被测者两侧髂嵴触摸至髂嵴最宽处的外缘，再进行测量（图 1-13）。测量误差不得超过 0.5cm。

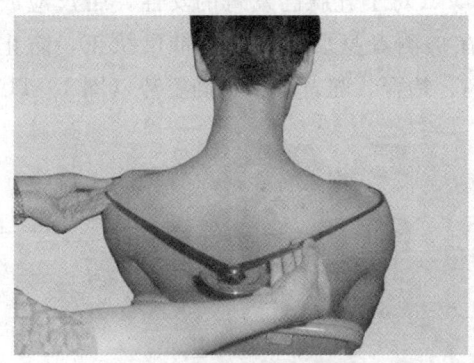
图 1-12　肩宽测量

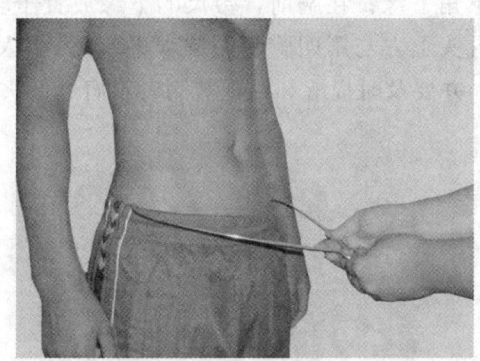
图 1-13　骨盆宽测量

七、四肢长度

四肢长度包括上、下肢长度及各肢节长度。四肢长度在健康和体质评定中的重要性虽不及体重和身高，但对于运动员选材却是不可忽略的。一些项目中，往往那些上肢或下肢较长的运动员具有较大的优势。

(一) 测量仪器

带游标的直钢板尺。使用前校正刻度，每米误差不能超过 0.2cm。

(二) 测量方法

1. 上肢长：被测者自然站立，右臂伸直下垂，手与前臂成一直线。测量肩峰至中指尖的距离。

2. 下肢长：被测者自然站立。测量髂前上棘至地面的垂直距离或者测量股骨大转子尖端至地面的垂直距离。由于前者所测的值较下肢实际长度大，而后者则较实际长度小，所以，目前常常以身高减坐高来代表下肢长度。

3. 足长：被测者站立，将一条腿踩在凳面上，用直钢板尺测量足跟至最长趾趾端的距离。也可用专门的足长足高计测量。

因下肢长度一般都小于坐高，故坐高与下肢长度之差越小，表明下肢越长。一般认为，长腿体型的儿童少年，身高增长的潜力较大。故坐高与下肢长度之差可作为运动员选材的指标。例如，排球、跳高等项目对身高有一定的要求，故运动员选材时应当在高个子少年中优先考虑那些坐高和下肢长度之差值较小的少年儿童。

八、跟腱长

跟腱长是指腓肠肌内侧肌腹下缘至跟骨结节的距离。测量跟腱长度对于某些项目的运动员选材是十分重要的。例如，篮、排球及跳跃项目，除了要求运动员身高优势和四肢修长外，还要求具有长而清晰的跟腱。

（一）使用仪器

小直钢板尺。

（二）测量方法

令被测者自然站立，然后尽量提踵。此时腓肠肌肌腹与跟腱的交界清晰可见（图1-14）。用笔在内侧头肌腹的最下缘做标记后再恢复自然站立。测量该标记至跟骨结节最凸出点的距离。

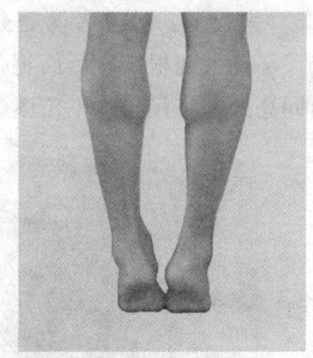

图1-14 跟腱长定位

九、四肢围度

四肢围度包括上臂围、前臂围、大腿围、小腿围以及关节的围度等。四肢围度反映四肢肌肉发育情况。由于皮下脂肪会影响围度，所以对围度进行分析时应当考虑皮褶厚度。

（一）测量仪器

尼龙带尺。使用前用钢尺校对，每米误差不得超过0.2cm。

（二）测量方法

1. 上臂紧张围和放松围：被测者自然站立，右臂向前右侧（与身体矢状面约呈45°角）平举，掌心向上握拳，用力屈肘。检查者将带尺放在肱二头肌隆起最高处绕臂一周，测量上臂紧张围。之后，带尺位置保持不变的情况下令被测者慢慢将前臂伸直，手指放松，测量上臂放松围（图1-15、图1-16）。

2. 前臂围：被测者自然站立，上肢自然下垂，带尺水平绕前臂最粗处测量（图1-17）。

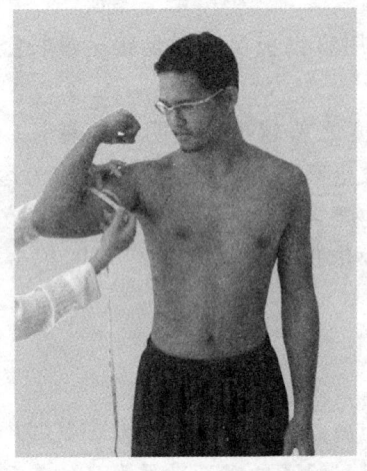
图 1-15　上臂紧张围

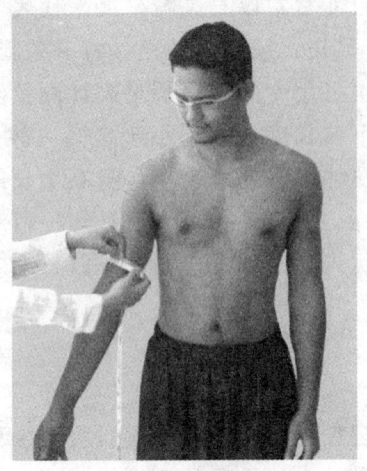
图 1-16　上臂放松围

3. 大腿围：被测者两腿分开与肩同宽，平均支撑体重。测试人员站在受试者的侧面，将带尺环绕大腿根部，后面将带尺上缘放在臀纹处（即臀与腿之间的凹陷处）。前面放在与后面同高处，带尺呈水平位读数。单位为 cm（图 1-18）。

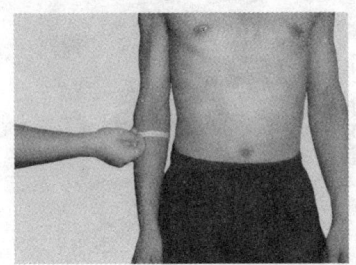
图 1-17　前臂围测量

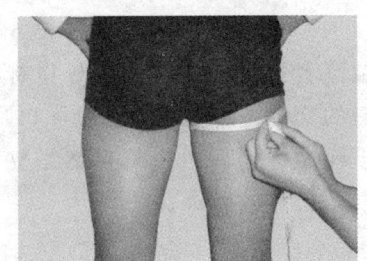
图 1-18　大腿围测量

4. 小腿围：被测者姿势同上，带尺水平绕小腿最粗处测量（图 1-19）。

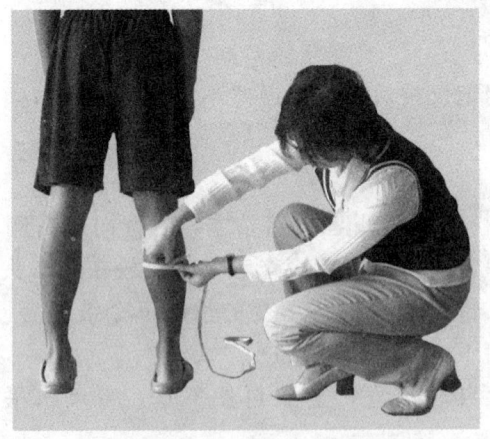
图 1-19　小腿围测量

（三）注意事项

1. 测量时带尺必须呈水平位，松紧要适度。
2. 受试者体位要符合测试方法的要求。
3. 四肢围度测量误差不得超过 0.5cm。

十、腰围和臀围

（一）腰围

1. 测量意义：腰围是间接反映人体脂肪状态的简易指标。男性腰围超过 85cm，女性腰围超过 80cm，表明腰围较大。成年人肥胖多属向心性肥胖，腰围常超过此标准。腰围的大小不仅可以反映出人的体型特点，而且保持腰围的适当比例关系，对人的体质、健康及其寿命有着重要意义。
2. 使用仪器：尼龙带尺。
3. 测试方法：受试者两腿靠近自然站立，两肩放松。双手交叉抱于胸前。测试人员面对受试者将带尺经脐上 0.5～1cm 处（肥胖者可选在腰部最粗处），水平绕一周，测量其围度。单位 cm（图 1-20）。
4. 注意事项：带尺的松紧度应适宜。

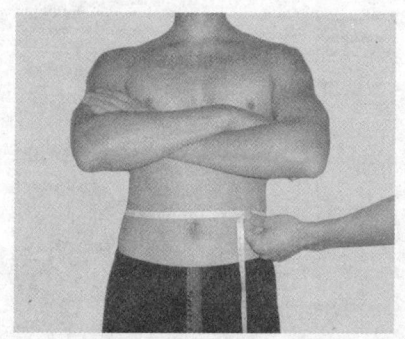
图 1-20 腰围的测量

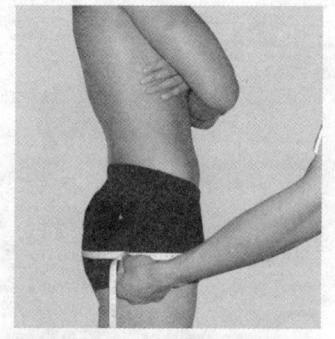
图 1-21 臀围测量

（二）臀围

1. 测量意义：臀围的大小不仅可以反映出人的体型特点，保持臀围和腰围的适当比例关系，对人的体质、健康及其寿命有着重要意义。另外，一些项目运动员的臀围也是选材的重要指标之一。

腰臀比，即腰围和臀围之比，正常男子应小于 0.95，女子小于 0.85，如超过即为向心性肥胖。向心性肥胖的危害远大于离心性肥胖。主要因为腹壁脂肪堆积，可增高腹压，使膈肌（横膈）上抬，妨碍呼吸和使心脏处于横位。

2. 使用仪器：尼龙带尺。
3. 测量方法：受试者两腿靠近自然站立，两肩放松。双手交叉抱于胸前。测试人员面对受试者沿臀大肌最粗处将带尺水平位经背部绕至前方读数。记录员应在受试者背面观察带尺位置是否正确。单位 cm（图 1-21）。

4. 注意事项:

(1) 测量时受试者不能挺腹,应在腹部平静状态下测量。

(2) 尼龙带尺使用前,要进行校对,每米误差不得超过 0.2cm。

十一、指距和手足间距

(一) 指距

指距是指两臂侧平举时左右手中指尖之间的距离。测试者自然站立,两上肢侧平举,掌心向前,五指并拢,用长钢尺测量。测量时钢尺应贴靠在胸前。也可采用双臂张开扶墙(胸部贴墙站立)测量指距(图 1-22)。

(二) 手足间距

手足间距又称站立摸高。测试者高举右上肢,身体右侧贴墙站立,测量右手中指尖摸墙的高度(图 1-23)。

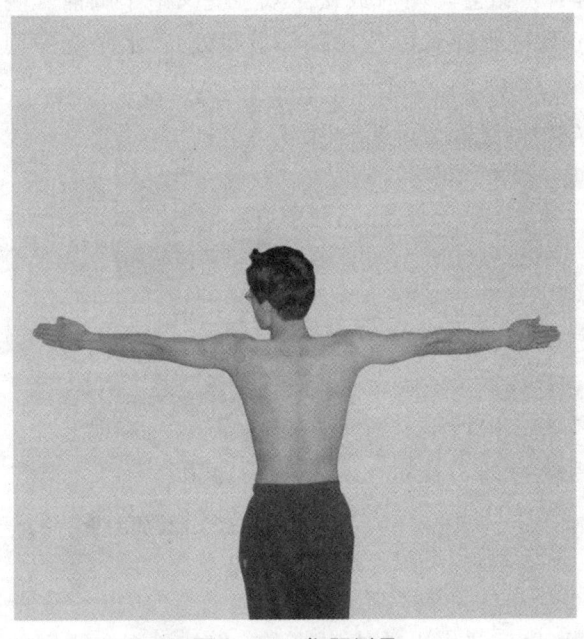
图 1-22 指距测量

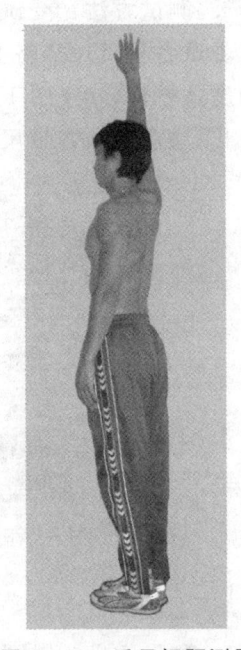
图 1-23 手足间距测量

十二、皮褶厚度测量

皮褶厚度测量是指皮下脂肪的厚度。由于身体脂肪总量的一半存在皮下,因而皮褶厚度的测量结果可以用来评定身体成分,推算全身脂肪重和瘦体重,还可以反映身体内脂肪分布的状况,对体型和健康有着重要的形态学和医学意义。过胖、过瘦均会给健康带来很大影响。如成年后的心血管疾病、肥胖症和营养不良等的发生,都与人体内脂肪含量和分布状态有着密切的关系。了解身体成分既可采用对人体各部位皮褶厚度测量的简易方法,也可以采用皮肤阻抗法的设备测量,水下称重法被认为是间接测量人体内脂肪含量的金标准。

(一)使用仪器

必须用特制的皮褶卡钳。测量前应先校验卡钳,每次测试前将指针调至零点,卡钳头接触皮肤的面积为 20~40mm², 测量时卡钳压强为 10g/mm² (图1-24)。

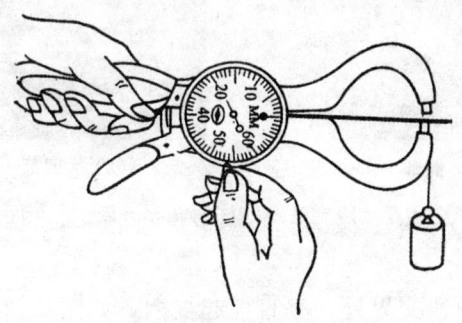
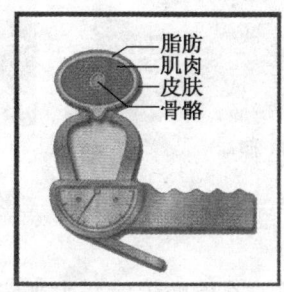

图1-24 皮褶厚度卡钳的校验及测试原理

(二)测量方法

令受试者只穿背心短裤,自然站立。测量者右手持卡钳,左手捏起测量部位的皮褶(注意切莫将肌肉捏在内),用卡钳钳住。钳头应靠近捏皮褶的手指处相距约1cm,读数后松开左手手指。

(三)测量部位

一般测量右侧,常测的皮褶部位为以下几处。

1. 上臂部:上肢自然下垂,取肩峰与尺骨鹰嘴突连线中点处,垂直捏起皮褶,如图1-25(1)所示。

2. 肩胛下部:在肩胛骨下角约1cm处,并与脊柱呈45°夹角斜捏起皮褶,如图1-25(2)所示。

3. 胸部:在腋前线和乳头连线的中点(男性),或1/3位置(女性)斜捏起皮褶。

4. 腹部:脐旁1cm处,垂直捏起皮褶,如图1-25(3)所示。

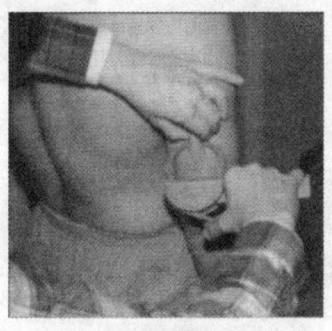
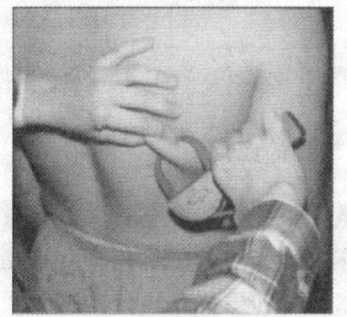

(1)上臂部　　　　　　　　(2)肩胛下部

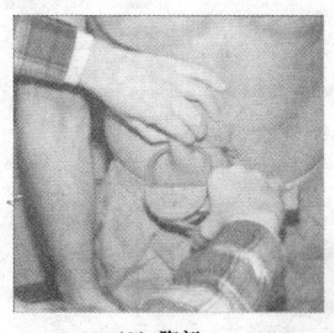 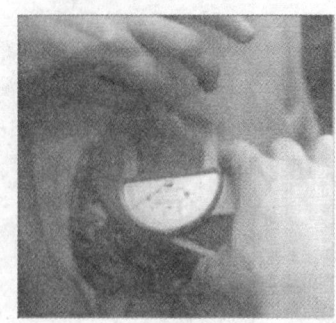 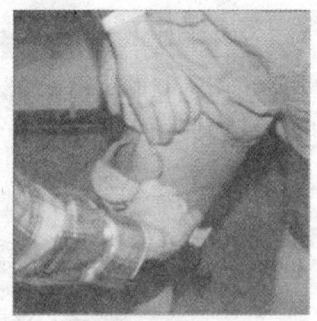

　　　　（3）腹部　　　　　　　　　（4）髂部　　　　　　　　　（5）大腿部

图1-25　皮褶厚度测定法（引自 William D. McAdle, 2001）

5. 髂部：在髂嵴上缘脐水平线与腋中线交界处，垂直捏起皮褶，如图1-25（4）。
6. 大腿部：在腹股沟与髌骨上缘连线的中点垂直捏起皮褶，如图1-25（5）。
7. 小腿部：在小腿三头肌中点垂直捏起皮褶。

（四）评价与应用

1. 利用皮褶厚度计算体脂百分比

通常用体脂和体重的百分比来表示身体成分。正常成人的体脂含量为10%～30%。目前一般采用 Brozek 公式：体脂%＝（457.0÷身体密度）－414.2。皮褶厚度代表体脂含量，故而和身体密度密切相关。利用它们之间的关系可以建立以身体密度为因变量，以皮褶厚度为自变量的回归方程来间接推选身体密度（表1-1）。

表1-1　　　　　皮褶厚度推算体密度的回归方程（日本铃木-长岭）

年龄（岁）	男	女
9～11	$D_b = 1.0879 - 0.00151X$	$D_b = 1.0794 - 0.00142X$
12～14	$D_b = 1.0868 - 0.00133X$	$D_b = 1.0888 - 0.00153X$
15～18	$D_b = 1.0977 - 0.00146X$	$D_b = 1.0931 - 0.00160X$
成人	$D_b = 1.0913 - 0.00116X$	$D_b = 1.0897 - 0.00133X$

注：表中 D_b 代表身体密度；X＝上臂部皮褶厚度（mm）＋肩胛下部皮褶厚度。

2. 皮褶积分的应用

皮褶测量提供了稳定和有意义的有关人体脂肪含量和分布的信息。首先皮褶总分作为表示不同个体中与脂肪相关的指标，皮褶的数量和皮褶的厚度可以反映健身前后身体脂肪的变化。皮褶厚度和皮褶总积分的变化可用来评价绝对值和百分比的变化。表1-2显示一年轻女子在16周健身运动前后皮褶厚度的变化。

表 1-2　　　　　一年轻女子 16 周健身运动前后皮褶厚度（mm）的变化

皮褶部位	健身项目前	健身项目后	绝对值变化	百分比变化
肱三头肌	22.5	19.4	-3.1	13.8
肩胛下	19.0	17.0	-2.0	10.5
髂嵴上部	3405	30.2	-4.3	12.8
腹部	33.7	29.4	-4.3	12.8
大腿	21.6	18.7	-2.9	13.4
总计	131.3	114.7	-16.6	12.6

皮褶厚度与年龄变化之间有一定的关系。年轻人约一半的脂肪位于皮下，其余伴随在较稳定的内脏和器官中。随着年龄的增加，内脏和器官脂肪的比例逐渐增加，所以，对年长者来说同样的皮褶分数反映出较高体脂百分比。由于这个原因，对老年人应使用年龄调节公式从皮褶分数或围度去预测体脂百分比。

十三、关节活动度测量

关节为人体运动的"轴心"，对维持人体正常活动起着重要作用，ROM（关节活动幅度）是评定运动器官功能是否正常的重要指标。各种伤病导致肌肉断裂、神经支配功能障碍、关节疼痛或肿胀以及关节本身结构异常，如骨质增生、关节囊及韧带挛缩等均可影响关节活动幅度、引起 ROM 下降。若 ROM 下降，肢体出现功能障碍将影响运动能力的发挥。因此，体格检查时要对关节的 ROM 进行测量，此称为角度测定术（Goniometry）。

身体各关节 ROM 大小不同，这与关节的解剖特点有关。但 ROM 是否能维持正常决定于以下几种因素：1. 关节的结构是否正常，骨质增生、骨性僵直、关节囊及韧带挛缩等均可影响关节活动的幅度；2. 对抗肌是否充分放松，当原动肌收缩时，对抗肌痉挛，不能充分放松，必然会使 ROM 下降；3. 原动肌肌力是否正常，原动肌衰弱肌力不足或原动肌断裂，不能引起关节运动也表现为 ROM 下降；4. 关节有无疼痛、肿胀等因素影响关节活动。

由于影响 ROM 的原因不同，在进行 ROM 检查评定时，要分别评定主动 ROM 与被动 ROM。主动 ROM 指患者主动活动关节时 ROM 的大小；被动 ROM 指在外力帮助下所能达到的 ROM。肌肉断裂、肌肉无力、神经支配功能障碍、关节疼痛或肿胀等，是使主动 ROM 下降的原因。被动 ROM 下降，主要由于关节本身结构异常引起。主动、被动 ROM 的检查，有助于判断关节活动障碍的性质。如果主动和被动活动均无障碍为 ROM 正常；被动活动正常而主动运动不能者，则可能是神经麻痹；主动和被动活动均不能者，则可能关节僵直、关节或其周围组织有剧痛和肌肉痉挛；主动和被动活动均有部分障碍者，则可能是关节僵硬（如长期固定引起）、关节粘连、肌肉痉挛、皮肤瘢痕挛缩等。

（一）检查评定 ROM 的几种定性试验

在没有测量仪器时，可用以下简单试验，检查关节有无功能障碍。

1. 仰卧直抬腿试验：检查膝关节伸直位时髋关节屈曲的幅度。

方法：患者仰卧，术者帮助患者慢慢抬起一侧下肢，保持膝关节伸直，直至患者要求停止上抬。对比两侧上抬幅度。

2. 俯卧伸膝试验：检查伸膝功能。

方法：患者俯卧于床上，两脚伸出床外。观察患者两足跟是否同高，足跟较高一侧的膝关节有伸膝功能障碍。

3. 坐位抱膝试验：检查屈膝功能。

方法：患者坐于床上，双手抱膝，尽量使足跟靠近臀部。观察两足尖位置，足尖在前一侧有屈膝功能障碍。

4. 坐位踝关节屈伸试验：检查踝关节屈伸功能。

方法：患者取坐位，两腿伸直，令患者尽量屈伸踝关节。对比两侧跖屈、背屈活动幅度，观察有无障碍。

5. 站立摸足尖试验：检查体前屈、骨盆前倾和屈髋活动的幅度。

方法：站立位，嘱患者体前屈，用双手尽力触及地面。检查时膝关节不得屈曲。

6. 仰卧肩关节屈曲试验：检查肩关节屈曲、上举幅度。

方法：仰卧，术者帮助患者慢慢抬起上肢，使肩关节屈至最大限度。如能将上肢平放于床面，上臂贴近耳侧，说明肩关节屈曲正常。

7. 摸颈后试验：检查肩关节外旋功能。

方法：令患者两手分别触摸自己的颈后部位，如能摸到，说明肩关节外旋功能正常。

8. 颈部活动幅度试验：检查颈部前屈、后伸、左右侧倾及旋转的活动幅度。

方法：取坐位，背部紧靠椅背。嘱患者低头、抬头、左右转头、左右侧倾。理想幅度为：低头时下颌贴近胸部；抬头时可视后上方天花板；侧倾时耳朵可接近肩部（不得耸肩）；转头时下颌接近肩部方向。

（二）角度测量器测定 ROM

1. 量角器

关节活动幅度的测量一般使用的仪器是量角器。使用量角器测定 ROM 可得到定量数据，便于前后对比。其基本结构为，在半圆仪的圆心处固定两个臂，一为固定臂，另一为活动臂。活动臂可以半圆仪圆心为轴转动。量角器可用金属或有机玻璃等材料制成（图1-26）。

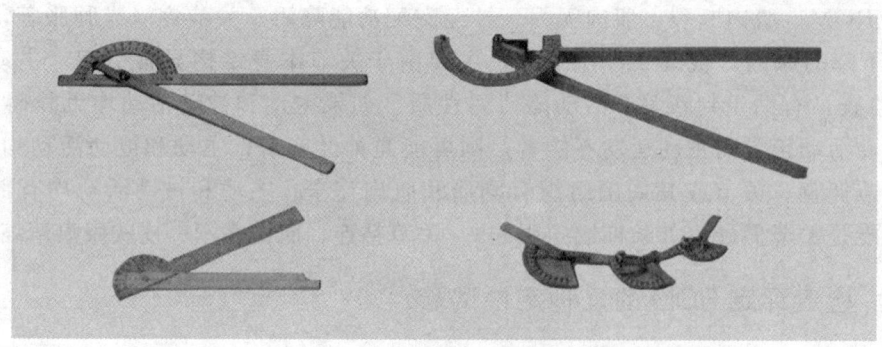

图 1-26　量角器

2. 关节角度测量原则

首先应明确被测关节的关节轴心位置、关节两端环节纵轴线位置以及关节的中立位（0 点）。当关节产生位移时，按关节活动的方向及活动幅度的大小，确定 ROM 测定结果。如肘关节中立位为上臂纵轴与前臂纵轴呈 180°夹角，当前臂用力屈曲，两纵轴线夹角只能缩小到 60°时，应定屈肘 ROM 为 120°。

3. 量角器测量方法

首先使量角器的中心对准关节轴心，固定臂对准近端环节的纵轴或其延长线，活动臂对准远端环节的纵轴。以中立位为 0°，固定臂固定在中立位，活动臂随肢体移动。测出关节屈、伸、内收、外展、内旋、外旋的角度（图 1-27）。重复测量 3 次，取其中间值，力求准确。最好由一人测量，另一人记录。必要时加测被动关节活动幅度。各大关节 ROM 测量法如表 1-3。

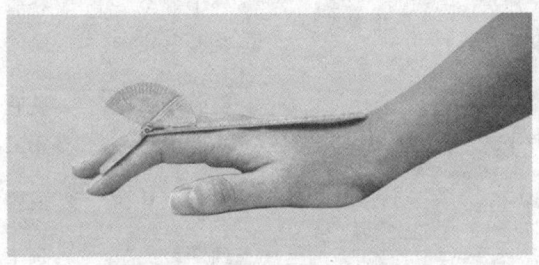

图 1-27 量角器使用示意图

表 1-3　　　　　各大关节 ROM 测量法

部位	运动方向	体位	关节轴	固定臂	活动臂	中立位
髋关节	屈 伸	仰卧 俯卧	股骨大转子	大转子至外踝	大转子至外踝	水平位
	外展	仰卧	腹股沟中点	腹股沟中点至髌骨中点	腹股沟中点至髌骨中点	与身体中线平行
	内旋 外旋	仰卧屈髋 屈膝 90°	髌尖	髌骨至踝正中	髌骨至踝正中	与身体中线平行
膝关节	屈 伸	俯卧	股骨外髁	大转子至外髁	腓骨小头至外踝	水平位
踝关节	跖屈 跖伸	床上坐 膝伸直	外踝	腓骨小头至外踝	足背、底分界线	足与小腿垂直
	内翻 外翻	床边坐 小腿下垂	踝正中	踝正中至第二趾尖	踝正中至第二趾尖	小腿纵轴延长线

续表

部位	运动方向	体位	关节轴	固定臂	活动臂	中立位
肩关节	屈伸	站立背靠立柱	肩峰	肩峰至肱骨外上髁	肩峰至肱骨外上髁	垂直
	内收外展	站立背靠立柱	肩峰	肩峰至肱骨外上髁	肩峰至肱骨外上髁	垂直
	内旋外旋	坐或立肩外展90°屈肘	肩峰	外上髁至腕背中央	外上髁至腕背中央	前臂水平位
肘关节	屈伸	坐或立上臂平放	肱骨外上髁	肩峰至外上髁	外上髁至桡骨茎突	水平位
前臂	内旋外旋	坐位屈肘90°	中指末端	掌平面	掌平面	手掌垂直位
腕关节	屈伸	坐位屈肩上臂平放	桡骨茎突	外上髁至桡骨茎突	桡骨茎突至第二指尖	前臂手掌垂直位
	桡侧倾尺侧倾	坐位屈肩上臂平放	腕背中央	桡骨小头至腕背中央	腕背中央至第三指尖	前臂手掌垂直位
颈部	屈伸	坐位	肩峰	肩峰至耳孔	肩峰至耳孔	垂直位
	侧倾	坐位	颈7棘突	颈7棘突至枕骨结节	颈7棘突至枕骨结节	垂直位
	旋转	坐位	头顶中央	头部正中线	头部正中线	人体矢状面
躯干	屈伸	坐位	腰5棘突	腰5棘突至颈7棘突	腰5棘突至颈7棘突	垂直位
	侧倾	坐位	腰5棘突	腰5棘突至颈7棘突	腰5棘突至颈7棘突	垂直位
	旋转	坐位	头顶中央	肩峰连线	头顶至肩峰	人体额状面

(三) 关节活动幅度正常值

不同的测量方法,会引起身体各关节 ROM 的正常值有一定差异,运动员身体训练也会使 ROM 产生很大变异。表 1-4 为各关节活动幅度的正常值,评定时可作参考。

表 1-4 各关节活动幅度正常值

部位	屈	伸	内收	外展	内旋	外旋
颈	0~60°/70°	0~35°/45°	0~45°/55°(左、右侧屈)	0~45°/55°	0~80°/90°(左、右旋转)	0~80°/90°
脊柱	0~80°/90°	0~30°/35°	0~35°/45°(左、右侧屈)	0~35°/45°	0~25°/30°(左、右体转)	0~25°/30°

续表

部位	屈	伸	内收	外展	内旋	外旋
肩	0~160°/180°	0~35°/45°	0~40°/45°	0~170°/180°	0~80°/90° （肩外展90°）	0~80°/90°
肘	0~135°/145°	0~5°/15°				
前臂					0~80°/90°	0~80°/90°
腕	0~80°/90°	0~60°/70°	0~35°/45° （尺倾）	0~15°/20° （桡倾）		
髋	0~120°/125° 0~90°（直膝）	0~5°/10°	0~5°/10°	0~35°/45°	0~35°/45°	0~35°/45°
膝	0~130°/140°	0~10°				
踝	0~35°/45°	0~15°/20°	0~35°/45° （内翻）	0~15°/20° （外翻）		

十四、肌力测量

肌力测量应是运动员体格检查的一个重点。它提供的资料对评定运动员的身体发育和训练水平等有重要的帮助。肌力测量的仪器和方法很多，有肌力计测量法、传感器测力装置测量和等速测力系统测量等。等速测力系统是唯一可以精确测定运动中全关节活动幅度内各个瞬间肌肉最大力量的设备，可以测定等速向心、等速离心、等张、等长各种不同肌力。但由于设备价格昂贵，尚不能普遍使用，多用于科学研究。常用的肌力测定方法如下。

（一）一般测力方法

一般体检中测定肌肉力量常用"肌力计"。如用握力计测定前臂及手部屈肌力量，用背力计测定腰背肌力量。另一方法为选择一定的动作，测定可重复的次数或持续的时间，用以评定肌肉的力量或耐力。如用立定跳远或纵跳评定腿部肌力；引体向上或屈臂悬垂评定上肢肌力；仰卧起坐或俯卧抬起上体评定腹、背肌力等。

1. 握力：握力反映人体前臂和手部肌肉力量。使用握力计测试，每侧测3次，取最大值计算。

测试时，受试者转动握力计的握距调节钮，调节至适宜握距，然后用有力手持握力计，身体直立，两脚自然分开（同肩宽），两臂自然下垂，开始测试时，用最大力紧握上下两个握柄。测试两次，取最大值，记录以kg为单位，保留小数点后一位（图1-28）。

注意事项：用力时，禁止摆臂、下蹲或将握力计接触身体。如果受试者分不出有力手，双手各测试两次。

2. 背力：测试时拉力计的握柄高度应与被检者的膝关节平。测定时，膝伸直，缓慢用最大背伸力量上拉。

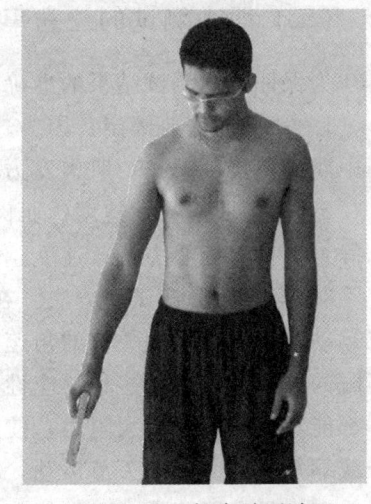

图1-28 握力计测试

背力检查时应避免骤然用力,这样易使背肌损伤。另外,也可令被检者俯卧,脐部平齐床边,使躯干上部悬空,然后两手放头后,背伸用力(检查者固定其双足),记录其维持时间。男子36s以上者良好。15~30s者中等,15s以下者力弱。女子为20s以上为良好,10~20s中等,10s以下为力弱。

3. 腹壁肌力:常采用1min仰卧起坐的方法测试腰腹部肌肉的力量及持续工作能力。使用垫子和秒表测试。测试时,受试者仰卧于水平放置的垫子上,双腿稍分开,屈膝90°,双手手指交叉抱于脑后,由同伴压住双脚以固定下肢。测试者发出"开始"指令的同时开始计时,受试者快速起坐,双肘触及或超过双膝,然后还原为仰卧,双肩胛触及垫子为完成1次。记录1min完成次数。

也可以采用以均匀中等速度进行仰卧起坐次数的多少,评定腹肌肌力。30次以上者良好。15~30次者中等,15次以下者力差。

注意事项:如果受试者借用肘部撑垫的力量完成起坐及双肘未触及或未超过双膝,该次不计数。计数人员要随时向受试者报告完成的次数。

4. 肩部和上肢肌力:常利用单杠做引体向上作为测试指标。年轻男子10次以上为优,9~6次为良,5~3次为中,2次以下为差。手持哑铃(男子5kg,女子2.5kg)侧平举,计算静止用力的时间。25s以上者为良好,15~25s者为中等,15s以下者力弱。

也可以用俯卧撑测试反映人体上肢、肩背部肌肉的力量及持续工作能力。测试时要使用垫子。测试时,受试者双手撑地,手指向前,双手间距与肩同宽,身体挺直,屈臂使身体平直下降至肩与肘处于同一水平面,然后将身体平直撑起,恢复至开始姿势为完成1次。记录做俯卧撑的次数。注意测试时,如果身体未保持平直或身体未降至肩与肘处于同一水平面,该次不计数。

5. 3min定时蹲起:运动员3min内连续蹲起并记录次数,以反映下肢肌肉的力量和耐力。

6. 纵跳:纵跳测试是反映人体的爆发力素质的指标。使用以人体滞空时间计算高度式电子纵跳仪进行测试。测试时,受试者站在纵跳仪踏板上,尽力垂直向上跳起。测试两次,取最大值,记录以cm为单位,保留小数点后一位。注意起跳时,双脚不能移动或有垫步动作,落地时禁止有意收腹屈膝。

(二)肌力测试的注意事项

为保证力量测试结果的准确性及可比性,测试时一定要注意以下三点:

1. 测试动作要固定。因为这会影响被测肌肉的初长度和肌肉发力的关节角度。在活体中肌肉初长度越长,肌肉发力越大。同一肌肉在关节不同的角度上,其力臂长短不同。

2. 注意肌肉收缩速度。肌肉力量大小与收缩速度有很大关系。一般规律为向心力量<静力力量<离心力量;速度越快,向心力量越小。

3. 等速肌力测试新方法。在肌肉力量测试中等速肌力测试日趋广泛。等速运动是指在运动过程中,运动关节的角速度恒定。等速肌力测试仪器能够提供与肌肉实际收缩力相匹配的顺应性阻力,这种顺应性阻力使肢体在整个关节活动范围内的每一瞬间或不同角度下都能承受相应的最大阻力,使肌肉产生最大的张力和力矩输出。等速运动时,肌纤维伸长或缩短引起明显的关节活动,类似于等张收缩;而肌肉收缩时在每个角度都能承受最大阻力产生最大肌张力,又类似等长收缩。因此,等速肌肉收缩形式兼有等张和等长收缩的某些特点和优点。不同之处在于等长肌肉测试仅反映关节运动中某一角度肌力的大小，而等张肌肉测试只能反映关节运动过程中最弱的肌力。目前，等速肌力测试已被认为是肌肉功能评价和肌肉力学特性研究的最佳方式。

十五、闭眼单脚站立

闭眼单脚站立反映人体平衡能力。使用秒表测试。测试时，受试者自然站立，闭眼，当听到"开始"口令后，抬起任意一只脚，同时测试员开表计时。当受试者支撑脚移动或抬起脚着地时，测试员停表。测试两次，取最好成绩。记录以 s 为单位，保留小数点后一位，小数点后第二位数按"非零进一"的原则进位，如 10.11s 记录为 10.2s。

注意事项：测试时，注意安全保护。

十六、各年龄组体格检查的重点

体格检查时各年龄阶段的人员将有不同的侧重点，现分别简述如下。

（一）青春前期（6~10 岁）

此年龄阶段的儿童多半自发进行各项运动。这时必须排除任何先天性异常（身体发育、体表、肌肉骨骼系统、心血管系统等方面）的可能性。有学者强调在此年龄阶段，若各方面查体未见异常，并发现有运动天赋者，要开始启蒙的心理学教育，以唤起他们对运动的兴趣。

（二）青春期（11~15 岁）

此年龄阶段是身体和心理的快速增长期，也是性成熟的明显变化期。一般来说，心理发育慢于身体发育，所以需要予以关注。这时的运动员已参加有组织的运动锻炼，查体时要确定他们性成熟的水平，了解他们运动后的反应，做好人体测量的检查。在此年龄阶段进行心肺功能等测试（脉搏、血压、最大摄氧量、无氧阈测试等），这可作为选材时的重要参考资料。

（三）青春后期（16~18 岁）

这一年龄阶段的运动员不仅参加竞赛的机会越来越多，而且也是未来高水平运动员的起点。应尽量在此年龄阶段建立起系统的运动医学档案（定期查体结果，受伤及患病记录，治疗记录，运动成绩的变化等），以及各项补充的和特殊的检查档案。

（四）青年期（19~44 岁）

这一年龄阶段为运动员主要出成绩期，也是运动负荷最重、最大的时期，尤其在开始的前 7~8 年间，应预防运动员过度训练或过度使用综合征。体格检查时，要及早发现，及时治疗过度训练或过度使用综合征。30 岁以后的训练量要与 7~8 年前的训练量有所区别，主要是提高训练的质，而不是量。通过查体进行训练量的合理调整。

(五)中老年期(45岁后)

中老年人主要参加娱乐性体育锻炼,有时的运动是作为康复和保健的一部分。中老年人查体时,要及时发现老年人常见的疾患(高血压、糖尿病、冠心病、高脂血症、精神压抑症等),并根据查体结果提出锻炼的运动处方。

十七、生长发育的评价

通过人体测量和机能检查可评定生长发育的程度。常用的评价方法是指数法。指数法是用数学公式来表示人体各部分有关指标之间的比例关系,以此作为评价身体发育的综合方法。较常用的指数有以下几种:

1. 身高体重指数=体重(kg)/身高(cm)×1000

此公式表示每厘米身高的体重值。该指数受身高的影响较大,同年龄性别的人群中,身材越高,其评价准确性相对较低。

2. 身高胸围指数=胸围(cm)/身高(cm)×100%

此公式指数表示胸围占身高的百分比。

3. 身高、体重、胸围指数=[体重(kg)+胸围(cm)]/身高(cm)×100

此公式指数包含了身体的长、围、宽和密度,能较好地反映体格状况。

4. 身高坐高指数=坐高(cm)/身高(cm)×100%

此公式指数越大,表示躯干越长。

5. 身高肺活量指数=肺活量(ml)/身高(cm)

此公式指数的大小表示肺活量的相对大小。

指数法的评价是以相同年龄性别群体所测算的平均值或中位数为基础来划分等级进行个体评价的(表1-5~表1-9)。

表1-5　　我国城市男女青少年儿童三种发育指数的平均值

年龄(岁)	体重/身高指数(‰)		胸围/身高指数(%)		肺活量/身高指数(%)	
	男	女	男	女	男	女
7	176	171	47.6	46.3	11.1	10.2
8	184	180	47.2	45.9	11.8	10.8
9	195	191	46.8	45.6	12.7	11.6
10	207	205	46.6	45.4	13.6	12.5
11	218	219	46.3	45.4	14.3	13.3
12	234	241	46.3	45.9	15.2	14.1
13	254	262	46.4	46.8	16.4	15.0
14	278	281	46.9	47.6	18.1	15.9
15	299	296	47.5	48.3	19.9	16.6
16	314	306	48.2	48.9	21.2	17.0
17	325	311	48.8	49.1	22.3	17.2
18~25	394	324	50.3	49.6	24.2	18.1

表 1-6　　20~29岁成年人身高标准体重评分表（男）

身高段（cm）	体重（kg）				
	1分	3分	5分	3分	1分
155.0~155.9	<43.4	43.4~44.7	44.8~57.8	57.9~61.9	>61.9
156.0~156.9	<44.0	44.0~45.4	45.5~58.8	58.9~62.9	>62.9
157.0~157.9	<44.5	44.5~46.0	46.1~59.7	59.8~64.0	>64.0
158.0~158.9	<45.0	45.0~46.9	47.0~61.8	61.9~65.1	>65.1
159.0~159.9	<45.5	45.5~47.6	47.7~61.9	62.0~66.1	>66.1
160.0~160.9	<46.0	46.0~48.5	48.6~62.9	63.0~67.2	>67.2
161.0~161.9	<46.7	46.7~49.2	49.3~63.8	63.9~68.2	>68.2
162.0~162.9	<47.3	47.3~50.1	50.2~64.9	65.0~69.0	>69.0
163.0~163.9	<47.8	47.8~51.0	51.1~65.9	66.0~70.1	>70.1
164.0~164.9	<48.4	48.4~51.6	51.7~67.0	67.1~71.0	>71.0
165.0~165.9	<48.9	48.9~52.2	52.3~67.8	67.9~72.1	>72.1
166.0~166.9	<49.4	49.4~53.0	53.1~68.7	68.8~72.9	>72.9
167.0~167.9	<49.9	49.9~53.6	53.7~69.6	69.7~73.8	>73.8
168.0~168.9	<50.5	50.5~54.3	54.4~70.4	70.5~75.0	>75.0
169.0~169.9	<51.2	51.2~55.0	55.1~71.2	71.3~75.9	>75.9
170.0~170.9	<52.0	52.0~55.7	55.8~72.1	72.2~76.8	>76.8
171.0~171.9	<52.7	52.7~56.6	56.7~73.1	73.2~77.9	>77.9
172.0~172.9	<53.5	53.5~57.5	57.6~74.0	74.1~79.1	>79.1
173.0~173.9	<54.1	54.1~58.3	58.4~75.0	75.1~80.0	>80.0
174.0~174.9	<54.6	54.6~59.2	59.3~75.9	76.0~81.1	>81.1
175.0~175.9	<55.2	55.2~60.0	60.1~76.9	77.0~82.0	>82.0
176.0~176.9	<55.9	55.9~60.8	60.9~77.9	78.0~83.0	>83.0
177.0~177.9	<56.5	56.5~61.3	61.4~78.9	79.0~84.1	>84.1
178.0~178.9	<57.1	57.1~62.1	62.2~80.0	80.1~85.0	>85.0
179.0~179.9	<57.7	57.7~62.7	62.8~81.2	81.3~86.1	>86.1
180.0~180.9	<58.4	58.4~63.3	63.4~82.4	82.5~87.1	>87.1
181.0~181.9	<58.9	58.9~64.2	64.3~83.5	83.6~88.1	>88.1
182.0~182.9	<59.5	59.5~64.9	65.0~84.7	84.8~89.1	>89.1
183.0~183.9	<60.2	60.2~65.7	65.8~85.7	85.8~90.2	>90.2
184.0~184.9	<60.8	60.8~66.4	66.5~86.8	86.9~91.2	>91.2
185.0~185.9	<61.4	61.4~67.1	67.2~87.7	87.8~92.2	>92.2
186.0~186.9	<62.0	62.0~67.9	68.0~88.8	88.9~93.3	>93.3
187.0~187.9	<62.7	62.7~68.7	68.8~89.7	89.8~94.4	>94.4
188.0~188.9	<63.3	63.3~69.4	69.5~90.8	90.9~95.5	>95.5
189.0~189.9	<64.0	64.0~70.4	70.5~91.7	91.8~96.6	>96.6
190.0~190.9	<64.6	64.6~71.1	71.2~92.7	92.8~97.7	>97.7

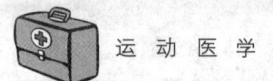

表 1-7　　　　　　　　20～29岁成年人身高标准体重评分表（女）

身高段（cm）	体重（kg）				
	1分	3分	5分	3分	1分
150.0～150.9	<39.6	39.6～41.4	41.5～56.5	56.6～61.0	>61.0
151.0～151.9	<40.2	40.2～42.0	42.1～5.1	57.2～61.7	>61.7
152.0～152.9	<40.8	40.8～42.6	42.7～57.8	57.9～62.5	>62.5
153.0～153.9	<41.5	41.5～43.2	43.3～58.4	58.5～63.3	>63.3
154.0～154.9	<42.1	42.1～43.9	44.0～59.1	59.2～64.0	>64.0
155.0～155.9	<42.7	42.7～44.6	44.7～59.7	59.8～64.7	>64.7
156.0～156.9	<43.3	43.3～45.3	45.4～60.3	60.4～65.4	>65.4
157.0～157.9	<43.9	43.9～46.0	46.1～61.0	61.1～66.1	>66.1
158.0～158.9	<44.5	44.5～46.6	46.7～61.7	61.8～66.8	>66.8
159.0～159.9	<45.2	45.2～47.3	47.4～62.3	62.4～67.4	>67.4
160.0～160.9	<45.8	45.8～48.0	48.1～63.0	63.1～68.2	>68.2
161.0～161.9	<46.3	46.3～48.7	48.8～63.7	63.8～68.9	>68.9
162.0～162.9	<47.0	47.0～49.4	49.5～64.4	64.5～69.6	>69.6
163.0～163.9	<47.6	47.6～50.1	50.2～65.1	65.2～70.3	>70.3
164.0～164.9	<48.3	48.3～50.8	50.9～65.8	65.9～71.0	>71.0
165.0～165.9	<48.9	48.9～51.5	51.6～66.5	66.6～71.7	>71.7
166.0～166.9	<49.6	49.6～52.3	52.4～67.2	67.3～72.3	>72.3
167.0～167.9	<50.3	50.3～52.9	53.0～67.9	68.0～73.0	>73.0
168.0～168.9	<51.0	51.0～53.7	53.8～68.6	68.7～73.6	>73.6
169.0～169.9	<51.7	51.7～54.5	54.6～69.4	69.5～74.3	>74.3
170.0～170.9	<52.5	52.5～55.4	55.5～70.2	70.3～74.9	>74.9
171.0～171.9	<53.3	53.3～56.1	56.2～71.0	71.1～75.6	>75.6
172.0～172.9	<54.1	54.1～56.9	57.0～71.8	71.9～76.5	>76.5
173.0～173.9	<54.9	54.9～57.7	57.8～72.6	72.7～77.2	>77.2
174.0～174.9	<55.8	55.8～58.5	58.6～73.5	73.6～77.9	>77.9
175.0～175.9	<56.5	56.5～59.5	59.6～74.4	74.5～78.6	>78.6
176.0～176.9	<57.3	57.3～60.2	60.3～75.1	75.2～79.3	>79.3
177.0～177.9	<58.1	58.1～60.9	61.0～76.0	76.1～80.0	>80.0
178.0～178.9	<58.9	58.9～61.6	61.7～76.8	76.9～80.7	>80.7
179.0～179.9	<59.7	59.7～62.2	62.3～77.7	77.8～81.5	>81.5
180.0～180.9	<60.5	60.5～63.1	63.2～78.5	78.6～82.2	>82.2
181.0～181.9	<61.3	61.3～63.6	63.7～79.3	79.4～82.9	>82.9
182.0～182.9	<62.1	62.1～64.3	64.4～80.0	80.1～83.7	>83.7
183.0～183.9	<62.9	62.9～65.0	65.1～80.8	80.9～84.6	>84.6
184.0～184.9	<63.7	63.7～65.7	65.8～81.6	81.7～85.3	>85.3

表1-8　　　　　　　20～24岁成年人其他单项指标评分标准（男）

测试指标	1分	2分	3分	4分	5分
握力（kg）	29.6～36.9	37.0～43.5	43.6～49.2	49.3～56.3	>56.3
俯卧撑（次）	7～12	13～19	20～27	28～40	>40
纵跳（cm）	19.9～24.8	24.9～32.3	32.4～38.4	38.5～45.8	>45.8
闭目单脚站立（s）	3～5	6～17	18～41	42～98	>98
女					
握力（kg）	18.6～21.1	21.2～25.7	25.8～29.8	29.9～35.0	>35.0
1分钟仰卧起坐（次）	1～5	6～15	16～25	26～36	>36
纵跳（cm）	12.7～15.8	15.9～20.5	20.6～24.7	24.8～30.0	>30.0
闭目单脚站立（s）	3～5	6～15	16～36	37～90	>90

表1-9　　　　　　　25～29岁成年人其他单项指标评分标准（男）

测试指标	1分	2分	3分	4分	5分
握力（kg）	32.6～38.3	38.4～44.8	44.9～50.4	50.5～57.6	>57.6
俯卧撑（次）	5～10	11～17	18～24	25～35	>35
纵跳（cm）	19.6～23.9	24.0～31.3	31.4～36.8	36.9～43.6	>43.6
闭目单脚站立（s）	3～4	5～14	15～35	36～85	>85
女					
握力（kg）	19.2～21.7	21.8～26.1	26.2～30.1	30.2～35.3	>35.3
1分钟仰卧起坐（次）	1～3	4～11	12～20	21～30	>30
纵跳（cm）	12.4～15.0	15.1～19.7	19.8～23.4	23.5～28.5	>28.5
闭目单脚站立（s）	3～5	6～14	15～32	33～84	>84

第四节　人体机能检查方法

人体机能检查是运动医务监督工作中的重要环节，通过机能检查可以了解运动员的身体机能状况及训练成果。掌握常用的机能检查方法是进行科学训练的重要技能。

一、运动负荷试验概述

（一）运动负荷试验的目的

运动试验的目的是：

1. 了解机体运动的功能水平。
2. 早期发现功能紊乱。
3. 了解和评定运动员对速度、力量、耐力等负荷的适应能力。
4. 动态比较运动员的机能水平。
5. 有利于发现潜在的病理变化，提高诊断的敏感性。

（二）运动负荷试验的基本原理

1. 定量负荷时机能节省

耐力训练对心血管系统的影响最重要的变化是在运动中获得较大的每搏输出量。

心率在安静状态和亚极限运动中较低，而在极限运动过程中不变，这意味着在各种情况下心脏受的刺激较小而得到的心输出量却相似或较大。

血压在训练状态中收缩压和舒张压都有偏低的倾向。训练提高了血管的顺应性促进了毛细血管的增生，因而有助于增加活动骨骼肌的血流。最后肌细胞有氧氧化能力的提高使氧的摄入更有效，并且扩大了动静脉氧差。很明显，在氧运输过程中的许多环节都对运动产生适应，因而提高了细胞有氧供能的能力。

因而，训练有素的运动员在定量负荷实验中常表现为血压、脉搏的变化幅度小，恢复快。心力储备水平高。

2. 极限负荷时机能提高

训练有素的运动员每搏输出量较大，极限运动中可较长时间地维持较高的心率水平，因而可以获得更大的每搏输出量，长时间维持较高的呼吸循环水平。

3. 诊断的敏感性提高

研究表明，人体心肌的摄氧能力在安静时已接近最大值，因而，心肌的供氧取决于冠状动脉口径的扩张能力，而不取决于心肌对氧的利用能力。如果冠状动脉发生病变、堵塞而影响了冠状动脉的扩张能力，即会影响到心肌的血液供应。

临床研究表明，冠状动脉粥样硬化是一个长期缓慢的发展过程，在动脉粥样硬化斑块形成初期，人们常常没有临床症状。大多数情况下，冠状动脉粥样硬化的斑块堵塞达到冠状动脉口径的 70%～75% 以上时，安静时才有临床症状。但是，在运动负荷的条件下情况则不同。运动提高了机体的代谢水平，增加了心肌的需氧量，使心肌需氧与供氧之间的矛盾激化，一旦冠状动脉有病变，冠状动脉的口径不能随机体代谢水平的提高而扩张，就会导致心肌的供血供氧不足，各种体征和症状就会表现出来，因而，从另一方面讲这也有助于早期发现心肌供血供氧不足的问题。

（三）运动负荷试验设计的基本要求

由于人的许多机能在安静状态下无法表现出来，所以了解人体的机能能力往往要求进行负荷试验。如何设计负荷试验是我们在今后工作中可能会遇到的问题之一。设计运动负荷试验时要满足下列三个基本要求：

1. 运动负荷所涉及的动作是人类本身就具有，或者对于特定试验对象来说是已经熟练掌握了的，如篮球运动员可以采用运球跑为负荷手段，而这种负荷手段就不适合用于游泳运动员。所以负荷手段常采用走、跑、骑自行车这类人们普遍掌握的运动形式。

2. 负荷方式容易重复。完成负荷时的条件不能过于苛刻，应使受试者可以容易地重复试验过程，即具有良好的可重复性。

3. 测量指标要可靠。在进行负荷过程中或结束时,需要测定一些指标作为评定的依据,指标要客观、可靠。常用的指标有心率、血压、呼出气体成分、血液成分、反应时等。

机能检查的目的在于了解运动员在训练过程中的身体机能状况,为科学安排训练、预防运动性伤病的发生和总结训练经验提供客观依据。

二、运动负荷试验的常用方案

在运动医学领域,常用的心肺机能检查方法可以分成两大类。一类是安静状态下的心肺机能检查,用于评价运动员在相对安静状态下的心肺机能;另一类是运动负荷试验,用于评定运动员在运动应激状态下的心肺机能,如跑台试验、台阶试验等,以下介绍一些运动负荷试验常用方案。

(一) 哈佛 (Harword) 台阶试验

哈佛台阶试验是一种用于测定心功能的简便易行的定量运动试验方法。测试时要求受试者在高度为50.8cm(男子)或42cm(女子)的台阶上,以3分钟30次的速度,持续运动5min。试验要求按照节拍上下台阶负荷,上台阶后膝关节、髋关节要充分伸直,下台阶要全脚掌着地,不允许测试者跳跃,左右脚上下台阶不分先后,负荷后测定第2、3、5分钟前30s脉搏,将持续运动时间和所测3次心率数值代入下列公式进行计算:

$$台阶指数 = \frac{登台阶持续运动时间(s)}{2 \times 3 次心率之和} \times 100$$

评定标准:<55为差,55~64为中下,65~79为中上,80~90为良,>90为优。

如运动中有连续20s跟不上节奏,则记下持续时间,并将测定负荷后第2、3、5分钟的前30秒心率代入公式进行计算。

(二) 改良哈佛台阶试验

由于50.8cm或42cm的台阶高度对儿童、少年及老年人不适用,因而有些学者提出了多种改良的哈佛台阶试验法,如采用30、35或40cm高度的台阶。其中有一种改良法只须在台阶运动负荷后测定第二分钟前30秒的脉搏数,然后根据实际完成的运动持续时间从哈佛台阶试验指数表(表1-10)查得指数值。

评定标准:<55为差,50~80为一般,>80为良好。

表1-10　　　　　　　改良台阶试验指数表

持续运动时间	运动后第二分钟前30秒脉搏指数									
	40~44	45~49	50~54	55~59	60~64	65~69	70~74	75~79	80~84	85~89
0~29s	5	5	5	5	5	5	5	5	5	5
30s~59s	20	15	15	15	15	10	10	10	10	10
1min~1min29s	30	30	25	25	20	20	20	20	15	15
1min30s~1min59s	45	40	40	35	30	30	25	25	25	20

续表

持续运动时间	运动后第二分钟前 30 秒脉搏指数									
	40~44	45~49	50~54	55~59	60~64	65~69	70~74	75~79	80~84	85~89
2min~2min29s	60	50	45	45	40	35	35	30	30	30
2min30s~2min59s	70	65	60	55	50	45	40	40	35	35
3min~3min29s	85	75	70	60	55	55	50	45	40	40
3min30s~3min59s	100	85	80	70	65	60	55	55	50	45
4min~4min29s	110	100	90	80	75	70	65	60	55	50
4min30s~4min59s	125	110	100	90	85	75	70	65	60	55
5min	130	115	105	95	90	80	75	70	65	60

（三）改良联合机能试验

经典的联合机能试验过程包括 30 秒内 20 次蹲起、15 秒原地疾跑和 3 分钟原地高抬腿（跑速 180 步/分）跑，以及每次负荷后分别测量 3、4、5 分钟恢复期的脉搏和血压，此试验时间长、第一项负荷量小，不能满足训练实践的需要，因此有人结合现代训练或比赛最后要"冲刺"的模式，提出在 3 分钟内先进行中速（180 步/分）原地跑 2min 45s，接着进行 15s 全速跑的负荷方法。然后每分钟测量 5 次恢复期的心率和血压，每分钟前 10 秒测心率，而后 50 秒测血压。根据心率、收缩压和舒张压的变化进行机能评定的方法。其反应类型可以分为 3 种。

1. 良好反应：心率、收缩压适度增高，舒张压下降，负荷后 5min 内恢复到安静水平，此为机能良好的表现。

2. 一般反应：心率、收缩压明显增高，但心率和收缩压变化曲线基本平衡，舒张压变化不大，负荷后 5~6min 恢复，此为训练水平差、机能不良的表现。

3. 不良反应：心率明显上升，收缩压升高不明显，舒张压上升或下降幅度较大，恢复时间延长至 8min 以上，此为机体疲劳、机能水平差的表现。

（四）极限负荷和定量负荷运动试验

极限负荷运动试验要求受试者完成极限强度的运动，极限下负荷运动试验以运动中心率或功率达到某一设定目标为试验的终点。在实验室中，这两种试验一般都在自行车功率计、活动平板（跑台）或划船功率计上进行。在试验过程中可根据设备条件许可，连续记录受试者负荷前、中、后的心率、血压、心电图、耗氧量等指标的变化，然后根据检测结果对受试者的心功能作出评估。

极限负荷运动试验能反映受试者心血管功能的最高动员水平和最大承受能力。一般地说，在极限运动试验中，受试者所能达到的最大功率、最大心率、最大摄氧量越大而心电图监测未见异常者，其心功能也越好。常用的极限负荷和极限下负荷运动试验方法有以下几种。

1. Bruce 法

Bruce 法又称多级跑台试验。该法负荷分为 6 级，每级持续 3min。负荷方式如以下 6 级。

第一级：跑台速度为 1.7mph（每小时英里），坡度为 10%；
第二级：速度为 2.2mph，坡度为 12%；
第三级：速度为 3.4mph，坡度为 14%；
第四级：速度为 4.2mph，坡度为 16%；
第五级：速度为 5.0mph，坡度为 18%；
第六级：速度为 5.5mph，坡度为 20%。

试验时配合心电图、血压等测定，当受试者出现疲惫不堪、胸痛或心电图、血压等异常时，可自行或令其停止运动试验。

2. 贾金鼎法

在坡度 5°的平板上跑 2～3min 为准备活动（跑速 100m/min），休息 2min 后，以 12km/h 速度跑 5min。记录运动后即刻、1min 和 3min 时的脉搏，代入公式计算：

$$指数 = \frac{跑台负荷时间(s)}{运动后 3 次心率和(b/min)} \times 100$$

评定：<30 为差　31～60 为中　61～80 为中上　80～99 为良　>100 为优

当出现任何一种下列情况时应停止运动：A. 极度疲劳；B. 达到最大心率；C. 步态不稳；D. 呼吸困难；E. 运动中心电图异常。

3. Åstrand 法

在功率自行车上进行踏车运动，负荷功率男子和女子一般分别从 600(kg·m)/min 和 300(kg·m)/min 开始，每隔 6 分钟增加 150(kg·m)/min 的负荷，直至达到靶心率。

不同年龄段的靶心率范围及初始负荷功率见表 1-11。

表 1-11　　　　　Åstrand 功率车试验靶心率及初始负荷功率指导

年龄（岁）	靶心率（b/min）	功率（kg·m/min；W）	
		平均值（男）	平均值（女）
<30	150～160	900～1050；150～175	750～900；125～150
30～39	145～155	750～900；125～150	600～750；100～125
40～49	140～150	600～750；100～125	600；100
50～59	135～145	600；100	450～600；75～100
60～69	130～140	450～600；75～100	300～450；50～75
70～79	125～135	300～450；50～75	300；50

（引自 Gene M. Adams，2002）

（五）PWC$_{170}$试验

PWC 是英语 physical work capacity 的缩写。PWC$_{170}$是指运动中心率达到每分钟170次时，单位时间内身体所做的功。这是一项评定身体工作能力的常用指标，反映的是机体在同样条件下的输出功率的大小，即 PWC$_{170}$的值越大身体工作能力越好。

心率为 170b/min 的稳定状态下运动，就其强度而言，显而易见是亚极限运动的强度。在运动过程中将心率维持在 170b/min* 的稳定状态，机体做功时的氧耗也会维持在某一稳定水平。心率为 170b/min 的稳定状态下运动，对于绝大多数50岁以下的人而言，是以有氧功能为主，因此，PWC$_{170}$试验是检测机体有氧能力的一种试验。

机体运动是以整体形式来完成的，要想了解机体整体能力，需要进行身体工作能力的测定。根据人体心率与输出功率在一定范围内（相当于心率在120~180b/min）呈直线相关的原理。F. L. Karpman 提出了以人体心率 170b/min 输出功率为评定机体工作能力的方法，即 PWC$_{170}$。此方法要求受试者完成两个不同大小的负荷。将负荷最后30s的心率或负荷后即刻10s的心率（乘以6换算为每分钟心率）及两次负荷量（单位是 kg·m）代入公式即可计算出 PWC$_{170}$值。

$$PWC_{170} = W1 + (W2 - W1) \times \frac{170 - F1}{F2 - F1}$$

W1、W2：第一和第二次负荷的功率（kg·m）/min；

F1、F2：第一和第二次负荷后的心率 b/min。

有条件的情况下应该采用功率自行车作为负荷手段，没有功率自行车时也可以用台阶作为负荷手段，但是其准确度会有所下降。实验过程及负荷要求如下。

1. 自行车功率计测定法

（1）试验过程

①调整自行车车座高度。立位时车座高度应与受试者大转子等高，坐位时车座适宜高度见图 1-29。

②估计并选择第一次负荷量（W1），即负荷时的阻力和蹬车频率。

③进行 3~5min 运动负荷试验。

④测定负荷最后30秒或运动后即刻10秒脉搏（F1）。

⑤休息 3~5min。

⑥查表确定第二负荷量。

⑦进行第二次负荷（W2）。

⑧测定负荷最后30秒或运动后即刻10秒脉搏（F2）。

⑨将结果代入公式计算。

⑩结果分析。

（2）具体操作方法

①采用功率自行车进行负荷试验前首先要调整车座的高度，要求是用单足站立在自行

---

*：b/min 为 beat/min 的缩写，b/min＝次/分。

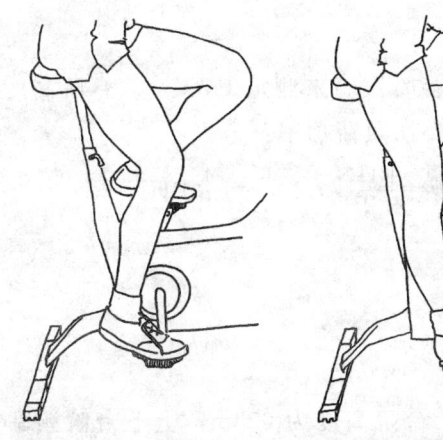

(1) 用前脚掌蹬踏板至最低位置时，膝关节微屈
(2) 用脚心蹬踏板至最低位置时，膝关节伸直

图 1-29 功率车测试中车座适宜高度

车的脚蹬上，刚好可以坐在车座上。

②确定负荷量。根据受试者身体情况确定采用400、500、600kg的负荷（表1-12）。负荷方法：第一负荷3~5min；休息3~5min；第二负荷3~5min，测量每次负荷后即刻10s脉搏。要求第一次负荷使心率达到110b/min左右，第二次负荷达到170b/min左右。一般情况下第一和第二负荷量男女可分别采用150、300 和 300、600(kg·m)/min。

③在功率自行车上选择合适的蹬车频率及阻力，一般尽量保持蹬车频率在50~60b/min内（表1-13）。如进行120W负荷试验时，可以采用60×2或者40×3的组合。

表 1-12　　　测定运动员 PWC_{170} 时负荷的选择第一次负荷功率值

受试者 PWC_{170} 估计值	第一次负荷功率值	第一次负荷后即刻心率				
		80~89	90~99	100~109	110~119	120~129
		第二次负荷功率参考值				
<1000	400	1100	1000	900	800	700
1000~1500	500	1300	1200	1100	1000	900
>1500	600	1500	1400	1300	1100	1100

表 1-13　　　功率自行车负荷选择表

蹬车频率 rpm	阻力 KP（×10=N）						
	1	2	3	4	5	6	7
	W（瓦特）						
30	30	60	90	120	150	180	210
40	40	80	120	160	200	240	280
50	50	100	150	200	250	300	350
60	60	120	180	240	300	360	420
70	70	140	210	280	350	420	490
80	80	160	240	320	400	480	560
90	90	180	270	360	450	540	630
100	100	200	300	400	500	600	700
110	110	220	330	440	550	660	770

2. 台阶测定法

如果没有功率自行车,可用台阶试验来测定PWC_{170}。台阶高度可根据受试者体重及体能水平灵活选择,上下台阶的每次负荷功率:

$$W = \frac{PHN}{T} \times 1\frac{1}{3} = \frac{4}{3T}PHN$$

P:体重(kg)

H:台阶高度(m)

N:上下台阶总次数(t)

T:上下台阶总时间(min)

例如,受试者体重为50kg,台阶高度为0.3m,上下台阶频率是30t/min(次/分),共上下台阶3min,负荷功率:$W=4/3\times 50\times 0.3\times 30$,结果为:$W=600$kg·m/min。

由此结果可以看到,负荷功率的大小与运动时间无关,要求运动3s是为了使心率达到负荷功率下的稳定状态。台阶试验法测定PWC_{170}的公式与功率自行车法是一样的,只是负荷功率值需要计算。

PWC_{170}值越大,说明身体工作能力越强,根据Karpman资料,一般男子值为1060 kg·m/min,女子为580kg·m/min,国内学者对部分项目优秀运动员的测定结果见表1-14。

表1-14　　　　　　　　中国部分优秀运动员PWC_{170}正常值

项目	足球	中长跑	乒乓球	长游	体操	排球	投掷
男	1760±40	1596±46	1465±25	1608±57	1155±46	1651±57	1697±74
女	1090±25	938±26	1148±27	747±29	1225±27	1263±42	

引自曲绵域等《实用运动医学》

3. 测定PWC_{170}的意义

PWC_{170}指数是一项反映人体有氧工作能力的指标,其数值的高低与人体有氧运动能力有直接关系。教练员可利用不同时期队员PWC_{170}数值的变化作为评定训练效果,进行成绩预测及了解机能状况的客观指标。

(1)用于评定训练效果及机能状况

队员一入队就应在健康档案中记录其原始PWC_{170}值,然后在训练过程中定期测定,在未有伤病影响正常训练的情况下,如队员的PWC_{170}值一直没有提高,或者甚至下降,这往往是训练方法不当或身体疲劳、有病的表现,需要寻找具体原因。

(2)作为监督训练的手段

当队员"练不动"时,可进行PWC_{170}试验,如试验结果明显低于队员平时正常水平,说明该队员机能状况不良,需调整训练计划或进行治疗;反之,如试验结果正常,则应从思想或其他方面寻找队员"练不动"的原因。

(3) 作为赛前调整及成绩预测的指标

赛前调整，目的在于使运动员的机能状况在比赛中达到最佳状态。在这个过程中，PWC_{170}可作为一项监测指标，以便于教练员了解队员的赛前机能水平，为教练员确定比赛人选提供客观依据。分析赛前PWC_{170}数值与比赛成绩的关系，还可为今后的成绩预测打下基础。

（六）Wingate 试验

Wingate 试验是由以色列 Wingate 研究所提出的一种 30s 全力骑车试验方法。用以测定机体的最大无氧功和无氧能力。这一试验可用下肢或上肢进行负荷。

测定方法及过程如下：

1. 称取受试者体重，计算试验负荷（表 1-15），调整自行车座椅到适合高度。
2. 准备活动。受试者骑功率自行车 2~4min，将负荷功率调整到使其心率达到 150~160b/min 水平，其中 2~3 次（每次持续 4~8s）为全力蹬骑。
3. 准备活动后休息 3~5min。
4. 正式试验。发出口令后，受试者尽力快蹬骑，同时阻力迅速加大，在 2~4s 时间内达到指定负荷。负荷量的值可以从表 5 中查到，达到指定负荷后开始计算骑车圈数，并持续 30s 做最快速度蹬骑，每 5 秒记录骑速和心率各一次。
5. 结束。计算公式。功率（W）＝指定负荷（kg）×转圈数×11.765（此公式仅适用于 Monark 自行车测功计）。

放松骑 2~3min，须经过 45~60min 休息后才能进行重复测定。

负荷也可以用上肢进行，实验过程与下肢负荷相同。试验中做功量最大的 5 秒钟所做的功（一般为第一个 5 秒）称为最大无氧功。无氧功的大小可以反映人体进行短时间、大强度运动的能力。6 个 5 秒所做功率的平均值称为平均无氧功。

表 1-15　　　　　　　　　　　Wingate 负荷系数表

负荷方式	性别	负荷系数
下肢负荷	男	0.083~0.092
	女	0.075
上肢负荷	男	0.058~0.067
	女	0.050~0.058

受试者指定负荷量＝体重（kg）×负荷系数

（七）12 分钟运动试验

12 分钟跑是库珀（COOPER）在 20 世纪 60 年代提出的，后被美国海军、空军及美国健康、体育、娱乐、舞蹈联盟（AAHPERD）等多种权威机构接受并使用。试验要求受试者在 12min 内，在可度量的运动场地内，以其最大的能力来完成所从事的运动。然后按照运动过程中的总位移距离，查阅相应评定表进行评定（表 1-16、表 1-17）。也可将 12min 跑的距离换算成最大吸氧量来进行评定。最大吸氧量的计算公式如下：

$$\dot{V}_{O_2max}(m/kg \cdot min) = [跑动距离(m) - 504.9] \div 44.73$$

表1-16　　　　　20岁年龄组12分钟跑运动负荷评定标准（单位：m）

男子：	超优秀	>2849	优秀	~2655	良好	~2414
女子：		>2350		~2173		~1979
男子：	一般	~2124	差	~1963	极差	<1963
女子：		~1802		~1545		<1545

表1-17　　　　　有氧素质与12分钟跑距离对照表（13~60岁年龄组）

有氧素质水平		13~19	20~29	30~39	40~49	50~59	60以上
				12分钟跑的距离（mi.）			
很差	男	<1.3	<1.22	<1.18	<1.14	<1.03	<87
	女	<1.0	<0.96	<0.94	<1.18	<1.0.84	<78
差	男	1.30~1.37	1.22~1.31	1.18~1.30	1.14~1.24	1.03~1.16	0.87~1.02
	女	1.00~1.18	0.96~1.11	0.95~1.05	0.88~0.98	0.88~0.98	0.78~0.86
一般	男	1.38~1.56	1.32~1.49	1.31~1.45	1.25~1.39	1.18~1.30	1.03~1.20
	女	1.19~1.29	1.12~1.22	1.06~1.18	0.99~1.11	0.94~1.05	0.87~0.98
好	男	1.57~1.72	1.50~1.64	1.46~1.56	1.40~1.53	1.31~1.44	1.12~1.32
	女	1.30~1.43	1.23~1.34	1.19~1.29	1.12~1.24	1.06~1.18	0.99~1.09
很好	男	1.73~1.86	1.65~1.76	1.57~1.69	1.54~1.65	1.45~1.58	1.33~1.55
	女	1.44~1.51	1.35~1.45	1.30~1.39	1.25~1.34	1.19~1.30	1.10~1.18
极好	男	>1.87	>1.77	>1.70	>1.66	>1.59	>1.55
	女	>1.51	>1.46	>1.40	>1.35	>1.31	>1.19

三、运动员心电图的特点

心电图在运动医学实际工作中已广泛应用，不仅用于运动员心脏疾患的诊断和运动员心脏机能评定，也用于预防和监测运动员心脏异常及指导训练。

运动训练时由于心脏负荷增加，心脏结构、植物神经功能和激素水平发生的适应性变化都将影响心肌的电活动。

根据国内外对运动员心电图的研究资料，运动员心电图可出现下列变化：电压增高；心脏复极异常，如发生假性缺血性改变及早复极；激动起源异常，如窦性心动过缓、右房心律、过早搏动、房室交界性心律等；激动传导异常，如不同程度的房室传导阻滞，完全性和不完全性右束支传导阻滞等。

运动员心电图的改变多为心脏对运动训练产生适应性反应的表现，虽然这些改变是正常的变异，但有时却不能与病理性改变区别开来。运动员的心脏也有少数为病理性变化。有训练的运动员在做安静心电图检查时可出现类似病理状态的异常改变，疑患心脏病，从而影响正常训练。目前心电图已成为运动员体格检查项目之一。因此，在判断心电图的意义时，必须结合运动员的全面综合检查结果加以考虑。

运动医学中心电图检查方法随着临床医学的发展，除安静心电图和运动心电图外，还应用遥测心电图及动态监测心电图。这为评定运动中心肌电活动变化提供了有益的资料。

根据我国运动员心电图的统计资料，下面介绍一些运动员心电图常见异常情况的评定。

1. 窦性心动过缓：多为长期耐力训练的适应结果，属于生理现象（图1-30）。

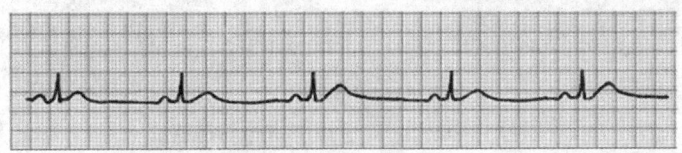

图1-30　窦性心动过缓（窦性心律的频率约为45b/min）

2. 窦性心动过速：多属异常情况，应做详细检查，查找病因（图1-31）。

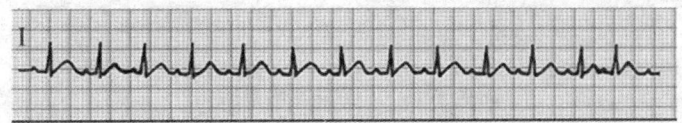

图1-31　窦性心动过速（窦性心律的频率约为120b/min）

3. 窦性心律不齐：多属正常生理现象，典型的窦性心律不齐与机能减退有关（图1-32）。

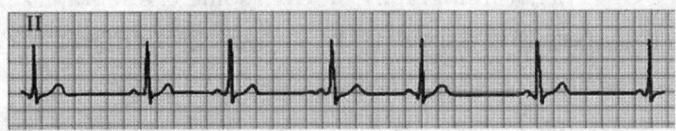

图1-32　窦性心律不齐

4. 室性早搏：常与过度训练有关。有的与感染、情绪、刺激性饮食（咖啡、浓茶）等因素有关。有时有些病因不明，但运动员身体健康状况和机能状态均良好，属于一种特发性早搏（图1-33）。

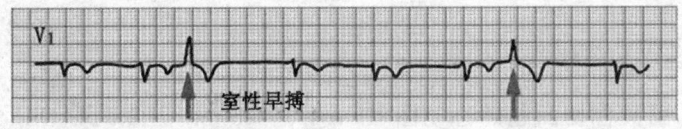

图1-33　室性早搏

5. 房室传导阻滞：Ⅰ度房室传导阻滞多系迷走神经作用加强引起，对训练和比赛无不良影响，需考虑其他疾病存在的可能性，此时多有其他症状和体症；Ⅱ度房室传导阻滞时多属正常，可参加训练和比赛，少数同时有过度疲劳、感染等症状时需调整训练量，给予适当处理；Ⅲ度房室传导阻滞较少见，有个别先天性完全房室传导阻滞者运动能力正常，少数健康运动员可出现一过性Ⅲ度房室传导阻滞，系功能性改变（图1-34、图1-35、图1-36）。

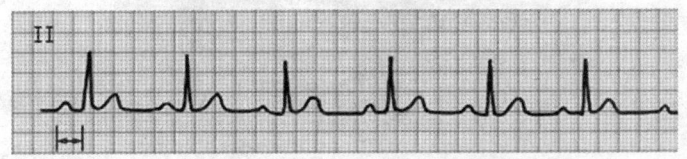

图1-34　Ⅰ度房室传导阻滞（R-P间期＞0.21s）

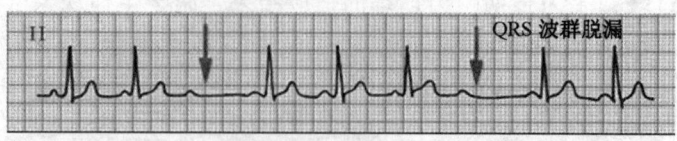

图1-35 Ⅱ度Ⅱ型房室传导阻滞

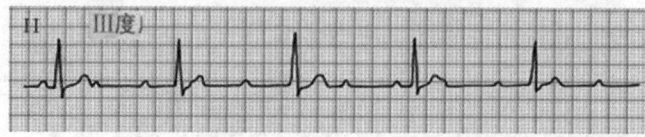

图1-36 Ⅲ度房室传导阻滞

四、超声心动图与运动员左心功能测定

超声心动图（UCG，Echocardiography or Ultrasonic cardiograph）是近30多年发展起来的一种无创伤诊断心血管疾病的新技术，现已广泛应用于临床诊断和基础研究。UCG对心脏结构和功能的评价已得到公认。

由于超声心动图操作方法既简单、准确、直观、无创，又可直接观察心脏内的结构及变化，因此被广泛应用于心脏病的临床诊断及心功能的评价。UCG同样也是评价运动员心脏功能，观察运动员心脏结构及形态变化的重要方法，这种方法为运动员心脏的研究提供了新手段。

超声心动图可分为B型超声心动图和M型超声心动图（Motiontypecardiograph）两类。

（一）B型超声心动图

B型超声心动图又称切面超声心动图（Cross-section or Two-Dimensional Echocardiography），二维超声心动图（图1-37）。

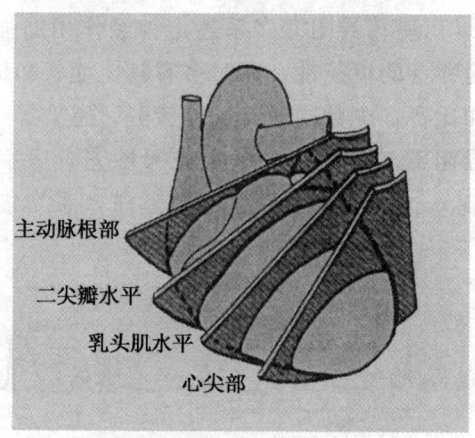

图1-37 B型超声心动图（切面超声心动图）示意

B型超声心动图可反映心脏某个平面结构的图像（图1-38、图1-39），显示其周邻的空间关系，对评价心脏腔室的大小、结构、形态是否正常，有无病变有很大帮助，直观效果较好。但B型超声心动图观察统计某一界面的活动规律、强度、速度较为困难。

AP—心尖部
BA—心底
A—前部
P—后部
RV—右室
IVS—室间隔
LV—左室
PW—左室后壁
aML—二尖瓣前瓣
pML—二尖瓣后瓣
Ao—主动脉

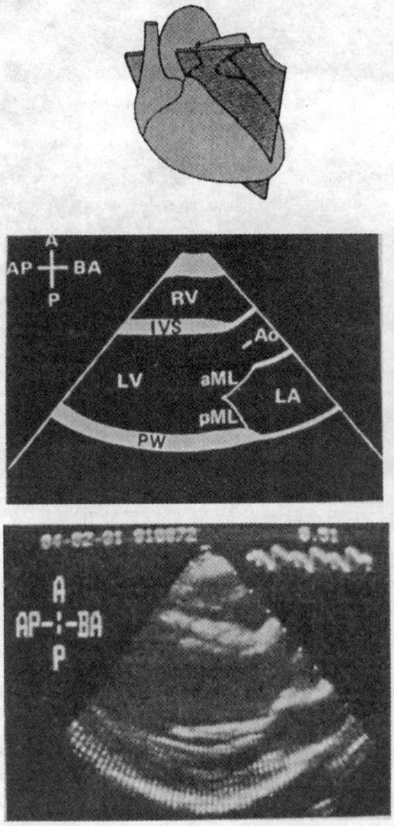

AP—心尖
BA—心底
R—右侧
L—左侧
LV—左室
RV—右室
TV—三尖瓣
MV—二尖瓣
RV—右房
LA—左房

图1-38 二腔心切面图　　图1-39 四腔心切面图

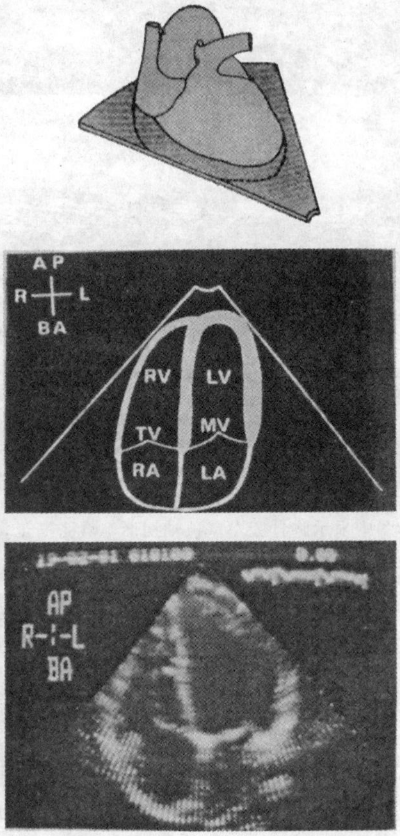

（二）M型超声心动图

M型超声心动图可观察声束穿过一条线上心脏多层结构或血管壁活动的曲线，以了解其活动情况，故亦称M型扫描（Motionmodescan）。

M型扫描可以反映各界面的前后径的多项形态学指标；可以反映心壁和瓣膜，以及大血管的活动、速度、幅度情况；可以间接计算心脏的多项舒张功能指标和泵血功能指标，并且能与心电图、心音图、颈动脉搏动合用。这种方法在测量和评价运动员心脏功能时使用较多（图1-40）。

（三）运动员左心功能测定

实际应用时，B型与M型超声心动图两种技术常配合使用。在评价运动员心脏时，从M型超声心动图上常常可测量如下指标：

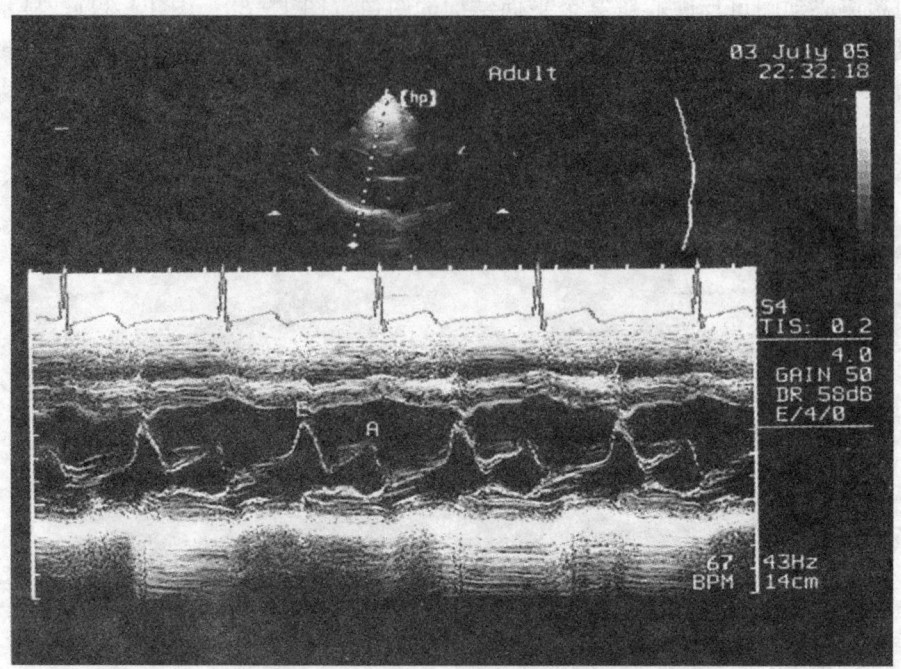

图中显示胸骨旁左室长轴切面,舒张期正常二尖瓣前叶开放呈 M 形,后叶开放呈 W 形,两者形成类似镜面样曲线图像

图 1-40 M 型超声心动示意图

1. 直接测得指标

(1) 主动脉前后径(Aod;Aorta dimension);

(2) 左室舒张末期内径(LVIDd;LV internal dimension end-diastolic);

(3) 左室收缩末期内径(LVIDs;LVinternal dimension end-systolic);

(4) 左室后壁舒张末期和收缩末期厚度(LVPWd/LVPWs;LV posterior wall diastolic/systolic);

(5) 室间隔舒张末期和收缩末期厚度(IVSTd/LVPWs;Interventricalar septum thickness);

(6) 左室射血时间(LVEF)。

2. 常用衍生指标

(1) 泵血功能指标

①SV＝LVEDV－LVESV

　　＝左室舒末容量－左室缩末容量

②CO＝SV×HR/min

③CI＝CO/体表面积(m^2)

　　体表面积(m^2)＝0.0061 身高(cm)＋0.0128 体重(kg)－0.1529

(2) 心肌收缩性能指标

①射血分数（EF）

射血分数是左室射血分数功能最有用的指标之一。EF 值反映左室泵血效率，受心脏大小、心率的影响较小。

$$EF=(Vd-Vs)/Vd=SV/EDV\times 100$$

$$正常人\ EF>50\%$$

②左室短轴收缩率（△D%）

△D%反映左室收缩时短轴缩短的百分比，意义与 EF 相同。其计算公式为：

$$\triangle D\%=(Dd-Ds)/Dd\times 100 \quad 正常值：30\%\sim 45\% 低于 25\% 为异常$$

③平均左室周径缩短比（mean velocity of circumferential fiber shortening；mVCF）

mVCF 反映收缩期左室短轴圆周的变化速度，是反映左室收缩状况的敏感指标。计算公式为：

$$mVCF=(\pi EDD-\pi ESD)/\pi EDD\times LVEF=(EDD-ESD)/EDD\times LVEF$$

LEFT：可通过测量左室后壁心肌开始收缩到移动达顶点的时间而获得。

(3) 左室心肌重量（LVM）

LVM 由左室舒张末期内径（EDD）加室间隔舒末厚度（IVSTd）与左室后壁舒末厚度（LVPWTd）。计算左室体积，再减去左室腔容积，即为左室心肌体积，然后乘以心室比重（1.05），即为左室心肌重量。其计算公式：

$$LVM(g)=[(Dd+IVSTd+LVPWTd)^3-Dd^3]\times 1.05$$

第五节　身体成分测量与评价

一、身体成分概述

（一）身体成分

身体成分是指人体的组成成分。人们可以利用物理和化学的方法，从原子、分子、细胞、组织和整体 5 个水平对复杂的人体进行身体成分的测试和评价。这类评价模式的主要目的是从不同水平认识和定量身体成分的。而在实际工作中，多数是从组织、器官和整体水平来进行身体成分的测试与评价的。

机体包含循环、呼吸、神经、皮肤、肌肉、内分泌、免疫、消化、骨骼和生殖 10 个系统。从组织和器官水平测量身体成分是由 4 种组织构成的，即脂肪组织、骨骼肌、骨骼和内脏。骨骼肌、骨骼和内脏又被统称为瘦体重。生物电阻抗、X 线计算机断层扫描（CT）、核磁共振（MRI）、超声波可以评价皮下脂肪、内脏脂肪和各部位的肌肉重量。

包括皮褶、围度、骨骼测量、体重、BMI、体表面积、身高、局部长度、局部和全身体积以及身体密度（水下称重及空气称重）在内的普通测量学，可以从整体水平评价身体成分。

准确评价身体成分是运动员营养策略和健身运动的重要组成部分。过多的身体脂肪常影响体育比赛成绩和健身效果，尤其是那些要求高水平生理功能的运动项目更是如此，而人体的生理功能又与体重密切相关。运动员耗费大量的时间和能量去改变他们的身体成分，试图获得去脂体重，减少脂肪体重，以达到理想中的发达肌肉和最佳竞技水平。运动员在身体成分评价中常使用身高体重表，这样可能会混淆超重（overweight）与超脂（overfat）的概念，使其追求同性别、同身高人群的平均体重。而缺乏营养对身体成分影响的相关知识，盲目追求低体重，不仅会影响运动员的竞技能力，而且还会损害其身体健康。

（二）身体脂肪

在 Behnke（贝恩克）的理论模型中，他对男性和女性的身体参考标准分为瘦体重和身体脂肪两部分，将身体脂肪又分为基本脂肪和储存脂肪。

1. 基本脂肪

基本脂肪是指维持人体正常生理功能需要的脂肪，包括心脏、肺脏、肝脏、脾脏、小肠、骨骼肌中的脂肪，以及中枢神经系统和骨髓中的脂肪。例如，在尸体解剖中从心脏周围可分离出一些脂肪，男性的这些脂肪平均重量是 18.4g，或占心脏平均重量 349g 的 5.3%；女性心脏周围脂肪的平均重量是 22.7g，或占心脏平均重量 256g 的 8.6%。

女性基本脂肪还包括性别-特殊基本脂肪，特殊基本脂肪又称隐藏脂肪，这类脂肪包括乳腺和生殖器官的脂肪，身体下部的皮下脂肪以及肌肉之间等部位的脂肪，占总体重的 5%～9%。目前，它们在能量代谢中的作用尚不清楚，可能在胎儿娩出和激素相关功能中发挥着重要作用。基本脂肪是人体生物代谢所必需的，基本脂肪低于正常范围会影响人体健康。在 Behnke 的理论模型中，女性基本脂肪占体重的 12%，男性基本脂肪占体重的 3%。

2. 储存脂肪

储存脂肪是指胸腔、腹腔内保护内脏免受创伤的脂肪组织和储存皮肤下的大量脂肪组织。脂肪组织的能量储存含有大约 83% 的纯脂肪，在支撑结构中含有 2% 的蛋白质和 15% 的水。尽管男女储存脂肪的比例大致相同（男性为体重的 12%，女性为体重的 15%），但女性基本脂肪的重量相当于男性的 4 倍。

（三）去脂体重与瘦体重

去脂体重（fat free mass，FFM）是指体内所有无脂肪的化学成分和组织，包括水、肌肉、骨骼、连接组织以及内脏器官。瘦体重（lean body mass，LBM）是指去脂体重加身体基本脂肪。

FFM（去脂体重）和 LBM（瘦体重）各自具有特殊的含义。LBM（一种理论上的固体物）含有相当于 3% 体重的非性别-特殊基本脂肪（主要位于中枢神经系统、骨髓和内脏器官）。相比之下，FFM 表示体重减去所有的可提取的脂肪（FFM＝体重－脂肪重量）。FFM 为尸体检查术语，而 LBM 是指在成年人一生中相对恒定的水分、有机质和矿物质组成的固体物质。对于含有正常数量水分、健康的成年人来说，FFM 不含脂肪成分，而 LBM 包括基本脂肪。

(四) 最低正常体重标准

最低正常体重标准是指维持人体健康水平和正常生理功能的最小体重。低于此标准将会对人体健康水平和生理功能造成不良影响。

1. 男性最低正常体重标准

最低正常体重标准相当于瘦体重，即从体重中减去储存脂肪，或者去脂体重加上基本脂肪。

对于耐力运动员来说，低体脂百分比具有重要意义。马拉松运动员的体脂变化范围是1%～8%，最低体脂水平减少了训练中承受体重的能量消耗，并有利于散发在长时间、高强度训练中产生的热量。

不同项目的运动员 LBM 存在着差异，如赛马选手的平均 LBM 为 48.1kg、铅球运动员为 100kg、橄榄球运动员为 106kg、优秀摔跤运动员为 109kg。

2. 女性最低正常体重标准

与男性最低正常体重标准相比，女性的最低体重标准中约含 12% 的基本脂肪。一般瘦型女性的体脂百分比不应低于 12%。体脂百分比低于 17% 是判断低体重的标准之一。年轻成年女性的典型体脂百分比为 25%～27%。

3. 最低体重的计算

根据骨骼测量结果可以用一种简单的方法计算出女性最低体重。低于最低体重需要进行医务监督。下列公式可以计算出最低体重，D 为 8 个部位测量之和，H 为用厘米表示的身高，33.5 和 0.111 是系数。

$$最低体重 = (D/33.5)^2 \times H(dm) \times 0.111$$

表 1-18 显示的是一位体重 38.7kg，身高 166.7cm 女性的最低体重。用标准方法测量 8 处骨骼的径线，按照 Behnke 的标准，此位女性属于低体重，因其 38.7kg 的实际体重低于 41.9kg 最低体重标准。

表 1-18　　　　　　　　　　最低体重计算方法[a]

直径	测量值（cm）
肩峰间距	34.4
胸廓左右径	23.8
髂骨间距	22.7
大转子间距	29.8
膝部宽度[b]	16.1
踝部宽度[b]	11.5
肘部宽度[b]	11.1
腕部宽度[b]	10.0
总计	159.4

a 数据表示身高 166.7cm，体重 38.7kg 的女性；b 表示人体左右两侧之和；
第一，计算出 8 个部位测量值的总和 D；第二，将所得数据代入公式：

$$最低体重 = (D/33.5)^2 \times H(dm) \times 0.111$$
$$= (159.4/33.5)^2 \times 16.67(dm) \times 0.111$$
$$= 41.9kg$$

体重低于按身高计算的理想体重的 20 个百分点；也可作为判断低体重的标准。

（五）身体成分与健康关系

体脂过多地积累会造成肥胖，特别是储存脂肪堆积的部位会影响人体患病的危险程度，总脂肪量相同的肥胖者，若脂肪堆积在腰腹部，即腹部皮下脂肪、网膜和系膜脂肪以及腹膜后脂肪，其患心血管疾病、血脂异常、高血压、2 型糖尿病及中风的危险性高于脂肪堆积在臀部和大腿部的肥胖者。

体脂过少也会危害人类健康，如因长期节食、营养不良、厌食症及其他疾病造成的体脂过少时，人体会出现代谢紊乱、身体功能失调（如闭经），严重者可导致死亡。这些疾病除体脂过少外，LBM 也减少。

二、身体成分测量与评价

（一）常用评价指标

1. 理想体重

人体的理想体重是由身高（cm）与体重（kg）构成，常用指标计算公式如下：

$$理想体重(kg) = 身高(cm) - 105$$
$$正常体重 = 理想体重 \pm 10\% 理想体重$$

体重如超出理想体重的 10%～20%者称为超重，超出理想体重的 21%～30%者称为轻度肥胖，超出 31%～40%者为中度肥胖，超出 40%以上者为重度肥胖。低于正常体重者为低体重。

利用身高和体重对身体进行评价，优点是简便易行，不足是这种方法不能评价体形，不能反映肥胖相关疾病的发病率及身体成分的组成。当一个人体重超过这种评价方法的正常标准时，其身体成分可能仍处于"低脂肪"状态，而这个人超出体重的部分实际上可能是肌肉，这种情况在运动员中尤为突出。如一位身高 188cm 的职业橄榄球运动员，体重为 116kg，按照这种评价方法其正常体重应等于或小于 91.3kg，然而他的体重超出正常体重 24.7kg，属中度肥胖，但实际上他仅有 12.7%的体脂；而未进行过训练的同龄人平均体脂为 15%。显然仅按照平均身高得出体重，有着明显的局限性。

2. 体重指数

临床上和研究人员常使用体重指数（body mass index，BMI），即体重（kg）除以身高（m）的平方来评价人的体重是否正常。体重指数与理想体重两种方法比较显示，BMI 与身体脂肪和某些疾病有较高的相关性。体重指数计算公式如下：

$$BMI = 体重(kg) \div 身高(m^2)$$

BMI的重要性在于它与所有原因引起的死亡率之间呈现的曲线关系。随着BMI曲线的上升，心血管并发症（包括高血压、中风）、某些癌症、糖尿病、胆结石、骨关节炎和肾脏疾病的危险性也随之增加（图1-41）。

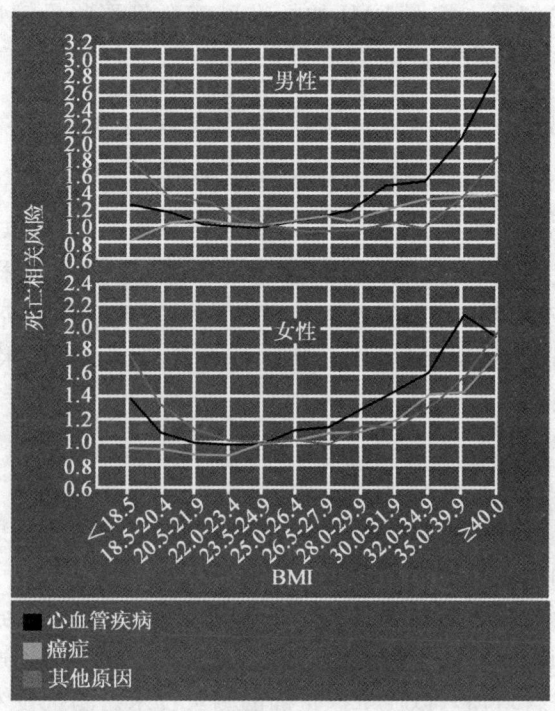

图1-41　BMI与多种疾病的相关性

(引自 William D. McAdle，2001)

2001年6月在北京召开的"中国人群肥胖与疾病危险研讨会"上，专家建议我国体重指数的正常范围是18.5～23.9，体重指数大或等于24，但小于28者称为超重，体重指数大于或等于28者为肥胖。2002年，世界卫生组织（WHO）根据亚洲人体脂百分率高于欧美国家，以及心血管疾病发病率与体重指数高度相关的情况，提出亚洲人体重指数大于23可诊断为超重，大于25可诊断为肥胖。2003年10月国际生命科学学会中国办事处中国肥胖问题工作组发布的《中国成人超重和肥胖症预防与控制指南》，提出了中国成人超重和肥胖的体重指数和腰围界限参考值（表1-19）。

表1-19　中国成人超重与肥胖体重指数以及腰围界限值与相关疾病的危险关系

分类	体重指数 （kg/m²）	腰围（cm）		
		男＜85 女＜80	男85～95 女80～90	男≥95 女≥90
体重过低**	＜18.5	…	…	…
体重正常	18.5～23.9	…	增加	高
超重	24.0～27.9	增加	高	极高
轻度肥胖	28～34.9	高	极高	极高
中度肥胖	35～39.9	极高	极高	极高
重度肥胖	≥40	极高	极高	极高

* 相关疾病指高血压、糖尿病、血脂异常和危险因素聚集
** 体重过低可能预示有其他健康问题

BMI 的局限性在于不能评价身体成分以及与肥胖类型有关的身体脂肪分布。骨骼、肌肉的重量增加，甚至因健身锻炼引起的血浆增加都可能影响 BMI 的计算结果。有些人因为长时间训练或遗传而有较大肌肉重量，而不是较多脂肪重量，但是对他们较高的 BMI 可能作出不正确的解释。按照 BMI 的标准可能会将那些投掷运动员、举重运动员、摔跤运动员等错误归类为超重或肥胖者。

（二）身体成分测量

身体成分的测试方法很多，可以从原子、分子、细胞、组织、整体 5 个水平进行测试。测试技术可分为直接、间接和双间接测定法。因直接测定身体成分比较困难，一般多采用间接测量和双间接测量。可根据研究的目的选择测试方法，大样本测试多选用双间接法，如 BMI、围度、皮褶厚度、生物电阻抗法。小样本的个体研究可采用间接法，如身体密度法、双能量 X 线法、药物稀释法，这样可降低偏差。个体水平研究要求准确测定身体成分的，可采用核磁共振法等。

1. 皮褶厚度测量法

皮褶测量的基本原理是皮下脂肪量与身体脂肪总量成正比，全身均匀性肥胖者皮下脂肪的厚度与肥胖程度相关，测量皮下脂肪的厚度在一定程度上反映了身体脂肪的总含量。通过皮褶厚度测量计算出身体脂肪含量与水下称重测量的相关性为 0.7~0.9。皮下脂肪的比例与性别、年龄和民族有关。因此，选择计算公式时要考虑到这些因素，以便获得准确的结果。测量前应进行培训，以便掌握正确的测量技术。测量技术与公式的选择对体脂百分比准确性的影响为 ±3.5%（皮褶厚度测量方法，详见第三节的十二）。

2. 生物电阻抗（Bioelectric impedance Analysis, BIA）

人体的导电性反映着身体的水含量，水含量与人体瘦体重密切相关。人体导电性阻抗的大小可反映身体中的脂肪及瘦体重含量（图 1-42）。测量前不宜剧烈活动，不能大量饮水、需安静并排空大小便，测量时电极置于肢体远端。

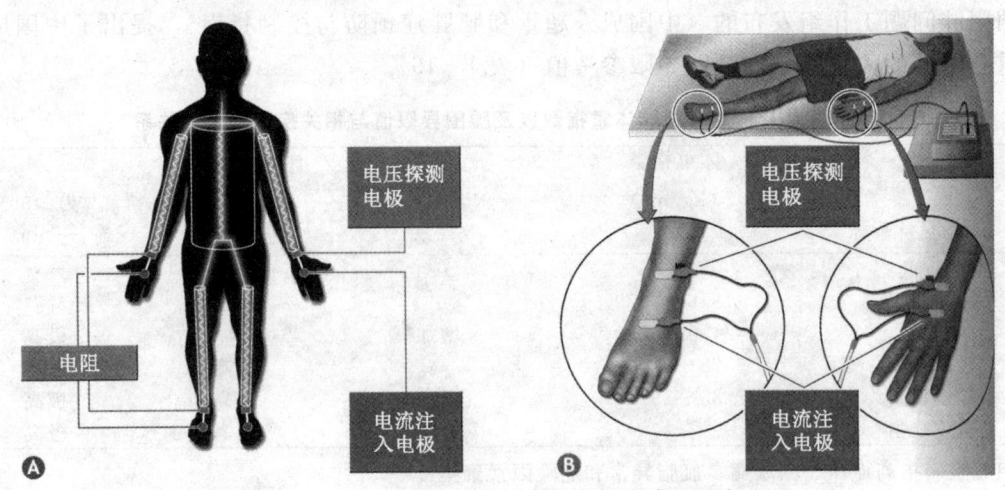

图 1-42　生物电阻抗技术测定身体成分示意

测试仪适用于各类人群,但易受如电极形状、月经周期、皮肤温度、测量前的体位、口服避孕药和运动脱水等因素影响。随着电阻抗技术的不断发展,已有站立式、手捏式、手脚并用式测量仪问世,目前在医疗康复机构、健身俱乐部、营养研究机构使用较为普遍。

3. 空气置换法（Air Displacement）

空气置换法的技术原理与水下称重法基本相同,水下称重法是通过水下称重求得人体的体积;而空气置换法通过人体进入测试舱（BOB POD）内几秒钟,利用电子感受器压力,测出人体排出的空气量来计算人体体积,结合精确测量的体重（精确度0.01kg）即可计算身体密度,根据身体密度估算体脂百分比和FFM。

空气置换系统由仓体、计算机、电子感受器和数值标尺等组成（图1-43）。操作方法简单,5分钟即可完成整个测量过程,但测试设备价格昂贵。

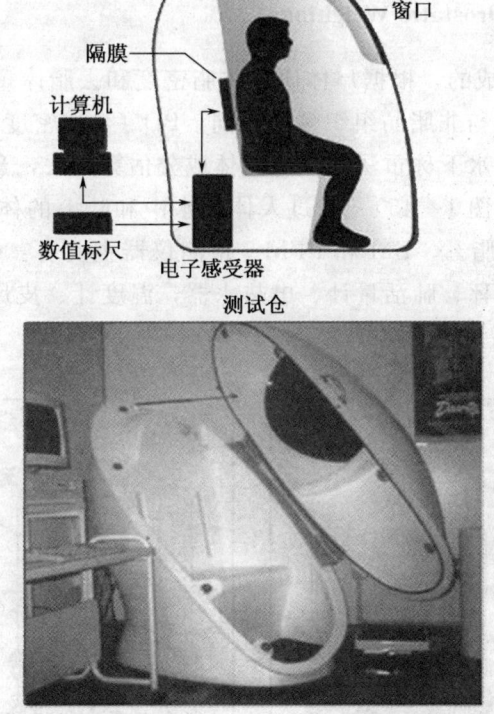

图1-43 空气置换法的仪器设备（引自 William D. McAdle, 2001）

4. 双能量X线分析法（Dual Energy X-Ray Absorptiometry, DEXA）

DEXA是一种无创、准确、重复性好的低辐射测试新方法,最初用于人体骨矿含量的测试,现已发展用于测试全身的FM和LBM。其原理是应用两种能透过机体的不同能量光子,根据不同密度组织中光子能量衰减程度的多少来计算出体脂量、脂肪分布和骨密度（图1-44）。这种测量方法简单,可把全身分成头、上肢、下肢、躯干等部位进行测量，只需 15 分钟，使用的放射剂量仅相当于 X 线照相的百分之一，这种方法被许多运动科学专家认定为评估体成分的标准技术。但因其基础数据的限制及测试费用昂贵，应用有局限。因而，众多的学者仍在探讨一些简单易行的身体成分测定评价方法。

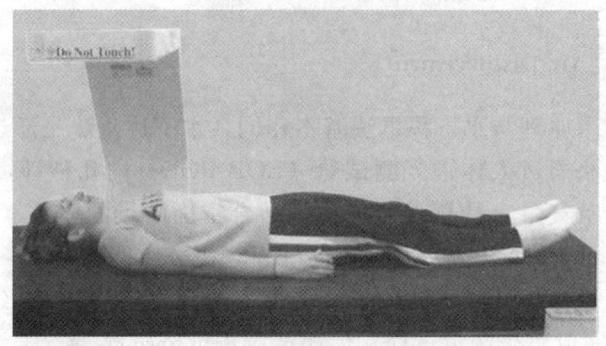

图 1-44　DEXA 法及检测设备

5. 水下称重法（Hydrostatic Weighing）

人体是由各种组织构成的，根据尸体研究体脂密度和去脂体重密度分别为 $0.900g/cm^3$ 和 $1.100g/cm^3$。体内脂肪与非脂肪组织量的不同，BD（身体密度）也不同，因此通过 BD 可推算出人体脂肪含量。水下称重法是经典的体成分估算方法，当人体浸于水中，其浮力等于身体排开水的重量（图 1-45）。通过人体在水中和陆上的体重变化来计算人体体积和 BD 值，从而推算出体脂％、FM 和 FFM。检测仪器主要有：体重秤、$80cm \times 80cm \times 180cm$ 的水箱及相配备盘秤、肺活量计、电热水器，温度计、皮尺等。检测步骤如下：

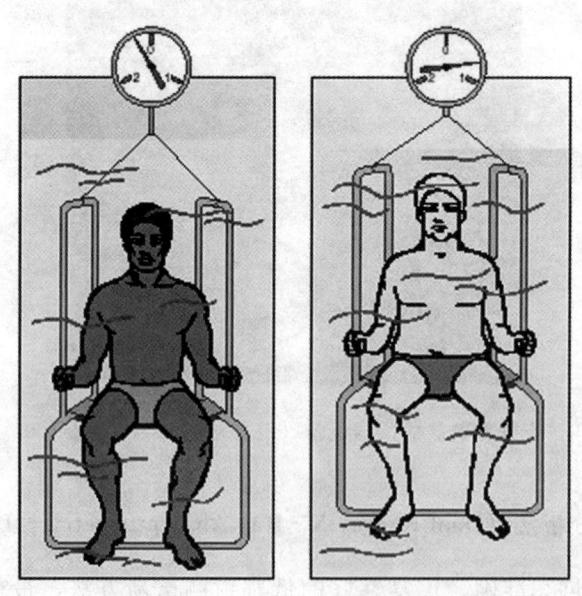

图 1-45　水下称重（引自 William D. McAdle, 2001）

（1）残气量的估测

一般采用两种方法：a. 常数法，即把男子的残气量定为 1300ml，女子定为 1000ml；

b. 肺活量法，设定男子的残气量相当于肺活量的 24%，女子的残气量为肺活量的 28%。要求准确测量肺活量。

（2）身体密度的测量

测量陆上体重和水中体重。水中测量时要求受试者排净大小便，清洗身体，身着泳衣。下水后排净泳衣内气泡，上水面吸口气，在水内吐尽肺内气体后，检测体重。依公式计算 BD 值。不同温度时水的密度不同，常用值见表 1-20。

$$BD = \frac{陆上体重(kg)}{\frac{陆上体重(kg) - 水中体重(kg)}{水的密度(kg/ml)} - 残气量(ml)}$$

表 1-20　　　　　　　　　　不同温度水密度常用值

温度（℃）	密度（g/ml）	温度（℃）	密度（g/ml）
21	0.9980	31	0.9954
22	0.9978	32	0.9951
23	0.9975	33	0.9947
24	0.9973	34	0.9944
25	0.9971	35	0.9941
26	0.9968	36	0.9937
27	0.9965	37	0.9934
28	0.9963	38	0.9930
29	0.9960	39	0.9926
30	0.9957	40	0.9922

（3）计算体脂%

Siri 公式（1956 年）：　　体脂% = (4.95/BD - 4.50) × 100

Brozek 等公式（1963 年）：体脂% = (4.570/BD - 4.142) × 100

体脂重(kg) = 体重(kg) × 体脂%　　瘦体重(kg) = 体重(kg) - 体脂重(kg)

（三）体脂百分比及身体成分等级

1. 体脂百分比

体脂百分比是指身体脂肪重量占总体重中的百分比。体脂越多，体脂百分比越高。肥胖者可以达到 40% 以上。人体健康需要体脂百分比在合理的范围之内，这种适宜的状态即为理想身体成分。表 1-21 显示不同年龄者的平均体重、瘦体重和体脂百分比。

表 1-21　　　　　　不同年龄者的平均体重、瘦体重和体脂百分比

	新生儿	10 岁		15 岁		成年人	
		男	女	男	女	男	女
体重（kg）	3.4	31	32	60	54	72	58
LBM（kg）	2.9	27	26	51	40	61	42
体脂（%）	14	13	19	13	26	15	28

（引自《现代营养学》，2004）

2. 身体成分等级

LBM 和体脂的变化有年龄、性别、身材、种族和遗传等方面的差别。青春期开始常伴有 LBM 的急剧增加,男孩的 LBM 增加更明显,而女孩的体脂增加较明显。成年女性体脂百分比较男性高,而 LBM 仅为男性的 2/3。进入成年后期,男女 LBM 平均值有轻度降低。

人体理想身体成分状态受年龄和性别的影响较大,根据体脂百分比可将体成分划分为 5 个等级(表 1-22)。

表 1-22　　根据体脂百分比划分身体成分等级

性别年龄	体脂过少	非常好	很好	正常	体脂多	体脂过多
男 ≤19	<3	12.0	12.1~17.0	17.1~22.0	22.1~27.0	≥27.1
20~29	<3	13.0	13.1~18.0	18.1~23.0	23.1~28.0	≥28.1
30~39	<3	14.0	14.1~19.0	19.1~24.0	24.1~29.0	≥29.1
40~49	<3	15.0	15.1~20.0	20.1~25.0	25.1~30.0	≥30.1
≥50	<3	16.0	16.1~21.0	21.1~26.0	26.1~31.0	≥31.1
女						
≤19	<12	17.0	17.1~22.0	22.1~27.0	27.1~32.0	≥32.1
20~29	<12	18.0	18.1~23.0	23.1~28.0	28.1~33.0	≥33.1
30~39	<12	19.0	19.1~24.0	24.1~29.0	29.1~34.0	≥34.1
40~49	<12	20.0	20.1~25.0	25.1~30.0	30.1~35.0	≥35.1
≥50	<12	21.0	21.1~26.0	26.1~31.0	31.1~36.0	≥36.1

(引自 Werner W. K.,2003)

研究表明,成年人 LBM 的波动小于体脂的变化,成年人体重的波动主要是由体脂的变动造成的。所有年龄段的 LBM 都与身高呈直线相关。东方人一般比白种人身材矮小,其体重也较轻,所以 LBM 也较低。身高和体重受遗传的影响,LBM、总体脂量和皮褶厚度同样也受遗传因素的影响。

(四)不同项目的运动员体脂百分比

对于优秀运动员而言,脂肪的多少在一定程度上反映了其训练程度的高低。因此确定运动员的理想体重和体成分,帮助教练员掌握合理的体重控制方法,使运动员达到最佳体重及身体成分,发挥其运动潜力提高运动能力具有重要意义。表 1-23 显示多种项目的男女运动员的体脂百分比范围,可以作为运动员控制体重和身体成分的参考,当然也有些运动员的体脂百分比超出此范围仍然取得最佳成绩。但应牢记,合理的身体脂肪含量是良好健康状态的基础。另外应注意,身体成分评价中的错误使评价结果比标准状态低 1%~3%。

表1-23　　　　　　　　　　不同项目运动员的体成分（体脂%）范围

运动项目	体脂（%） 男	体脂（%） 女	运动项目	体脂（%） 男	体脂（%） 女
健美	5～8	6～12	自行车	5～11	8～15
橄榄球	6～16	—	划船	6～14	10～18
棒球/垒球	8～14	12～18	皮划艇	6～12	10～16
壁球	6～14	10～18	滑冰	5～12	8～16
体操	5～12	8～16	滑雪	7～15	10～18
击剑	8～12	10～16	跳台滑雪	7～15	10～18
举重	5～12	10～18	游泳	6～12	
摔跤	5～16	—	定向越野	5～12	8～16
篮球	6～12	10～16	径赛	5～12	8～15
网球	6～14	10～20	田赛	8～18	12～20
排球	7～15	10～18	三项全能	5～12	8～15
冰球	8～16	12～18	赛马	6～12	10～16
足球	6～14	10～18	高尔夫球	10～16	12～20

（张薇，徐冬青等，1999）

我国对 1114 名（21 个项目）中国优秀运动员的身体成分进行测试，将其数据按项目和体重分类统计，提出 InBody 3.0 人体成分分析仪测试运动员身体成分参考值（表 1-24、表 1-25）。其他参考资料见表 1-26、表 1-27。

表1-24　　　　　　　　　　中国女子优秀运动员体重及身体成分

项目	例数	年龄	身高	体重	肌肉重	BMI	体脂（%）	腰臀比
游泳	50	16.72±2.29	170.40±4.40	60.20±6.10	47.49±4.47	20.72±1.63	16.45±2.44	0.75±0.02
赛艇	33	19.55±3.27	177.10±4.30	70.00±7.00	53.87±4.80	22.27±1.63	18.53±3.24	0.75±0.02
跳高、跳远、短跑	23		172.00±4.76	59.66±5.09	47.19±3.69	20.13±1.25	16.24±3.01	0.74±0.02
中长跑、竞走	52	21.84±3.38	167.31±5.77	56.00±7.40	43.61±6.33	19.91±1.59	17.92±3.59	0.75±0.02

续表

项目	例数	年龄	身高	体重	肌肉重	BMI	体脂（%）	腰臀比
速度滑冰	14	23.19±3.91	165.00±5.50	61.20±4.50	46.00±3.59	22.45±0.75	20.41±2.00	0.77±0.02
冰球	23		166.22±4.16	62.59±6.59	45.97±3.52	22.62±1.93	21.96±3.56	0.78±0.03
跳水	17	16.18±1.47	157.40±5.40	44.90±4.70	36.11±3.31	18.08±1.15	14.36±3.01	0.74±0.02
体操	50	13.30±2.09	138.40±7.80	32.80±6.10	27.38±4.45	16.94±1.55	10.35±3.10	0.77±0.02
足球	42	21.89±3.46	167.90±5.30	60.30±6.70	45.52±4.71	21.37±1.68	19.97±3.10	0.76±0.02
篮球、排球	62		182.50±6.10	70.60±7.90	55.33±9.08	21.15±1.32	16.00±2.66	0.73±0.02
手球	18	22.87±3.26	177.06±3.92	72.43±5.61	55.73±3.48	23.02±1.37	18.59±2.96	0.77±0.02
乒乓球、羽毛球	34		165.40±4.50	57.90±4.40	43.14±3.23	21.14±1.49	20.92±3.12	0.77±0.02
武术套路	22		162.14±6.43	53.90±4.60	40.24±3.82	20.54±1.83	20.80±4.44	0.77±0.04
柔道、摔跤（50～70kg）	64		162.02±5.28	58.90±5.20	46.68±4.20	22.41±1.39	16.02±3.22	0.76±0.02
柔道、摔跤（70～90kg）	17	19.42±4.19	172.06±6.04	74.86±4.65	57.34±2.93	25.35±1.77	19.05±3.67	0.78±0.03
举重（50～70kg）	20		154.60±4.49	59.60±5.99	45.49±4.53	24.58±2.50	19.13±3.36	0.81±0.03
跆拳道（50～70kg）	12		168.75±6.70	57.50±5.30	43.57±4.71	20.18±1.13	19.78±4.00	0.74±0.04
总计	553		166.09±12.33	59.23±13.65	45.89±9.78	21.16±3.01	17.45±4.44	0.76±0.03

表 1-25　　中国男子优秀运动员体重及身体成分

项目	例数	年龄	身高	体重	肌肉重	BMI	体脂（%）	腰臀比
游泳	40	18.85±2.45	181.35±4.32	73.99±7.39	62.12±6.40	22.48±1.84	11.41±2.62	0.78±0.03
赛艇	21	18.43±1.86	187.24±5.79	83.21±13.84	71.57±9.16	23.61±2.86	15.60±5.80	0.78±0.05
自行车	40	20.10±3.25	176.4±5.21	67.63±6.82	55.90±6.17	21.70±1.62	12.60±2.83	0.78±0.02
跳高、跳远、短跑	23	21.82±3.66	183.35±6.8	71.35±6.28	60.40±5.88	21.21±1.46	10.55±2.46	0.77±0.02
中长跑、竞走	61		176.54±6.28	65.85±8.47	55.36±7.31	21.05±1.80	11.16±3.10	0.78±0.03
速度滑冰	14	22.50±2.44	179.79±6.15	76.10±5.16	62.66±4.55	23.57±1.71	13.09±3.17	0.80±0.03
跳水	12	18.58±3.80	162.75±9.78	55.37±11.04	45.77±9.10	20.67±2.08	12.40±1.84	0.80±0.01
体操	39	16.10±2.67	153.87±11.77	47.60±10.63	40.91±9.57	19.79±1.76	8.97±1.85	0.80±0.02
足球	44	22.01±5.22	182.84±5.09	76.22±5.87	62.58±5.20	22.79±1.27	13.35±2.44	0.80±0.02
篮球、排球	26		198.12±7.84	89.51±15.23	76.80±13.45	22.70±2.51	9.56±3.01	0.77±0.04
棒球、手球	28	22.87±3.26	183.21±7.14	88.67±13.70	71.30±8.55	26.34±3.18	14.73±4.58	0.84±0.05
乒乓球、羽毛球	25		176.16±5.31	68.58±5.88	55.55±4.54	22.10±1.65	14.33±3.10	0.80±0.03
武术套路	43		169.40±5.26	60.49±4.50	51.06±3.47	21.10±1.77	11.33±2.32	0.78±0.03
柔道、摔跤（65～85kg）	48		172.48±5.41	73.20±6.28	61.72±5.85	24.58±1.37	11.04±2.50	0.81±0.02

续表

项目	例数	年龄	身高	体重	肌肉重	BMI	体脂（%）	腰臀比
柔道、摔跤（85~105kg）	15		183.53±7.62	92.97±5.85	75.45±5.30	27.73±2.84	14.36±5.33	0.84±0.05
举重（65~85kg）	27	20.35±2.98	167.48±7.29	73.52±5.30	61.24±5.45	26.24±1.53	12.14±2.81	0.83±0.03
散打、跆拳道（<65kg）	26		170.27±4.54	59.39±3.66	50.63±2.67	20.51±1.41	10.87±2.09	0.77±0.02
散打、跆拳道（65~85kg）	29		176.86±6.58	71.00±6.00	56.40±5.22	22.76±2.31	12.80±3.61	0.79±0.04
总计	561	20.48±3.82	176.16±11.39	70.65±13.52	58.90±11.05	22.59±2.73	11.97±3.45	0.79±0.04

表1-26 参加东京和墨西哥城奥运会部分项目女运动员的年龄、体重和身体成分

专项	赛事	奥运会	例数	年龄	身高	体重	瘦体重	体脂（%）
径赛	100~200m 100m跨栏	东京	85	22.7	166.0	56.6	49.2	12.4
		墨西哥城	28	20.7	165.0	56.8	49.0	13.7
跳跃	跳高、跳远 三级跳远	东京	56	23.6	169.5	60.2	51.7	14.1
		墨西哥城	12	21.5	169.4	56.4	51.7	8.4
投掷	铅球、铁饼 链球	东京	37	26.2	170.4	79.0	52.3	33.8
		墨西哥城	9	19.9	170.9	73.5	52.5	28.5
游泳	自由泳、蛙泳 仰泳、蝶泳、混合泳	东京	272	18.6	166.3	59.7	49.8	16.6
		墨西哥城	28	16.3	164.4	56.9	48.6	14.5
跳水	跳板、跳台	东京	65	18.5	160.9	54.1	46.6	13.9
		墨西哥城	7	21.1	160.4	52.3	46.3	11.5
体操	所有项目	东京	102	22.7	157.0	52.0	44.4	14.7
		墨西哥城	21	17.8	156.9	49.8	44.3	11.0

（引自 De Garay 等，1966）

注：用 Behnke 法计算：LBM=$h^2 \times 0.18$；h=身高，单位分米（dm）

体脂（%）=（体重−瘦体重）/体重×100

表1-27　参加东京和墨西哥城奥运会部分项目男性运动员的年龄、体重和身体成分

专项	赛事	奥运会	例数	年龄	身高	体重	瘦体重	体脂(%)
径赛	100～200m、4×100m 110m跨栏	东京 墨西哥城	172 79	24.9 23.9	178.4 175.4	72 68.4	64.9 62.8	10.1 8.2
长跑	3000m、5000m 10000m	东京 墨西哥城	99 34	27.3 25.3	173.6 171.9	62.4 59.8	61.5 60.1	1.4 −0.5
马拉松	42.2km	东京	74	28.3	170.3	60.8	59.2	2.7
十项全能		东京	26	26.3	183.2	83.5	68.5	18.0
跳越	跳高、跳远 三级跳远	东京 墨西哥城	89 14	25.3 23.5	181.3 182.8	77.5 73.2	67.1 68.2	13.4 6.8
投掷	铅球、铁饼 链球	东京 墨西哥城	79 9	27.6 27.3	187.3 186.1	101.4 102.3	71.6 70.7	29.4 30.9
游泳	自由泳、蛙泳 仰泳、蝶泳、混合泳	东京 墨西哥城	450 66	20.4 19.2	178.7 179.3	74.1 72.1	65.1 65.6	12.1 9.0
篮球		东京	186	25.3	189.4	84.3	73.2	13.2
体操	所有项目	东京 墨西哥城	122 28	26.0 23.6	167.2 167.4	63.3 61.5	57.0 57.2	9.9 7.0
摔跤	重量级 轻量级	东京 墨西哥城	29 32	27.3 22.5	163.3 166.1	62.3 57.0	54.4 56.3	12.7 1.2
划船	单人、双人 1人、2人、4人、8人	东京 墨西哥城	357 85	25.0 24.3	186.0 185.1	82.2 82.6	70.6 69.9	14.1 15.4

（引自 De Garay 等，1966）

注：用 Behnkel 法计算：LBM＝h×0.204；h＝身高，单位分米（dm）

体脂(%)＝(体重−瘦体重)/体重×100

思考题

1. 简述病史与运动史的内容与意义。
2. 结合运动专项设计一种定量运动负荷试验方案。
3. 简述身体成分评价的常用方法与意义。
4. 简述运动员心电图与超声心动图特点。

第二章

儿童少年、老年、女子体育卫生

知识要点

- 了解儿童少年身体发育的特点，熟悉儿童少年参加体育锻炼的意义，掌握儿童少年在体育锻炼中的体育卫生。

- 了解衰老的概念与机理，熟悉体育运动对抗衰老的作用，掌握老年体育锻炼的一般原则和体育卫生。

- 了解女子身体发育及其运动能力的特点，熟悉运动员月经周期的医学问题，掌握女子体育运动中的体育卫生。

第一节　儿童少年体育卫生

儿童少年处于生长发育的变化过程中，身体各组织器官系统逐渐长大发育完善，生理机能亦愈趋成熟。儿童少年经常从事体育活动能促进生长发育、增强体质、提高健康水平。因此，如何根据儿童少年的身体发育特点，合理组织体育教学与训练，这对促进儿童少年的健康成长具有深远的意义。

一、儿童少年生长发育规律

儿童少年从出生到成人，在整个生长发育过程中具有一定的规律性。尽管受遗传、内分泌、孕母情况、营养、生活环境、疾病和体育活动等因素影响而产生年龄、性别间的个体差异和特点，但这种规律性是客观、普遍存在的。其基本规律如下：

（一）生长发育的速度规律

儿童至成年生长发育速度是不等速的增长。儿童青少年一般有两个突增期：第一个突增期是在两岁以前；第二个突增期是在青春发育期，女孩为9～11岁，男孩为13～15岁，女孩比男孩早两年（图2-1），此期间男女孩之间产生明显的性别差异。青春期阶段，女孩的发育侧重体脂的增长，男孩则侧重肌肉的增长，同时男孩下肢生长较快，腿较长。这些因素决定了男孩与女孩在某些运动能力上的差异，故在运动员选材时要注意早熟与晚熟的问题。儿童青少年突增期以后生长发育速度渐渐缓慢下来，到20岁左右基本停止。

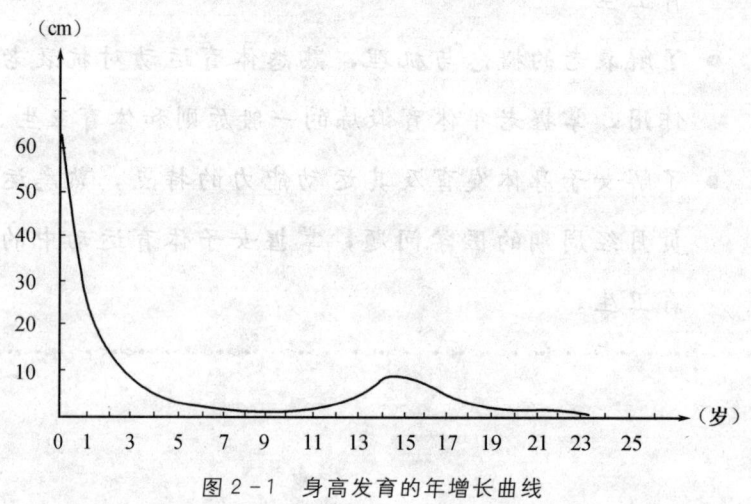

图2-1　身高发育的年增长曲线

（二）生长发育的不均衡规律

1. 身体发育的比例

在第一次突增时期，初生儿的头部为身长的1/4，2岁时为1/5，6岁时为1/6，12岁时为1/7，然而到成年时人的头部仅为身长的1/8（图2-2）。也就是说，在这个时期人的头部是先发育的，尔后是躯干、下肢，是按"头尾发育规律"顺序进行的。第二次突增期的生长发育过程恰好与第一次相反，先发育的是下肢，其次是躯干，而头部的发育不明显。人从出生算起，如以增长值数计，头增长1倍，上肢增长3倍，下肢增长4倍（图2-3）。身体各部位发育结束的时期是：足长约在16岁，下肢长约在20岁，手长约在15岁上肢长约在20岁，躯干长约在21岁。

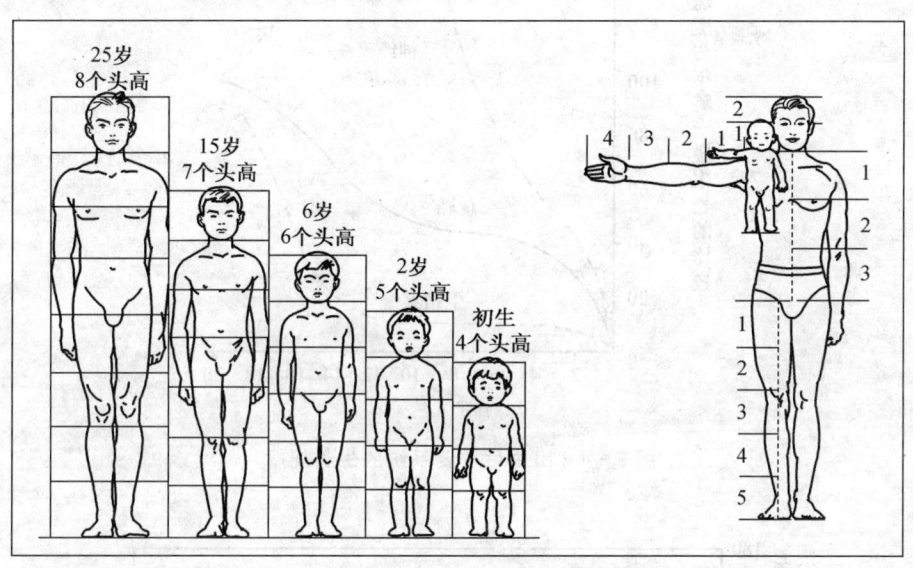

图2-2 人出生至成年身体发育比例　　图2-3 婴儿至成年身体各部分发育比例

2. 身体各系统的发育

人体各系统的发育快慢、先后各有不同。人的神经系统发育较早，5~6岁时神经系统发育最快已接近成年人水平，此时大脑的重量为成年人的90%。6~20岁时脑的重量仅增加10%，但是随着大脑细胞不断地进行复杂的分化，机能随之提高。人的生殖系统发育较晚，10岁以前几乎不发育。皮下脂肪在年幼时较发达，肌肉组织到学龄前时才加速发育。淋巴细胞的生长发育则是先快后慢，10岁左右生长发育达到高峰，12岁时相当于成人的200%，以后逐渐降低。因此，特别应注意10岁前儿童的疾病防治工作（图2-4）。

3. 生长发育的长期变化

现代儿童与过去儿童相比，其特点是生长速度较快，发育成熟提前（图2-5），生长期较长（表2-1）。

人体生长发育过程是在神经系统的协调下机体与外界环境诸因素的相互作用下进行的，各系统器官的发育是彼此密切相关的。实践证明，适宜的体育活动和合理的营养对促进儿童少年身体发育有良好作用。

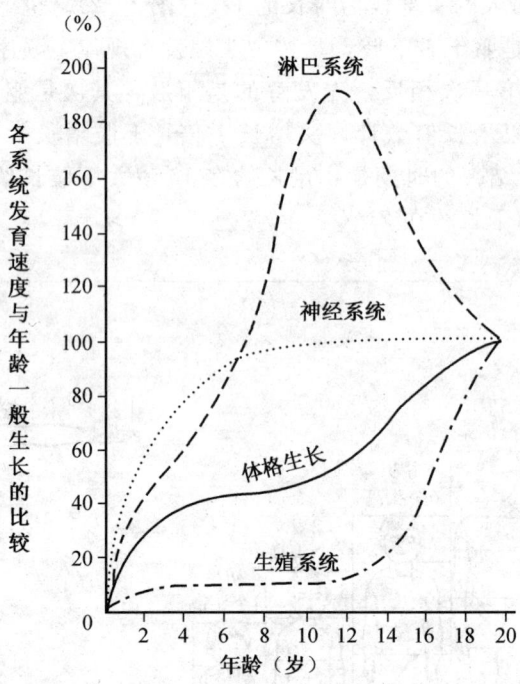

图 2-4 出生后主要系统的生长规律

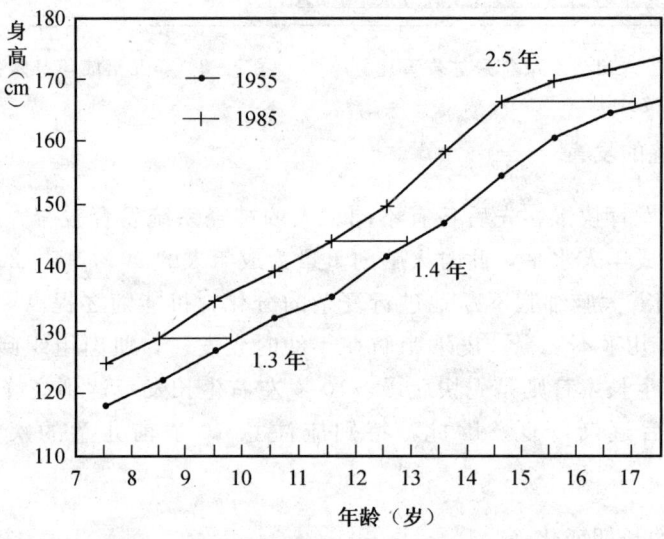

图 2-5 北京市男童 1955 年与 1985 年身高比较

表 2-1　7~18 岁儿童身高、体重每 10 年增长值（1950~1985 年北京等 12 个城市）

年龄（岁）	身高（cm）		体重（kg）	
	男	女	男	女
7~	1.94	1.88	0.74	0.57
8~	2.35	2.35	0.88	0.83
9~	2.51	2.76	1.13	1.07
10~	2.56	3.06	1.24	1.28

续表

年龄（岁）	身高（cm）		体重（kg）	
	男	女	男	女
11～	3.00	3.30	1.61	1.64
12～	2.69	3.12	1.67	1.93
13～	3.84	2.90	2.68	2.04
14～	3.69	2.34	2.70	1.63
15～	2.78	1.65	2.34	0.96
16～	2.19	1.68	1.94	0.66
17～	1.75	1.32	1.46	0.29
18～19	1.44	1.11	1.00	−0.02
平均	2.16	2.29	1.63	2.29

二、儿童少年参加体育锻炼的意义

儿童少年生长发育是受先天遗传和后天环境双重作用的影响。在诸多环境因素中，营养是生长发育的物质基础，体力活动是生长发育的源泉。因此，在保证营养供给充足的前提下，经常自觉参加体育锻炼，可以充分发挥机体的生长潜能，有效利用各种营养物质促进代谢过程，提高人体形态、功能的发育水平和机体免疫能力。

（一）体育锻炼对形态发育的影响

1. 对体格发育的作用

国内外学者通过横断面调查和追踪调查发现，经常参加体育锻炼的儿童少年身高、体重、胸围的增长幅度一般高于不经常参加锻炼的儿童少年（表2-2）。

经常从事体育锻炼可以改变身体成分，使瘦体重明显增加，脂肪成分减少，但体重变化不大。

表2-2　　　　　　　　实验前后两组各指标增长值的比较

指标	实验组			对照组		
	1985	1990	增长值	1985	1990	增长值
男生						
身高（cm）	120.04	144.26	24.22	120.07	138.73	18.66
体重（kg）	19.53	34.00	14.47	19.56	33.43	13.87
胸围（cm）	55.65	65.94	10.29	55.90	62.32	8.78
女生						
身高（cm）	118.68	147.54	28.86	118.27	143.20	26.62
体重（kg）	19.22	36.56	17.34	19.50	33.70	14.20
胸围（cm）	54.70	68.22	13.52	54.76	65.32	10.56

2. 对运动器官发育的作用

经常参加体育锻炼可以加速人体血液循环,改善肌肉的营养,使肌纤维变粗、体积增大、弹性增强,提高肌肉工作能力。

体育锻炼能促进骨的生长和代谢,使管状骨变长、横径增粗、骨重量增加、骨皮质变厚、骨密度增大、骨质坚实。研究测定,青少年运动员股骨皮质比一般青少年厚0.5~3mm;骨松质的骨小梁排列比一般人整齐,使骨能承受更大的压力。

(二)体育锻炼对生理功能发育的影响

1. 对心血管系统的作用

体育运动可使心肌收缩力增强,心输出量增加。剧烈运动时每搏输出量一般男子为140~160ml,运动员为190~200ml;一般女子为100~120ml,运动员为150~160ml;每分最大输出量男子为25~30L,运动员可达35~40L。心脏容积增大,心脏重量增加。一般人心脏重量为300~400g,经常锻炼者可达450~500g,如同心肌收缩力增强一样,心脏质量是以发达的心肌为物质基础的。心脏面积增大,血管弹性增强,心率减慢,安静状态下血压偏低,运动时静脉血回流心脏加快。长期锻炼可提高心脏储备力。

2. 对呼吸系统的作用

人体肺泡约7亿5千万个,面积130m^2,平时人体肺泡只有1/20张开,运动时肺泡张开数量增多。一般人平时呼吸频率为12~16t/min,运动时可达40~50t/min。* 一般人安静时每分钟通气量6~8L,运动时可达120L。运动时膈肌上下活动幅度加大,胸腔容积增加。联邦德国著名医学教授赫尔曼指出,慢跑是保持健康的最好手段,健身跑时的供氧比安静时多8~12倍。瑞典学者安德森研究指出,在青春期接受游泳训练的女孩比一般女孩肺活量高13.4%,最大吸氧量高10.2%。说明经常体育锻炼可明显提高人的呼吸功能和供氧能力。

(三)对神经、内分泌和免疫功能的影响

1. 对神经系统的作用

儿童少年神经系统的活动特点是兴奋有余,抑制不足,缺乏成年人的持续耐久性。经常参加体育锻炼能改善大脑皮质的兴奋与抑制过程的均衡性、灵活性,提高神经系统工作的耐久力,避免神经系统过度紧张、消除脑力疲劳,这对学习负担较重的儿童少年尤为重要。

2. 对内分泌和免疫系统的作用

适宜的体育锻炼可促使下丘脑—垂体—性腺轴系统加快发育,促使某些激素分泌增加,如促卵泡激素(FSH)、黄体生成素(LH)、促肾上腺皮质激素(ACTH)、促甲状

---

*:t/min 为 time/min 的缩写,t/min=次/分。

腺素（TSH）和生长激素（GH）等。在这些激素的作用下，促进儿童少年身高、体重、胸围身体各部位的发育，同时也加速性器官及肾上腺、甲状腺的发育与成熟。研究报道，经常参加体育锻炼的儿童少年长得高、体重大、青春期发育提前。

适量的运动可使免疫功能增强。如少年运动员的淋巴细胞转化率比一般学生高，白细胞数量适量增多，中性粒细胞吞噬能力增强，肝功能良好，辅助性T淋巴细胞（CD_4^+）的数量增加，机体抗病能力增强。

总之，从预防医学角度出发，体育锻炼是促进儿童少年机体生长发育、增强体质、预防疾病的重要手段。

三、儿童少年身体发育的特点和体育卫生

（一）体型

10岁前男女孩体型基本相同，其特点是头大、躯干长、四肢短、重心低而不稳、四肢皮下脂肪分布较多。10岁以后，特别是进入青春期，因骨骼和肌肉的迅速发展，体型趋于成人。此时，男女青少年有明显的差异（表2-3）。

表2-3　　　　　　　　中国青少年男女四肢长度和宽度的比较

指标	10岁		15岁		18～25岁	
	男	女	男	女	男	女
上肢长	57.20	56.79	70.05	66.80	73.50	67.70
手　长	14.60	14.65	17.90	16.97	18.50	17.10
小腿长	29.90	30.26	36.60	34.57	37.20	34.70
足　长	20.70	20.55	24.50	22.75	24.80	22.80
下肢长	62.20	62.61	76.70	72.18	78.20	72.70
坐　高	72.80	72.89	87.10	84.62	92.10	86.30
坐高/体重	2.60	2.60	1.77	1.82	1.57	1.65
坐高/身高	0.54	0.53	0.53	0.54	0.53	0.54
肩　宽	28.70	28.63	35.40	33.94	38.60	35.00
盆　宽	21.10	21.30	25.70	26.02	27.50	27.30

青春期的体育课，应男女分开采取分组教学的原则。学龄儿童的体育活动要求在促进身体全面发展的基础上着重身体姿势教育，青春期男女少年的体育运动则要注意提高身体素质和培养熟练的运动技巧。

（二）神经系统

儿童少年时期的神经系统发育处于领先地位。5～6岁时发育速度最快，并迅速接近成年人水平。儿童少年期的大脑重量已达到成年人脑重量的90%，但是在机能上大脑的兴奋过程仍占优势，表现为活泼好动，注意力不集中，动作准确性差。随着年龄的增加抑制过程逐渐发展，最后兴奋和抑制达到平衡。因此，对儿童的体育教学训练，应多采用直观的方式，多做示范和以活动性游戏为主，要求多样化。每种活动持续的时间不宜太长，

否则容易引起神经系统疲劳。中小学体育课每周不应少于两次,每次不少于45分钟。要保证每天1小时的课外活动。

(三) 运动系统

儿童青少年运动系统和全身生长发育一致,呈波浪式,阶段性很强。骨骼、肌肉的发育特点是:骨骼含有机物多,无机盐少,比例是1:1。因此,骨的弹性和可塑性大,而硬度小,不易骨折,但易弯曲呈畸形。下肢较上肢发育晚,脊柱发育更晚。肌肉质量轻、质软,肌纤维细弱,肌肉含水分多,含蛋白质和无机盐少。因此,体育运动时持续的时间勿过长,运动量不应超过身体负担的能力,尤其勿进行静止用力活动,更要防止长时间的站立和负重,注意增强脊柱的锻炼,防止脊柱和胸廓的畸形。青春期由于肌肉发育不均衡,要注意发展伸肌和小块肌肉,并注意肌肉的协调性和灵敏性,勿使肌肉过度负担。体育运动要注意培养正确的站、走、跑和跳的姿势,以防不正确的动作给身体发育造成的不良影响,如激烈地跳跃和落地动作不正确会影响女孩的骨盆发育,长期负重和站立会引起扁平足等。使用的器材大小、重量要符合其身体特点。

(四) 心血管系统

儿童少年的心率随年龄增加而减慢,心脏容积、心输出量相对值比成人大,但由于负荷后心率加快只能适应短时间紧张的运动,长时间强度大的运动可因缺氧而出现疲劳。儿童少年的血压也随年龄的增长而升高,青春期心脏发育迅速,血压增长较快,有的可出现收缩压超过正常标准,称为"青春性高血压"。我国7～17岁高血压发生率男性为1.4%,女性为0.6%。根据上述特点儿童少年体育运动应以发展有氧能力为主,不宜进行用力过大的憋气或长时间静止用力的活动,运动强度要适当。我国学者提出,体育课基本部分适宜运动量的心率应增加到安静时的75%～90%,或本人最大吸氧量的60%～70%,心率掌握在每分钟125～155次,课后10分钟内恢复正常。运动中自我感觉良好,无面色苍白和眩晕现象。日本学者提出中小学体育课的平均心率以每分钟130～170次为宜。如果每分钟心率在130次以上的时间占体育课的1/2以上,为运动量合适。如果在1/3以下则为运动量过小。

关于"青春性高血压"问题,如果不是高血压病,仅单纯性血压增高,又无异常自觉症状,一般青春期过后会恢复正常。如果有头晕、头疼等不良自觉症状,则应避免激烈运动,定期观察。适当的体育活动能提高心血管功能,改善血压增高产生的不良感觉。

(五) 呼吸系统

儿童少年的呼吸肌发育弱,胸廓窄,肺泡小,鼻腔短直,呼吸频率快,呼吸表浅,肺活量小。体育运动中主要靠加快呼吸频率来增大肺通气量,故容易缺氧和产生疲劳。因此,儿童少年参加体育运动首先要养成正确的呼吸,加强呼吸深度的练习,特别是加强深呼吸的练习,做到呼吸和动作的正确配合。

(六) 身体素质和运动能力

身体素质和运动能力的发展也受身体形态和机能的制约。

速度素质的发育特点,从图2-6可以看出男孩在19岁以前,女孩在13岁以前,速度随年龄增长有所提高,10～13岁增长最快,以后缓慢并趋于稳定。因此,儿童少年在13岁以前可以接受一些动作频率快和反应速度快的运动项目训练,如乒乓球、羽毛球、游泳、赛跑等。14岁后可适当安排中长跑、球类活动,以便发展其速度耐力。另外,女孩从13岁起速度有下降趋势,特别是在青春期表现尤为明显。因此,要注意女孩青春期的速度发展。

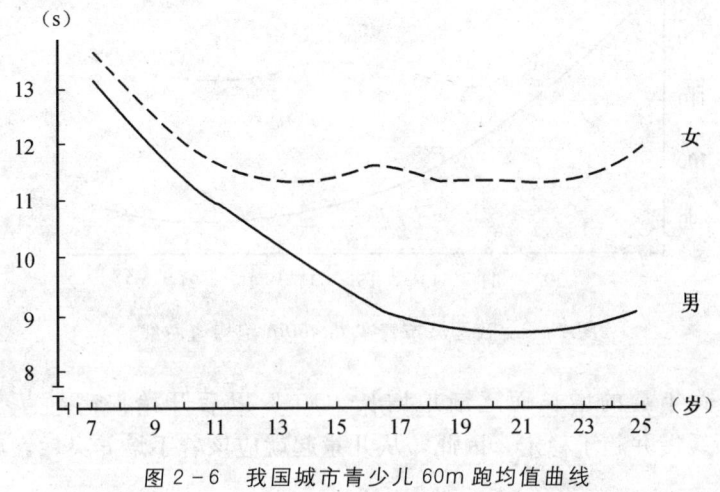

图2-6 我国城市青少儿60m跑均值曲线

力量素质的发育特点从图2-7可以看出,男孩在16岁以前力量素质随年龄增长而增加,16岁以后开始缓慢下来,22～23岁达高峰,以后趋于稳定。女孩在13岁以后力量素质发育开始缓慢并有下降趋势,16岁又有回升,18～22岁达高峰,以后趋于缓慢并稳定。由此可见,儿童少年在青春期不宜进行过大的力量训练,但随着肌肉的发育成熟,16～18岁以后可以进行肌肉力量训练。

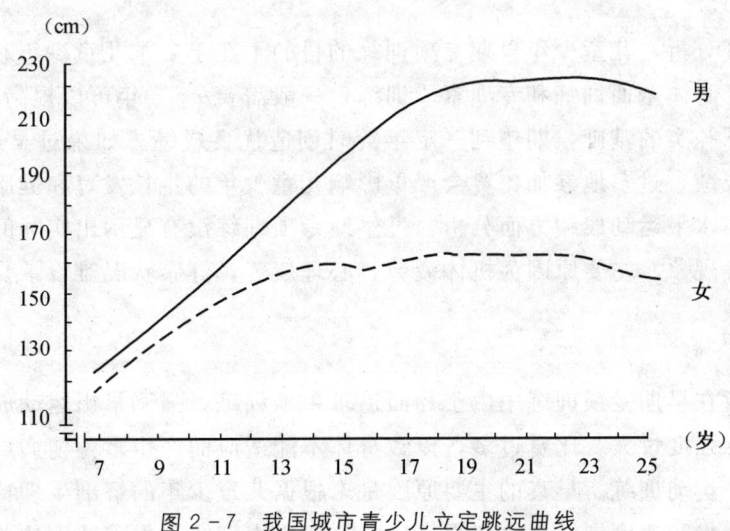

图2-7 我国城市青少儿立定跳远曲线

柔韧素质随年龄增长而逐渐下降,年龄越小柔韧性越好。因此柔韧性练习应从幼年开始为宜。

耐力素质发育的特点从图2-8中可以看出，青少年耐力素质总的趋势是随年龄增长而逐渐提高，20岁达最高峰，以后随年龄增长而下降。女孩在13岁后开始下降，17~18岁又逐渐回到13岁的水平，21岁又逐渐下降。由此可见，16岁以后进行耐力训练能提高耐力水平。

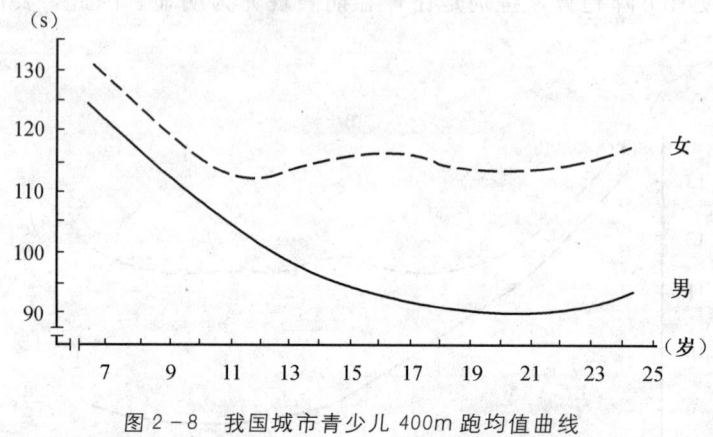

图2-8 我国城市青少儿400m跑均值曲线

灵敏素质随着年龄的增长而逐渐地增长。10岁以后开始提高，青春期尤为明显，15~16岁后逐渐缓慢并趋于稳定。因此，从儿童起就应该着手培养灵敏素质。

四、儿童少年早期专项训练的医学问题

所谓早期专项训练就是把专项训练的开始年龄合理提前，使其较好地取得优秀成绩。当今儿童少年的发育成熟期提前，运动训练手段日趋科学化，实践证明，如果能按照儿童少年的身体发育和解剖生理特点进行科学训练，不仅有利于提高运动能力，而且有利于身体生长发育。

从医学角度分析，儿童少年早期专项训练的目的不在于要求儿童少年时期出现优良成绩，而着重在于身体全面训练和专项素质训练，一般需要2~3年可以提高各系统的机能，为专项训练打下扎实的基础，期望到一定年龄时创造优良成绩。如果过早进行专项训练，过早要求出好成绩，过多地参加比赛会严重影响儿童少年的生长发育和健康成长。据研究报道，从创造高水平运动成绩方面分析，过早地专项训练没有显示出实际的优越性，且往往出现"早衰"现象，主要原因为机体疲劳、心理疲劳，健康状况难以承受大运动量。

（一）早衰

早衰是儿童在早期专项训练中由于片面追求单项训练，强调早出运动成绩，忽略身体发育特点，训练强度过大、比赛过多，以致身体不能适应而产生多种伤病，使运动寿命缩短，过早地终止运动训练。早衰的主要原因是未根据儿童少年的解剖生理特点进行全面训练。如只注重力量和速度训练，而忽视身体的一般耐力训练和内脏器官的功能训练，其结果是严重影响儿童少年各系统器官的正常发育。早衰的另一个原因是选材不当，如只看形态而忽视机能和素质，只顾专项成绩而忽视身体全面发展。

（二）伤病问题

由于儿童少年时期骨骼尚未完全骨化，因此在早期专项训练中最易引起骨骺损伤，如骨骺早期愈合，骺板分离和骨折，骨软骨炎等。此外，运动性贫血、血压偏高，早搏等也较常见。

（三）开始早期专项训练的年龄问题

早期专项训练的开始年龄与最好运动成绩出现的年龄和为达到最好运动成绩所需要的训练年限有关。一般推算的方法是：早期专项训练开始的年龄＝达到最好运动成绩的年龄－为达到最好运动成绩所需要的训练年限。

开始专项训练的年龄一般按运动项目的性质分为三类：

1. 速度和灵敏为主的项目（体操、游泳、花样滑冰、技巧运动等）为 10～11 岁。2. 主要的球类项目（篮球、足球、排球等）为 12～13 岁。3. 体力和力量为主的项目（长跑、举重等）为 14～16 岁。目前，有些国家将一些运动项目专项训练的时间提得较早，如游泳、体操、举重等，但是许多具体问题尚未得出确切的最后结论，有待运动医学工作者探讨。

（四）儿童少年早期专项训练的医务监督

为了不影响儿童少年身体正常发育和防止发生伤害，对儿童少年早期专项训练进行医务监督工作是非常必要的。医务监督工作应注意以下几点：

1. 定期体格检查

对儿少运动员应定期全面身体检查，间隔时间要比成年运动员短些，一般 3 个月做一次全面体检。若间隔时间过长则不利于及时掌握训练后身体变化和因训练不当造成不良的影响。

2. 加强训练及比赛中的观察和检查

少年运动员年龄小、性格好动贪玩、不知疲倦，一旦自觉疲劳时实际上疲劳已达到相当严重的程度。因此，加强训练及比赛中的观察和检查比成年运动员更为重要。同时还应注意负荷后的检查，如心血管系统、呼吸系统等的机能反应，以便作出正确的判断。

第二节 老年体育卫生

一、衰老的概念与机理

（一）衰老的概念

现代老年医学认为，生命周期随时间进展而表现出功能不断衰退，直至死亡，这个过程称为衰老。衰老是人类生命历程中的自然规律，有史以来，人类一直在追求健康与长寿。经常参加体育锻炼能改善和提高老年人身体各系统器官的代谢活动和工作能力，从而减轻和延缓衰老过程，预防老年常见病，延长寿命。

根据2000年世界卫生组织最新公布的人口年龄划分标准：45~59岁为中年人；60~74岁为青年老年人；75~89岁为老年人；90及90岁以上者为长老年人。

（二）衰老的机理

衰老是一个渐进性、累积性、普遍性和内生性以及对人类的生命有危害性的复杂的生物学过程，其机理至今尚不完全清楚。目前，较公认的有以下几种学说：

1. 程序衰老学说。此学说认为，衰老同发育、生长及成熟相似，都是由某种遗传程序规定按时表现出来的生命现象。

2. 细胞突变学说。此学说认为，体细胞和生殖细胞一样，可自发地产生突变，当突变细胞积累到一定数量时就会影响正常的生理机能，从而导致衰老。

3. 错误成灾学说。此学说认为，细胞在合成结构蛋白过程中有可能随机发生错误，包括氨基酸排列顺序的位置和种类的差错。如果差错出在酶蛋白的活性中心，则会使酶活性或特异性降低；如果差错出在与信息传递有关的DNA或RNA聚合酶上，则会产生错误的DNA或RNA，由此导致一轮的合成错误；若是重复，这种错误积累到一定程度时，造成错误成灾，使细胞乃至整个机体衰老、死亡。

4. 自由基学说。此学说认为，自由基化学性质活泼，可以与体内糖类、蛋白质、核酸、脂类发生反应，造成细胞功能和结构的损伤和破坏。故他们最近提出，人体衰老是由于自由基对细胞、组织的损害而引起的。

5. 神经内分泌学说。此学说认为，神经元及有关激素的功能下降是衰老的重要环节，因为下丘脑、垂体、肾上腺犹如机体的"生物钟"，是调节衰老过程的主要场所，衰老时神经内分泌的功能下降导致或调控全身功能退行性变化。

6. 免疫衰老学说。此学说认为，与自体抗体有关的自身免疫在导致衰老过程中起决定性的作用。自体抗体造成细胞的变性和死亡，这是因"自我识别功能"随年龄增长而下降、紊乱、发生障碍，以致将自体的正常细胞误认为"异物"加以攻击，引起自身免疫性疾病增多。而且免疫功能也下降，如T淋巴细胞功能下降，则对疾病感染的抵抗能力下降。

二、体育运动对抗衰老的作用

（一）对神经系统的作用

随着年龄的增加，大脑逐渐退化和萎缩，大脑皮层表面面积和脑血流量均相应地减少。大脑皮层调节能力减退，对外界刺激的反应因潜伏期延长而迟钝。因此，老年人的记忆力、注意力以及综合分析、推理判断等能力都有所减退，且容易疲劳。

经常参加体育锻炼，能改善神经系统的机能，预防大脑衰老。体育锻炼使人的大脑皮层神经过程的兴奋性、均衡性和灵活性提高，反应的潜伏期缩短，各种分析器的机能改善，从而保持老年人精力充沛，心情舒畅，乐观大方，保持生理活动的一定水平。体育活动还能解除疲劳和精神紧张，改善睡眠。此外，体育锻炼还可推迟全身衰老，防止老年性疾病，尤其能防止脑动脉粥样硬化，维持大脑良好的血液供应。脑动脉粥样硬化症发生的主要原因之一是血脂异常。研究证明，体育活动可使血液总胆固醇含量降低，特别能降低低密度脂蛋白性胆固醇含量，提升高密度脂蛋白胆固醇含量，清除沉积在血管壁上的胆固醇，防止动脉粥样硬化。

（二）对心血管系统的作用

老年人心血管系统的特点是，心肌萎缩，结缔组织增生，脂肪沉着，心肌收缩能力减弱，代偿机能降低。一旦心脏负担过重，容易发生心功能不全。另外，心脏输出量减少，血管弹性下降，动脉内膜可见粥样硬化斑块，导致血管壁硬化，管腔狭窄，血流阻力加大，血流速度减慢，动静脉脉腔内氧含量差增大，动脉血压上升，心脏负担加重。

体育锻炼能提高心脏功能。表现为心肌兴奋性增高，心肌收缩力加强，冠状动脉扩张，血流改善，心肌利用氧的能力提高，因而心脏的活动能力加强。体育锻炼不仅能改变血脂异常，减少老年人心血管疾病的发生率，还可使血压随年龄增长而增高的趋势变慢。

（三）对呼吸系统作用

老年人随着年龄的增加呼吸肌日趋萎缩，肋骨钙化，肺组织的纤维组织增多，弹性降低，肺泡萎缩，胸廓的活动幅度减少，致使呼吸机能下降。如肺活量和最大通气量降低，肺泡内 CO_2 分压增加，动脉血氧饱和度下降。因此机体容易缺氧。

体育锻炼能保持肺组织的弹性，提高呼吸肌的收缩力，加强胸廓的活动幅度，改善肺脏的通气和换气功能，增加吸氧能力，从而提高全身各内脏器官的新陈代谢。经常参加体育锻炼能预防老年人慢性支气管炎和肺部其他疾病。

（四）对消化系统的作用

老年人胃肠黏膜变薄，胃肠道的腺体和黏膜上的绒毛逐渐萎缩，肌纤维萎缩而弹性降低，肝脏和胰腺重量减轻，功能减退。因此，老年人容易出现胃肠扩张、下垂、消化不良和便秘现象。另外，老年人胃肠道的分泌能力减弱，各种消化酶的分泌随年龄增长而减少，胃液量和酸度也逐渐下降，易产生贫血。加之牙齿的丧失，可使咀嚼能力降低，加重胃肠的负担。

经常参加体育锻炼，可以加强消化系统的功能，使胃肠道蠕动加强，改善血液循环，增加消化液的分泌，加速营养物质的吸收，推迟消化道的老化，减少萎缩性胃炎、慢性胃肠炎、便秘、腹泻及胃肠癌肿的发病率。据报道，长期锻炼的老人唾液中淀粉酶含量和活性比不经常锻炼的人要高。体育锻炼还能改善和提高肝脏的功能。

（五）对运动系统的作用

老年人随着年龄的增加，骨骼结构发生退行性变化和营养不良，骨质疏松和萎缩。骨的化学成分为无机盐含量增加，骨的弹性和韧性减弱，脆性增加，容易骨折且愈合慢。老年人容易因骨质疏松而引起腰痛。肌肉也会发生退行性变化，表现为肌肉萎缩，肌纤维变细，肌肉重量减轻，肌肉的力量、弹性和兴奋性下降，肌肉工作能力下降，易出现疲劳。

经常参加体育锻炼，对骨、关节和肌肉都有良好作用。据研究报道，60岁的老人进行16周以上的适度力量运动，可以使肌力增加45%，股骨骨密度增加3.8%，脊柱骨密度增加2%，骨钙素增加19%，磷酸化酶增加26%。通过运动使关节滑润，骨质增强，骨密度及骨小梁分布适度，骨与关节的强度和柔韧性提高，增强抗骨折和应变能力，推迟和延缓骨质疏松的发生，保持身体的灵活性和应激性，有助于体力活动的保持。

（六）对内分泌系统的作用

体育锻炼能促进各种腺体，如甲状腺、垂体、胰腺、肾上腺、卵巢、睾丸、唾液腺等的正常分泌。据研究报道，长期进行太极拳锻炼的老人甲状腺轴和性腺轴的功能得到改善，表现为靶腺激素水平和垂体激素水平都比非运动组高。研究显示：经常参加跑步、太极拳、舞蹈活动的老年男子血清睾酮（testosterone，T）水平提高，血清雌二醇（estradiol，E_2）降低、血清 E_2/T 比值下降，血清促卵泡激素（follicle stimulating hormone，FSH）呈升高趋势。长期体育锻炼能使这些腺体得到充分的血液供应和氧气，因此保障了机体的新陈代谢正常运转，改善了衰老对激素的影响，延缓了衰老的进程。

（七）对免疫系统的作用

适宜而持久的体育锻炼还可以促进免疫系统的功能，延缓免疫器官的衰老。有研究报道，老年运动员或老年长跑锻炼者（10年以上），安静时血浆白细胞介素-1(interleukin-1，IL-1）活性显著高于不运动组，外周血白细胞糖皮质激素受体（glucocorticoid receptor，GR）低于不运动组，且GR与IL-1呈负相关。动物实验也显示，大鼠每天低强度跑台训练30分钟，训练3个月后，T细胞、自然杀伤细胞（natural killer cell，NK）抗体水平及其功能都比同龄对照组大鼠明显升高，胸腺和脾脏重量明显增加。由此表明，持久而适宜的体育锻炼可以延缓机体免疫功能的衰老。

（八）对自由基清除系统的作用

最近大量动物实验或人体研究表明，人体衰老与脂质过氧化物积累对细胞、组织损害有关。然而适宜的体育锻炼可以加强机体对自由基的清除，提高抗氧化能力，延缓了衰老。研究报道，长期坚持健身跑的老年人，红细胞超氧化物歧化酶（superoxide dismutase，SOD）活性显著高于不运动组，而血浆丙二醇（MDA）含量明显低于不运动组。由此提示，适宜的运动使体内自由基生成与清除达到了动态平衡，减少和阻止自由基对组织细胞的损伤，延缓了人体衰老。

综观以往大量研究表明，适宜的健身运动对人体衰老的发生、发展过程是一种延缓的良性影响（表2-4），因此，终身体育，终身受益。

表2-4　　体育锻炼组与非锻炼组的老年人形态、血压、血脂的比较

	56~60岁 (n=50)		61~65岁 (n=89)		>65岁 (n=111)	
	锻炼	不锻炼	锻炼	不锻炼	锻炼	不锻炼
体重 kg	60.9±7.9	59.3±9.3	59.1±6.5	61.1±7.4	60.9±8.4	57±9.6
身高 cm	156.1±4.3*	152.5±4.4	154.8±4.4*	154.1±6.5	154.1±6	152±5.1
收缩压(SP) mmHg	130.7±22	138.8±30	143.4±24	144.1±27	146.8±24	148.5±28

续表

	56～60岁（n=50）		61～65岁（n=89）		>65岁（n=111）	
	锻炼	不锻炼	锻炼	不锻炼	锻炼	不锻炼
舒张压 (DP) mmHg	84.4±14	86.2±15.4	81.6±12	85.5±12.9	81.8±12.7	86±14.2
体重指数 (BMI) kg/m²	24.9±3.2	25.7±3.3	24.9±2.1*	25.5±3	24.8±4	25.7±3.4
总胆固醇 (TC) mg/dl	109.1±31*	205±33	195.7±32*	209.5±46	194.7±16	195.5±37
总甘油三酯 (TG) mg/dl	95.3±32*	123.8±42	129.5±56*	153.8±118	154.6±8*	176±21
高密度脂蛋白胆固醇（HDL-C）mg/dl	59±13*	53.7±14	55.7±16*	52.5±8.2	54.8±13*	45±16
低密度脂蛋白胆固醇（LDL-C）mg/dl	109±29	112±41	120.3±40	120.8±24	97±25*	114±33
极低密度脂蛋白 (VLDL) mg/dl	19.3±6.4	25.3±8.5	24.4±12.7	27.6±15	28±11	35±6.3
总胆固醇/高密度脂蛋白胆固醇 (TC/HDL-C)	3.55±0.9	3.8±1.1	3.82±1.2	3.9±0.9	3.8±1.1*	4.7±1.5
血糖 (GLU) mg/dl	91±4.1**	108.7±37	101±25	103±35	99±16.2	109.5±16
骨密度 (BMD) (mg/m)²	0.52±0.10	0.52±0.14	0.45±0.09	0.41±0.17	0.39±0.12	0.38±0.10

注：表示同一年龄段锻炼与不锻炼差异 * P<0.05，* * P<0.01

三、普通健康老年人的体育锻炼

（一）老年体育锻炼的一般原则

1. 循序渐进原则

老年人开始锻炼的运动量和强度要小，以后随身体适应能力提高而逐渐加大。老年人合适的运动强度一般用最高心率的60%来表示。最高心率随年龄的增长而减少。也有人提出，老年人慢跑时的心率应是170－年龄或比安静时心率增加50%～60%为宜。如果采用慢走，开始时的走速要慢，每分钟60～90步（每步70～80cm），或每小时2.5～4km。以后逐渐增加步数速度，最高可到每分钟120～140步，或每小时5.6～6.4km。在此基础上转入慢跑或走跑交替。开始时跑速要慢，距离要短，适应1～2周后，再逐渐增加运动量和锻炼时间。

2. 经常性原则

老年人由于心血管系统适应能力较差，突然剧烈地运动容易引起心血管意外。只有经

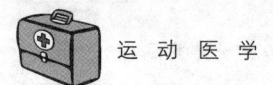

常坚持运动,才能收到效果。一旦间断,心肺功能、体力和工作能力即随之下降。

3. 个别对待原则

要根据老年人的年龄、性别和体力特点、健康状况及以往运动史等来决定最适宜的运动项目,并制定合理的锻炼计划。老年人适宜进行强度不大的活动,如慢跑、快走、游泳、骑自行车、气功、太极拳等;不宜进行速度性项目,如短跑。老年人的运动量要适中,应根据个人具体情况而定。40岁以上的人每周锻炼至少3次,每次10~15分钟,运动强度应相当于最高心率的60%或最大吸氧量的50%以上。锻炼中如果感到心胸舒畅、精神饱满、有轻度疲劳但无气喘、心跳过快现象;锻炼后食欲增加、睡眠改善、晨脉较稳定、血压正常、体重正常等情况都是良好反映。如果锻炼后有头疼、恶心、胸部不适、食欲下降、睡眠不好、晨脉加快、疲劳不能消除、体重下降等征象,均表明运动量过大需要调整或暂停活动。锻炼时间应根据四季有所变化,夏季锻炼以早晨5时到7时最好。春秋季节可在花园、林间、庭院等室外,冬夏季节可在室内。

(二)老年体育卫生

1. 锻炼前必须经过严格的体格检查,了解健康状况,以便合理选择运动项目和确定运动处方,尤其要进行心血管系统的功能检查。50岁以上的人要有近期体检证明,特别是安静时和负荷后心电图应无异常。

2. 加强医务监督工作(包括自我监督),防止过劳或意外损伤。老年人如进行慢跑锻炼不能跑得太快,否则踝关节容易扭伤、高血压患者也易出事故,还会使身体缺氧,诱发心脏病。要注意跑步的环境卫生,跑鞋要轻软合脚。锻炼中要有间歇,可以走跑结合。跑中如发现有胸痛、胸闷、轻度头晕、恶心,甚至呼吸困难时,应立即停止活动。冬季锻炼要注意身体保暖,防止感冒。

3. 锻炼期间要遵循正常的生活制度。如保证充足的睡眠,夏季最好在早晨锻炼,跑后勿大量饮水,饭后至少间隔1小时进行锻炼等。

4. 注意锻炼期间的饮食和营养。饮食以易消化、含充足的蛋白质和维生素、低脂肪的食物为主。可多吃瘦肉、黄豆制品、鱼类,以及蔬菜和水果。还应多吃花生、牛肉、包心菜、芝麻油等富含维生素E的食物。要控制热量、糖和盐的摄入量。

5. 老年人在锻炼期间应禁烟、限酒。因为吸烟能诱发心脏病,并能使肺癌发生率增加。健康老年人应不饮酒或少饮酒,过量饮酒可使肝脏中毒,故冠心病、胃溃疡、肝炎、高血压患者不应饮酒。

有关老年慢性病患者的体育卫生,详见第九章第三节。

第三节 女子体育卫生

女子一生要经历新生儿期、幼儿期、青春期、生育期、更年期及老年期。各时期在女性特有的下丘脑—垂体—卵巢轴及与各内分泌腺体所分泌的激素相互影响下,调节正常生理和代谢,保证女子正常生殖与遗传。近年来随着女子参加体育运动日益增加和运动成绩的不断提高,月经失调的现象有增高的趋势,过量运动对人体不利;适宜的运动不仅可以促进身体发育,增进健康,使身体各部位协调发展,而且对女子的妊娠、分娩都有利。

一、女子身体发育及其运动能力的特点

(一) 身体发育的特点

1. 交叉生长

一般于 10 岁前形态指标多数男略大于女,至 12 岁左右多数女略大于男,约 13 岁以后主要形态指标(如身高、体重)则一般男大于女。

2. 快速增长期较早

一般男子发育约晚于女子 2 年左右。女子在 16～17 岁,男子在 19～20 岁生长速度逐渐减慢,约至 25 岁骨化完成后生长才停止。

(二) 身体各系统的生理解剖特点及其运动能力

1. 体型

女子骨盆较宽,皮下脂肪较厚(女子皮下脂肪平均厚度相当于男子的 2.73 倍)、臀部较大,加之女子的躯干相对较长,使其身体重心较低。女子下肢相对较短,肩部较窄,臂力较弱。据我国学者调查,18～25 岁男青年肩宽平均为 38.6cm,而同年龄女青年的肩宽平均为 35.0cm。男子的体型上宽下窄,比女子能承受较大的重力(但按肩宽/身高指数计算,女子肩并不窄)。由于女子骨盆相对宽度比男子大(按骨盆宽/身高指数计算),见表 2-5,所以女子重心低,稳定角大,有利于进行艺术体操、高低杠、平衡木及自由体操等项目。女子皮下脂肪较男子厚,有较好的保温作用,有利于进行游泳、滑冰和滑雪等运动。由于女子下肢短,步幅小,易出现疲劳,也影响跳的高度和远度。有人认为,女子跑的能力为男子的 86%,跳跃能力相当于男子的 76%。由此可见,女子需要加强肌肉力量的训练。

表 2-5　　　　我国 18～25 岁男女各种形态指标比较 (cm)

项目	男	女	差(男-女)	女/男×100
身高	170.3	159.0	11.3	93.4
坐高	92.1	86.3	5.8	93.7
小腿长	37.2	34.8	2.4	93.5
肩宽	38.6	35.0	3.6	80.7
骨盆宽	27.5	27.3	0.2	99.3
坐高/身高	54.1	54.3	-0.2	100.4
腿长/身高	45.9	45.7	0.2	99.6
肩宽/身高	20.9	22	-1.1	105.6
骨盆宽/身高	16.1	17.2	-1.1	106.8

2. 运动器官

(1) 骨骼。女子的骨骼比男子短且细,骨密质较薄,坚固度低,重量亦轻(约比男子轻 25%),抗压和抗弯的力量较差。

(2) 肌肉力量。有人统计,女子肌肉重量相当于男子的 90% 左右,而力量为男子的 70%～80%。其中上肢比男子弱 48%～63%(差异以肩带肌最大),下肢弱 27%。女子肌肉生理横断面小,动力及静力性力量均低于男子,易疲劳,且消除疲劳的时间长。有人认为,女子肌肉中慢肌纤维的比例高于男子(中跑运动员男子为 51.9%,女子为 60.6%),皮下脂肪较厚,有利于长距离运动。

(3) 脊柱椎间软骨相对较男子厚,腰部活动范围大,弯腰动作如"弓腰""下桥"动作较男子优越。

(4) 关节囊、韧带较薄,弹性及柔韧性好,关节活动范围大,宜从事武术、体操及舞蹈等运动项目。

3. 心血管系统

少年时期男女心血管系统的差异不太明显,青春期后差异则渐明显。女子的心脏体积每分输出量及每搏输出量均小于男子(表 2-6),故常以增加心跳频率来弥补,所以安静时女子心率稍快于男子。又由于女子心肌收缩力较男子弱,所以血压一般稍低于男子。运动时血压的增高也不如男子明显,而且恢复期延长。

表 2-6　　　　　　　　　　男女心脏形态与机能比较

项目 \ 性别人员	男		女	
	非运动员	运动员	非运动员	运动员
心脏重量 (g)	366	(与体重之比为 1:200)	250	(与体重之比为 1:175)
心脏绝对体积 (cm^3)	800	900	580	700
每分输出量 (L/m^2 体表面积)	2.38	3.58	2.34	3.2
每搏输出量 (ml/m^2 体表面积)	37.8	56.6	35.5	48.4

4. 血液

女子的血液总量占体重的百分比较男子低,红细胞数量及血红蛋白含量均低于男子(表 2-7)。加之女子心脏的每分输出量和每搏输出量少于男子,造成女子最大吸氧量低于男子,这也是限制女子耐力性能力的原因之一。

表 2-7　　　　　　　　　　男女血液比较

项目	男	女
血量占体重的百分率	8%	7%
红细胞数量	500 万/mm^3	420 万/mm^3
血红蛋白浓度	12.5～16g/100ml	11.5～15g/100ml

5. 呼吸系统

由于女子的胸廓、胸围及呼吸差均较小，呼吸肌较弱，女运动员又以胸式呼吸为主，因此女子肺活量、最大通气量、最大吸氧量均较男子低。特别是肺活量/体重指数差异较为显著，女子约比男子低20%，这与心肺功能密切相关，因而也影响了女子运动能力的提高（表2-8）。

表2-8　　　　　　　　　18岁男女青年最大吸氧量

项　　目	男（ml）	女（ml）	女/男×100
最大吸氧量	2254	1834	81.4
每公斤体重最大吸氧量	43.9	39.3	89.5
每平方米体表面积最大吸氧量	1451	1289	88.8

（三）女子的运动能力

当前运动医学界对女子运动能力的评估存在着争论。一些学者根据女子的解剖生理特点，认为有些运动项目女子不宜参加。然而，近年来有不少女运动员参加了足球、举重、摔跤、柔道、跆拳道、散打、竞走、马拉松、撑竿跳高、三级跳远及链球等项目的训练和比赛。训练不仅提高了很多方面的机能并取得了很好的成绩。

也有人认为，女子不宜从事耐力性运动，因为女子的有氧能力明显低于男子。然而近年来的研究表明，训练有素的女运动员对耐力性运动的应激反应与相应的男运动员很相似，且远远超过缺乏训练的男子。女子可以参加2.5mi.（英里）游泳、110mi.自行车和马拉松、铁人三项运动。有追踪性研究表明，男女少年均可采用与成年大致相同形式的耐力训练，通过训练都可以获得相同的有氧适应能力。

尽管女子的肌力，特别是上肢肌力比男子差，但通过系统的负荷训练，其肌力增长的情况与男子相似。女子适当地进行负重训练，不仅能提高运动成绩，而且有利于预防运动损伤。有人提出，女子单位面积的肌力为男子的96.3%，说明相对肌力并不像绝对肌力那样有明显的性别差异。近来研究表明，许多女运动员通过负重训练使肌力增长，但并不一定伴有明显的肌肉肥大，这可能是肌肉神经调节机能的改善。

有学者认为，女子同男子一样，机能具有"可训练性"，关键在于训练，训练可使心肌变得强而有力。

近年来，女运动员的人数日渐增多，参加的项目日益广泛，男女运动员的水平差距逐渐缩小，女子运动成绩提高的速率也比男子快，女子的运动竞赛越来越激烈，这些都表明妇女体育的飞跃发展。

综上所述，要辨证地分析女子的运动能力。从医学角度来看，男女差异是客观存在的，但也要充分估计其可训练的潜力。无论采用什么训练方法和手段，重要的原则是因人而异，区别对待。

二、女运动员月经周期的医学问题

月经周期是下丘脑—垂体—卵巢轴（hypothalamus – pituitary – ovarian axis，H – P –

O 轴)相互协调与生殖器官对性激素反应的结果。生理性月经是指有规律的、周期性的子宫出血,是生殖功能成熟的表现。大脑皮层是调节月经周期的始发点,下丘脑是性中枢,具有支配调节垂体、卵巢和子宫的功能。垂体、卵巢分泌的激素也反馈地调节中枢神经系统和下丘脑。因此整个功能轴任何一环节发生障碍,都有可能引起月经失调。

(一) 运动员月经初潮年龄

月经第一次来潮称为初潮。我国健康少女初潮年龄大多在 13~15 岁,初潮早可在 11~12 岁,晚至 17~18 岁。目前,初潮年龄有提前的趋势,而运动员的初潮年龄有推迟的现象,这与运动训练有一定的关系:

1. 运动员月经初潮年龄迟于非运动员 2~3 年,专门化训练早者初潮年龄较迟(如体操、芭蕾舞训练者等大致推迟 3 年)。初潮后开始训练者,初潮年龄平均为 12.5 ± 1.2 岁;初潮前开始训练者,初潮年龄平均为 15.1 ± 1.5 岁。

2. 训练水平越高,训练年限越长,初潮年龄越迟。大量研究发现:多数尖子运动员初潮年龄较晚,一般每训练一年,初潮年龄约推迟 5 个月。

3. 体脂较少,初潮年龄较迟。研究认为,脂肪至少占体重的 17% 才有月经初潮。体操运动员、芭蕾舞演员体脂较少,初潮年龄较迟;游泳运动员体脂较多,初潮年龄较早。

影响月经初潮年龄的因素很多,诸如运动、环境、营养和健康状况等。

(二) 运动员的经血量

我国一般妇女经血量为 23.04~83.52ml,平均为 57.6ml,运动员经血量平均为 42.31ml。经血量与运动项目有一定的关系,体脂较少的体操、长跑运动员、芭蕾舞演员经血量较少;重竞技项目(举重、柔道、投掷等)和速度型运动员经血量也较少,在 12~62.7ml。一般月经第 2~3 天出血量较多,因此月经期训练时,第 1~3 天的训练量和强度应适当减小。训练年限短,训练水平不高者,应循序渐进地适应经期训练。

(三) 运动员月经期的症状

一般月经期无特殊症状。由于此时盆腔充血、子宫血流量增多,因此有些运动员感觉下腹、腰骶部有下坠感。个别者可有膀胱刺激症状(如尿频),乳房及手足发胀,轻度神经系统不稳定症状(如头痛、失眠、精神抑郁、易于激动),胃肠功能紊乱(恶心、呕吐、便秘或腹泻),还可出现鼻黏膜充血,皮肤出疹,痤疮等现象,但一般不严重,不会影响运动员的学习、生活和训练。据调查,运动员经期可有以下四种表现:

1. 正常型。经期自我感觉良好,运动能力不变,心血管机能试验正常,此类型约占 64%。

2. 抑制型。经期自感疲乏无力、嗜睡,体力及一般工作能力下降,厌烦训练,心血管机能试验恢复时间延长,心率慢,血压降低,此类型约占 23%。

3. 兴奋型。经期情绪异常激动,各种生理指标有提高的趋势,肌肉发紧、动作僵硬,下腹有痉挛性疼痛,头晕、睡眠差,心率较快,呼吸频率增加,血压升高,此类型约占 10%。

4. 病理型。这是一种类似中毒现象的病理反应。感觉腰背疼痛,头晕、头痛、睡眠不佳，恶心、口渴、全身不适，不愿训练，运动成绩下降，此类型占3%～5%。

从事系统训练的女运动员，经期应加强自我监督，填写月经登记卡片。要求记录行经日期、经期的身体反应、参加运动的情况和运动后的反应（表2-9）。根据运动员月经期不同的反应类型及时发现问题，以便科学地安排训练和比赛。

表2-9　　　　　　　　　　　　月经登记卡　　　　　　　　　　姓名　　　单位

行经日期	年　月　日至　年　月　日　共　天									
经期身体反应										
月经日程	第一天	第二天	第三天	第四天	第五天	第六天	第七天	第八天	第九天	第十天
月经量										
月经期参加体育活动情况										
月经期体育活动后反应										
备注										

注　1. 经期活动情况分：全休、见习、轻微活动、减量活动、照常训练。
　　2. 经期活动情况后反应分：差、一般、良好。

（四）运动员的月经失调

月经来潮的第一天为月经周期的开始，直至下次月经前一天的间隔时间为一个月经周期。正常的月经周期一般为28～30天，提前或延后7天仍属正常范围。周期长短因人而异，但每个妇女有其自己的规律。正常月经期持续时间为5～7天，少数为3～5天，经血量中等。若月经周期、月经持续时间或经血量超过正常范围的变化，即为月经失调。运动性月经失调是女运动员特殊和常见的现象，主要表现为：月经初潮推迟，月经周期过长或过短，月经量过少，甚至闭经或功能失调性子宫出血及经前期紧张综合征等，影响全身机能和运动能力。据研究报道，非运动员的月经失调发生率为13.2%，而运动员高达54.5%，且大多发生于优秀运动员。运动性月经失调与运动有密切的关系。

1. 运动性月经失调与运动的关系

大量前瞻性研究表明，女运动员月经失调与运动强度、持续时间及运动项目密切相关。急性大强度运动能使血睾酮（T）、E_2（雌二醇）、P（孕酮）在卵泡期、黄体期和月经期都明显升高；PRL（催乳素）在卵泡期、黄体期也显著升高；FSH（促卵泡激素）、LH（黄体生成素）有增高或不明显。长期大强度训练最显著、最常见的表现为性腺类固醇和促性腺皮质激素水平降低，即FSH、LH、T、E_2、P均明显降低；而PRL、β-EP（β-内啡肽）、ACTH（促肾上腺皮质激素）明显增高。而T、PRL、β-EP、ACTH的增高可直接对抗雌激素或负反馈抑制下丘脑GnRH（促性腺素释放激素）和垂体前叶激素的分泌，诱发月经失调。

2. 运动性月经失调与骨密度的关系

研究普遍认为，适量运动对骨骼健康有利，过量运动会引起骨密度偏低甚至骨质疏松。

(1) 月经初潮延迟的运动员比月经初潮正常的少女表现为脊柱侧凸、骨密度偏低，易发生骨质疏松性骨折。

(2) 月经失调的运动员发生应力性骨折率比月经正常者约高4倍。雌激素的缺乏所造成的骨丢失主要发生在松质骨，如长跑运动员大部分应力性骨折发生在小腿和跖骨。

(3) 月经周期正常的运动员也可能存在骨骼健康问题。表现为月经周期虽正常但无排卵、黄体期不足或黄体生成素脉冲频率减少等现象。这些紊乱现象和月经失调的运动员相似，但程度较轻。

3. 运动性月经失调的可能机制

(1) 中枢神经系统功能紊乱。性功能与体内内分泌的平衡是受中枢神经系统调控的。运动时神经内分泌系统高度紧张，尤其急性力竭性运动或长期大负荷运动使中枢神经系统得不到休息，大脑皮层兴奋—抑制模式破坏，即兴奋性递质与抑制性递质之间分泌比例失调，这样必然波及下丘脑对性腺轴的调节功能。研究报道，长期大强度负荷的雌性大鼠下丘脑弓状核的神经分泌神经元轴突髓鞘分离、树突肿胀、线粒体空泡，甚至固缩、崩解。由于神经分泌细胞结构变性，造成下丘脑合成分泌GnRH（促性腺素释放激素）的"土壤"贫乏。因此，大脑皮层功能紊乱，可能导致月经失调。

(2) 下丘脑—垂体轴功能紊乱。下丘脑合成分泌GnRH是脉冲式的节律，经垂体门脉系统直接调控垂体促性腺激素合成与释放FSH（卵泡刺激素）和LH（促黄体生成素），促使卵泡排卵。但是大量研究表明，长期大强度负荷使某些抑制性递质分泌增加，主要为EOP（内源性阿片类物质）、DA（多巴胺）、5-HT（5-羟色胺）等，这些递质都抑制下丘脑分泌GnRH。研究还显示，长期大负荷训练致雌性大鼠动情周期抑制，垂体GnRH-R（促性腺素释放激素受体）、子宫ER（雌激素受体）、PR（孕激素受体）的表达明显低于非运动组。而且还发现垂体前叶Gn（促性腺激素）细胞出现大量类似性腺阉割细胞、脱颗粒细胞，甚至崩解。致使血浆FSH、LH也明显低于非运动组，但下丘脑和血浆β-EP（β-内啡肽）却明显高于非运动组。由此提示：β-EP是抑制下丘脑GnRH分泌使垂体GnRH-R表达减弱，致垂体Gn细胞严重变性合成分泌FSH、LH受阻的主要抑制神经递质之一。因此推测，月经失调可能发生在下丘脑—垂体轴水平。

(3) 卵巢功能紊乱。过量运动导致女运动员下丘脑—垂体轴功能紊乱，GnRH分泌被抑制的同时也抑制了垂体的Gn分泌，这样卵巢失去FSH、LH的刺激而发育迟缓。据研究报道，一些优秀运动员、径赛和重竞技运动员，即使月经周期规则者大多也存在卵巢功能紊乱，黄体功能不足，使黄体期缩短，E_2、P分泌减少。研究发现，长期过量运动致雌性大鼠动情周期抑制时，除了E_2、P、T明显低于对照组外，卵巢的卵泡膜内层细胞和颗粒细胞出现大量的凋亡细胞、凋亡小体。研究证明，颗粒细胞是合成雌激素的主要部位，卵泡膜内层细胞是提供合成雌激素的前体部位。颗粒细胞和卵泡膜内层细胞的大量凋亡必然造成合成雌激素原料减少。因此，卵巢细胞超微结构的改变、卵巢功能的紊乱可能是月经失调的转折点。

（4）肾上腺轴活化学说。由于运动负荷的应激，使下丘脑 GnRH 被活化的肾上腺轴所抑制。运动性月经失调的运动员皮质激素的增加则支持了该学说。

（5）能耗学说。由于剧烈的运动使能量消耗增加，如果能量摄入不足不能弥补训练所耗，虽然月经失调的运动员体重未下降，但 BMR（基础代谢率）、T_3（三碘甲状腺原氨酸）减少，导致卵泡发育延迟。

（6）"女运动员三联征"的提出。20 世纪 70 年代，人们已注意到女运动员发生月经失调和骨质疏松的几率明显高于同年龄段的普通人群。Edda Weimann 认为，大负荷、高强度的运动训练对机体产生的影响存在性别差异，由于长期的运动训练占据了女子青春发育期的敏感阶段，故对女子产生的影响远远大于男子。20 世纪 90 年代初，美国运动医学学会提出，饮食失调、闭经和骨质疏松是女运动员经常出现的健康问题，称之为"女运动员三联征"（The female athlete triad）。迄今为止，人们对三联征的认识十分有限。饮食失调可通过改变代谢和降低性激素水平导致月经周期紊乱，而骨密度的下降则受到低雌激素水平和饮食失调的双重影响。三联征的病因学极其复杂，各部分之间如何相互影响、对女运动员造成的危害程度有多大、如何评价和诊断等一系列问题尚未明确。Cobb 等归纳了前人的研究成果，将三联征的部分调节和影响因素作了初步总结（图 2-9）。

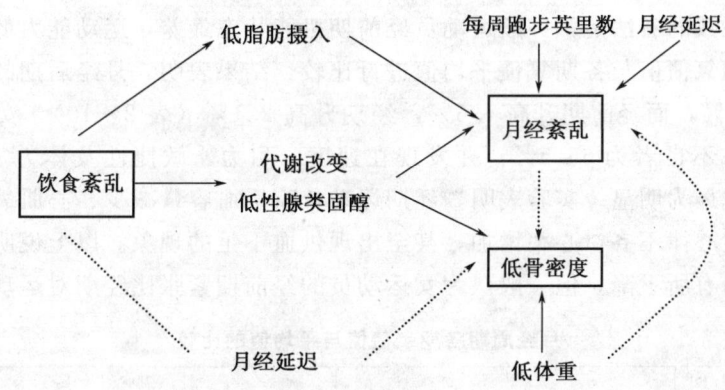

图 2-9 三联征之间的相互关系（引自 COBB. K. L., 2003）
实线和虚线分别代表现在和以往的研究结果

总之，运动性月经失调发生机制相当复杂，诸如 HPO 轴、HPA 轴（下丘脑—垂体—肾上腺轴）、HPT 轴（下丘脑—垂体—甲状腺轴）之间对月经的影响亟待深入研究和进一步阐释。

三、女子体育运动中的卫生问题

（一）月经期的体育卫生

月经是女子的正常生理现象。体育活动可提高人体的机能水平，改善血液循环系统功能，改善腹肌和盆底肌的收缩和放松有利于子宫经血的排出。因此，勿需对女子经期运动提出种种不适当的限制，但也不能忽视月经期的特殊性，需要一些特殊措施。

1. 一般卫生要求

由于经期子宫内膜脱落出血，盆腔充血，生殖器官抗感染力下降，全身神经体液方面也有较大的变化。此时训练或比赛应注意下列卫生要求：

（1）经期应避免过冷、过热的刺激，特别是下腹部不宜受凉，以免引起痛经或月经失调。

（2）经期的第一、二天应减小运动量及强度，运动时间也不宜太长，特别是月经初潮不久，周期尚不甚稳定的女少年运动员更应注意，否则易造成月经失调。

（3）经期不宜从事剧烈运动，尤其是震动强烈、增加腹压的动作，如疾跑、后蹬腿跑、高抬腿跑、跳跃、跳起扣球、跳起投篮、负荷过大的力量性训练等，以免造成经血量过多或影响子宫的正常位置。

（4）经期一般不宜下水游泳，以免在生殖器官自洁作用降低时病菌侵入造成感染。如需下水训练时，必须在严格消毒下应用阴道栓（体内卫生带）。关于经期下水问题要因人而异。

（5）有痛经、月经过多或月经失调者，经期应减少运动量、强度及训练时间，甚至停止体育活动。

2. 经期的运动能力

目前较为一致的看法是，一般运动员经前期机能状态最差，运动能力低下。有人曾对月经周期中各期氧债值与各期氧债平均值进行比较，结果表明，月经后期的氧债值与平均值相比下降2.6%，而经前期升高4.6%，经期升高2.1%（表2-10）。女运动员感觉在经前期竞技状态不良者为65.5%，并发现在速度、耐力、敏捷性及体力方面均有下降，其中以耐力变化最为明显。实验表明，经期运动负荷后血容量减少、心肌氧量降低，近一半的人出现窦性心律不齐，心率增加，甚至出现供血不足的现象。以上说明经期心脏对体力负荷的适应力有所下降，但一般认为女运动员的经前期紧张比经期对运动的影响要大。

表2-10　月经周期各期氧债值与平均值的比较

月经周期 氧债情况	增生期	排卵期	分泌期	经前期	月经期
氧债	低2.6%	低5%	低0.9%	高4.6%	高2.1%

3. 月经期的训练与比赛

一般正常状态下经期不应停止训练，但应注意运动年限、训练水平、个人特点及习惯（表2-11）。

表2-11　不同运动年限的运动员经期运动情况及月经周期的情况

运动年限	人数	经期参加运动		经期不运动		月经周期正常		月经周期不正常	
		人数	%	人数	%	人数	%	人数	%
4	103	38	36.9	65	63.1	49	47.5	54	52.5
1	47	9	19.1	33	70.2	13	29.8	34	70.2

(1) 运动年限长、训练水平高和经期反应少者，可参加训练和比赛，一般80%的运动员无不良影响，但应注意远期效果。

(2) 运动年限短、训练水平低、月经初潮者，经期不要参加大运动量训练或比赛，因为可造成痛经或月经失调。适应经期训练和比赛的习惯应在月经初潮后尽早建立。

(3) 要注意定期观察女运动员运动前后的机能变化。

(4) 经期能否参加训练和比赛，应根据运动员月经期的情况而定。正常型者如训练情况好，可以参加；抑制型和兴奋型者在做好准备活动后也可参加；有些兴奋型者经期运动成绩比平时还好；病理型者则应禁止参加训练和比赛。

4. 人工月经周期

对于不习惯经期参加比赛的运动员，可用内分泌制剂提前或错后月经期，人为的形成卵巢—子宫内膜的周期性变化，即为"人工月经周期"。这样可使运动员不受月经期身体不适的影响而参加比赛。人工月经周期可分为提前和推迟行经日期两种方法。

(1) 提前行经日期法（即缩短月经周期）：在卵泡发育期用黄体激素制剂抑制排卵，形成卵巢黄体期子宫内膜变化，或在排卵进入黄体期后用大量的黄体激素制剂刺激子宫内膜，停药后引起撤药性出血，后者可避免影响排卵。此法可使运动员在赛前一周进行适应性训练，身体处于较良好的竞技状态，有利于参加比赛。具体的方法较多，下面介绍几种简便的方法。

A. 由月经来潮第15天开始，每日肌肉注射黄体酮10mg及乙芪酚1mg，连续注射5天。一般停药后2～5天行经。

B. 由月经来潮第5天开始，每日服复方甲地孕酮1片，连服15天，停药后2～5天行经。

C. 口服安宫黄体酮片，每日3次，每次2片，连服5天，停药后2～5天可来月经。

(2) 推迟行经期法（即延长月经周期）：采用黄体激素制剂使卵巢的黄体期延长，以推迟行经日期。可用下列简便方法。

A. 从赛前末次月经第15天开始，每天口服18甲基炔诺酮1片，连服18天，停药后有时第二天即可行经。

B. 月经来潮前6～7天，应用黄体酮使卵巢黄体期延长，以推迟行经日期。

上述一些方法多用于月经周期较为规律的运动员，而对月经周期不规律者，可在赛前25天口服18甲基炔诺酮，每天1片，连服10天，停药后2天常可来月经。

运动员施行人工月经周期应在医生指导下进行。要根据运动员平时月经周期的身体反应和运动能力，选择使月经提前或延后的方法，要有充分准备，避免仓促进行。在使用前应对运动员的健康状况、月经情况以及比赛日期的要求等做详细的了解。

人工月经周期是人为地打乱正常月经规律，不宜经常采用，更不可盲目滥用。对青春期的运动员要特别慎重。要加强医务监督，并观察其远期影响。

（二）运动与妊娠、分娩

1. 妊娠期的体育卫生

由于此期母体变化较大，体形、体重的改变以及腹压增加产生淤血等现象，均增加了心脏血管及呼吸系统的负担。因此，重视妊娠期体育卫生，确保孕妇健康和胎儿的正常发育，保持妊娠运动员的身体机能和运动能力的恢复都很重要。

妊娠初期有些运动员照常参加训练运动成绩并未下降，但在妊娠期的前3个月应注意勿过多运动，以免造成流产或影响胎儿发育和日后的分娩。一般认为妊娠后应停止参加任何比赛，但可进行散步、体操等一般锻炼，不宜进行大运动量训练，因其可造成胎盘与子宫内膜分离，甚至危及孕妇和胎儿的生命。另外由于盆底肌收缩力过强（如体操和技巧运动员），可能造成难产。所以，妊娠期应从事放松盆底肌的练习。并要增加腹肌、会阴、背肌及呼吸肌的力量。一般在妊娠5~6个月时，应注意背肌及正确的呼吸练习。妊娠8~9个月时，应加强下肢活动以促进下肢及盆腔的血液和淋巴循环。妊娠期可做些保健体操、医疗体操及散步活动。运动量的大小因人而异，避免过劳。运动中应注意保护，避免跳跃、速度、力量、耐力及灵敏性的运动项目。对妊娠期出现病理现象者，应禁止一切体育活动并进行适当的治疗。

2. 分娩后的体育卫生

产后期的6~8周，此时应特别注意生殖器官的恢复和乳腺的分泌等。产后6周内，因盆底肌尚未完全恢复，应避免重体力劳动或下蹲动作时间过长，以防止发生子宫脱垂。应早期进行医疗体育，主要是促进血液循环，消除盆腔淤血，防止血栓性静脉炎的发生，增强腹肌和盆腔肌的力量，有利于子宫的恢复和恶露（产后的阴道排出的液体）的排出。

产后医疗体育以体操为主，可进行腹部局部的、轻柔的按摩手法。一般分娩后的第二天可进行卧位胸式呼吸、足踝运动、腹式呼吸，第三天可做些转体和"半桥"运动，第四天可以做仰卧半起坐、盆底肌和背肌运动，第五天后可进行直腿抬高、仰卧起坐、坐位的腹背运动、下蹲和站立转体扩胸运动等。一般每日2次，每次10~15min。但如产后体温超过38℃或有产后感染，心脏血管、呼吸或泌尿系统严重并发症或分娩过程中进行过某些手术（如剖腹产、会阴缝合等），可推迟锻炼的时间。

女运动员产后3~4个月起可逐步恢复一般训练，哺乳期和产后6~7个月内不宜进行大运动量的训练和比赛。一般要在停止哺乳后再进行训练，因过早训练会影响乳汁的分泌和质的改变，且产后如过早训练也易造成坐骨神经痛、乳腺或其他疾病。

一般妊娠、分娩对运动成绩影响不大。奥运会选手产后达到产前成绩者为85.2%，高于产前成绩者为77.8%。运动一般不影响生育能力。

（三）更年期的体育卫生

妇女更年期是指妇女从生育年龄逐渐过渡到无生育能力的一段生命时期，是卵巢功能逐渐萎缩，接近卵巢功能完全停止的阶段。此期突出表现是绝经，多见于45~50岁，早者40岁左右，晚者可于55岁甚至更晚出现。10%~15%的妇女可毫无临床症状，60%左右的妇女只有潮热、出汗等轻微的内分泌代谢失调症状，极少数人出现严重症状需要治疗。

更年期是一个生理过程，要做好宣传，解除精神负担，轻者可不用任何药物治疗。此期应加强体育锻炼，经常到户外活动，可以预防骨质疏松，增强关节、肌肉、韧带的力量，调节大脑皮层、内分泌系统和植物神经系统的功能，促进新陈代谢，使人心情舒畅。

可选择散步、慢跑、功率自行车、体操、跳舞、太极拳、旅游等锻炼，多参加集体活动。每周3~4次，隔天1次，每次30~60min，以不感疲劳为度。妇女应从青壮年开始注意身体和精神健康的锻炼，这样有助于预防、减轻或推迟更年期综合征。

思考题

1. 简述少年儿童身体发育的特点。
2. 简述少年儿童身体发育特点的实际意义。
3. 简述体育锻炼延缓衰老的作用。
4. 简述老年体育锻炼的原则及注意事项。
5. 简述女性生长发育的特点。
6. 简述女子月经期、妊娠期、产后及更年期体育锻炼的注意事项。
7. 简述人工月经周期的原理与方法。

第三章

运动性病症

> **知识要点**
> - 了解各种常见运动病症的原因及原理。
> - 掌握各种常见运动病症的表现、诊断及处理方法。
> - 各种常见运动病症的预防原则及方法。
> - 猝死的常见原因及防范措施。

一、过度训练

过度训练是运动员训练不当造成的运动性疾病之一。运动员发生过度训练,有可能丧失参加重要比赛的机会,或者虽然参加了比赛,但因体力和心理状态不佳而不能取得应有的运动成绩。

运动训练中负荷量是逐渐增加的,后一阶段的训练量超过前一阶段的负荷量,这种过度负荷原则是现代训练学的重要部分。现代训练学认为这种原则是对机体适应性的理想刺激,适应的机制是生理应激。在此过程中运动负荷是引起适应性变化的生理性刺激物。然而训练和日常生活的总负荷超过了运动员所能接受的限度后,运动负荷就由量变转为质变,从生理性刺激物变成了病理性刺激物。由于训练和比赛与恢复之间的不平衡,再加上多种复杂的非训练应激因素,由此而造成了分解代谢大于合成代谢、糖原耗竭、氨基酸比例失调以及植物神经功能紊乱,从而引起过度训练,出现一系列心理状态、形态机能、运动能力等方面的症状,如持续的运动技能水平下降、持续的疲劳状态、情绪变化、免疫能力下降,感染的可能性增加等即过度训练。

过度训练是一种定义尚不明确的,机体对下述各种原因产生的心理—生理反应的综合征。国外已发表的文献中对过度训练也尚无统一的专门术语,多数定义为:过度训练是训练与恢复,运动和运动能力,应激和耐受能力之间的一种不平衡。除训练因素外,其他非训练因素,如社会的、教育的、职业的、经济上的、营养方面以及长距离旅行等,都可增加了过度训练发病的危险。

我国学者认为,过度训练是运动负荷与机体机能不相适应,以致疲劳连续积累而引起的一系列功能紊乱或病理状态;或疲劳伴有健康损害。

(一) 原因和发病机理

1. 过度训练的基本原因

(1) 训练安排不合理。未遵守循序渐进系统训练的原则,运动量过大和持续的大运动量训练,缺乏必要的节奏,超过了人体的负担能力。比较常见的现象是教练员为了追求快出成绩,未根据运动员,尤其是少年运动员的身体状况和训练水平循序渐进地增加运动量。有时运动员为了急于出成绩,随意增加运动量造成运动量增加过快,以至于合并局部肌肉和韧带的劳损。大运动量训练是提高运动员训练水平和技术所必需的,这已为多数学者的研究和实践所公认。但当大运动量训练持续过久,又缺乏必要的节奏和间隙,超过身体的机能潜力,破坏了内在的稳定,就会造成身体的过度疲劳状态,训练后易发生过度训练。

(2) 训练方法单调、枯燥无味,运动员局部负担量过大。这一原因造成的过度训练多见于运动新手。他们因缺乏身体全面训练的基础而集中专项训练,再加上运动训练安排不当,极易造成过度训练。

(3) 生活规律破坏。在没有足够的体力和精神准备的情况下参加比赛,或比赛过多,而间歇过短;运动员训练后得不到充分休息或社会活动过多,破坏了原有的生活规律,特别是睡眠不足使运动员体力消耗过大，引起过度训练。

（4）运动员在身体机能不佳的情况下如伤后、病后，身体衰弱时，或未完全恢复时，参加紧张的训练和比赛。不少运动员过度训练是在感冒后过早训练或训练量过大造成的。有些运动员是在旅途劳累、时差反应尚未恢复或适应时参加紧张的训练或比赛而引起过度训练。因此患病后，尤其在诸如感冒等小病后，遵守训练原则是很重要的。

（5）饮食营养不合理，消耗的物质得不到及时的补充。如脱水、热能物质摄入不足、长期缺乏微量元素等。

（6）各种心理因素，如精神上的打击，感情上的挫折，人际关系不协调、学习训练不顺心、失恋、训练单调、竞赛反复失败等，也都是造成过度训练的诱发原因。应该指出，运动员过度训练的发生，往往是上述几种原因同时存在所致，并不是单一因素引起的。在相同的训练条件下，运动员是否发生过度训练，取决于多种因素。

2. 过度训练的发病机理

目前，过度训练的发病机理还不十分清楚。有人认为，过度训练的发病机理是由于运动员神经系统过度紧张，造成兴奋和抑制之间失去平衡所致。所以一直把过度训练视为一种特殊的"神经官能症"。近十几年来，欧美学者强调神经内分泌系统兴奋和抑制之间的不平衡是造成过度训练的主要机制。在过度训练发生机制中，恢复期的分解和合成代谢之间的不平衡也起重要作用。有些学者认为，过度训练发病机理不仅包括机能紊乱，而且也存在着运动支撑器官和内脏器官的形态变化。

（二）征象

过度训练的征象是多种多样的，可涉及到各个系统和器官，而且可因过度训练的程度、个体特性而异。

1. 早期征象

早期过度训练的运动员一般无特异性症状，很难与大强度训练后正常的疲劳感觉相区别。然而，充分的恢复会使其身体素质改善，运动成绩提高。恢复不足则会导致持续的疲劳感觉，并常伴随着肌肉酸痛，训练期间感觉非常吃力，训练、比赛中的成绩不好。运动员常伴有以下表现。

一般自觉症状：疲乏无力、倦怠、精神不振。

对运动的反应：过度训练的早期表现为没有训练的欲望或厌烦训练，过度训练较重时表现为厌恶或恐惧训练，而且在训练中疲劳出现得早，训练后疲劳加重而不易恢复，运动成绩下降，动作协调性下降。

神经系统方面：出现头晕，记忆力下降，精神不集中，反应易激动，有的运动员反应为入睡困难、多梦、早醒，严重时则表现为失眠头痛，有些运动员还出现盗汗、耳鸣、眼花、体位性低血压，食欲下降等症状。有人认为，中枢神经疲劳最明显的征兆是消化机能下降和食欲减退。

过度训练主要反应在神经系统和心理方面。如果上述症状出现后未能引起重视，未采取必要的措施，过度训练就会进一步发展。

2. 晚期征象

如果早期过度训练中的各种不良刺激因素持续存在，病情就会进一步加重。造成这种状况的一个重要原因是运动员、教练员往往把不理想的竞赛成绩归咎于训练不足而超负荷训练。这将会导致运动员心理、生理各系统的严重耗竭，以致没有数周，甚至数月的休息而不能恢复。上述症状则会更加明显，并出现以下一系列全身多系统的异常表现。

心血管系统：心悸、胸闷、气短、晨脉明显加快，运动后心率恢复缓慢，心律不齐等。举重、投掷等力量性项目的运动员，安静和运动负荷后血压常明显偏高。

消化系统：除出现食欲不振，饮食下降外，还会出现恶心、呕吐、腹胀、腹痛、腹泻、便秘等症状。个别运动员可出现消化道出血症状。

肌肉、骨骼系统：常表现为肌肉持续酸痛、负荷能力下降，易出现肌肉痉挛、肌肉微细损伤等。当下肢过度训练时可出现过度使用症状：疲劳性骨膜炎、小腿胫前间隔和小腿外侧间隔综合征、应力性骨折、跟腱、髌腱周围炎。

其他：过度训练的运动员常诉说全身乏力、体重下降，易发生感冒、腹泻、低热、运动后蛋白尿、运动性血尿、运动性头痛、脱发、浮肿、排尿不尽等症状。

（三）检查

1. 体重

成年运动员在大运动量训练后，体重持续下降（休息、进食后不恢复）。体重下降超过正常体重的 1/30（人工减体重除外），是诊断过度训练的重要依据之一。

2. 心血管系统

心率：安静时心率较正常时明显增加。一般认为心率较平时增加 12b/min 以上，应引起注意。

血压：晨血压比平时高 20%，并持续 2 天以上时，或短时间内超过正常值（90/140mmHg），可能是机能下降或过度疲劳的表现。

心电图变化：过度训练的运动员除身体有上述变化外，心电图还会出现 ST－T 段改变（下降 1mm 为诊断过度训练的重要参考指标），以及各种心律不齐，如室性早搏，阵发性心动过速及各种传导异常。

3. 血液检查

过度训练的运动员可能出现贫血，但有时只表现为血红蛋白水平较平时降低，但并未达到贫血的标准。此外，血液检查时还会发现运动员白细胞计数减少，特别是淋巴细胞减少，免疫机能低下，抵抗力下降，易发生各种感染性疾病。

4. 泌尿系统

有时可出现血红蛋白尿或血尿。

5. 消化系统

过度训练的运动员可出现食欲下降，胃肠功能紊乱的症状，如原因不明的腹胀、腹泻。运动中或运动后可出现右肋部痛，检查时可发现个别运动员肝脏肿大，但肝功能正常。

6. 内分泌系统

（1）女运动员可出现月经紊乱，严重时出现闭经。

（2）血睾酮测定。血睾酮的正常值：男 350～850ng/dl；女 20～70ng/dl。当低于训练期前25％而又不回升时应调整训练计划。

由于应激引起的皮质醇升高、促性腺激素抑制使睾酮的分泌减少。睾酮/皮质醇比值的变化，被认为是诊断过度训练的敏感指标。一旦睾酮/皮质醇比值低于原始值的30％，可以考虑过度训练。

7. 免疫系统

过度训练的运动员免疫系统有不同程度的损伤，可表现为淋巴细胞计数减少、血清免疫球蛋白、分泌型IgA和非特异性免疫功能下降，运动员易受感染。

（四）过度训练的分类及分型

根据植物神经功能紊乱的假说，由耐力性项目训练（有氧运动）引起过度训练的运动员，主要表现为疲乏、淡漠、运动能力下降，这种情况又被描述为副交感神经型过度训练。而运动强度过大，在"无氧运动"训练中发生的过度训练，则被描述为交感神经型的过度训练，其主要特征为高度兴奋、坐卧不安，而运动能力下降。

表3-1　　　　　　　　　　　　过度训练的分类及分型

交感型	副交感型
运动能力下降	运动能力下降
易疲劳	易疲劳
兴奋、烦躁	抑制、冷淡
多梦、易醒	睡眠良好
体重下降	体重如常
安静心率增加	安静心率下降
恢复时间延长	恢复能力良好

（五）诊断

目前对运动员过度训练还没有一种特异的、灵敏的和简便的诊断方法。一般认为，应从有无明显的过度训练史，有无自觉症状，对运动负荷的反应及体检有无阳性（如体重、血红蛋白、心电图、激素水平）等方面综合分析考虑。

(六) 处理

从过度训练的发病原因可知,运动量、运动强度过大是造成过度训练的主要原因。因此,对过度训练的处理办法应包括 1. 消除病因;2. 调整训练内容和/或改变训练方法;3. 加强各种恢复措施;4. 对症治疗。

对早期或较轻的过度训练者,主要是调整训练计划减少运动量和运动强度,缩短运动时间,避免参加剧烈的比赛,但不应完全停止训练以免出现"停训综合征"。同时增加睡眠时间,必要时可适量服用镇静剂。注意加强营养和热能平衡,饮食应适量减少,热源质的比例适当,食物中应含有充足的维生素和矿物盐,食物易消化吸收。

对中、晚期或比较严重过度训练者,除按上述基本原则处理外,一般应停止专项训练。训练应以健身为主或转换训练环境,停止大负荷、大强度的训练。应增加睡眠时间,增加文娱活动,进行积极性休息。采取必要的药物治疗,补充维生素,如复合维生素 B、维生素 E、维生素 C,必要时服用镇静剂。也可采用人参、刺五加、三七、枸杞等中药治疗,以及采用必要的恢复手段,如按摩、水浴、气功、理疗、心理治疗等。

(七) 预防

1. 合理安排运动训练

过度训练发生的主要原因是训练安排不当。因此,预防的关键在于根据运动员的性别、年龄、身体发育状况、训练水平和训练状态等具体情况制定合理的、切合实际的训练计划,即制定逐渐增加训练量、节奏明显、避免骤然增量的方案。加强队医、运动员、教练员之间的交流和配合。训练有素、事业心强的优秀运动员,常处于训练最佳状态与过度训练的边缘。为了察觉过度训练的早期信号,及时采取措施有效预防过度训练,队医、运动员、教练员之间密切的交流是必要的。

2. 最佳训练负荷的原则

最佳负荷取决于多种因素,如遗传特性、生活方式、健康状况等。为了及时调整训练量,应注意以下几点:

(1) 注意调整训练的节奏,遵守循序渐进、系统训练、全面训练、区别对待的原则。

(2) 合理安排生活制度。

(3) 伤后、病后应进行积极治疗,不宜过早地恢复训练和比赛。

(4) 长年坚持适当的有氧训练,以提高运动员的心肺机能,提高运动员对训练的承受力,提高运动员的抗疲劳能力和对外界环境的适应能力。

(5) 为了让运动员能够充分地适应和恢复,训练大周期中,每周训练量的增加不能超过 5%。此外,训练的强度与训练的量不应同时增加。

(6) 不要采用过多的指标评价运动强度、运动量,这将会使训练负荷量化困难。训练过程中运动员除必须详细记录对训练的主观反应和感觉,还应记录其他有关因素,如睡眠的时间和质量,营养及其他应激因素等。这将有助于发现导致过度训练的原因。

3. 及时发现过度训练的早期表现

运动员开始过度训练时常见以下症状，且常伴同时出现。队医、教练员应当警惕这些早期症状，并积极促进恢复。（1）运动员完成训练课或定时跑或比赛时感觉非常费力，两组训练间的恢复时间延长。（2）在训练课结束后，运动员有持续疲劳感和恢复不足，并伴有睡眠不良和晨脉增加。（3）在处理日常事物时表现出易怒和情绪化。（4）运动员缺乏训练热情，训练效果不佳。（5）女运动月经周期改变，甚至出现闭经。

以上这些警戒信号提示运动员、教练员和队医，必须较大幅度地调整训练计划。队医对于明确诊断和制定恢复计划是有重要作用的，而不应让运动员处于潜在有害的环境中。

二、运动应激综合征

运动应激综合征是指运动员在训练或比赛时，体力负荷超过了机体的潜力而发生的生理功能紊乱或病理现象。它常在一次剧烈的训练课或比赛后即刻发生，或在训练后、赛后短时间内发生。运动应激综合征一般多发生在训练水平低、经验较少的新手身上，有时也会发生在因伤病中断较长时间后恢复训练的运动员身上，甚至有时也会发生在受剧烈精神刺激后的高水平运动员身上。运动员过度紧张在中长跑、马拉松、中长距离滑冰、自行车、划船、足球等运动项目中比较多见。

（一）原因和发病机理

运动应激综合征主要是由剧烈运动超过了机体耐受程度而引起的。其主要原因如下：
1. 训练水平差和生理状态不良，比赛经验较少。
2. 因患病长期中断训练后突然参加剧烈运动和比赛。
3. 患心血管疾病者，如动脉粥样硬化、高血压、各种心脏病人参加剧烈运动时也可发生过度紧张，严重时可导致猝死。

（二）类型和征象

运动应激综合征的类型颇多，轻重程度差异很大，可涉及一个或几个系统。常见类型有以下5种。

1. 单纯虚脱型。多见于径赛运动员。跑后即刻出现面色苍白、恶心、呕吐、头晕、无力和大汗淋漓等。轻者休息片刻好转，重者被迫卧床休息1～2天才缓解。多数运动者神志清楚，能回答询问。这一类型多见于训练水平不高或已停止训练一段时间突然参加比赛的运动员。

2. 晕厥型。其表现在运动中或运动后突然出现一过性神志丧失。清醒后诉说全身无力、头痛、头晕，可伴有心、肺、脑功能降低的现象。晕厥型可发生在举重时，或疾跑突然停止时及受到强烈刺激时（详细内容见晕厥）。

3. 脑血管痉挛型。表现为运动员在运动中或运动后即刻出现一侧肢体麻木，动作不灵活，常伴有剧烈的恶心、呕吐。

4. 急性胃肠综合征。运动所致的急性胃肠综合征可以是过度紧张的一种类型。轻者在剧烈运动后很快发生恶心、呕吐、头痛、头晕、面色苍白等症状，经过1~4小时逐渐缓解。有些运动员在运动后呕吐咖啡样物，化验潜血阳性，提示有上消化道出血。这可能与运动引起的应激反应、胃肠道血流量急剧减少有关。

5. 急性心功能不全和心肌损伤。运动后出现呼吸困难、憋气、胸痛、咯血性泡沫样痰、右季肋部疼痛、肝脏肿大、心跳快而弱或节律不齐、血压下降、全身无力、面色苍白等急性心功能不全症状。从体育运动中发生的情况来看，主要是剧烈运动时交感-肾上腺髓质系统兴奋，使心率加快，心肌耗氧量增加，心脏负荷过重而诱发心力衰竭，有的会出现心肌损伤。有的是剧烈运动直接引起的，有的则是在原有心脏病（风湿性心脏病、病毒性心肌炎、肥厚性心肌病、马凡氏综合征）的基础上诱发的。

（三）治疗

1. 对单纯虚脱型的处理主要是卧床休息、保暖、可饮用热水或咖啡。较重者可吸氧，静脉注射葡萄糖液等，以加速恢复。
2. 对晕厥型的处理是平卧，头稍低位，保持呼吸道通畅，迅速进行脉搏、血压、体温、心电图等检查。应给予吸氧、静脉注射高渗葡萄糖液40~60ml，效果不明显者迅速送附近医院救护。
3. 对脑血管痉挛型者主要处理是平卧，头稍低位，保持呼吸道通畅，并进行脑部的一系列检查，以便发现脑血管是否有病变。
4. 对发生急性胃肠征候群者，尤其是发生胃出血者，应暂停专项训练，休息观察，必要时服用止血药物，吃流食、半流食和易消化食物。一般1~2周可恢复训练。若反复出血，则应做安静时和运动后胃镜检查，以便查明原因，给与适当治疗。
5. 对急性心功能不全或心肌损伤者，身体可取半卧位，保持安静并保暖，给与吸氧等急救处理后应立即送医院进一步抢救。现场急救时可针刺或掐点内关和足三里穴，如果昏迷，可加用人中、百会、合谷、涌泉等急救穴。如呼吸、心跳停止，应做人工呼吸与胸外心脏按压。

（四）预防

预防运动者发生过度紧张是极为重要的。预防的关键是：

1. 运动前先做身体检查，心血管机能不良者，患有急性病，如感冒、扁桃体炎、急性肠胃炎等均不应进行剧烈运动或参加比赛。
2. 遵守循序渐进的原则。避免缺乏锻炼就参加剧烈的比赛，避免伤病初愈或未完全恢复就参加比赛。
3. 加强运动时的医学观察和自我监督，尤其对少儿、老人等锻炼基础差的人要区别情况，因人而异。要坚持健身原则，不应过分追求比赛分数和成绩。
4. 锻炼和比赛前做好充分的准备活动，运动后要使身体各部分达到充分放松。

三、晕厥

晕厥是由于脑血流暂时降低或血中化学物质变化所致的意识短暂紊乱和意识丧失，也是过度紧张的一种表现形式。晕厥的主要危害在于晕厥发生刹那间摔倒后引起的骨折和外伤。运动的特殊环境如空中、水下和高原，以及运动时速度、力量和方位的迅速变化，突发的意识丧失会导致严重的后果如头颅外伤、溺水和窒息等。这些后果远远超过晕厥本身的危害。

（一）原因和发病机理

人脑重量为体重的2%，脑血液供应为心脏输出量的1/6，脑耗氧量为全身耗氧量的20%，维持意识所需的脑血流的临界值为30ml/100g，当脑血流骤减至临界值以下就可能发生晕厥。由于血压急剧下降和心输出量突然减少可使脑血流量骤减引起晕厥，因此凡引起血压急剧下降和心输出量突然减少的因素均可能引起晕厥。

1. 精神和心理状态不佳。如运动员过分紧张和激动，见到别人受伤、出血而受惊、恐怖等。这是由于神经反射使血管紧张性降低，引起急性外周组织血管扩张，血压下降，回心血量减少，心输出量较少，导致脑部缺血缺氧引起晕厥。

2. 重力性休克。疾跑后突然停止而引起的晕厥称为重力性休克。多见于径赛运动员，尤以短跑、中跑运动员为多见，有时自行车和竞走运动员也会发生。运动时外周组织内的血管大量扩张，血流量比安静时增加多倍，这时依靠肌肉有节奏的收缩和舒张以及胸腔负压的吸引作用，血液得以返回心脏。当运动者突然终止运动时，肌肉的收缩作用骤然停止使大量血液聚积在下肢，造成循环血量明显减少、血压下降、心跳加快而心脏搏出量减少，脑供血急剧减少而造成晕厥。

3. 胸内和肺内压增加。举重者做大重量挺举时，由于胸腔及肺内压突然剧增，造成回心血量减少，致使心脏输出量急剧减少，造成短暂的脑供血不足，可见到持续20～30秒的晕厥状态。

4. 直立性血压过低。长时间站立不动或久蹲后突然起立，长期卧床后突然成站立等体位时都可引起晕厥。这是由于体位的突然变化，植物性神经功能失调，体内血液重新分布的反应能力下降，致使回心血量骤减和动脉血压下降，引起脑部供血不足而产生晕厥。可发生在完成游泳比赛的站立位。

5. 血液中化学成分的改变。如低碳酸血症或低血糖也可以引起意识丧失。癔病发作或其他原因引起的持续深快呼吸，发生过度通气，CO_2过多排出可引起低碳酸血症。不论何种原因引起的血糖水平下降都可出现由自主神经系统兴奋性增加和肾上腺素释放增加的症状，当血糖降至低水平时脑组织对葡萄糖摄取减少，对氧的利用能力下降。长时间剧烈运动后，体内血糖消耗产生的低血糖反应多见于长跑、马拉松、长距离游泳、滑雪和公路自行车等运动项目。有低血糖病史的人运动时易诱发低血糖。

6. 心源性晕厥。此种晕厥可发生在足球、篮球、自行车、网球、冰球、马拉松和慢跑等运动项目中。青年和中老年均有发生，以中老年为多见。剧烈运动时心肌需氧量增加，原已狭窄的冠状动脉不能满足心肌供血的需要。运动可刺激儿茶酚胺分泌增多或动脉壁的敏感性增加，引起冠状动脉痉挛产生心肌供血不足，尤其在剧烈运动后，心肌处于特殊易损期，心肌血流灌注不稳定，此时立刻洗澡会因心肌缺血、心输出量减少和脑供血不足而发生晕厥。运动可激发无器质性心脏病的人发生心律失常，如阵发性心动过速期间发生短暂的晕厥。

7. 运动员中暑晕厥。在炎热夏天进行长时间训练和比赛易发生晕厥,尤其在夏天无风或湿度较高的情况下,运动时体内产生的热量不能通过蒸发、对流、传导和辐射等方式有效地散发,使体温明显升高;此外,由于大量出汗循环血量减少,引起脑组织供血减少和意识丧失。中暑晕厥多发生在长跑、马拉松、越野跑、自行车和足球比赛时。运动员训练水平低、过度疲劳易发生中暑晕厥。

(二) 征象和诊断

运动过程中或后发生晕厥是由不同原因引起的急性神经精神症状。晕厥时患者失去知觉,突然昏倒。昏倒前,患者感到全身软弱、头昏、耳鸣、眼前发黑。昏倒后,面色苍白、手足发凉,脉搏细而弱、血压降低、呼吸缓慢。轻度晕厥一般在昏倒后不久,由于脑部缺血缓解能很快恢复知觉。醒后仍有头昏、全身无力等征象。

晕厥的病因诊断主要依据发作时病史和体征,尤其是发作起始、经过和恢复全过程,包括发作诱因、场合、体位、有无前驱症状和后遗症状。发作时的体征对诊断晕厥原因非常重要,如面色、血压、脉搏、呼吸、心率、心音的改变等,有条件时可做心电图、脑电图或血糖检查。

(三) 处理

1. 一般处理。发生晕厥后应让患者平卧,足部略抬高,头部稍低,松开衣领,这可增加脑血流量。注意保暖,防止受凉。针刺或掐点人中、百会、合谷、涌泉穴,一般能很快恢复知觉。如有呕吐时应将患者头偏向一侧。患者清醒后可服用热糖水和维生素C及维生素B_1等,并注意休息。

2. 病因治疗。对低血糖性晕厥者静脉注射50%的葡萄糖50ml。对低碳酸血症引起的晕厥者,应减慢呼吸频率和深度可缓解。心源性晕厥者应立即吸氧,心电图示房室传导阻滞时皮下注射阿托品,如为室性心动过速静脉注射利多卡因50~100mg,1~2分钟注完,经现场急救后再安全转运。对中暑晕厥者,首先将其转移到阴凉通风处迅速降温,用冷水或酒精擦浴使皮肤发红,头部及大血管分布区放置冰袋,有条件者静脉点滴5%的葡萄糖生理盐水。

(三) 预防

1. 运动员应进行定期体格检查,尤其在重大比赛和大强度训练前。对发生过晕厥的运动员应做全面检查,避免再发生晕厥。

2. 坚持科学训练的原则,避免发生过度疲劳、过度紧张等运动性疾病,平时要加强体育锻炼增强体质,提高健康水平。疾病恢复期或年龄较大者参加运动时必须按照运动处方进行。

3. 疾跑后不要立即站立不动,而应继续慢跑并调整呼吸然后再停下来。有的人疾跑后感到很虚弱,应让别人扶着走一段路,以免昏倒。久蹲后不要骤然起立,应慢慢起立,如感到头晕有前驱征象时,应立即俯身低头或卧倒,以免摔伤。避免在高温、高湿度或无风条件下进行长时间训练和比赛,进行长距离运动时要及时补充糖、盐和水分。不宜在闭气下做长距离游泳,水下游泳运动应有安全监督措施。

4. 体育老师、运动员、教练员应有预防和简单处理运动中发生晕厥的本领。

四、运动员贫血

近20多年来，运动医学界对运动员贫血的诊断标准、发生（检出）率、原因、影响因素、临床表现、实验室检查、诊断、预防和治疗等方面进行了较多的研究，深化了人们对运动员贫血的了解和认识。

20世纪70年代，国内运动员贫血的检出率为5%左右，女少年贫血检出率明显大于男少年。80年代末，成人运动员贫血检出率增加至13.9%，女子为33.3%，少儿运动员较高，男少年为33.3%，女少年为45.9%。除年龄因素外，不同项目的运动员贫血检出率也不同。

（一）贫血概述

1. 贫血与运动员贫血

贫血是指外周血液在单位体积中的血红蛋白浓度、红细胞计数和/或红细胞压积低于正常最低值，以血红蛋白浓度较为重要。因为在小细胞贫血或大细胞贫血时红细胞计数与血红蛋白比值均不成比例。在诊断贫血时要注意性别、年龄，有月经的女性较同龄男性血红蛋白值低，久居海拔较高者的血红蛋白值较海平面者数值要高。当血容量尤其是血浆容量减少时，血红蛋白值相对较高，如严重脱水时。

根据我国情况血红蛋白测定值成年男性低于120g/L，成年女性低于110g/L，红细胞压积最低值分别为40.0%容积、35.0%容积，均可诊断为贫血。临床上根据血红蛋白减低的程度将贫血分为四级。轻度：血红蛋白低于正常值低限90g/L；中度：90~60g/L；重度：60~30g/L；极重度：低于30g/L。

我国成年男性的红细胞数是$4.0~5.5×10^{12}/L$，成年女性的红细胞数是$3.5~5.0×10^{12}/L$。

贫血是多种病因引起的一个征象，而不是独立的疾病，各系统疾病均可引起贫血。运动员发生贫血，除一般发病原因之外，由训练因素引起血红蛋白低于正常值的称其为运动性贫血。运动性贫血仅占运动员贫血的20%~35%。从运动性贫血发生率来看，女性多于男性，年龄小的运动员高于年龄大的运动员。

运动员贫血适用于上述临床贫血标准，即运动员血红蛋白值低于临床标准称为运动员贫血。

近年来有学者提出，运动员在训练中和竞赛阶段，血红蛋白值不能满足氧运的需要就应考虑为亚理想血红蛋白。运动员亚理想血红蛋白值是应用于运动员血红蛋白值低于氧运所需的理想水平者。国外的理想血红蛋白标准为：男性低于160g/L，女性低于140g/L，国内的标准（暂定）男性低于140g/L，女性低于120g/L。

除用血红蛋白标准诊断贫血外，红细胞压积也是一项重要标准。理想的红细胞压积标准是其正常范围的上限，即45.0%容积左右，相当于160g/L。适当提高红细胞压积有利于氧运功能的改善，但过高的红细胞压积不利于周围组织氧的释放。这是因为红细胞压积与血黏度密切相关。血黏度随红细胞压积增加呈指数曲线增加,血黏度增大时血流速度减慢,心脏收缩的阻力增加,可导致组织内氧运减少。红细胞比积在正常值范围内氧释放最佳。

2. 贫血发生的基本原因

(1) 红细胞生成减少。骨髓造血微环境受到有害物质影响可使其造血功能发生障碍,从而使红细胞生成减少,如再生障碍性贫血。造血物质缺乏或利用障碍可影响红细胞生成或血红蛋白合成,如铁缺乏可使血红蛋白合成减少。

(2) 红细胞寿命缩短或破坏增多。红细胞的寿命为120天,正常人体每天约有1/120的红细胞破坏,大约有相等数量的红细胞生成,从而维持其平衡状态。当红细胞寿命缩短超过骨髓代偿能力时就会发生贫血。当细胞内外因素影响到红细胞膜的稳定性时,红细胞膜的可塑性下降,红细胞容易破裂溶血。如大运动量训练时红细胞内环境酸碱平衡紊乱以及血流冲击力量增加,可使红细胞破坏增加。

(3) 失血。分急性失血性贫血和慢性失血性贫血。一次性大量出血可引起急性贫血;长期少量出血可引起慢性失血性贫血。

(二) 运动性贫血的原因和发病机理

1. 血浆容量增加引起的相对性贫血。即血浆容量的增加与血红蛋白的增加不成比例,血浆容量的增加大于血红蛋白总量的增加,出现相对性贫血(pseudoanemia)。一些耐力项目运动员经训练后可引起血浆容量增加,红细胞压积降低。这一高容量反应被视为机体对训练的适应性反应,通过血容量增加,剧烈运动时使心搏输出量增加,有利于周围组织氧的运送和释放。

2. 血红蛋白合成减少。运动员血红蛋白合成减少和/或红细胞生成减少可导致贫血的发生。血红蛋白合成需要足够量的铁、蛋白质、维生素B_{12}和叶酸等。运动员进行大运动量训练时,对蛋白质、铁等营养素的需求量随之增加。如果其营养素摄入量仅达到一般需要量,而未增加额外的补充量。甚至,某些运动员(体操、舞蹈)还要限制摄入量,就更易出现原料不足,血红蛋白合成减少。近年来的研究表明,运动员是发生缺铁的高危人群。

(1) 运动员的铁平衡。铁平衡是指一种稳定的状态,即每天从膳食中吸收的铁既可补充机体实际丢失的铁,又可满足机体生长的需要。机体有三种独特机制以保持铁的平衡及预防体内铁缺乏和过分蓄积:①反复利用红细胞分解代谢中的铁;②根据体内铁营养状态调节肠道内铁的吸收;③增加独特的储铁蛋白-铁蛋白,可储存或释放以满足额外铁的需要。机体内的稳态机制在多方面调节铁的需要、利用和储存,以满足额外铁的需要。

《中国居民膳食营养素参考摄入量》指出,中国成年男子(平均体重65kg)铁的需要量是1.21mg/d,若定铁吸收率(生物利用)为8%,则膳食铁摄入量应为15mg/d。中国成年女子(平均体重55kg,绝经期前)铁的需要量是1.69mg/d,若定铁吸收率为8%,则膳食铁摄入量应为21.1mg/d。如果运动员膳食中铁含量不足,或有些运动员节食、偏食、素食可能造成铁的负平衡。

许多男子耐力性运动员在激烈训练时平均从膳食中摄铁超过20mg/d,假如摄入的铁中10%被吸收，则男运动员应至少吸收铁2mg/d。而女子每日实际摄入铁量为9~10mg，比男子少。研究表明，许多女运动员膳食中血红素铁含量偏低，而女子的铁排出量高于男子，这样女运动员因铁吸收少而排出量多更易出现负铁平衡。

（2）铁排出途径。机体不能通过尿及肠道主动排出铁，其丢失途径有：

①基本丢失是由于皮肤及呼吸道、胃肠道和泌尿系统黏膜上皮细胞死亡脱落所致。尿液、胆汁和汗液中含有微量的铁，每天身体中铁的基本丢失量约为14μg/kg体重。利用长半衰期同位素^{55}Fe进行同位素稀释法的人体实验测定，70kg体重男子平均每日丢失的铁为1mg，55kg体重非经期妇女平均每日丢失0.8mg，其中经黏膜上皮脱落丢失的铁为0.6mg/d，由汗液和皮肤细胞脱落丢失的铁为0.2~0.3mg/d，由尿液丢失的铁少于0.1mg/d。研究发现，长跑后从胃肠道丢失的铁比安静时增加1倍。胃肠道出血是长跑运动员比赛后的一个常见征象，运动员胃肠道出血的原因可能包括激烈运动时胃肠道缺血、糜烂性溃疡、胃炎、空腔器官的反复撞击、跑前服用抗过敏药物等。

②月经铁丢失。月经周期按28天计算，每个月经周期失血约30~40ml，平均每天月经失血损失铁约为0.56mg，加上基本损失0.8mg，经期女性每天损失为1.36mg。由于生理性月经失血丢失的铁变异很大，有10%的妇女铁需量超过2.27mg/d，有5%超过2.84mg/d，甚至有5%的女孩铁需量要超过3.21mg/d。女运动员月经失调发生率明显高于一般人群，因此月经铁丢失成为运动员缺铁的重要原因。

③生长期需要量。青春期少年铁需要量很高，特别是生长加速期，女孩在月经初潮前生长加快，月经来潮后生长还在继续，因此铁的需要量很大。男孩青春期血红蛋白总量和含量均有明显增加，其增加量甚至超过经期妇女的铁需要量。由于生长速度个体差异很大，有些青春期少年铁需要量要明显高于平均水平。

3．运动引起的溶血和红细胞破坏增加。运动时由于肌肉的极度收缩、挤压或牵伸，造成相应部位微细血管内溶血或红细胞的破坏，长跑运动员易造成足部毛细血管内溶血，表现为血红蛋白尿。同时脾脏收缩，脾脏中大量释放具有溶血作用的溶血卵磷脂使红细胞破坏增加。随着运动时间的延长，运动员体温升高、代谢产物堆积、血液酸性增加，从而使红细胞可塑性下降、细胞膜脆性增加，加之运动时血流加速，红细胞与血管壁的撞击、摩擦使红细胞破坏增加。

当发生溶血或红细胞破坏增加时，血红蛋白浓度、红细胞压积下降。持续大强度训练使溶血过程加重时，血浆中游离血红蛋白浓度升高。血浆中游离的血红蛋白需与结合珠蛋白结合后被输送至肝脏分解，当血浆增高的游离血红蛋白超过结合珠蛋白的结合能力时，大部分剩余的游离血红蛋白可通过肾排出（血红蛋白的肾阈为1.3g/L），形成血红蛋白尿。

由于运动员贫血的原因和机理较复杂，研究正在继续进行中。

（三）征象

由于血红蛋白是人类皮肤呈色的主要因素，故缺血时皮肤黏膜苍白；红细胞的主要功能是携带氧气，故贫血时可出现缺氧及由缺氧所致的代偿表现。贫血的表现取决于贫血的严重程度，一般情况下，当血红蛋白浓度低于80~90g/L时才出现症状，然而这与贫血发生的速度有关。急性贫血患者常难耐受缺氧，当失血量为20%时可表现为肤色苍白、直力性心动过速和低血压；而慢性贫血，即使当血红蛋白达 30～40g/L，患者也能生活自理。

运动员贫血症状的轻重也取决于贫血产生的速度，贫血的原因和血红蛋白浓度降低的程度。运动员心血管系统代偿能力较强，所以当运动员患轻度贫血时，安静状态和小运动量训练时不出现症状或症状很不明显，仅在大运动量训练时才出现某些症状。中度和重度贫血时，由于血红蛋白明显降低，已经影响到运氧能力，这时可出现缺氧引起的一系列症状，主要表现：

1. 呼吸循环系统。已知 1g 血红蛋白结合 1.36ml 的氧。血红蛋白水平降低可出现血氧降低，机体出现一系列代偿现象，如心悸、心慌，活动后加重。由于血二氧化碳分压升高可刺激颈动脉窦或呼吸中枢出现呼吸急促等表现。

2. 神经系统。可出现头痛、头晕、失眠、反应能力降低等症状。

3. 内分泌系统。女运动员可出现月经紊乱（稀少、周期缩短或经量过多）或闭经。

4. 体征。轻度贫血体征不明显。中、重度贫血可出现皮肤和黏膜苍白（以口唇、眼睑部较明显），舌乳头萎缩。贫血较重时出现反甲现象（匙状指），心率加快，心尖部出现收缩期吹风样杂音，较重者可出现肢体浮肿，心脏扩大等体征。

(四) 实验室检查

1. 外周血象检查

指对外周血中红细胞和白细胞数量和质量的化验检查，包括红细胞计数（RBC）、血红蛋白测定（Hb）、白细胞计数（WBC）及白细胞分类计数（DC）、血小板计数（PC）、红细胞压积（Hct）和网织红细胞等。红细胞形态学检查时观察红细胞的大小、染色和形状。缺铁时红细胞表现为直径小，中空浅染。还可观察红细胞平均容量（MCV）、红细胞平均血红蛋白含量（MCH）、红细胞平均血红蛋白浓度（MCHC），缺铁性贫血时三者均降低。

2. 血液生化检查

(1) 血清铁蛋白（SF）是能够最早反映铁耗竭的指标，目前也被认为是铁缺乏的最灵敏指标。当血清铁蛋白低于 $12\mu g/L$ 时，表明机体储存铁开始消耗。但当机体储存铁完全或几乎完全被消耗时，血清铁蛋白不能提供组织铁缺乏的进一步信息。SF 的正常值受年龄、性别、营养状况的影响。

(2) 红细胞原卟啉（FEP）作为血红素前体的原卟啉在铁缺乏时发生蓄积并成为较敏感的指标，对缺铁性贫血具有诊断价值。当幼红细胞合成血红素所需铁供给不足时，FEP、锌卟啉值升高，正常值为 $155\sim557\mu g/L$，正常情况下 FEP/Hb 为 $1.67\sim2.6\mu g/L$，大于 $3.0\sim4.5\mu g/L$ 时有诊断价值。

3. 有氧能力检查

运动员贫血时 $\dot{V}O_2$、$\dot{V}O_{2max}$ 下降，$\dot{V}CO_2$ 升高。运动中，安静时氧脉搏无明显变化，运动中氧脉搏数值减少。氧脉搏的变化程度与贫血的程度、负荷量的大小有密切关系。

（五）诊断

1. 运动员在剧烈运动初期（1～3周）所产生的贫血是一种暂时性贫血。多见于从事耐力性项目的运动员。此时血红蛋白下降主要是血容量增加与血红蛋白总量增加不成比例所致，即血浆稀释引起的相对性贫血。

2. 运动员长期慢性贫血以缺铁性贫血最为常见。它具有缺铁性贫血（血象、血生化、红细胞形态）的各种特征。

3. 女性和少儿运动员比男性和成年运动员贫血发生率高。贫血运动员运动时易出现心悸、气短、头晕、无力等症状，并与贫血严重程度成正比。

4. 运动员有氧能力、耐力下降。

5. 在确定运动性贫血前，必须排除其他原因所引起的病理性贫血。特殊检查可排除血液系统和肝、肾、胃肠道器质性病变。明显减少或停止训练一段时间（一个月）后，红细胞数和血红蛋白浓度明显升高，可作为诊断运动性贫血的参考依据。如果停止训练后，营养供应充足，但未见红细胞数和血红蛋白浓度升高，或增加极少者，则应考虑为病理性贫血。

（六）治疗

1. 病因治疗。对于潜在缺铁的因素如月经过多或其他慢性失血史要积极治疗。

2. 饮食治疗。通过合理膳食补充蛋白质、铁等造血原料，以纠正贫血，主要用于轻度贫血和辅助治疗以及贫血的预防。铁的主要食物来源可分为以下4种。丰富来源：动物血、肝脏、鸡胗、牛肾、大豆、黑木耳、芝麻酱；良好来源：瘦肉、红糖、蛋黄、猪肾、羊肾、干果；一般来源：鱼、谷物、菠菜、扁豆、豌豆、芥菜叶；微量来源：奶制品、蔬菜和水果。另外维生素C、肉类、氨基酸等有利于铁的吸收，而茶、咖啡、蛋类、牛乳、植物纤维不利于铁的吸收。

3. 合理安排运动训练。当女运动员的血红蛋白低于90g/L时，应停止中等和大强度训练，以治疗为主。待Hb上升后，再逐渐恢复运动强度。当血红蛋白在90～110g/L时可边治疗边训练，但训练中应减少训练强度，避免长距离跑等。对重度贫血应以休息和治疗为主。应避免运动员在贫血的情况下长期训练，否则会带来不良后果。

4. 药物治疗。口服补铁药物为本病的主要药物治疗。按铁的吸收机制将膳食中铁和补铁药物分为血红素铁（有机铁）和非血红素铁（无机铁）两种。铁的吸收主要是在小肠，肠黏膜上有两种不同的受体分别吸收血红素铁和非血红素铁，因此同时服用两种补铁药物或富含两种铁的膳食可增加铁的吸收率。

膳食中铁的吸收率差异很大，从<1％～>50％，与机体的铁营养状况、膳食中的铁含量及存在形式，以及膳食中影响铁吸收的食物成分及含量有密切关系。非血红素铁的吸收受膳食影响极大，主要是植酸（谷物、坚果、蔬菜、水果中含量较高，维生素C可部分拮抗这种作用）、酚类化合物（茶、咖啡、可可及菠菜含量较高）、钙等，维生素C、肉、鱼、海产品、有机酸有促进非血红素铁吸收的作用；与非血红素铁相比，血红素铁受膳食因素影响很少。钙是膳食中可降低血红素铁吸收的因素。

（七）预防

1. 合理安排运动量和运动强度，遵守循序渐进和个别对待的原则。
2. 定期检测血红蛋白和血清铁蛋白，做到早发现早治疗。
3. 加强对运动员中贫血易感人群的全面营养，膳食要合理，营养丰富，尤其富含蛋白质和铁，食物烹调加工要科学。运动员每天每千克体重至少保证摄入蛋白质2g以上，其中1/3以上是优质蛋白，克服偏食和吃零食的习惯。
4. 合理安排生活制度和膳食制度。

五、运动中腹痛

腹痛是运动过程中一种常见的症状，在中长跑、马拉松、竞走、自行车、篮球等运动项目中发生率较高，其中1/3的人查不出发病原因，而仅与运动训练有关。

（一）原因和发病机理

引起运动中腹痛的原因，从总体来看，基本上分为原因不明但与训练有关的运动性腹痛、腹腔内疾病和腹腔外疾病。

运动性腹痛往往与下列一些因素有关：缺乏锻炼或训练水平低，准备活动不充分，身体情况不佳、劳累、精神紧张，运动时呼吸节奏不好，速度突然加得过快，运动前食量过多或饥饿状态下参加剧烈训练和比赛等。

1. 运动性腹痛

（1）肝脏淤血。其发生原因可能与运动中心血管功能不协调有关。开始运动时，由于准备活动不充分就加快速度和加大强度，以致内脏器官功能在还没有提高到应有的活动水平上，就承担了过分的负荷。特别是心肌收缩力较差时，心搏输出量减少或无明显增加，心腔内压力增加，下腔静脉血回心血量受阻进一步导致下腔静脉压力升高，肝静脉回流受阻引起肝脏淤血，造成血液淤积在肝脏内。肝脏由于淤血体积增大，增加肝脏被膜的张力，使被膜上的神经受到牵扯，因而产生肝区疼痛。疼痛的性质多为钝痛、胀痛和牵扯性疼痛。此外，剧烈运动时呼吸急促、表浅，造成胸内压上升也影响下腔静脉的回流障碍而引发右上腹部疼痛。

（2）呼吸肌痉挛。呼吸肌包括肋间肌和膈肌，当其痉挛时多感到季肋部和下胸部锐痛，与呼吸活动有关，患者往往不敢做深呼吸。其发生可能是由于运动中未注意呼吸节律与动作的协调，未注意加深呼吸，以至于呼吸肌功能紊乱，呼吸表浅急促，呼吸肌收缩不协调并过于频繁、紧张而发生痉挛或微细损伤。另外准备活动不充分，心肺功能未适应肌肉工作的需要使呼吸肌缺氧，这样因呼吸肌痉挛而加剧了疼痛的发生。

（3）胃肠道痉挛或功能紊乱。其发生可能是剧烈运动使血流重新分布，胃肠道缺血、缺氧，或因各种刺激所致，如饭后过早参加运动，吃得过饱，喝得过多（特别是喝冷饮过多），空腹运动时空气刺激等都可能引起胃肠痉挛。胃肠痉挛时胃壁和肠壁的神经受到牵扯而发生疼痛。胃痉挛疼痛部位多在上腹部。腹部着凉，蛔虫刺激，运动前吃了难以消化或容易产气的食物,如豆类、薯类、牛肉等而引起肠蠕动增加或痉挛,疼痛部位多在脐周围。

2. 腹内疾病

急慢性肝炎和胆道疾病(胆石症、胆囊炎、胆管炎、胆道蛔虫等)、溃疡病、肠结核、慢性阑尾炎,运动时由于病变部位受到牵扯和震动而产生疼痛,其疼痛部位多与病变部位一致。

3. 腹外疾病

常见有右肺下叶肺炎、胸膜炎、肾结石以及腹肌损伤。据报道,在腹外疾患中运动员的腹直肌损伤并不少见,却容易被忽略。

(二)治疗

1. 对因腹内或腹外疾病所致的腹痛,主要根据原发疾病进行相应的治疗(药物、理疗、局部封闭等)。

2. 对仅在运动时加快速度后才出现腹痛的运动员,首先要加强全面身体素质训练和专项的技术、战术训练。观察发现,当运动员全面身体素质训练不够时容易出现运动中腹痛。另外,当长跑、自行车运动员的技术状态不佳、战术采用不当时,都容易出现运动中腹痛。

3. 运动中出现腹痛后,可适当减慢速度,并做深呼吸,调整呼吸与动作的节奏。必要时用手按压疼痛部位,弯腰跑一段距离,一般疼痛即可消失。如仍然疼痛,应暂时停止运动,口服阿托品、颠茄等解除痉挛的药物。针刺或点掐足三里、内关、三阴交等穴位,配合腹部热敷等。如无效应请医生处理。

(三)预防

1. 遵守科学的训练原则,循序渐进地增加运动量,加强全面身体训练,提高生理机能水平。在训练和比赛时要调整好动作与呼吸节奏,合理地分配运动速度。

2. 运动前要做好充分的准备活动。冬天参加长跑或自行车比赛时,不要在未做好充分准备前就脱掉运动外套。

3. 合理安排膳食。凡激烈运动前既不要吃得过饱、大量饮水,特别是冷饮,不吃平时不习惯的食物,也不要在饥饿状态下参加训练和比赛。餐后经过1小时30分钟才能参加运动。

六、肌肉痉挛

肌肉痉挛俗称抽筋,是肌肉发生不自主的强直收缩而显示出的一种现象。运动中最易发生痉挛的肌肉是小腿腓肠肌,其次是足底的蹲长屈肌和趾长屈肌。游泳运动中发生肌肉痉挛的人较多。

（一）原因和发病机理

1. 寒冷刺激

在寒冷的环境里运动，肌肉受冷空气的刺激兴奋性突然增高使肌肉发生强直收缩。如游泳时受到冷水的刺激，冬季在户外锻炼受冷空气的刺激都可能引起肌肉痉挛。如果在寒冷的环境中运动时未做准备活动或做得不充分，或未注意保暖，就更容易发生肌肉痉挛。

2. 电解质丢失过多

运动中大量排汗，特别是长时间的剧烈运动或高温季节运动时大量排汗，或有些运动员急性减体重使大量电解质从汗液中丢失，造成电解质过低，引起肌肉兴奋性增高而发生肌肉痉挛。

3. 肌肉连续过快收缩而放松不够

训练和比赛中肌肉连续过快地收缩而放松的时间太短，以至于肌肉收缩与放松的协调性紊乱引起肌肉痉挛。这在训练水平不高、新手中较多见。

4. 疲劳

身体疲劳也直接影响肌肉的生理功能，疲劳的肌肉往往血液循环和能量代谢有改变，肌肉中有较多的代谢产物堆积，如乳酸不断地对肌肉产生刺激导致痉挛产生。因而身体疲劳时，特别是局部肌肉疲劳时再进行剧烈运动或做一些突发性的用力动作，则容易发生肌肉痉挛。

（二）征象

发病部位的肌肉剧烈挛缩发硬、疼痛难忍，痉挛肌肉所涉及到的关节伸屈功能有一定的障碍，发生肌肉痉挛的运动员不能坚持参加运动和比赛。发作常可持续数分钟。

（三）处理

不太严重的肌肉痉挛，只要以相反的方向牵引痉挛的肌肉，一般都可使其缓解。牵引时切忌用力过猛，用力宜均匀、缓慢，以免造成肌肉拉伤。腓肠肌痉挛时，可伸直膝关节，同时用力将踝关节充分背伸，拉长痉挛的腓肠肌；跨长屈肌和趾长屈肌痉挛，可将足及足趾背伸。同时在痉挛肌部位做按摩，手法以揉捏、重力按压为主。针刺或点掐委中、承山、涌泉等穴位，处理时要注意保暖。热疗（热水浸泡、局部热敷）也有一定疗效。严重的肌肉痉挛有时需采用麻醉才能缓解。

游泳中如果发生肌肉痉挛不要惊慌，如自己无法处理或解救时，先深吸一口气，仰浮于水面，并立即呼救。在水中解救腓肠肌痉挛的方法是，先吸一口气，仰浮于水面，用痉挛肢体对侧的手握住痉挛肢体的足趾，用力向身体方向拉。同时，用对侧的手掌压在抽筋肢体的膝关节上，帮助将膝关节伸直，待缓解后慢慢游向岸边。发生肌肉痉挛后不宜再进行游泳，应上岸休息、保暖、局部按摩使肌肉放松。

（四）预防

加强体育锻炼，提高身体的耐寒力和耐久力。运动前必须认真做好准备活动，对容易发生痉挛的肌肉可事先做适当按摩。冬季运动要注意保暖。夏季运动时，尤其是进行剧烈运动或长时间运动时，要注意电解质的补充和维生素 B_1 的摄入。疲劳和饥饿时不宜进行剧烈运动。游泳下水前要用冷水冲淋全身使身体对寒冷有所适应，水温太低时游泳时间不宜过长。在运动中要学会肌肉放松的能力，在降体重和控制体重时要讲究科学性。

七、运动性血尿

正常人尿液中无红细胞或偶见个别红细胞，如离心沉淀后的尿液，光学显微镜下每高倍视野有 3 个以上红细胞，可称为血尿。血尿轻者尿色正常，须经显微镜检查方能确定，称显微镜血尿。重症者尿呈洗肉水状或血色，称肉眼血尿。

血尿是一个重要的临床症状，可由泌尿系统疾患引起，也可由全身性疾病（血液病、感染性疾病、风湿病、心血管疾病、代谢性疾病等）、尿路邻近器官疾病（前列腺炎、盆腔炎、直肠癌等）、药物和化学因素（磺胺类、汞剂等药物）而引起。

运动性血尿是指健康人在运动后出现的一过性血尿，虽经详细检查未找到其他原因。对运动性血尿的发生率的报道差异性较大，但在各个体育项目中无论是有训练经验的运动员，还是刚开始训练的新手都有报道，尤其在跑、跳（长跑、三级跳）、球类和拳击项目中较多见。男运动员发生率较高。

（一）原因和发病机理

运动性血尿的发生主要与剧烈运动有关，其发病原因和机理尚不十分清楚，主要与下列因素有关。

1. 肾静脉高压。有些运动员肾脏周围脂肪组织较少，直立位长时间的蹬地动作使肾脏位置下移，肾静脉与下腔静脉之间的角度变锐，可发生两静脉交叉处的扭转，引起肾静脉压增高，从而导致红细胞漏出，出现运动性血尿。

2. 肾脏缺氧。运动时肾上腺素和去甲肾上腺素分泌增多，全身血液重新分配，肾血管收缩、肾血流减少，造成肾脏缺血、缺氧，同时血液中乳酸、丙酮酸等酸性物质增加，pH 值下降，均可使肾小球毛细血管的通透性增加，导致红细胞漏出而出现血尿。

3. 肾损伤。运动时由于腰部的屈伸扭转、撞击和挤压，均可造成肾组织和肾内毛细血管的轻微损伤而引起血尿。

4. 膀胱损伤。在膀胱排空的情况下跑步，脚落地时的震动使膀胱后壁和底部与盆腔骨骼相互接触、摩擦，容易造成膀胱粘膜的轻微损伤。由于解剖特点不同，这一学说不适用于女运动员。

（二）征象

1. 正在训练的运动员或健康人在运动后即刻出现血尿，其明显程度与运动量和运动强度的大小有密切关系。

2. 血尿多见于男运动员，尤以跑、跳和球类项目的运动员居多。

3. 出现血尿后若停止运动，则血尿迅速消失，绝大多数情况下运动后 24 小时，最多 3 天尿中的红细胞即完全消失。不少研究者强调血尿迅速消失的重要性。

4. 除血尿外，血液化验、肾功能检查、腹部 X 线检查、B 超检查及肾盂造影等项检查均正常。不伴随全身和局部特异性症状和体征，半数以上运动性血尿的运动员无任何伴随症状，少数运动员有身体机能下降、腰痛、腰部不适、尿道口烧灼感等症状。

5. 从长期随诊观察结果来看，虽然有的运动员在多年内反复出现运动性血尿，但对运动员的健康未见明显的不良影响。

(三) 鉴别诊断

除运动性血尿外，还有一些器质性疾病和外伤也可引起血尿。因此，在诊断时必须加以鉴别。

1. 器质性疾病所致的血尿

常见的疾病有下列几种，其血尿程度一般与运动量及运动强度无明显关系，同时还有病变本身的一些特征。

(1) 肾小球肾炎。患者常出现水肿、少尿、血压升高等征象，尿液检查除有红细胞外，还有蛋白和管型。

(2) 泌尿系结石。常有肾绞痛、尿频、尿急、尿量减少或排尿中断现象，腹部 X 线平片、泌尿道逆行造影检查可发现结石。

(3) 泌尿系感染。如肾盂肾炎、膀胱炎、肾结核等，这些患者都有血尿、脓尿和膀胱刺激征（尿频、尿急、尿痛），尿液细菌培养阳性。其中肾盂肾炎和肾结核常有腰痛和发热症状。

(4) 泌尿系肿瘤。这是引起血尿的常见原因之一。通过膀胱镜或泌尿道逆行造影等可加以鉴别。

2. 外伤性血尿

运动时腰部受到钝物的打击或摔倒造成肾脏挫伤，可以引起运动后血尿。一般这类患者都有腰部受伤史和腰痛，诊断不很困难。但当外伤史不明显或受伤与就诊间隔时间较长时，则容易漏诊。

(四) 处理

1. 对出现肉眼血尿者不论有无其他伴随症状均应终止运动。对无症状的镜下血尿的运动员，应减少运动量，继续观察。

2. 试用止血药，如维生素 K、维生素 C、安络血等。

3. 伴有机能不良者可用 ATP 和/或维生素 B_{12} 肌肉注射，每日 1 次，10 次为一疗程。

4. 器质性疾病和外伤所致的血尿，应针对病因进行积极治疗，一般不能进行正常训练。

（五）预防

1. 遵守运动训练的科学原则，负荷量和训练强度要循序渐进，避免骤然加大负荷量和训练强度。做好全身和腰部的充分准备活动。
2. 合理安排训练和比赛时的饮水制度，在剧烈训练和比赛过程中要适当补充水分。
3. 注意外界环境的变化，调整好步速。

八、运动性血红蛋白尿

各种原因引起血管内溶血时，大量血红蛋白游离至血浆中。血浆中游离的血红蛋白需与结合珠蛋白结合后被输送至肝脏分解，当血浆增高的游离血红蛋白超过结合珠蛋白的结合能力时，大部分剩余的游离血红蛋白可通过肾排出（血红蛋白的肾阈为 1.3g/L），形成血红蛋白尿。

某些疾病可引起血红蛋白尿，这是仅在行军、长跑等运动后出现的血红蛋白尿称为运动性血红蛋白尿。

（一）原因和发病机理

运动性血红蛋白尿的病因和机理尚不完全清楚，目前普遍认同的有下列学说。

1. 局部血管内红细胞机械损伤引起的溶血，即由于流经足底血管的红细胞受跑或直立位运动的机械性损伤引起的局部溶血，采用弹性鞋垫可起到预防作用。这与在长跑、竞走、长途行军以及篮球、足球、曲棍球等跑动较多的运动员中较多见到血红蛋白尿是一致的，尤其是在跑动时步伐重和步幅小的运动员中，或在硬场地（公路、硬地操场）跑动的运动员中较多发生。但不能解释全部现象。

2. 血中结合珠蛋白不足。有人对铁人三项运动员比赛后的测定结果显示，95%的运动员结合珠蛋白比赛前下降，平均下降 32%，而且溶血的程度与比赛的距离呈正比。考虑血中珠蛋白不足可能是运动性血红蛋白尿发生的机理之一。

（二）征象

1. 本症几乎多发生于"健康"男性，运动后出现褐色尿（酱油色尿），这种肉眼可见的尿色异常通常持续 3~4 个小时，多在运动后第一次和第二次排尿时出现，第三次尿外观多数已恢复正常。平时尿液外观正常。
2. 多数病例不伴随其他症状，少数人可有头疼、头晕和腰酸等非特异性症状。体格检查无异常发现。
3. 化验检查。尿蛋白通常在 ++ 以上，尿潜血阳性，尿含铁血黄素阳性，而红细胞少见或无（与血尿不同），有时可伴随少量颗粒管型。血浆血红蛋白含量显著升高。个别病例可合并有血尿和贫血。
4. 本症有自愈倾向，一部分病例出现本症后，间隔一段时间再做同样运动不再复发。

(三) 处理

适当休息，近期内避免做引起血红蛋白尿的运动，每日服用维生素C600~900mg有一定疗效。采用弹性鞋垫可取得较好效果。若持续不愈，应请医生处理。

(四) 预防

1. 运动负荷要循序渐进地增加，尤其在初春和春夏之交（好发季节）安排训练时更需注意。参加超长距离比赛时，必须进行充分的体力准备。
2. 避免在硬场地上连续进行大强度的跑跳练习。
3. 跑后尿色有异常时，可在跑鞋内加放弹性较大的鞋垫。

九、中暑

中暑是由高温环境引起的，是以体温调节中枢功能障碍、汗腺功能衰竭和水、电解质丢失过多为特点的疾病。中暑为一种急性病。常在高温、高湿和通风不良的环境中进行运动时发生。根据发病机制和临床表现不同，中暑可分为热射病、热痉挛和热衰竭。

机体在运动时产生大量的热，除其中1/4用于完成机械功外，其余均以热的形式储存或散发。当产热或储热超过散热时就会出现体温调节系统的超载，可伴有大量出汗，运动时间维持较长时直肠温度升高（可达40~42℃），甚至虚脱。衰竭是由于丘脑下部体温调节或周围性反应所致功能紊乱，使心脏充盈压和心搏输出量减少，从而心率加快。当直肠温度升高后，皮肤和内脏小动脉扩张引起血压下降。运动中中暑多见于年轻的体育锻炼者、战士、马拉松跑者、铁人三项运动员等。

(一) 原因和发病机理

环境高温是致病原因。室温过高超过35℃，炉窑等热源强辐射下从事一定时间的训练或劳动，炎夏烈日下暴晒等，如无足够的防暑降温措施都可发生中暑。即使气温不很高，但湿度较高和通风不良，在此种环境下从事训练或重体力劳动，也可发生中暑。

中暑的诱因有：年老体弱、疲劳、肥胖、饮酒、饥饿、脱水、失盐、穿着不透风、发热、甲亢、糖尿病、心血管疾病、汗腺缺乏及服用阿托品等抑制汗腺分泌的药物等。

正常人体温一般恒定在37℃左右。这是在丘脑下部体温调节中枢控制下，产热与散热平衡的结果。人体产热主要来自体内氧化过程中产生的基础热量。肌肉收缩、运动和不自主寒战也能产生热量。人体每公斤体重蓄积3.89J（0.93cal）热量，足以使体温提高1℃。在散热方面，通常室温（15~25℃）下，人体散热主要靠辐射（60%），其次为蒸发（25%）和对流（12%），少量为传导（3%）。周围环境温度超过皮肤温度（当环境温度为23℃时，躯干和额部的温度是32~34℃）时，人体散热只能靠出汗以及皮肤和肺泡表面的蒸发。每蒸发1ml水，可散失2.4kJ（0.58kcal）热量。人体散热还通过循环血流将深部组织的热量带至皮下组织，并通过扩张的皮肤血管散热。因此，皮肤血管扩张和经皮肤的血流越多，散热越快。

高温对人体主要系统的影响如下：

1. 体温调节。在高温条件下,血液循环和汗腺功能对调节体温起主要作用。高温超过一定限度产热量大于散热量时,体温调节中枢失控可突然出现高热而发生热射病。此时汗腺功能发生障碍,出汗减少可加重高热。

2. 中枢神经系统。高温对中枢神经系统有抑制作用,导致注意力不集中,对外界反应迟钝,动作准确性和协调性差。

3. 心血管系统。由于散热的需要,皮肤血管扩张血液重新分配,同时心搏输出量增多,结果心脏负荷加重最终导致心功能减弱,心搏输出量减少,输送到皮肤血管的血液量减少而影响散热。

4. 水盐代谢。出汗是高温作业中的主要散热途径。一般认为一个工作日的出汗量高达 6L 为生理最高限度,而汗中氯化钠含量为 0.3%~0.5%。因此,在高温下作业时,大量出汗伴有盐的丢失。丢失水分过多可引起循环障碍而发生热衰竭。丢盐过多和补盐不足可引起肌肉痉挛而发生热痉挛。

(二) 中暑的一般类型

中暑是夏天训练中常见现象,易发生在天气开始炎热时,故此时组织训练和比赛要预防中暑。中暑可分为热射病、热痉挛、热衰竭 3 种。

1. 热射病。又称中暑高热。高热、无汗和昏迷是本病的特征。往往在高温环境下训练或工作数小时后发病。老年人、体弱者和慢性病患者常在夏季持续高温数天后发病。热射病的症状轻重不等,轻者仅呈虚弱状态,重者有高热、无汗和昏迷。一般发病急,体温上升,脉搏及呼吸加快,重者可引起昏迷,体温 41℃ 以上,脉搏极快而呼吸短促,严重者可因心力衰竭或/和呼吸衰竭而致死。

头部直接受太阳辐射引起的热射病称日射病。

2. 热痉挛。大量出汗引起氯化钠丢失过多,导致肌肉兴奋性升高而发生肌肉疼痛和肌肉痉挛者,称为热痉挛。轻型热痉挛只是对称性肌肉抽搐,重者大肌群也发生痉挛,并呈阵发性,负荷较重的肢体肌肉和腹肌最易发生痉挛。患者意识清楚,体温一般正常。

3. 热衰竭。多发生于饮水不够的老年人、体弱者和婴儿,也见于高温下从事训练的新手,或补足盐而饮水不足者。因体内无过量热蓄积,一般无高热。患者先有头痛、头晕、多汗、恶心、呕吐。继而口渴、疲乏无力、焦虑、胸闷、面色苍白、冷汗淋漓、轻度脱水、脉搏细弱或缓慢、血压下降、心律不齐。可有晕厥,并有手足抽搐,重者出现循环衰竭。

临床上热射病、热痉挛、热衰竭可同时存在,不能截然区分。

(三) 治疗

1. 场地急救要保持呼吸道通畅,测量血压、脉搏、直肠温度、点滴输液,严重者要及时送往医院抢救。热射病如不及时采取有效的抢救措施,死亡率可高达 5%~30%。

2. 一般处理。热衰竭和热痉挛患者应转移到通风阴凉处休息。热痉挛患者口服凉盐水或含盐饮料或静脉注射生理盐水,可服用十滴水或藿香正气水,可迅速好转。有循环衰竭者由静脉补给生理盐水和氯化钾。一般患者在 30 分钟至数小时内即可恢复。

3. 物理降温。用 4~11℃ 凉水擦摩皮肤,使皮肤血管扩张加速血液循环,加用风扇吹风。在头部、腋窝、腹股沟放置冰袋以降温。

4. 住院治疗。包括降温、心脏监护、输液，必要时透析。采用4℃水浴，同时擦摩皮肤降温效果最好。

(四) 预防

1. 夏天炎热季节要安排好训练时间，避免在一天最热的时间中训练。热天运动时宜穿浅色衣服，戴遮阳帽。保证充足的睡眠，并加强常规医务监督。

2. 安排好炎热天气下训练和比赛时的营养和饮水，注意补充食物中的蛋白质，额外增加维生素B_1、B_2、C的供给量。组织合理的水盐供应主要是强调运动员采取少量多次饮水的原则，训练或比赛后的氯化钠供给量宜从常温下的10～15g增加到20～25g，所需氯化钠可通过含盐饮料、菜汤和盐渍食品提供。

3. 对不耐热个体要加强预防措施。中暑存在明显的个体差异，一些人对炎热较敏感。不耐热个体是指某些人不能耐受炎热，其体温升高早于一般人，他们更易出现中暑。年轻人（运动员、士兵等）发生运动性中暑的危险性较大。对热耐受性降低的诱因有：脱水、肥胖、身体机能水平低下、疾病、疲劳等，有诱因存在时应减少或避免炎热天气时的剧烈运动。

4. 主动采取措施，提高耐热能力。机体对热的耐受力可以通过积极的体育锻炼得以提高。研究表明，主动在高热潮湿的热环境中，以最大摄氧量的60％的强度，每天进行30分钟左右的锻炼，最有利于提高机体的热适应能力。机体热适应的建立一般需要10天左右。

十、冻伤与体温过低

(一) 寒冷对机体的影响

1. 冷环境中的体温调节

人体下丘脑将体温的调节设定在37℃±1℃的范围。当皮肤或中心体温降低时就将信号传送下丘脑后部的热调节中心，并触发多种机制以增加产热，包括颤抖可使产热增加4～5倍。遇冷时交感神经系统释放肾上腺素和去甲肾上腺素触发非氧化磷酸化作用，并从储备脂肪中释放自由脂肪酸使产热增加；下丘脑促甲状腺释放激素（TRH）增加刺激促甲状腺素激素释放，进而提高甲状腺素水平使总的代谢率增加；交感神经系统刺激皮肤平滑肌收缩使外周血管收缩，皮肤血流减少而深部组织的循环血量增加。

2. 散热与产热的影响因素

散热与产热间平衡受多种因素的控制。一般情况下，皮肤温度与环境温度的差别越大，散热则越多。除此之外，多种解剖的和环境的因素都影响散热的速率和程度。比如，身体的大小、体成分（皮下脂肪）、身体素质水平、身体机能状态、年龄等因素都会影响热丢失。研究证实，身体较大、皮下脂肪较多、身体素质水平高、身体机能状态良好的人其耐寒能力较强。这于他们体温调节的敏感性增加，遇到寒冷刺激时产热快、皮下脂肪绝缘作用良好有关。身材小的运动员如儿童，体表面积与体重的比值较大，因而散热也较多。

3. 不同性别体温调节的差异

由于不同性别间脂肪在体表及在体内的分布不同，不同性别对寒冷应激的反应也不同，调节机制也不同。在冷水浸泡实验中发现，安静状态女性体温的下降比男性快，但这一刺激并没有引起女性代谢水平的增高。暴露在寒冷的空气中时女性的平均皮肤温度较男性低，但在水中的实验却不同，女性身体内部的体温降低并不比男性明显。男性的代谢敏感性比女性高，也更容易出现心率增加，每搏输出量等生理反应在局部冷刺激实验中，如手部、脸部冷刺激时，男性表现出更大的血压反应。

4. 寒冷环境中人体血浆容量的变化

寒冷环境可导致血浆容量减少。一般认为，血浆容量减少是因抗利尿激素分泌减少，使其排尿增加所致；也有人认为，寒冷环境中血压升高，致使血浆中的水分由血管向组织中转移是寒冷环境中血浆容量减少的主要原因。

5. 寒冷环境对心血管功能的影响

当机体暴露在寒冷的环境中时就会启动体温调节机制，例如颤抖、肾上腺素和去甲肾上腺素释放增加使总的代谢率增加，周围血管收缩经皮肤的散热减少，血管的收缩可增加机体的保温作用。而体温调节机制的启动必然会影响寒冷环境中运动的生理反应。

5. 寒冷对肌肉协调性的影响

由于寒冷的刺激使肢体，特别是手部的感受器麻痹，手指灵巧性的运动技术受到极大的破坏，比如，抓握、投掷的运动能力大幅度下降。暴露的组织，特别是脸部组织最容易引起冻伤，而成为严重的医疗问题。颤抖或颤抖前的肌紧张增加也可能会降低运动效果。

在冷环境中运动会影响肌肉的功能，肌肉功能在 40℃ 时最好。寒冷改变了神经系统和肌纤维的募集方式，肌肉僵硬，粘滞性增高，温度降低时肌肉的缩短速度和爆发力下降。在寒冷环境中运动，肌糖原的消耗增加，肾上腺素和去甲肾上腺素的分泌明显增加。但自由脂肪酸升高并不像在正常环境中运动那样明显。因流经皮下脂肪组织的血液减少，自由脂肪酸（FFA）动员减少。

在寒冷的环境中运动时衣着是必须考虑的重要方面。只要衣服的穿着适当代谢率维持在较高水平，就可以维持体温及机体的正常功能，但衣物的保温作用必须与运动中的代谢产热的增加保持平衡。如果衣着过多，即使是在寒冷的环境中也可能造成体温过高，而出现热疾病。长时间的耐力运动当疲劳出现时，运动强度降低（如跑速），热的产生减少可能会导致体温过低。

6. 寒冷刺激对代谢的影响

在寒冷环境中运动时，启动体温调节机制必然会影响寒冷环境中运动的生理反应。以往报道一般认为，低温可反射性地引起机体内物质代谢的增强，耗氧增加；另外，由于寒冷的刺激机体对糖的利用增加，因而在进行相同强度的运动时血乳酸浓度会增加。但近期研究表明，在寒冷的环境中进行相同强度的运动时，其血乳酸浓度不是升高了，而是降低了。

综上所述，寒冷环境对机体的影响是多方面的，根据迄今为止的研究结果可将机体在寒冷环境中运动时的生理反应归纳如下（表3-2）。

表3-2　　　　　　　　　　寒冷环境中运动时的生理反应

生理反应	机制
亚极限运动中的$\dot{V}O_{2max}$增加	散热增加
水中运动能力降低	散热增加
亚极限运动中的通气量增加	交感神经的刺激增加
皮肤血流减少	周围血管收缩
脂肪动员减少	脂肪组织的血流量减少
糖原动用增加	碳水化合物的代谢增加
血乳酸的浓度增加	乳酸的清除减少
中央循环血量增加	周围血管收缩
亚极限运动中心率降低	中央循环血量增加
肌肉力量下降	肌肉酶活性降低

（二）冻伤

冻伤又称冷伤，是低温引起的人体损伤。冻伤除外界气温过低原因外，还与潮湿、风大、鞋袜过紧、局部和全身抵抗力降低、局部静止不动或少动等因素有关。运动性冻伤是当外界温度过低，身体支配和控制体温的中枢功能降低，体温调节发生障碍而引起的局部冻伤。运动性冻伤多见于长时间滑冰、滑雪、长跑、登山等运动员。

1. 冻伤类型

冻伤有两种不同类型。

（1）非冻结性冻伤。由10℃以下至冰点以上的低温加潮湿条件所造成，如冻疮、战壕足等。除了寒冷因素外，在高于冰点的温度环境中，冻伤还与局部冷暴露的时间长短及暴露的部位潮湿有关。非冻结性冻伤多见于初冬早春低温（0~10℃）潮湿条件下，常发生在手背、手指、脚趾、足跟、面颊及耳垂等部位。

暴露于冰点以上低温的机体局部皮肤，发生血管收缩和血流滞缓影响细胞代谢。待局部皮肤得到常温后，血管扩张、充血且有渗出，反应较重者可在皮肤上形成水泡。有的毛细血管甚至小动脉静脉受损后发生血栓，而后引起一些组织坏死。

（2）冻结性冻伤。机体局部组织接触冰点以下的寒冷条件所致。大多发生于意外事故和战时，例如野外遇到暴风雪或陷入冰雪中等。组织发生冻结性冻伤，除了需要一定的强度和一定时间的寒冷低温的作用外，还受到环境因素和机体因素的影响。

当组织受到冰点以下的低温时，血管极度收缩，血流量减少。如果接触时间稍久或温度很低，则细胞外液甚至连同细胞内液可形成冰晶。冻伤的损害主要发生在冻融后，即局部血管扩张、充血、渗出以及血栓形成等；组织内冰晶可使细胞外液渗透压增加，或直接破坏组织细胞结构，冻融后发生组织坏死，并引起邻近组织炎症反应。

2. 征象

冻伤按轻重程度分为三度。

（1）一度冻伤（红斑级），为皮肤表皮层冻伤，复温后的早期症状是充血和水肿，皮肤呈紫色或红色斑块，以后皮肤逐渐发热、变干、数小时内出现水肿。局部麻木、刺痛、灼热、发痒。若及时处理，症状在数天内消失，痊愈后有表皮脱落，不留瘢痕。

（2）二度冻伤（水泡级），为皮肤全层冻伤。此时皮肤除红肿外，12～24小时内出现水泡，水泡内为血清状液或稍带血性，疼痛较重。若无感染，一般经2～3周水泡干燥、表皮逐渐脱落真皮再生而恢复，很少有瘢痕。若合并感染，则创面形成溃疡，愈合后有瘢痕。

（3）三度冻伤（坏死级），除皮肤坏死外，损伤可深达肌肉甚至骨骼，皮肤呈青紫或黑紫色，局部感觉完全消失，其周围有红肿、疼痛，可出现血性水泡。若无感染，坏死组织干燥成痂，而后逐渐脱痂和形成肉芽创面，愈合很慢而留有瘢痕。

运动员冻伤的部位多见于手足末端、鼻尖、两耳及男性外生殖器。以一度冻伤较多，三度冻伤较少。冻疮是最常见的一种冻伤。

3. 治疗

（1）体冻结者，切记不要勉强脱卸，应用温水（40℃左右）使冰冻融化后脱下或剪开。然后立即实行局部或全身复温。适宜温度为38～42℃。温度过高可能造成更严重的损伤。复温治疗开始后，可把受冻伤的肢体放在温水中浸泡或浸浴全身，水量要足够，水温要比较稳定，局部20分钟，全身30分钟，温水浸泡至指（趾）端转红润，皮温达36℃左右为度。浸泡过久会增加组织代谢，反而不利于恢复。浸泡时可轻轻按摩未损伤部分，帮助改善血循环。每天可进行2次复温。复温后，局部可涂冻疮膏，并注意患部保暖和清洁，避免搔破。如患者觉疼痛，可用镇痛剂。及时复温能减轻局部冻伤和有利于全身冻伤复苏。

轻度面部冻伤，可通过保温逐渐恢复。但面部保温时可发生疼痛。冻伤禁用火烤或热水烫，也不要用雪水擦，禁忌直接摩擦受冻组织，因为可造成表皮的损伤。

（2）局部治疗。一度冻伤创面保持清洁干燥，数日后可治愈。二度冻伤经复温消毒后，创面干燥者可用软干纱布包扎，小水泡不要弄破；较大的水泡将液体吸出用干软纱布包扎，或涂冻伤膏后暴露；创面已感染者，先用抗菌药湿纱布，然后用冻疮膏。三度冻伤，如耳部软骨受冻后可发生干性坏疽和腐烂，肢体冻伤，尤其是手脚冻伤严重时可使指（趾）断脱落，或更严重的冻伤应及时送医院治疗。

（三）体温过低

长时间暴露在冷环境中的另一种疾患是体温过低。当中心体温降至足以影响身体功能时即体温过低（通常低于35℃）。

在运动过程中，当散热超过产热时热很容易丢失，例如跑速减慢和途中天气突然变冷，即使是在中等寒冷天气，体温过低也可能发生。国外已有较多在高山环境活动时，因体温过低而死亡的报道。随着户外活动的广泛开展，如野营、远足、野外生存训练、登山等，大大增加了体温过低发病的危险。体温过低普遍存在于没有经验的马拉松运动员中，因为他们常常在后半程的跑速比前半程慢。这样的运动员在最初阶段能够维持中心体温，但随着后半程跑速减慢，特别是在寒冷、潮湿和刮风的天气，就可能发生体温过低。

体温过低早期的症状和体征包括颤抖、欣快感、醉酒表情等，当中心体温继续下降，颤抖可能停止，嗜睡和肌无力可能出现，同时伴有不辨方向及幻觉，这些症状常同时出现。如果中心体温低于30℃患者可能失去知觉。体温过低可分为轻度、中度和重度（表3-3）。

表3-3　　　　　　　　　　　　　体温过低的分类

分类	直肠温度	症状与体征
轻度体温过低	33~35℃	症状：寒颤、非常冷、饥饿、嗜睡、意识不清、肌肉痉挛、移动困难 体征：颤抖、跑速下降、语言不清、步态不稳、反应慢
中度体温过低	30~33℃	体征：可能没有寒颤、半醒状态并伴有盲目和非理性行为、极度疲劳、易激动、忧郁、判断力差、记忆丧失、不辨方向、协调差、肌肉僵硬、语言不清、脉搏缓慢或正常
严重体温过低	30℃	体征：失去知觉、瞳孔散大、脉搏细弱或检查不到

（四）冷损伤的预防

1. 避开风大的跑道，注意风力致冷因素。
2. 注意饮食中碳水化合物的补充，适当补充蛋白质和脂肪较多的食物，以获得最大热量储备。
3. 不饮咖啡和酒类，在赛前、赛中充分补水。
4. 要求运动服装和鞋袜保暖和宽松，如冰鞋不能太小以防挤脚。
5. 冬季锻炼时要带御寒用具，如手套、护耳等。
6. 保持鞋袜干燥，及时更换潮湿的鞋袜。
7. 控制跑速，合理分配体力，以防跑程的后段减速和产热减少。
8. 身体静止不动或疲劳时注意保暖。在训练、比赛间歇和比赛后要及时穿好衣服。

十一、运动性脱水

水对人体的重要性和水的生理功能证明水是仅次于氧的维持生命的必需物质。体内并无纯水，各种无机物和有机物大多以水为溶剂而形成水溶液，称为体液。体液中的各种无机盐、一些低分子的有机物等皆以离子状态溶于液体中，称为电解质。

脱水是指体液的丢失。由于水丢失时大多数伴有电解质的丢失，尤其是钠离子的丢失，单纯失水者少见。临床上表现为细胞外液（血液、细胞间液）量的减少。

根据体液丢失的程度，可分为：1. 轻度脱水，失水量占体重的2%～3%；2. 中度脱水，失水量占体重的3%～6%；3. 重度脱水：失水量占体重的6%以上。根据水和电解质特别是钠离子丢失的比例和性质，又可分为：1. 低渗性脱水，电解质的丢失大于水的丢失，血浆渗透压低于正常范围。运动员可因补水不当而发生此种类型脱水，如大量出汗后只补水而不补充适量的电解质造成；2. 等渗性脱水，水和电解质以血浆正常比例丢失，血浆渗透压在正常范围；3. 高渗性脱水，水丢失多于电解质，血浆渗透压高于正常范围。常因饮水不足或/和出汗过多造成，运动性脱水多是此种类型。

水电解质的平衡对运动员是非常重要的。运动员只有在水分充足时才能发挥良好的细胞功能，调节体温，获得最大的体能。脱水、水电解质平衡紊乱和身体过热可能是引起疲劳的重要因素，不仅对运动能力有影响，对健康也可造成威胁。

（一）体液的分布及生理功能

人体体液总量占体重的60%，细胞膜将体液分隔成细胞内液和细胞外液。前者为体重的40%，后者为体重的20%，细胞外液又可分为组织间液（15%）、血浆（5%）和透细胞液（2%）。透细胞液需要细胞消耗能量，完成一定的化学反应，然后分泌出来，包括胃肠道的消化液、汗液、尿液、脑脊液、关节囊液以及炎性渗出液等。这部分液体就其生理功能和潴留的部位而言，属细胞外液。

体液的含量和分布因年龄、性别、胖瘦而不同，个体差异很大。人体各组织的含水量也有很大区别，例如肌肉组织含水量较多（75%～80%），脂肪细胞含水量较少（10%～30%），故运动员因肌肉发达对脱水性疾病的耐受能力较强。

人体水的生理功能如下：

1. 水是一切生化反应的场所，参与水解、水化、加氢等重要反应。

2. 水是良好的溶剂，能使多种物质溶解，而且黏度小，易流动，有利于营养物质和代谢产物的运输。

3. 水对体温调节有重要作用，一方面因为水的比热大，能吸收代谢过程产生的大量热能使体温不致升高；另一方面因为水的蒸发热大（1ml水在37℃完全蒸发时，能吸收热能0.58kcal，2.407kJ），所以不显性出汗和汗液蒸发就可使热量散失，从而在维持产热和散热的平衡中起重要作用。

4. 水具有润滑作用，如唾液有助于食物吞咽，泪液有助于眼球的运转，滑液有助于关节活动等。

5. 结合水的作用，即与蛋白质分子结合的水，其功能之一是保证各种肌肉具有独特的机械功能。例如，心肌含水量约79%，其中大部分以结合水的形式存在并无流动性，这就使心肌成为坚实而有力的舒缩性组织的条件之一。

（二）水的摄入和排出

1. 正常人的水平衡

正常人每天水的摄入和排出处于动态平衡。水的来源有饮水、食物水和代谢水。成人每天饮水量为1000～1500ml，食物含水量约700ml，糖、脂肪、蛋白质在代谢过程中生成的代谢水约300ml,故总计正常成人每天从外界环境中摄取的水量为2000～2500ml。

组织分解代谢也产生水。在氧化时,1g蛋白质可产生水0.41ml,1g糖产生0.60ml水,而1g脂肪产生1.07ml水。

机体排出水的途径有四个：即消化道（粪）、皮肤（明显出汗、不显性出汗）、肺（水蒸气）和肾（尿）。正常人每天随粪便排出的水量约150ml；每天由皮肤蒸发的水分约500ml,通过肺排出的水约400ml。从肺蒸发的水蒸气不含电解质,不显性出汗不是通过汗腺活动产生的,仅含少量电解质。故此两种途径排出的体液类似纯水。由于经粪便和不感蒸发排出的水分在正常情况下变化不大,因此由肾排出的尿量取决于摄入水量。正常成人每天排尿量为1000～1500ml。在人体排出的水分中,尿是最重要的,一日排尿量应为1500ml,少于500ml时不能有效地排出体内的代谢产物,会影响人体的生理功能,反复脱水和尿量过少容易形成泌尿系结石,也会使泌尿系感染的机会增加。水的排出量基本等于水的摄入量（表3-4）。

表3-4　　　　　　　　　正常成人每日水的摄入量和排出量

摄入（ml）	排出（ml）
饮水 1000～1500	尿量 1000～1500
食物水 700	皮肤蒸发 500
代谢水 300	呼吸蒸发 400
	粪便水 150
合计 2000～2500	2000～2500

2. 运动员的水代谢特点

（1）出汗率高。人体在剧烈运动时体内产热增加,其中25%用做机械功,其余是以热的形式散发的。当环境温度增加时出汗成为调节人体体温的主要或唯一的途径。运动员具有出汗率高,即出汗集中于运动短时间内的特点。运动员的出汗率高低主要受运动强度的大小而变动（正相关）,也受运动持续时间、气温、热辐射强度、湿度、运动员的适应程度等多种因素的影响。

（2）出汗量大,失水量多。一次大强度运动量训练的失汗量可高达2～7L。例如,在25℃～30℃气温下进行4小时长跑运动训练的出汗率平均为4.51L±0.30L,运动中肾血流量和肾小球滤过率减少。因此,剧烈运动中或运动后,特别是在出汗量大的情况下,尿量会明显减少或无尿。正常情况下呼吸道丢失的水分较少,但在运动中呼吸道丢失的水分比正常情况下增加10～20倍。

人体休息时的耗氧量为250ml/min,产热率为1kcal/min。而在运动的情况下增加许多倍,如马拉松跑步的耗氧量可达4000ml/min,产热明显增加,尤其在外界温度高和湿度大的情况下,出汗散热是调节体温的唯一途径。为散发马拉松运动中所产生的热,则需要蒸发1.6L/h的汗液,加上部分汗液在出汗过程中脱落起不到散热作用,所以出汗量需要增加到2L/h以散热。因此,一次马拉松赛中失水量可达5L左右。对一名70kg体重的运动员而言,失水量要达体重的7%。

因此，能否掌握水分的合理供给，常成为训练效果好坏或比赛成败的关键，耐力运动中，因大量丢失水分而造成的脱水，常因给水不当所致。

（三）运动性脱水的原因与机理

运动性脱水的常见原因如下：

1. 单纯失水。运动时呼吸道黏膜不感蒸发加强；运动造成的体温升高使皮肤不感蒸发增加。

2. 失水大于失钠。剧烈运动时运动员大量出汗，汗为低渗液体，其中的固体物主要是氯化钠，浓度变化很大为 0.15%～0.50%，平均为 0.30%，此外还含有少量钾离子。

3. 水摄入不足。运动训练中不能合理地给水或运动员不合理地控制或降体重都会引起水摄入不足。

水的丢失多于钠离子等电解质的丢失是运动性脱水的主要特点。对机体的影响如下：

（1）因失水多于失钠，细胞外液渗透压增高，刺激口渴中枢，渴感强烈。

（2）由于细胞外液容量减少而电解质浓度升高，故血浆渗透压升高，细胞外液呈高渗，刺激下丘脑及脑垂体后叶分泌和释放抗利尿激素，作用于肾远曲小管及集合管使水重吸收增加，尿量减少、尿比重增加。

（3）早期或轻度脱水时，由于血容量减少不明显尿中仍有钠离子排出，其浓度还可因水重吸收增多而增高；在晚期和重度脱水时，可因血容量减少醛固酮分泌增多而致尿钠含量减少。

（4）细胞外液高渗，细胞内水分转移到细胞外造成细胞内脱水，出现细胞功能障碍，特别是脑细胞较为明显，严重时出现脑组织充血、神经细胞损伤，可引起一系列中枢神经系统功能障碍的症状，包括嗜睡、肌肉抽搐、昏迷，甚至导致死亡。

（四）运动性脱水的表现

轻度脱水时，可影响运动能力。当中度脱水时便可出现脱水综合征，表现为烦躁不安，精神不集中、软弱无力、声音嘶哑、皮肤黏膜干燥、尿量减少、心率一般增快。重度脱水则皮肤弹性降低，除有体力及智力减退外，并可出现神经精神症状，严重者神志不清以致昏迷。血压则视血容量减少的程度而有所不同。血容量减少在 10% 以内，血压尚可维持；血容量减少在 10%～25%，则可出现体位性低血压；血容量进一步减少，卧位时血压不能维持正常，出现休克、循环衰竭、少尿、无尿以致肾功能衰竭。

运动性脱水主要是高渗性脱水，其临床特点是：早期出现口渴、尿少；脱水越重则口渴越剧，尿越少而尿钠越高；中度以上脱水，常有面部潮红，易发生脱水热。神经精神症状以幻觉、躁狂、谵妄为突出。当失水量达体重的 6%～10% 时，称重度脱水，此时细胞内液丢失增加，呼吸频率加快，血容量显著减少。

运动员脱水时，最大摄氧量减少和维持最大摄氧量的时间明显缩短。但脱水对运动能力的影响与运动员的适应状态有关。一般训练水平的运动员，当失水量为体重的 2%～3% 时，即可影响循环系统的功能和体温调节能力，运动能力和最大摄氧量受到明显影响。然而高水平已有适应能力的运动员，失水量达体重的 5% 时也无显著的影响。运动员长期处于热环境中运动可产生一定的适应性，耐力训练可使细胞内液及血浆容量增加。

大量出汗后血容量显著减少,同时细胞内液也呈现不同比例地减少。血容量的减少使皮肤血流量减少,从而出汗量减少,通过蒸发散热也减少,体温升高。

(五)治疗

当运动员发生脱水时要尽快去除病因,以利于机体发挥自身调节功能。

最主要的治疗措施是及时补充丢失的体液。补液应根据其脱水程度和机体的情况决定补液量、种类、途径和速度。

按丢失 1kg 水需补充 1000ml 液体计算,如体重为 75kg 的运动员,轻度脱水需补充液体 1500~2250ml,中度脱水需补充液体 2250~4500ml,重度脱水需补充液体 4500ml 以上。运动性脱水初期以补充水或 5% 的葡萄糖溶液,待血钠回降、尿比重降低后,可适当补充含电解质的溶液,如 5% 的葡萄糖生理盐水。

对液体能从消化道吸收的脱水运动员以胃肠道补液为首选。中度脱水常需辅以静脉补液,重度脱水则需从静脉补给。补液速度是先快、后慢。总的来说,补液的速度以使循环功能恢复为首要目的,当日先给补水量的一半,余下的一半在次日补给,所需液体总量一般应在 48 小时内完成,此外还要补日需要量的 2000ml。补液过快可引起短暂的水中毒和抽搐,在重度脱水补给时更应注意。

(六)预防

防止运动性脱水主要是要保持运动员的水平衡。运动员水分的补充要采取少量多次原则。

1. 补液量

(1)运动前补液应遵循少量多次的原则,以免除副作用。在运动前 15~20min 可补充液体 400~700ml。

(2)胃的最大排空率为 35ml/min。运动中补液应每隔 10~30min 补液 100~300ml,或跑 2~3km 补液 100~200ml,每小时补液总量不超过 1000ml。当补液≤300ml/h,一般不能满足机体需要。补液量可为出汗量的 1/3~1/2,其余在运动后补充。发生口渴时,已失去约 3% 体重的汗液,如果依赖口渴感进行补液,需 48 小时才能补足,故口渴不能作为补液的指征。

(3)运动后补液除应遵循少量多次的原则外,总量取决于失汗量。运动前、中、后补液总量应相当于运动中丢失体重的 1.5 倍。

2. 补液的成分

饮料若能尽快由胃中排空,则有利于水的吸收和利用。饮料中的糖和电解质浓度越大,则渗透压越大,排空将越慢。糖浓度为 5% 时其排空速度与水相似,而低聚糖液比同样渗透压的葡萄糖液排空快。

大量出汗情况下所用的运动饮料应以补水为主。可适当采用糖-电解质饮料,以加速血容量的恢复;温度较低的(5℃~13℃)饮料口感较好。

3. 补液切忌过度集中

若一次大量补液，(1) 可抑制渴感；(2) 增加排尿、出汗，增加电解质丢失；(3) 增加心、肾负担；(4) 使胃扩张，胃液冲淡，呼吸功能下降。

十二、猝死与体育运动

猝死，即指症状出现后 24 小时发生的死亡。运动中猝死，即指参加体育运动的人，在运动中或运动后 24 小时内意外死亡。运动中猝死虽然比较少见，但对人们心理的危害却很大。

(一) 运动中猝死的发病率

运动猝死世界各国均有报道，除少数病例外，多数猝死的发生都有因可查，是可以预防的。运动员猝死的发病率比非运动员高，但运动中猝死的发病率比日常生活中高只是一种假象，运动员或在运动中死亡将更多地受到公众的注意。

美国学者 Vuory 和他的同事在研究了 2606 名猝死者的病例后认为，猝死的直接原因与运动联系很少，其比率还不到各种猝死的 1%。而且，仅在患有潜在的心脏病又参加体育活动时，才容易引起猝死。一些大规模的实验研究表明，即使在普通人群中与运动有联系的死亡率也是极低的，与美国每年的自然死亡率一样。

(二) 运动中猝死的常见原因

1. 先天性心脏疾患

(1) 马凡氏综合症

马凡氏综合症是一种染色体显性遗传性疾患，主要病变累及全身结缔组织，常引起骨骼、心脏及眼部疾病。典型马凡氏综合症患者，通常瘦高、管状骨长，关节活动幅度大。主动脉因结缔组织缺乏而薄弱，常表现为主动脉扩张，二尖瓣脱垂，主动脉夹层，主动脉瘤形成，并有潜在主动脉断裂倾向。世界著名排球运动员海曼、我国著名排球运动员朱刚等均因马凡氏综合症引起的心脏改变而猝死。

主动脉的扩张程度可用超声心动图来进行评价。马凡氏综合症患者没有主动脉根部扩张或没有二尖瓣脱垂的人，也只可参加低强度的运动。

(2) 冠状动脉畸形

冠状动脉畸形是罕见的先天性心脏疾患。在死前很难诊断，但可引起猝死，一般多见于青少年。如儿童少年出现原因不明的晕厥时应详细检查，以排除或发现冠状动脉畸形是否存在。冠状动脉畸形在外科手术修补后，如运动负荷试验心电图正常，允许参加运动。

2. 获得性心脏瓣膜疾病

在获得性心脏瓣膜疾病中主动脉瓣狭窄和主动脉反流对生命的威胁最大。

主动脉瓣膜狭窄严重的患者可能发生猝死，而中等程度患者猝死却很少。但也应高度

警惕,因为病变的严重程度可能会发展。主动脉反流可严重影响中央循环的动力,也是猝死发生的常见原因。任何程度主动脉反流的人都不应参加剧烈的运动。

3. 肥厚性心肌病

这一罕见的疾病是运动员猝死的重要原因。肥厚性心肌病是遗传性的疾病,其特点是室间隔和左室肥厚,不能舒张,查无其他原因。这类患者在发病初期常无症状,其形态变化很难与运动引起的心脏肥大区别。然而,这类运动员一半左右有猝死的家族史。当室间隔或左室后壁厚度达15mm或超过15mm时被认为有诊断意义,但这一变化常常到成人早期,才完全表现出来。患者即使经过治疗或手术也不应参加体育运动。

4. 先天性长Q-T间期综合征

这一综合征的特点是Q-T间期大于0.40~0.50s。这类患者常有家族史,或有晕厥症状,或昏迷症状反映这一综合征的存在。患这种综合征的人常可引起心脏活动骤停,运动过程中有猝死的危险,不应参加体育运动。对这一综合征的评价应包括心电图、24小时心电图、运动负荷心电图及超声心动图检查。

5. 预激综合征

预激综合征的特点是P波正常,P-R间期小于0.12s,QRS间期大于0.12s。QRS波起始不清楚,升高缓慢,并伴有S-T段改变,且常伴有室上性心动过速。心动过速时的心率通常在150~250b/min。

当附加通路的不应期过短时(小于0.20s),患者将面临心率过快和猝死的危险。那些曾经有过心悸和晕厥的人应当接受心脏结构检查、24小时心脏监护及电生理检查,以确定附加通路的性质。

6. 药物乱用

刺激剂(包括精神刺激剂、中枢神经刺激剂、交感神经胺剂),如苯丙胺和可卡因等。这类药物的主要作用是靠抑制身体的自然警报系统,减轻剧烈运动引起的痛苦的感觉来增强自信心,增加耐力和力量争取更好的成绩。

刺激剂的主要影响包括,使疲劳感消失,导致机体耗竭而引起严重后果。刺激剂可使血管收缩从而导致机体散热机能下降,引起体温过高。在进行高强度运动时服用大剂量的刺激剂,对中枢神经系统的危害引起的副作用包括焦虑、烦躁、神经紧张、易怒和失眠,增加心率、血压和能量代谢。可导致有极度兴奋转为深度抑制、呼吸和循环衰竭,甚至引起心脏衰竭而造成死亡。

7. 缺血性心脏病

缺血性心脏病是指冠状动脉粥样硬化引起的心脏病,即冠心病。

运动时由于机体的代谢加强,需氧量急剧增加,运动肌肉和心肌的供血、供氧需要量也急剧增加。在正常情况下,供应心肌血液的冠状动脉的口径可随代谢的增强而扩张,当冠状动脉的病变严重到一定程度时,运动达到一定强度心率过快、心脏舒张期过短时,就会导致冠状动脉痉挛诱发心绞痛，甚至心肌梗死。

8. 运动应激综合征

严重运动应激综合征可导致猝死发生。从体育运动中发生的情况来看，主要是剧烈运动时交感-肾上腺髓质系统兴奋，使心率加快，心肌耗氧量增加，心脏负荷过重而诱发心力衰竭。

9. 中暑

严重中暑时，可导致循环衰竭，甚至昏迷、死亡。

10. 脱水

重度脱水时，可引起中枢神经系统及循环系统功能障碍，严重时可导致死亡。

（三）猝死的影响因素

1. 气候因素

夏季发生猝死最多，有人认为这与中暑有关，如马拉松跑不仅对心脏血管系统造成了沉重负担，而且对其体温调节机制也是可怕的考验，以致在猝死发生后难于对其发生原因作出鉴别。

2. 时间因素

调查表明，运动猝死在早晨清醒后2～3小时内或上午9～11时较多见。

3. 伤病因素

伤后、病后及身体情况不佳时参与剧烈运动，或剧烈运动后过度劳累、睡眠不足、感冒发烧时参与剧烈运动，易引发猝死。

4. 心理应激因素

心理应激水平高、情绪波动、过于紧张时，易发生运动性猝死。如比赛、测试时发病率增加。

5. 年龄因素

一般认为，20岁之前与40岁以上的人群发病率较高，但也有不同的报道。这与青少年参加运动前的身体检查不普及，先天异常疾病未及时发现；中老年人缺乏科学锻炼的知识有关。

6. 性别因素

国内外报道显示，女子运动性猝死的发病率较男子低。这可能与女子锻炼时的强度较低，对疲劳或不良反应的耐受力较差有关。

7. 运动强度因素

研究发现，运动猝死的危险性随运动强度和运动时间的增加而增加。

（四）运动中猝死的预防

完全杜绝运动中猝死发生是不可能的，因为有些患者潜在的心血管疾病，直至死亡时才表现出来。但积极的预防措施对减少不必要的牺牲，仍有其重要的实际意义。根据国内外的一些报道，猝死的预防应从以下几方面来进行：

1. 认真做好体育训练和比赛的医务监督，学生中开展体育活动要根据青少年的生理特点合理安排运动量和运动强度。
2. 在竞赛前对于没有运动经历和运动习惯的人，应进行必要的体格检查，特别是心血管系统的检查，注意询问病史、运动史和家族史。
3. 运动中曾有过心前区不适，上腹部疼痛，呼吸困难，面色苍白，大汗淋漓等症状者，要予以特别注意。
4. 运动中或后曾有过晕厥、意识丧失的人，应注意是否与心脏病有关或有无潜在的心脏病，要请专科医生作出确诊，在问题尚未查清之前，应禁止从事剧烈运动。
5. 长距离赛跑及剧烈比赛时要有医务人员在场，并准备必要的急救设备。长距离跑结束后，不要迅速停止活动或就地卧倒，避免由于"重力性休克"引起的回心血量不足，或突然卧倒后回心血量突然增加而引起心脏扩张，进而影响心肌的供血供氧。
6. 定期进行体格检查，体检异常者，特别是有心脏疾患者应在医生指导下进行合理锻炼，一般应禁止参加剧烈活动或比赛。
7. 在伤后、病后、发烧、急性感染期间及恢复期，应避免参加剧烈运动。运动量和运动强度要逐渐增加，禁止带伤、带病参加剧烈运动。
8. 体育锻炼要持之以恒，不要间隔时间过长，三天打鱼，两天晒网，应积极预防冠心病。
9. 夏季进行长距离、长时间的训练和比赛时，要及时补水及电解质，防止电解质平衡紊乱及中暑发生。
10. 洁身自好，自觉抵制药物乱用。

思考题

1. 简述过度训练早期的主要表现。
2. 简述过度训练的预防原则。
3. 简述运动应激综合征的原因、主要表现、处理及预防原则。
4. 简述晕厥的常见原因。
5. 简述运动员贫血的常见原因、表现及预防。
6. 简述运动中腹痛的常见原因、表现及预防。
7. 如何处理肌肉痉挛？
8. 如何区别运动性血尿和运动性血红蛋白尿？

9. 简述中暑的发病原因、原理、表现、诊断、处理、预防原则及方法。
10. 简述冻伤的发病原因与预防。
11. 运动员如何补水？
12. 简述猝死的常见原因及预防。

第四章

运动训练医务监督

知识要点

- 运动员自我监督的内容及应用
- 运动训练常用医务监督指标的意义及应用
- 比赛期间的医务监督
- 身体成分与运动员的体重控制
- 消除运动性疲劳的方法
- 时差反应及其调节
- 运动员心血管的常见异常及监督
- 兴奋剂的分类及危害

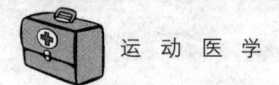

运动医务监督（Sports Medical Supervision）是运动医学的重要组成部分。

医务监督是指用医学和生理学、生物化学方法，对从事体育运动的人（包括运动员）的身体进行全面检查和观察，评价其发育水平，训练水平和健康状况，为体育教师和教练员提供科学训练的依据，保证运动训练顺利进行并取得较好成绩的一种手段。简言之，即在医学观察下合理科学地进行体育运动，以期达到保证健康，预防伤病，提高运动技术水平的目的。

现代训练的一个中心问题是如何科学地进行大运动量训练。大运动量训练是赶超世界先进水平的重要途径之一，为了科学地进行大运动量训练就必须运用医学和生理学的指标，结合运动员的自我医务监督及教练员的实践，观察、监控机体对大运动量训练的反应，为大运动量训练提供科学的依据。

竞技体育是对人体机能极限的开发，随着体育运动竞赛更加激烈地发展，因而训练的强度也会逐渐增加，疲劳与恢复的矛盾也必将更加尖锐。运动员出现疲劳、过度疲劳甚至运动伤害的可能也相对地增加。因此，做好运动员的医务监督工作是合理安排训练的需要，是保证运动员的健康、提高竞技能力的需要，也是贯彻"公平竞争""以人为本"的奥运精神的需要。

第一节　运动员的自我监督

一、自我监督的意义

人是高度发达、高度完善的有机体。训练过程中，各种来自肌肉、呼吸、内脏及心血管系统等各方面刺激都会传到大脑。大脑分析综合了传入的信息，对其本身工作能力、机能状况、疲劳程度必将作出相应的反映，不论机体的机能下降、疲劳或恢复，都会从主观感觉以及客观检查中反映出来。所以有人把主观感觉称为"自我内在的呼声"，如 RPE（自我疲劳程度感受）。自我监督正是利用主观反应及简单的医学指标对运动员的健康状况、身体状况进行观察的方法，是综合医学观察的重要内容之一。自我监督指标的变化，对判断运动员的机能状况、疲劳程度，有重要参考价值。

二、自我监督的内容

自我监督的内容包括主观感觉和客观检查。

（一）主观感觉

1. 运动心情

运动心情是反映运动员有无训练欲望的指标，训练欲望取决于运动员身体的机能状况。运动员身体机能正常时，精神饱满、体力充沛，渴望训练。如果健康状况不佳或发生了过度训练时，就出现心情不佳、厌烦训练的征象，尤其恐惧参加紧张训练和比赛。可根据具体情况在自我监督表中记录，如渴望训练、厌烦训练、恐惧训练等。

2. 不良感觉

不良感觉是反映运动中或运动后，除疲劳（如乏力、肌肉酸痛）以外的其他不正常感觉，如异常的疲劳，感到恶心甚至呕吐，头晕，以及身体某些部位疼痛等。身体机能正常时，自我感觉良好，无不适感觉。如果出现不良感觉，说明机能下降、体力不佳或患有疾病。

观察运动员在训练过程中的不良反应，有利于教练员及时发现问题，尽早查明原因，并采取相应措施。不良感觉的具体内容，可根据具体情况填写。

3. 睡眠

睡眠状况是反映神经系统功能状态的指标。当训练负荷过大超过机体的负担能力时，首先反应在神经系统方面。早期主要表现为睡眠模式的改变。好的睡眠状态是入睡快，醒后精力充沛。如果入睡迟、夜间易醒、失眠，睡醒后仍感疲劳，表明训练负荷超过机体的负担能力，或机体已疲劳，需要调整。在自我监督表中可填写良好、一般、入睡迟、夜间易醒、失眠等。

4. 食欲

食欲是反映中枢神经系统是否疲劳的较敏感指标之一。体育运动时能量消耗大，所以运动后食欲良好。如果运动后不想进食，食量减少，并在一定时期内不能恢复食欲，检查未有其他发现时则表明中枢神经系统已疲劳。此阶段机体的胃肠消化和吸收机能下降，运动员身体机能和健康状况也较低。自我监督表中应填写食欲、食量等情况。

5. 排汗量

运动时排汗量的多少与运动量大小、训练程度、饮水量、空气温度、湿度、衣着厚薄，以及神经系统状况有密切关系。排汗量有比较明显的个体差异，不同个体间比较意义不大。观察排汗量指标时，应特别注意夜间睡眠是否有出大量冷汗的现象。睡眠中出大量冷汗，中医称之为盗汗，是身体疲劳或植物神经系统功能紊乱的表现，也可能是内脏器官患病的征象，应加以注意。自我监督表中应填写排汗量一般、较多或明显增多，夜间出冷汗等。

（二）客观检查

1. 脉搏

测脉搏时除注意频率外，还应注意节律。晨脉对了解身体机能变化有重要意义。训练时期，若每分钟晨脉比过去减少或无明显改变，节律齐，表明运动员身体机能反应良好，有潜力；若每分钟比过去多12次以上，表明机能反应不良，可能与疲劳未消除或机体状态不良有关。如果晨脉数比过去明显增加，且长期未恢复到原有水平，可能是早期过度训练的反应，应做进一步检查。

如果发现脉搏节律不齐或有停跳现象，可能是心脏机能异常征象，应采用心电图等方法做进一步检查。

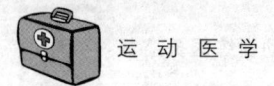

2. 体重

训练时期，体重出现"进行性下降"现象，并伴有其他异常征象（睡眠失常，情绪恶化等）时，可能为过度训练或身体有慢性消耗性病变（肺结核、甲亢、热能不足等）的表现。

3. 运动成绩

运动成绩长期未增长或下降，可能是身体机能状况不良的反映，也可能是早期过度训练的表现。

4. 肌力检查

机体良好时，肌力不断增加或稳定在一定水平上，如果肌力明显下降则说明运动员疲劳。肌力的测定可根据具体情况选择不同的方式。如，握力、背力及计算机测力等。

除上述几种客观指标外，还可根据设备条件和专项特点定期测定其他的生理指标。但总体上说，运动员自我监督的指标不宜过多，自始至终应贯彻简便易行，客观有效的原则。只有这样自我监督，工作才能长期坚持下去，才有意义。

三、自我监督的形式

自我监督可以用专门的自我监督表记录，也可逐日把各项指标写在日记中。推荐的形式应当是把自我监督作为训练日记的一部分。训练日记应当包括以下内容：训练内容、训练的时间、运动强度、运动中的体会收获、存在的问题，同时记录机体对训练的反应。这样做的目的是将训练安排与身体反应有机地结合起来观察，更便于教练员发现问题总结经验。

自我监督也可以表格的形式进行记录，如表 4-1 所示。

表 4-1　　　　　　　　自我监督表　　　年　月　日

主观感觉类：			
运动心情	渴望训练	厌恶训练	一般
不良感觉	恶心	眩晕	胸痛等
睡眠	良好	入睡困难	失眠
食欲	良好	不佳	减少
排汗量	一般	增多	盗汗
客观检查类：			
脉搏	b/30s	节律	早搏 b/min
体重	kg		
肌力（握力）	kg		

上述各项指标，除具体数字外，可用"√"标记表示。

自我监督表填写的内容，如食欲、睡眠，都是前一天和当日清晨的情况。自我监督表中的某些内容，如晨脉、自我感觉、食欲等，必须每天填写。有的指标如体重，可以一周或半月测一次。

自我监督工作是系统的运动训练医务监督工作的一部分，是教练员与运动员之间交流的有效渠道，也是提高训练水平、提高教练员执教水平的基础工作。

第二节 运动医务监督常用指标的意义与应用

运动员身体机能评定是一个多指标、多层次、多因素的综合评定体系。可根据评定的目的和测试对象的年龄、运动专项、训练水平等具体情况选择测试指标，并依据运动生理、生化原理，对测试结果作出客观、全面、科学的综合评定，从而科学地指导运动训练过程和提高训练效果。多年来，国内外运动生理、生化学者对评定运动员身体机能的指标和方法进行了大量的研究，推出了很多行之有效的生理、生化指标和方法。目前，适用于运动员身体机能评定的生理、生化指标涉及心血管、内分泌、免疫、氧转运及利用、骨骼肌及组织损伤、物质能量代谢及代谢调节能力、神经系统等多个方面，评定方法的可靠性和准确性也愈来愈高。

综合评定时应根据评定的目的、项目特点、运动员训练水平等情况，以及测试条件来选择和确定指标。各项生化指标应具有自身的独立性，能从不同的侧面较敏感地反映运动负荷或机能的变化；还应具有最佳的指标组合，既简单实用，又可相互补充，以便较全面地评价。例如，血乳酸值能够评定运动负荷强度；血尿素值能够评定负荷量和机能状态；而心率、尿蛋白值等既与负荷强度有关，又与负荷量有关，还与身体机能状况有关。如果同时采用心率、血乳酸、尿蛋白、血尿素值等多项指标进行综合评定，既可较为全面地评定运动负荷的大小，又可客观地了解机体对负荷的适应和恢复情况。因此，通过多项生理生化指标的测试与分析，能够较为客观地诊断运动员的机能状态，对科学安排训练、预防过度疲劳和运动损伤的发生具有重要的作用。

一、脉搏

人们发现在运动过程中，在一定范围内脉搏与吸氧量、与人体的做功能力呈线性相关。因此，运动过程中脉搏的快慢能反映运动强度的大小；安静状态下，脉搏可反映机体的恢复程度。运动实践中人们常把脉搏作为反映运动机能状态的窗口，广泛使用。

（一）安静时脉搏

经过系统训练的耐力项目运动员，常出现窦性心动过缓的现象，即安静时脉搏低于每分钟60次，这在多数情况下是机能状况良好的表现，是对长期系统训练的适应。我国优秀运动员窦性心动过缓发生率为55.29%，运动员安静时心率最慢可达每分钟37次。运动员安静时心动过于缓慢时，应注意与病态窦房结综合征的区别。

（二）晨脉

晨脉即基础脉搏，是清晨起床前清醒状态下卧位的脉搏数。其特点是较为稳定，且随训练年限延长，训练水平提高而适当减慢。如果基础脉搏突然加快或减慢，常常提示身体过度疲劳或有疾病存在，此外，应特别注意有无间歇，是否匀称，如出现间歇应及时查明原因。

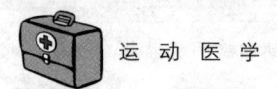

（三）运动中的心率

运动中监测心率主要用于判断机体的疲劳程度和控制运动强度。

1. 判断机体的疲劳程度。定量负荷时、在完成规定的成套动作时，运动员心率较平时明显增加，说明运动员的机能水平下降或机体已经疲劳。

2. 控制运动强度。用心率控制运动强度，要因人而异，应训练目的不同而有所不同：如是发展速度还是发展耐力，是发展无氧耐力，还是发展有氧耐力。具体应用方法如下：

（1）在重复训练中根据脉搏的变化调整强度。重复训练中常要求运动员在规定的时间内完成同样的距离。使运动的强度保持在一定范围内，在一定时间内完成一定的距离时，运动员的脉搏数值也应当相对稳定。如果脉搏数值下降，说明运动机能水平提高，可将强度增加促使运动水平不断提高。反之，脉搏数值上升则说明机能水平下降，或强度过大，应根据运动员的具体反应不断调整运动强度。

（2）在耐力训练中调整或控制运动强度。各国运动医学、运动生理学的研究证实，要提高运动员的心肺机能水平和 $\dot{V}_{O_2max}$ 水平，训练强度必须达到一定的阈值，如达到一定的乳酸阈值、心率阈值。换言之，这一阈值可以反映在心率上。

比如，我国运动生理学专家用遥测心率的方法，对国家级优秀中长跑运动员越野训练途中跑时的心率进行测量后发现，男子心率为 26～26.6b/10s；女子为 27～28b/10s。一些学者报道，心率低于 150b/min 的强度进行训练不会提高 $\dot{V}_{O_2max}$ 水平。瑞典生理学家 Astrand 认为，当运动强度接近无氧阈时，即吸氧量接近最大值又不引起体内乳酸过多时，对提高有氧能力效果最好，其心率相当于 160～170b/min。

（四）运动后心率

在定量负荷后的规定时间内测定运动员心率的恢复速度，也可反映运动员的疲劳程度。身体机能良好时运动员的心率恢复较快，而疲劳或过度疲劳时则恢复速度减慢。

二、血压

血压是大动脉血管内血液对血管壁产生的侧压，它是由心室射血和外周阻力两者互相作用的结果。也是反映运动员机能状态及疲劳程度的常用指标。

（一）晨血压

身体机能良好时，晨血压较为稳定。若安静血压比平时升高 20% 左右且持续两天以上未恢复，往往是机能下降或疲劳的表现。

（二）运动状态下血压

一般情况下，收缩压随运动强度的加大而升高，舒张压不变或有轻度的上升或下降。但出现以下情况说明运动员机能下降或疲劳：运动时脉压差增加的程度比平时减少，出现梯型反应，出现无休止音，运动中出现无力型反应。

三、最大吸氧量（$\dot{V}O_{2max}$）

（一）最大吸氧量的概念

最大吸氧量（$\dot{V}O_{2max}$）是指在极限的肌肉活动情况下，呼吸循环功能达到最高水平时，单位时间所能摄取和利用的最大氧量。

最大吸氧量是反映人体在极量运动负荷时心肺功能水平高低的一个主要指标，也是评估运动员身体工作能力的重要依据，在运动医学中广泛地应用。运动员最大吸氧量测定方法可分为两类：第一类是直接法，直接测定法又可分为运动场上测定法和实验室测定法。第二类是间接法，间接法是利用自行车测功计、活动平板、台阶实验等进行亚极量负荷后，根据其吸氧量、心率等数值推算最大吸氧量的方法。一般认为，训练有素的高水平运动员应尽量用直接测量法，青少年、老年人、心肺病患者或受其他条件限制的患者，则多采用间接测定法。目前，常用的最大吸氧量间接测定的方法有：Astrand 推测法，PWC_{170} 法、12 分钟跑等。

（二）最大吸氧量的评定

最大吸氧量受多种因素，诸如民族、性别、年龄、遗传和训练等的影响。一般说来，男女儿童在青春期前最大有氧能力无明显差别。性成熟后女子的最大吸氧量是男子的 70%～75%；18～20 岁男女青年最大吸氧量达到顶峰，以后逐渐下降；65 岁的老人，最大吸氧量只相当于 25 岁青年人的 75%。就运动员而言，从事耐力项目的运动员的最大吸氧量比从事其他项目的运动员高。

最大吸氧量的绝对值和相对值对于不同项目有不同的意义。最大吸氧量的绝对值对于划船运动员的重要性比相对值要大；相反对于长距离跑运动员来讲，最大吸氧量的相对值可能更有意义。

（三）提高人体有氧代谢能力的训练方法

1. 问题的提出

每周锻炼几次、练多长时间才能保持和增进健康？什么样的训练最合适？由于机能水平的提高受多种因素的影响，而且身体对训练的适应性反应又极为复杂，因此对这类问题很难作统一的回答。

现就运动的次数、强度、时间及活动方式对提高人体有氧代谢能力的影响，以及提高人体有氧代谢能力的训练方法，简要归纳如下：

(1) 运动形式。大肌肉群能参与、周期性的、较长时间的、有一定强度的、有氧代谢为主的活动。如跑步、游泳、划船、骑自行车等。

(2) 训练强度。最大心率的 60%～90%，或最大吸氧量的 50%～85%。

(3) 持续时间。持续时间取决于训练的强度大小。一般在 15～60min。非运动员以中低强度、较长时间的活动为宜，以免出现危险。

2. 理论依据

如前所述，最大吸氧量受多种因素的影响。就训练而言人体有氧能力的提高，取决于训练的次数、强度、持续时间、运动方式与起始的健康水平。为此有人对一些有争议的问题曾提出如下看法：

(1) 最大吸氧量通过训练只能提高5%～25%。其他72%～95%主要是受遗传因素的影响，但个别人通过训练则可提高25%以上。如何解释这种现象呢？这些情况通常是因为总体重和脂肪重量的下降，按每分、每公斤体重毫升计算最大吸氧量，就会有明显的提高；另一个原因可能是由于起始健康水平太低，因此锻炼后没有较大的提高。

(2) 最大吸氧量的提高与训练次数有关。实验证明，每周至少要保持3次的训练，如果每周少于2次训练，最大吸氧量的变化不显著。

(3) 要想改进身体的组成，使去脂体重（净体重）的比例增大，每周训练不能少于3次，每次至少持续20min，所消耗热量每次应接近300kcal。如果每周训练4次，则每次消耗热量应接近200kcal。

(4) 提高最大吸氧量的最低阈值。应为"最大心率储备"的60%左右（50%的最大吸氧量）。最大心率储备是指最大心率与安静时心率之差，再加上安静时的1/2的心率。

(5) 持续训练是保持训练效果的重要因素。如果停止训练2周，工作能力不会显著下降，停止训练4～12周，已提高的健康水平可下降50%。停止10周至8个月后，健康状况就会回到训练前的水平。

(6) 初次练跑每周3次以上，每次超过30min，有可能引起足、膝的损伤，为此可选用不同的项目交替练习。

(7) 最近研究表明，年龄不是耐力训练的障碍。中老年人最大吸氧量的变化与青年人相似，只是年龄大的人需要更长的时间才能适应训练。尽管最大吸氧量有随年龄增大而下降的倾向（可能是总体重和脂肪重随年龄而增加），但有材料证明，耐力训练可以改变这种倾向。

(8) 力量训练不能提高最大吸氧量。最近的试验表明，采用中等负荷的循环力量练习，每组重复10～15次，组间休息15～30s，最大吸氧量没有或仅有很小变化。

(9) 短期训练不能提高人体的有氧适应能力，最少需要10～20周才能见效。对成年人来说，每周训练不应少于2次，每次不应少于10min，否则，不能起到保持和提高健康水平的作用。

四、血红蛋白（Hb）

测定血红蛋白是评定运动员机能状态的常用方法之一。

（一）血红蛋白的生理作用

1. 运输气体（O_2；CO_2）；
2. 缓冲血液的酸碱平衡；
3. 调节血液中的氨基酸浓度；

4. 吸附代谢产物。

(二) 评定血红蛋白值标准

WHO 标准：女子 Hb<120g/L；男子 Hb<130g/L

中国标准：女子 Hb<105g/L；男子 Hb<120g/L

近年来有学者提出，运动员在训练和竞赛阶段，Hb 水平不能满足氧运输的需要就应考虑为运动性贫血，或亚理想 Hb，即运动员的 Hb 低于氧运输所需的理想水平。

(三) 注意事项

1. 国内外的研究发现，不习惯运动的人在开始训练阶段，由于血浆容量增加可引起相对性贫血（pseudoamenia），也称高血浆容量反应。一般认为，高血浆容量反应伴随血红蛋白、红细胞压积浓度的相对下降，不是真正的贫血。因为单位体积内血红蛋白、红细胞压积虽有下降，但总血量增加，血红蛋白总量仍然是增加。机体通过增加心输出量来代偿血红蛋白、红细胞压积的相对下降，以保证组织的供血、供氧。同时血红蛋白、红细胞压积相对降低可刺激、动员红细胞生成素系统，加速红细胞生成，以维持其血液中血红蛋白、红细胞等成分的动态平衡。

2. 运动员在大运动量训练的开始阶段也会出现 Hb 水平下降，而这种下降是红细胞破坏增加所引起的。若继续坚持训练，多数运动员随着对大运动量心率的适应，Hb 回升，运动成绩明显提高。但也有少数运动员的 Hb 持续下降，这可能与运动量、运动强度增加过快有关，也可能与过度训练及其他疾病有关，要及时查明原因。如无其他疾病存在，只要调整运动量、降低运动强度，适当注意营养，运动员的血红蛋白就会较快恢复。

3. 运动员血红蛋白水平过高时也应考虑到其不利的影响。

4. 铁储备下降的监测。铁储备开始下降表现为血清铁蛋白（SF）值低于 12ug/L，运铁蛋白饱和度（TS）、红细胞游离原卟啉（FEP）和 Hb 水平正常。血清铁蛋白是诊断体内缺铁及铁负荷过多的一项最敏感、最特异的指标。缺铁性贫血前期，血清铁蛋白可以表现异常降低，并且储铁下降是血清铁蛋白降低的唯一原因，它测定方便，灵敏度高，成为群体普查的重要手段。国内外以血清铁蛋白值<20ng/ml 作为储铁耗尽或明显降低的标准。

多年来对运动性贫血，特别是缺铁性贫血的研究多局限于血色素的测定，认为血红蛋白指标是评定体内是否缺铁的灵敏指标，这个观念是错误的。因为机体由缺铁发展到缺铁性贫血是一个延续过程，体内出现缺铁性贫血之前已有不同程度的缺铁，但血红蛋白值可能是正常的，此时的缺铁具有隐蔽性，用血红蛋白值并不能检测出体内是否缺铁。

缺铁性贫血表现为血红蛋白浓度明显下降（<120g/L）。缺铁性贫血阶段各项指标的阳性率为：血清铁蛋白为 95.5%～96.2%，红细胞游离原卟啉为 76.9%，运铁蛋白饱和度为 50%～76.9%，血清铁为 34.6%～60%。最好选择两项以上指标组合可提高检出率，血清铁蛋白和红细胞内游离原卟啉两项指标的组合检出率可高达 100%，漏检率为 0%。

因此，在评价运动员是否贫血时，要同时观察血色素（Hb）水平和血清铁蛋白的含量。研究报道，如果血色素（Hb）较低，而血清铁蛋白正常时，运动员的贫血相对比较容易纠正；如果血色素（Hb）较低，而血清铁蛋白也耗竭时，说明储备铁以消耗殆尽，在这种情况下运动员的贫血往往需要相当长的时间（半年至一年）才能纠正。

五、尿蛋白

正常人每日尿中排出蛋白质总量在 150mg 以下，一般排出量为 40～80mg。安静状态下，运动员的尿蛋白含量与一般常人无差别。运动引起尿蛋白质增加的现象，称为运动性蛋白尿。运动性尿蛋白中蛋白质主要来自血浆蛋白，如安静时尿蛋白中血浆蛋白含量为 57%，运动后可增至 82%，运动后尿蛋白比安静时增加，可多达 100 倍不等。运动后尿蛋白增加的原因是运动时肾上腺素、去甲肾上腺素、肾素—血管紧张素系统和激肽释放酶分泌增加，使肾血管收缩，血流量减少，肾小球毛细血管压上升，滤过分数增加，使肾小球滤过较大分子量的蛋白质增多；运动时肾小管的重吸收已处于饱和状态，同时对某些小分子量的蛋白质的分泌加强，所以，运动性尿蛋白是肾小球-肾小管混合性尿蛋白，但以肾小球尿蛋白为主。

应用尿蛋白这一指标评定运动员的机能状态时应注意以下几点：

（一）尿蛋白和运动量的关系

运动后尿蛋白的数量和运动量有关，尤其和强度关系最大，因而可由尿蛋白出现的数量来评定运动量，特别是评定运动强度。在大运动量训练过程中，开始运动员身体不适应尿蛋白的排出量增多，如继续坚持一阶段训练后，在完成相同强度的训练时尿蛋白的排出就会减少，这是运动员机能状况适应的表现；如尿蛋白不减少反而增加时，则可能是运动员身体状态不良的表现，应酌减运动强度或运动量。

（二）尿蛋白和身体机能的关系

运动性蛋白尿有较大的个体差异，有些人在运动后易出现，而且排出量较多，另一些人则不易出现，即使出现数量也较少与训练水平关系不大，这种差异可能和遗传因素有关。但这种个体差异的表现仍具有一定特点，即同一个体在完成相近的运动量或相同项目的比赛时，尿蛋白的数量相对稳定。当训练水平提高时，尿蛋白的数量就减少；当身体机能下降时尿蛋白的排出数量就增加，故当尿蛋白的排出量在运动后突然增加时（3～4 倍），有可能是运动员身体机能下降造成的，要及时查明原因。因此，应用这一指标评定运动员机能状态时，宜在每天训练课后取尿系统观察。

（三）尿蛋白和运动环境及年龄的关系

有研究报道，在低温环境中运动时尿蛋白的阳性率增高，如冬游。此外，高原训练，低氧分压也可刺激尿蛋白的分泌增加。就年龄而言，尿蛋白的出现率有随年龄的增加而降低的趋势。

（四）运动性尿蛋白与病理性尿蛋白的区别

运动性尿蛋白是生理现象还是病理现象，目前仍是一个有争议的问题。一般认为，运动性尿蛋白属于良性、机能性尿蛋白。但当运动后尿蛋白的排出增加时，首先要明确诊断是否有泌尿系统疾病，排除疾病因素后，才能考虑下一步的安排。

运动性尿蛋白与病理性尿蛋白的主要区别如下：

1. 运动性尿蛋白与运动训练有密切关系，运动性尿蛋白出现在训练后的第一次尿中，且在运动后数小时内消失，一般不超过 24 小时。

2. 运动性尿蛋白出现时，运动员多数没有不良感觉，且预后良好。

3. 病理性尿蛋白的出现与运动训练关系不密切，即使在安静状态也有尿蛋白，而且运动后排出增加，具有持续性、长久性的特点。

4. 病理性尿蛋白存在时，患者除有尿蛋白外，还伴有不良感觉及症状，如血尿、管型尿、浮肿、高血压等。

六、血乳酸

乳酸是糖代谢（无氧糖酵解）的重要产物。肌肉活动时其生成率和运动项目、训练水平、运动强度、运动持续时间、糖原含量、环境温度以及缺氧等因素有密切关系。组织中产生的乳酸经过弥散进入血液后，在运动时通过氧化、糖异生作用以及汗尿排泄也能消除一部分，所以在运动过程中某一瞬间的血乳酸浓度可能是生成率和排泄率的代数和。激烈运动后整个恢复过程中上述排泄机制加强，血乳酸的恢复曲线呈双项指函数形式到安静时的水平。在运动后 5 分钟左右出现血乳酸峰值。目前，血乳酸指标主要用于有氧代谢能力的评定，在这种情况下需要得到一条负荷强度—血乳酸浓度曲线，曲线右移表示有氧代谢能力高，反之表示有氧代谢能力低。

在绘制负荷强度—血乳酸浓度曲线时，通常采用连续或间断性逐级递增负荷试验，起始强度因运动员的运动项目、训练水平和性别不同而异，这样进行 5~6 级负荷试验。在自行车测功计上起始功率可选定 60W（女）和 90W（男），每递增一级是 30W 或 50W。在活动平板上起始速度可选 10km/h，每递增一级是 2km/h（坡度为 5%）。每级负荷持续时间不少于 3 分钟，每级负荷后即刻取动脉耳血化验（或手指血）测定血乳酸值，从而可描绘负荷强度血乳酸浓度曲线。一些学者把 4mmol/L 血乳酸值对应的负荷强度看做有氧向无氧代谢的转换点，称无氧阈。

七、血尿素

蛋白质和氨基酸等含氮物质在分解代谢中，先脱下氨基，氨在肝脏转变为无毒的尿素，经血液循环至肾脏排出体外。正常人其生成和排泄处于平稳状态之中，故血尿素保持相对稳定。

成人安静时血尿素值为 28~40mg/mL。

运动时肌肉中能量平衡遭到破坏，蛋白质及氨基酸的分解代谢加强，尿素生成增多而使血中含量升高，其数量可增高达 10%~100%。一般在 30 分钟以内运动时血尿素变化不大，超过 30 分钟的运动血尿素含量才有较明显的增加。身体对负荷的适应性越差则运动生成的尿素就越多。

运动引起血尿素升高的主要原因是：1. 丙氨酸—葡萄糖循环加强。运动在 30 分钟以上时，骨骼肌中蛋白质参与供能加强，肌肉中支链氨基酸（亮氨酸、异亮氨酸、缬氨酸）脱氨基，碳链被氧化，氨基与丙酮酸反应生成丙氨酸，通过血循环在肝中丙氨酸再脱氨基而生成尿素，致使血尿素增加。2. 运动使肌肉中酶因老化分解加强，其分解代谢最终产物尿素增多。3. 长时间激烈运动，肌肉能量平衡遭破坏使 ATP 不能迅速合成时而生成 AMP。AMP 在肌肉中易脱氨基生成 IMP（次黄嘌呤核苷酸），氨转变为尿素，使血尿素量增加。加之运动时排汗增加，尿排泄减少，血液浓缩，造成血液尿素量增加更为明显。

蛋白质分解代谢加强，不仅发生在不适应的运动时，还会延续到运动后休息期，所以常表现为运动后次日或第 2～3 天还保持较高的分解代谢，经休息后可以恢复，但恢复速度和运动员训练程度及机能状态有关。如果血尿素水平运动后升高，次日晨恢复至正常或比原来水平低些，说明身体对负荷适应；如果血尿素水平在训练期晨起时停留在升高水平或连续几天升高，说明身体尚未恢复，对运动量不适应；如果运动员在训练开始不适应，或对环境不适应（如高原训练），开始几天晨起血尿素水平升高，但在其后的训练中，身体逐渐适应后，血尿素水平又会逐渐下降到原水平。

因此，血尿素在评定机能状态时，可概括出三种变化类型：（1）训练期中晨起时血尿素含量不变；说明运动量小，对身体刺激不大；（2）训练期开始晨血尿素水平上升，然后逐渐恢复至正常。说明运动量足够大，但身体能适应；（3）训练中晨血尿素水平逐日上升。说明运动量过大，身体不能适应。因此，训练期可每天或隔天，或大运动量训练后次日晨测定血尿素水平评定身体机能状态。一次训练课后，血尿素值超过 50mg 时为运动量过大，要注意调整运动量。

八、睾酮

睾酮是体内主要的促合成代谢激素之一，它除了维持男子性功能和副性特征外，还刺激组织摄取氨基酸，促进核酸与蛋白质的合成，促进肌纤维和骨骼生长，刺激促红细胞生成素分泌，增加肌糖原储备，维持雄性攻击意识。睾酮与相关指标的测定及其意义：

1. 清晨安静状态下血总睾酮测定

首选指标，主要反映训练后 HPG 轴功能恢复情况。其特点是直接、简便、快速。在强化训练阶段做定期（如一个月）或不定期的检查是必要的。

血睾酮值的个体差异较大，仅以某一次的测值与正常人的参考范围作对比来判断高低是不够全面的，注意积累资料进行自身的纵向比较更为有意义。一般认为，在不受任何药物干扰的情况下，当运动员增加训练量后血睾酮值低于这个训练周期开始时的 25% 持续不回升应进行调整。

2. SHBG（血中性激素结合球蛋白）测定

首先通过 SHBG 的测定，结合血总睾酮的测值全面了解血中有生物活性的睾酮量。另外，女性的雄激素分泌不具有 LH 与性腺之间的反馈调节，卵巢分泌的雄激素一定程度上是通过 SHBG 的合成量与激素代谢廓清率来调控的，因此，女性测定 SHBG 还能反映出机体对睾酮的调控情况。

3. 清晨安静状态下血黄体生成素（LH）和卵泡刺激素（FSH）测定

当血睾酮水平较低时，如果伴有 LH 和/或 FSH 无明显变化或降低，表明垂体功能有所下降；如果 LH 与 FSH 升高提示无垂体功能的下降。

以上是运动医务监督的常用指标。可用于运动医务监督的医学指标还有很多，选用时一定要根据训练的需要、运动项目的特点、时间、地点、检测条件进行选择。必要时可增加机能评价方面的检测，并将生理、生化指标与机能评价结果一并进行分析，以便更准确地了解和判断运动员的机能状态，更科学合理地安排训练。

第三节 比赛期间的医务监督

医务人员应争取参与竞赛日程的讨论，进行赛前体格检查，检查场地器械、宿舍条件、饮食卫生、生活制度及防病措施的执行情况，开展卫生知识宣传，组织场地急救工作，包括赛前、赛中、赛后的医务监督。

一、赛前医务监督

1. 坚持赛前体检制度。如发现有感冒、发烧、过度疲劳、心动过速、心脏听诊有病理杂音、心电图有异常改变、外伤未愈或各种内脏器官的病变期，一律不允许参加比赛。
2. 医务人员要协助教练员做好比赛日程安排。制订计划时要充分考虑气候条件。
3. 做好赛前场地、服装的检查工作以及对饮食、救护配备的准备工作，以保障运动员的安全和比赛的顺利进行。
4. 赛前的膳食安排和调配应与比赛项目、能量消耗的特点相适应，并合理安排一日三餐的时间。
5. 此外还应注意起程时间的安排，以便有效地克服时差反应，旅行途中及时处理各种疾病和晕车、晕船；到达目的地后合理安排生活制度，并监督运动员执行。

二、赛中医务监督

2. 做好赛中意外损伤的急救工作。如，运动中腹痛、中暑、低血糖、肌肉痉挛，手部、膝部、踝部关节韧带扭伤等。
3. 做好赛中的饮料供应工作。

三、赛后医务监督

1. 做好体格检查。根据运动项目的特点，在赛后的一定时间内测定某些生理、生化指标，如脉率、血压、体重、尿蛋白、心电图以及心功能实验等，观察机体的恢复情况，若发现异常改变，分析原因及时处理。

2. 调配膳食。比赛时体内消耗很大，应合理安排膳食，促使其尽快恢复。比赛后2～3天仍应注意补充营养，但切忌暴饮暴食。

3. 注意休息。赛后休整期内，要遵守各项生活制度，保证睡眠时间，使机体得到充分的休息。

附录　优秀运动员身体机能生理生化指标的应用方法和评价标准

附表1　　　　　　　　运动员身体机能评定的常用生理生化指标

评定系统	生化指标	正常值（范围）	简易评定方法	备注
心血管系统	心率	45～80b/min	1. 基础心率突然加快或减慢，提示有过度疲劳或疾病的存在 2. 运动后心率的恢复速度和程度，可衡量运动员对训练负荷的适应水平或身体机能状况	
	血压	80～130mmHg	1. 安静时收缩压升高20%左右，并持续2天以上时，可能是机能下降或过度疲劳的表现 2. 运动时脉压差增加的程度比平时减少或出现梯形反应、无休止音及运动过程中收缩压突然下降20mmHg时，预示运动员机能不良	
免疫系统	IgG IgM IgA CD4/CD8 NK细胞 血浆谷氨酰胺	8～14g/L 1.4～4.2g/L 0.5～1.9g/L 1.5～2.0 560～640 μmol/L	大负荷训练后期，IgG、IgM、IgA及CD4/CD8比值、NK细胞表现为非常显著下降，表明运动员的免疫功能发生紊乱 如果高于正常值，机体有感染的可能 下降50%以上为过度训练或免疫能力低下的表现	应结合T、C及T/C的变化情况，进行综合评定
内分泌系统	血浆睾酮（T）	男： （350～850ng/dl） 女： （20～70ng/dl）	1. 基础值高者适宜从事力量性运动项目 2. 大负荷训练后血睾酮下降，皮质醇上升，为机能状态差或过度疲劳 3. 相同训练条件下浓度高，是机能好的表现	大负荷训练周期内，只要不低于正常范围的下限，即可
	血浆皮质醇（C）	上午8时： 6～16μg/dl 下午4时： 2～9μg/dl 午夜0时： 2～5μg/dl	1. 训练量过大，血浆皮质醇浓度上升幅度加大 2. 相同负荷运动时血浆皮质醇浓度上升的幅度下降，是适应运动量的表现 3. 运动后恢复期血浆皮质醇浓度下降速度慢、恢复时间长，是机能状态差的表现	
	T/C		当低于训练期前25%而又不回升时应调整训练计划，一旦睾酮/皮质醇比值低于原始值的30%，即可定为过度训练	

续表

评定系统	生化指标	正常值（范围）	简易评定方法	备注
氧转运系统及贫血	儿茶酚胺	血浆肾上腺素 100μg/L 以下；去甲肾上腺素 500μg/L 以下；尿肾上腺素 15μg/d 以下；去甲肾上腺素 120μg/d 以下	1. 相同负荷运动时血浆儿茶酚胺浓度上升的幅度减少，是适应能力提高的表现 2. 相同负荷运动时尿儿茶酚胺浓度上升的幅度减少，是适应能力提高的表现 3. 运动后尿排出量高，是应激程度大，机体不适应的表现 4. 训练水平高者，运动后尿儿茶酚胺值低；训练适应后升高的值下降	应结合睾酮、皮质醇及T/C的变化情况进行综合评定
	Hb	男：120~170g/L 女：110~150g/L	1. 男运动员Hb低于120g/L，女运动员低于11g/L时，可诊断为运动性贫血 2. SF低于40μm/L，如果伴随着Hb的下降，即为运动缺铁性贫血的表现；低于20μg/L即为严重缺铁 3. 如果Hb较低，而血清铁和SF正常，则需要观察转铁蛋白的测定值 4. RDW突然持续升高，可能有潜在性缺铁性贫血的发生，但要结合SF等指标进行综合评定	
	Hct	男：35%~50% 女：30%~47%		
	血清铁 血清铁蛋白（SF） 转铁蛋白（RDW）	37%~158ng% 40~150μg/L 252~429mg%		
神经系统及感觉机能	皮肤两点辨别阈	训练课前或正常安静时测定作为正常值	在训练课结束后或大负荷训练后恢复期测定与正常值进行比较。比值小于1.5为无疲劳出现；大于1.5而小于2.0为轻度疲劳；大于2.0为重度疲劳	
	闪光融合频率	32~38Hz	训练后测定值与训练前正常值之差：1.0~3.9Hz为轻度疲劳（休息后当日可恢复）；4.0~7.9Hz为中度疲劳（睡一夜可恢复）；8.0Hz以上为重度疲劳（休息一夜后不能完全恢复）	
	主观体力感觉等级		6级：根本不费力； 7~8级：极其轻松； 9级：很轻松； 10~12级：轻松； 12~14级：有点累； 15~16级：累； 17~18级：很累； 19级：极累； 20级：精疲力竭	

续表

评定系统	生化指标	正常值（范围）	简易评定方法	备注
骨骼肌系统及组织损伤	CK	男：10～100IU/L 女：10～60IU/L	1. 训练后血清酶活性的幅度与恢复的快慢，可反映训练负荷的大小及身体的适应情况 2. 大负荷训练2～3天后，血清CK仍高于200IU/L时表明负荷较大，身体尚未恢复 3. 应排除由于心肌损伤造成的血清酶升高的可能性，再判断骨骼肌的负荷更为合理	评价时应注意血清酶个体差异较大的情况
	LDH	125～290IU/L		
	血清肌红蛋白	16～85μg/L	血清肌红蛋白与血清肌酸激酶发生类似的变化，但出现峰值要较肌酸激酶早。人体在大强度、长时间运动后，血清肌红蛋白都有显著增加，运动强度影响更大	
	体重		一段时间内呈进行性下降，有可能是过度训练或疾病原因（控体重运动员除外）	应注意个体差异，宜系统观察
	体脂%		因性别、年龄、项目不同而有所差异	
物质能量代谢及代谢能力	血乳酸	<2mmol/L	1. 运动后血乳酸值升高幅度大，表示运动强度大；训练适应后升高幅度减小 2. 乳酸阈值：4mmol/L 3. 主要无氧代谢区：>12mol/L	
	血尿素	4～7mmol/L 4～6mmol/L	1. 运动后血尿素增值大，表示负荷量大或机能下降；训练适应后增值减小 2. 一般认为运动后不超过8.0mmol/L为宜 3. 评价时应注意膳食结构对血尿素的影响	糖缺乏或蛋白质摄入量较多，会引起血尿素增加
	血氨	20～110μmol/L	1. 相同负荷运动后，训练水平高的运动员血氨升高的幅度相对较小 2. 运动性高血氨是机体疲劳的重要标志	
	尿蛋白	晨安静时随意尿 <10mg% 10mg/100ml	1. 运动后15min取尿测定，尿蛋白排出量越多表示运动强度越大或机能差。应注意个体差异，宜系统观察 2. 负荷量大时排出量增多，适应后排出量减少 3. 大负荷训练期间，晨尿蛋白值能够恢复到正常范围或不持续增加，即属于正常	

续表

评定系统	生化指标	正常值（范围）	简易评定方法	备注
	尿胆原	晨安静时随意尿 <2mg% 2mg/100ml	1. 大运动量训练次日晨低于2mg%时，机体适应训练，机能可恢复 2. 大运动量训练后，Hb下降，尿胆原排除量持续增加，运动员疲劳感增强，则应调整训练	
	尿潜血		大负荷训练后出现尿潜血，表明机体对负荷不适应或机能状况下降	
	尿比重	1.015～1.025	1. 大运动量或长时间训练后可引起尿比重增加，次日可恢复正常范围，即为机能良好的表现 2. 尿比重持续高水平，可能机体处于脱水状态	
	$\dot{V}_{O_2max}$ $\dot{V}_{O_2max}$平台持续时间 无氧阈 无氧功		1. 优秀耐力运动员，随着训练水平和有氧代谢能力的不断提高，$\dot{V}_{O_2max}$、无氧阈值增大，其对应的血乳酸值下降 2. 随着速度力量训练水平及无氧代谢能力的提高，无氧功值增加	

附表2　　常用生理生化指标检测密度

检测周期	指　标
日检测指标	心率、血压、尿蛋白、尿胆原、尿潜血、尿酮体、尿比重、血乳酸、血尿、皮肤两点辨别阈、闪光融合频率、主观体力感觉等级、体重等
周检测指标	体重、血红蛋白（Hb）、红细胞（RBC）、血细胞压积（Hct）、白细胞、血氨、血清肌酸激酶（CK）、MDA、IgG、IgM、IgA、心电图等
周至月检测指标	血睾酮（T）、皮质醇（C）、T/C、游离睾酮、IgG、IgM、IgA、CD_4/CD_8细胞、GOT、GPT、MDA等
阶段性检测指标	$\dot{V}_{O_2max}$、无氧功、GOT、GPT、最大吸氧量稳态、体脂（体脂%）等

说明：根据实验条件及检测目的选择参考。

附表 3　　　　　　　　训练课负荷强度和负荷量的生理生化评定

选用的生化指标	评定负荷强度	评定负荷量
HR	根据个人最大心率百分数评定	
血乳酸	运动后血乳酸值升高幅度大，表示运动强度大；训练适应后升高幅度减小 乳酸阈值：4mmol/L 主要无氧代谢区：>12mmol/L	
血尿素		1. 运动后血尿素增值大，表示负荷量大或机能下降；训练适应后增值减小 2. 一般认为运动后不超过 8.4mmol/L 为宜
尿蛋白	运动后 15min 取尿测定，尿蛋白排出量越多表示运动强度越大或机能差。应注意个体差异，宜系统观察	负荷量大时，排出量增多，适应后排出量减少
血清肌酸激酶	血清肌酸激酶活性越高，表示运动强度越大，适应后升高幅度减小	
尿胆原	疲劳时：>200IU/L	负荷量大或机能下降时，排出量增加

附表 4　　　　　　　　运动员身体机能恢复评定

选用的生化指标	身体机能恢复评定
HR	晨安静时心率恢复到平时的正常值
血乳酸	运动后血乳酸消除快，恢复时间短，表示有氧代谢能力强
血尿素	运动次日晨或训练周晨达 4~7mmol/L 以下为机能恢复
尿蛋白	运动后 4 小时或次日晨尿蛋白消失是身体机能恢复的表现
尿胆原	运动次日晨值大于安静正常范围是机能未恢复的表现

附表 5　　　　　　　　运动员赛前身体机能综合评定

选用的生化指标	最佳身体状态评定
血红蛋白	赛前血红蛋白处于本人最高水平上
血尿素	晨安静值保持在正常范围的上限（5~7mmol/L）
血睾酮/皮质醇	血睾酮值高，且血睾酮/皮质醇比值保持在正常值范围或自身的高水平上
血清肌酸激酶	晨安静时血清肌酸激酶活性降至 100IU/L 以下
尿常规指标	晨安静时，各指标均在正常值范围内
IgG、IgM、IgA	各指标均在正常值范围内

附表6　　　　　　　　　高原训练中的生理生化指标的测定与评价

选用的生化指标	评定方法
HR	高原训练的中后期，晨脉恢复到平原值或低于平原值，是机体适应的表现
血红蛋白	高原训练中后期，值下降是训练负荷过大的反映
红细胞	高原训练中后期，值下降是训练强度过大的反映
血乳酸	进行定量负荷或训练方法的评价
血尿素	晨安静值应控制在正常范围的上限（5～7mmol/L）
血睾酮	高原训练期间，应控制血睾酮值不低于正常值范围的下限
血清肌酸激酶	晨安静时血清肌酸激酶活性应低于200IU/L
尿蛋白	晨安静时，连续3天或以上超过正常范围时，是疲劳的表现，应调整训练量
尿胆原	晨安静时，连续3天或以上超过正常范围时，是疲劳的表现，应调整训练量
尿潜血	出现阳性时，是负荷强度过大的表现

附表7　　　　　　　　　过度疲劳时生理生化指标的综合评价

选用的生化指标	评定方法
HR	晨脉明显加快
血红蛋白	处于较低水平或下降趋势
红细胞	处于较低水平或下降趋势
血乳酸	安静值超过正常值范围，运动时的最大乳酸值下降
血尿素	晨安静值在8mmol/L以上为疲劳；持续几天超过8mmol/L或持续升高为过度疲劳
血睾酮/皮质醇	下降25%为疲劳；下降30%或持续下降为过度疲劳
血清肌酸激酶	晨安静值持续高于200IU/L或完成定量负荷时的值明显升高
尿蛋白	运动后比原来负荷后的值突增3～4倍；晨安静时，连续几天处于较高水平或持续升高
尿胆原	
尿潜血	晨安静时，4～6mg%为疲劳；连续几天超过4～6mg%为过度疲劳
IgG、IgM、IgA	完成定量负荷后，出现阳性或连续几天在晨安静时为阳性
皮肤两点辨别阈	明显下降
闪光融合频率	比值大于1.5而小于2.0为轻度疲劳；大于2.0为重度疲劳 8.0Hz以上
主观体力感觉等级	18级以上

（引自冯连世等，2003）

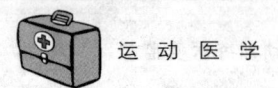
运 动 医 学

第四节　消除疲劳的方法

一、疲劳的概念

1982年第五届国际运动生物化学会议将疲劳定义为："机体生理过程不能持续其机能在一特定水平上和/或不能维持预定的运动强度即为疲劳。"

我国运动生理学教材中将疲劳定义为："人体工作或运动到一定时候，组织器官甚至整个机体工作能力暂时降低的现象。"国际田径联合会主编的运动医学手册中将疲劳定义为："机体不能维持原有的运动强度。"由此可以看出，运动性疲劳有两个基本特点：其一，疲劳是由运动引起的，而不是其他原因，如疾病、营养、环境等因素；其二，疲劳是一种暂时的现象，经过休息、进食，疲劳是可以消除的。因此，疲劳是一种生理现象，疲劳是一种保护性抑制，疲劳可以防止机体进一步地衰竭。

二、疲劳产生的机制

人为什么会产生疲劳是个复杂的问题，它涉及到人体的各器官系统，是体育科学工作者一直关注的问题，至今许多问题尚未得到解决，归纳起来主要有以下几种学说。

（一）能源物质耗竭学说

人们观察发现，肌肉活动至疲劳时能源物质如ATP、CP等含量下降。因此认为疲劳是由于这些物质耗竭而引起的；但也有人对此提出质疑，因为疲劳多发生在能源物质耗竭之前。

（二）疲劳物质蓄积学说

有人发现，肌肉或血液中的某些物质随着疲劳程度的加深而含量增加，如乳酸、丙酮酸、酮体增高。因此认为，疲劳是疲劳物质蓄积造成的。

（三）内环境失调学说

运动加剧了供氧与需氧的矛盾，由于人体在剧烈运动时供氧相对不足，能量物质氧化不全，乳酸、丙酮酸、氢离子浓度增加，使体内的pH值下降。当体内pH值下降到一定水平，细胞内外的水分、离子浓度就会发生变化，人就能继续从事一定强度的运动。此外，运动中大量出汗，体内的水分、盐分大量丢失，血浆渗透压升高都会促使内环境失调，因而促进了疲劳的发展。

（四）中枢神经保护性抑制学说

不少学者认为，无论是体力或脑力的疲劳，均是大脑皮层保护性抑制的结果。运动疲劳时神经中枢（大脑）中ATP、CP水平明显降低，糖原含量减少。1970年后陆续有人报道，在疲劳时大脑中的一种抑制性递质γ-氨基丁酸水平升高。近年来，在运动性疲劳的研究中人们发现，机体疲劳时血液色氨酸和支链氨基酸（BCAA）浓度比值改变，影响脑中某些神经递质的前体（苯丙氨酸、酪氨酸和色氨酸）进入脑组织，色氨酸可转变为5-羟色胺，而5-羟色氨的浓度升高可激发倦怠，食欲不振，睡眠紊乱等疲劳症状。

（五）突变理论

这种理论认为，疲劳时运动能力的衰退形如一条链，其中的一个或几个环节断裂就会产生运动能力的下降，即能量供应不足，兴奋和收缩耦联机制破坏，力量丧失出现疲劳，以免出现衰竭。

（六）神经内分泌失调学说

运动可引起机体的一系列变化，其中显著变化是肾上腺素、肾上腺皮质激素分泌增多，使体内的分解代谢过程加强。大量的研究证明，运动性疲劳时内分泌失调是导致运动能力下降的主要因素，而内分泌失调的主要表现是神经内分泌系统的机能下降，结果使机体的机能水平下降，运动耐力水平下降，疲劳提前出现。

三、疲劳程度的判断

人体是个完整的有机的统一整体，运动后产生的疲劳也是综合性的，它不仅反映在能量物质消耗、生理机能下降方面，而且也表现在心理方面。因此，判断机体的疲劳程度及人体恢复状况也应是全面的、综合的。判断机体的疲劳程度时常用以下方法。

（一）观察法

有经验的教练员可通过观察运动员的外在表现进行判断，如情绪上的变化，语言的多少、注意力集中的程度，皮肤的颜色，出汗的情况，眼神及反应能力等。

（二）动作技能分析法

当人体疲劳时动作的协调性受到严重干扰，动作乏力，身体的控制能力下降，错误动作增多，动作的准确性、平衡能力、动作的稳定性都会减弱，特别是在完成精细动作时的失误增多。

（三）生理机能检查法

人体的机能状态可从多项生理指标中反映出来。检查时可根据脉搏、血压、肌力、呼吸肌耐力、心电图、视觉闪光频率阈值等指标的变化对运动员的疲劳程度进行判断。此外，通过心血管系统的运动负荷实验也可判断运动员的恢复程度。

四、消除疲劳的方法及手段

加速机体恢复是采用大运动量训练的重要前提，因此研究加速身体恢复的措施已成为当前的热门课题。目前研究的方法很多，但主要有以下几方面。

（一）加强运动员与教练员之间的交流

训练有素、事业心强的优秀运动员，常常处于训练最佳状态与训练过量的边缘。为了察觉过度训练的早期信号，及时采取措施有效预防过度训练，有洞察力的教练员与运动员之间密切的交流是必要的。运动员的自我监督是教练员与运动员进行交流的重要环节和方式。训练过程中，运动员必须详细记录对训练的主观反应和感觉，还应记录其他有关因素，如睡眠的时间和质量，营养及其他应激因素，这将有助于发现导致精神疲劳的原因。

（二）贯彻最适宜训练负荷的原则

运动员最适宜负荷取决于多种因素，如遗传特性、生活方式、健康状况、训练水平等。对于怎样或何时调整训练的量没有绝对的规则，但应注意以下几点：

1. 注意调整训练的节奏，遵守循序渐进、系统、全面的训练、区别对待的原则。
2. 合理安排生活制度。
3. 伤后、病后应进行积极治疗，不宜过早恢复训练和比赛。
4. 长年坚持适当的有氧训练。众所周知，有氧训练是其他一切训练的基础。有氧训练可以改善神经系统的调节能力，提高运动员的心肺机能，改善全身的血液循环和物质代谢，提高运动员对训练的承受力，提高运动员的抗疲劳能力和对外界环境的适应能力，还能加快疲劳性消除的速度。

（三）合理安排训练，积极消除疲劳促进恢复

恢复是一个过程，而这一过程是自运动一开始就起始的。因此，恢复要贯彻于整个的训练过程之中，从准备活动起到整理活动止，从一堂课到下一堂课，从一周到多周，从周到月，从月到年，以至多年训练过程均需要作出周密的科学的安排。合理的安排运动训练是促进恢复的重要环节。

此外，训练中还应避免下列高危险的训练模式，因为这种模式的训练易引起运动员疲劳，甚至出现过度疲劳。

1. 没有使机体得到充分地恢复，连续参加比赛或参加一系列比赛，比赛间隔时间过短。
2. 突然增加训练量或（和）训练强度，而不是循序渐进。
3. 使用单一的训练模式易使运动员的局部负担量过重。
4. 训练过程中，旅行过度，睡眠不足，营养不良或教练员运动员之间关系紧张等。

整理活动是消除疲劳、促进体力恢复的一种良好方法。教练员、运动员应给予足够的重视。剧烈运动后进行整理活动，可使心血管系统、呼吸系统仍保持在较高水平，这有利于乳酸的清除，内环境的平衡与稳定，有利于运动后血液的再分配，避免因局部循环障碍而影响代谢过程使恢复过程延长。整理活动有利于肌肉的放松，有利于及时消除肌肉疲劳。

整理活动包括慢跑、游戏、放松练习及各肌群的伸展练习。

慢跑的作用是使呼吸循环水平继续保持在较高水平，使肌肉继续保持较好的灵活性及

弹性,并为牵伸练习创造必要的条件。在此基础上进行较系统的全身主要肌群的牵伸练习。运动后做伸展练习可消除肌肉痉挛,改善肌肉血液循环,减轻肌肉酸痛和僵硬程度,尽快消除肌肉疲劳,这对预防运动损伤的发生也有良好的作用。长期系统地进行牵伸练习有助于保持肌肉的良好功能,提高肌肉的爆发力,防止肌肉的退行性变化。

牵伸练习时,首先应确定要牵伸的肌群在运动过程中哪些部位最累、肌肉负荷最重,就应对哪些肌肉进行牵伸。

牵伸时应搞清楚这些肌肉的起止点,并将有反应的肌肉(酸痛、酸胀的肌肉)逐渐伸展到可以承受的幅度。牵伸后保持30~60秒,间歇1分钟,重复2~3次为1组。

牵伸练习应注意以下几点:

第一,要注意区别肌肉的酸痛和肌肉拉伤。如运动过程中局部出现剧烈疼痛,或有撕裂样的感觉则可能是肌肉拉伤。此时,必须尽快终止运动进行必要的急救处理,不能再继续做牵伸练习。

如运动后肌肉疲劳或肌肉酸胀但没有明显的痛点,则应进行肌肉的伸展练习。在伸展的过程中肌肉酸胀会逐渐减轻,缓解。

第二,开始进行静力牵伸练习时,伸展的幅度要适当。在持续牵伸的过程中,如已感到肌肉放松可逐步加大牵伸的幅度,直到可能的最大幅度为止。

第三,静力牵伸练习最好在慢跑或快走后进行。慢跑或快走后组织温度相对较高,肌肉伸展性和弹性较好,而黏滞性较低,此时进行牵伸练习可取得较好的效果。

第四,牵伸练习后,应对牵伸的肌肉适当地进行揉捏、抖动,有利于消除牵张引起的不舒适感觉。

(四)重视活动性休息

休息有两种方式:一种是静止性休息,一种是活动性休息。为了加速身体的恢复,应很好地使用两种休息方式。不少运动员疲劳后只注意静止性休息,而不了解活动性休息对加速机体恢复的意义。从能量代谢的角度来看,当运动至疲劳后,如果恢复过程中能进行轻微活动,肌肉和血液中乳酸的消除比运动后静止性休息要快得多。根据巴甫洛夫高级神经活动学说,利用负诱导机制亦可说明活动性休息有助于加速恢复。比如:进行以下肢为主的运动,大脑皮层中支配下肢的神经细胞就会在运动中长期处于高度兴奋状态,如果在运动后适当交换肢体活动的部位,能使运动神经细胞轮流工作,通过负诱导的作用就会使疲劳的神经细胞更快的恢复工作能力。为活动性休息而安排的练习,强度要小,时间要短,这样既不会消耗过多的能量,也不会使已经疲劳的神经中枢的抑制更深,有利于加速恢复。

(五)提高睡眠质量

睡眠是消除疲劳、恢复体力的好方式。睡眠时大脑皮层的兴奋过程降低,体内分解代谢处于最低水平而合成代谢过程则相对较高,这有利于体内能量的蓄积。

成年运动员在平时训练期间每天应有8~9小时的睡眠,在大运动量和比赛期间睡眠时间应适当延长。青少年运动员的睡眠时间应比成年运动员长,必须保证每天10小时睡眠。如果上、下午都安排训练,中午应有适当午睡(1.5~2小时)。

（六）水疗

热水疗法能扩张血管，促进血液循环与新陈代谢，加速代谢废物的排泄使汗腺分泌增加，消除皮肤污垢、汗液及脱落的表皮，放松肌肉，安抚神经，使机体柔软、欲睡，促进食欲。所以训练后，运动员选择不同方式的热水疗法是加快恢复的基本手段。

1. 淋浴。最简单的手段是淋浴，它不仅具有水温的作用，还有水的机械作用。

2. 盆浴。盆浴或浸浴普遍受运动员欢迎。方法简单，全身放松效果也好。一般先在热水中浸浴 10 分钟，然后淋浴。热冷水交替浸浴，促进代谢的作用比热水沐浴更好。

3. 涡流浴。涡流浴是将水像洗衣机一样搅动（强度可以调节），造成明显的水温与水流冲动刺激，又可称为水按摩。

4. 脉冲式水力按摩浴。脉冲式水力按摩浴是在特殊澡盆内进行的。使用时肢体躯干部位相对应设置多个喷头，水的压力可达 3 个大气压，能选择强度及部位，对需放松的肌肉自动喷射。

水温为 $42\pm2℃$ 为宜。时间为 10～15 分钟，勿超过 20 分钟。训练结束 30 分钟后，还可进行冷热水浴。冷水温为 15℃，热水温为 40℃。冷水淋浴 1 分钟，热水淋浴 2 分钟，交替 3 次。

5. 桑拿浴。又名热空气浴或芬兰式蒸气浴。桑拿浴是在特制的小木屋内用电炉加热空气，造成一个高温干燥的环境。除具有镇静使肌肉、关节组织充血作用外，还可促使大量排汗。摔跤、举重等运动员常用此方法赛前减重。进行桑拿浴的方法如下：

（1）在 54～71℃ 环境中，停留 10～20 分钟。

（2）在 100～120℃ 环境中，停留 5～7 分钟。反复 4～5 次。每次间隔时间用冷水淋浴 10～15 秒钟，或用温水淋浴 2.5～3 分钟。结束后在更衣室内休息 5～7 分钟。

6. 蒸气浴。将蒸气通入特制小屋或关闭的房间内，造成一个高温、高湿的环境。其作用与桑拿浴类似，但较桑拿浴易造成身体疲劳。方法如下：在 40.5～46℃ 环境中，停留 20～30 分钟。

（七）按摩

训练或赛后按摩又称恢复按摩或放松按摩，这是大强度训练或赛后必不可少的内容。方法分为自我按摩、互相按摩、医生按摩或器械按摩等。

1. 自我按摩。除了背部以外几乎全身均可自我按摩、自我放松。按摩手法同其他按摩相同，主要有按、摩、揉、捏、推、压、拍等几种。还有穴位自我按摩，脚底按摩等。

2. 互相按摩。在没有医生按摩的情况下，运动员相互按摩是个好办法。洗澡时可用皂液做自我或相互按摩，使皮肤润滑，阻力减小，手法也容易，边洗边活动边按摩，不仅达到放松身心的目的，还可强壮肌肉。

3. 医生按摩。医生按摩有气功按摩、经穴按摩及放松按摩。

4. 器械按摩。如带式按摩机、滚动按摩器、按摩床等。器械按摩尽管比医生按摩有许多不足之处，如机械动作单纯，模仿人的按摩手法只限于揉、捶、滚动、抖、压，单调死板、缺乏生气；但也有其优点，如机械有力、动作的力量一致，无论在训练场地、训练中和训练后都可使用，费用也较低。

（八）理疗

1. 红外线。分近红外线与远红外线两种。近红外线穿透人体组织较深，穿透力可达1cm，能直接作用到皮肤的血管、淋巴管、神经末梢及皮下组织，远红外线多被表层皮肤吸收。局部光浴可改善神经与肌肉的血液供应和营养。

2. 蜡疗。蜡疗热容量大，导热性小，几乎无对流现象，有很大的蓄热性能，而在冷却过程中可放出大量热能。石蜡用于治疗有两种作用：一是温热作用，皮肤能耐受60℃~70℃的石蜡而不被烫伤；二是机械压迫作用，对肌腱挛缩有软化、松解作用。总之，蜡疗可以防止淋巴液渗出，减少水肿，促进渗出液吸收，扩张毛细血管，增加血管弹性。

3. 热、电、磁治疗。均可促进血液循环加速疲劳的消除，同时对运动损伤有治疗作用。

4. 倒挂疗法。射击运动员在训练中大多数处于立姿、卧姿或跪姿，长时间使脊柱受压、椎间盘受压，久而久之不易恢复常态。倒挂的功能是使椎间盘复位，恢复椎间盘正常弹性，治疗椎间盘突出症；调整脊柱形态（如在倒挂情况下加以按摩则效果更好），纠正不良姿势，促进血液循环，帮助呼吸，放松关节，放松肌肉、消除肌肉张力、消除背痛、消除疲劳、改善肺部供血、促进全身状况的改善。

（九）吸氧

利用高压氧舱在2~2.5个标准大气压下吸入高压氧的效果已得到初步证实。高压氧可使血氧含量增加，血液二氧化碳浓度下降，pH值上升，提高组织氧的储备量，对训练引起的极度疲劳、肌肉酸痛、僵硬、酸碱平衡失调等有明显疗效。特别对拳击、摔跤、柔道等头部常受到撞击的运动员，有减轻头疼、头晕，改善睡眠的效果。

负氧离子也可用来消除疲劳。有人观察负氧离子结合播放音乐消除机体疲劳的效果较明显，具有提高背肌肌力，改善心肺功能，提高血红蛋白浓度等作用。

（十）音乐疗法

从生理角度看，音乐作为一种声音刺激，可通过机体的反射作用迅速产生一系列生理和心理反应。不同性质的音乐对人体的作用是不同的，节奏快而有力的音乐能增强心脏功能，改善血液循环；节奏鲜明的音乐还可使人的精神振奋，心跳加快，心肌张力增加；节奏缓慢、单调重复的音乐则使人松弛，并有催眠镇静的作用；旋律优美的音乐能使人们的心情愉快、平静，有助于消除运动员的情绪紧张及焦虑。此外，音乐还具有改善注意力，增强记忆力，提高人们对环境适应力的作用。

（十一）心理恢复

心理恢复是通过调节大脑皮层的机能达到消除疲劳的目的。气功、意念放松练习、自我暗示等都属于此类方法。

这类方法的共同特点是能增强抵抗能力；能帮助"放松"消除紧张状态，使交感神经系统的活动减弱，血管紧张素分泌系统发生变化，调节血压，使血液循环加快、皮温升高、红细胞和血红蛋白有所增加,白细胞吞噬能力提高,血皮质醇减少;通过脑电图检查证实,对大脑皮层起保护性抑制作用;气功可使骨骼肌放松,心跳减慢,耗氧量减少。

(十二)营养手段

合理的营养手段能够有效地消除运动疲劳(详见第五章)。

(十三)药物及营养补剂

为了尽快消除疲劳,可适当应用一些营养补剂。如低聚糖、蛋白粉、蜂王浆等;也可根据具体情况适当选用某些中药,如黄芪、刺五加、人参、三七、鹿茸等,这些均有调整中枢神经系统功能,扩张冠状动脉,补气壮筋等作用,对消除疲劳有一定效果。

第五节 运动员的体重控制

某些运动项目如体操与超长距离跑,由于技术动作、体型、运动中物质代谢及能量供给的需要,必须适当地控制体重;另一些运动项目如拳击、举重、摔跤、自由搏击等,由于战术的需要,常在比赛前快速减重以取得较好成绩。一般情况下,控制体重或减少体重主要是减去多余的脂肪,使身体达到适当的脂肪含量和理想体重。

一、运动员理想体重的确定

运动员的理想体重是由多方面因素决定的。一般需要考虑如下因素,如健康、审美、运动能力等。

理想体重有两种计算方法:理想体重最早是由美国人(Johnson,1968)提出的,男子理想体脂百分比为14%;女子理想体脂百分比为20%。由此而得出了普通人理想体重的计算公式。

$$理想体重 = 体重 - (实际脂肪百分比 - 0.14 \text{ 或 } 0.20 \times 体重)$$

理想体重还可以根据瘦体重(LBM)来计算。计算公式如下:

$$理想体重 = 瘦体重/0.86(男) \text{ 或 } 0.80(女)$$

可通过采用理想体脂百分比方法来确定理想体重,理想体脂百分比计算公式如下:

$$理想体重 = 100 \times 测体重当时的瘦体重(kg)/(100 - 理想体脂\%)$$

如90kg重的运动员,瘦体重为72kg,其愿望达到的理想体脂为13%,当时测量实际体脂为20%,代入公式为$100 \times 72/(100-13) = 82.8kg$,这就是说,体重为90kg的运动员,应减去7.2kg,他的理想体重为82.8kg。

正常男女青年的平均体脂分别是14%~16%或20%~22%。经常参加体育运动可使瘦体重(主要指肌肉组织)增加,体脂肪减少。训练水平和运动项目不同其成分也各异。如优秀女子体操运动员经常追求15%左右的体脂,而男摔跤运动员则希望把体脂控制在10%水平以下。

运动员的适宜体重较难确立,一般是通过对优秀运动员体重和体成分的观察得来,即从经验中取得。有人提出所谓最佳体重的设想是：(1) 最好成绩时的体重；(2) 获得最大力量、速度和耐力时的体重；(3) 获得最佳能力时最小体脂百分比的体重。

表 4-3　　　　　　　　　　各种身体状态下的体脂百分比

身体状态	男（％）	女（％）
必需脂肪量	3	12
运动员	5～13	12～22
最佳健康状态	10～25	18～30
最佳体力状态	12～18	16～25
肥胖	＞25	＞30

二、需要减重的项目及分类

不少运动员虽然其体重和体成分符合正常标准，但为了提高竞技能力需在比赛前快速减轻体重，或在长期训练过程中将体重和体脂控制在较低水平。这些运动员基本上可归纳为两大类：

一类如举重、摔跤、拳击、柔道以及其他按不同体重级别进行比赛的项目，运动员在比赛前采取传统的减体重措施（如饥饿、半饥饿、发汗、加大运动量等），尤其年龄小、体重轻的运动员所减体重数值占其原有体重的百分数更大。多数教练员在平时训练时以一种较重的或正常的体重进行，比赛前快速减轻体重参加低于其本人正常体重的级别对比赛有利，此种观点尚缺少科学数据的支持。要实现上述目标，取得预期的效果，必须满足以下条件：1. 减重的目标切合实际；2. 减轻的体重与所需要的目标体重一致；3. 减体重速率合理；4. 减体重期膳食营养合理。

另一类运动如体操、跳水、芭蕾舞、花样滑冰、长跑等运动员经常在长期控制或间歇地减轻体重。这样做的目的如下：1. 在需要举起或移动身体的运动中，较小的体重具有生物力学的有利因素；2. 期望获得单位体重的最大肌肉力量比；3. 减少运动中耗氧量和能量的消耗；4. 保持形体细长。

控制体重，特别是将体脂的百分比控制在较低的水平可取得好成绩。合理减重应当以不影响运动能力为原则，不适当地减重不仅会损害健康，还会使运动能力下降。需要长期控制体重时，必须采取有效措施。

运动减轻或控制体重的一个关键问题是找出"理想的"比赛体重，一旦确定理想的体重和体成分，对于现体重是否需要减轻，减轻多少都有参考意义，另外需要考虑的一个重要问题是如何减体重。

三、运动员常用的减体重措施及其医学问题

（一）运动员减体重的措施

运动员减体重的措施归纳起来有两个方面，一是限制进食量（限制部分饮食或半饥饿、或全饥饿），在此同时还限制水分摄取量（部分或全部限制）；另一方面是增加消耗量，常采用增加运动量的措施。此外，运动员采用的是脱水措施（包括穿不透气的尼龙服

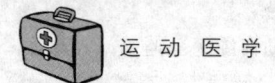

运动达到大量出汗)。

由于运动项目及习惯的不同,具有代表性的减体重措施大致分为以下3类:

1. 举重竞赛中运动员只进行一次性比赛。不少教练员认为训练期内应以正常的体重训练,不宜在训练期内减轻体重以保证运动员的训练强度和训练量,而习惯于在赛前的1~3天进行快速减轻体重,主要采用的方法是限制饮食、限制水,并结合发汗等措施。

2. 摔跤比赛要进行几天时,如运动员在第一局或第二局获胜还要进行决赛,因此需要在几天之内维持低于其正常时的"低"体重,并往往在脱水状态进行比赛,难度较大。运动员常在1~1.5个月前开始限制饮食和水分摄入量,但大部分体重还是在赛前的最后几天内减掉的。

3. 女子体操、跳水运动员或舞蹈演员主要借长期低热能膳食控制体重,有时也间歇采用脱水措施。

(二) 快速减体重的医学问题

快速减重指在赛前1~3天内将体重减少到预定目标的减重方式。如举重、摔跤、自由搏击等项目的运动员,赛前主要是通过发汗或利尿减少体内水分来实现减重。如利用高温(蒸气浴、干热浴)、运动、发汗等使之排汗,利用利尿剂使其排尿增加,同时限制饮食、饮水使体重迅速减轻。研究表明,快速减重可迅速减去原体重的3%~10%,甚至20%(在一周之内)。快速减重可对机体造成一系列的影响。

1. 脱水

脱水是快速减体重最早出现的医学问题。减体重可使体内的水分、脂肪和蛋白质等成分丢失。减体重速度越快体内水分的损失量越多。当饮食量不变,摄入水分量减少会增加体内水分的丢失,此时,人体的构成成分会发生改变;而当使用高温或运动脱水时则体内水分丢失更加严重,因为体内电解质随排汗而损失。脱水早期时血容量减少。有资料报道,当人体体重减轻3%~8%时,血浆容量可减少5%~25%。研究显示,肌细胞内水分含量随肌糖原水平的降低而减少,体重每减少1%,肌肉内水分会减少1.2%。根据举重运动员减体重期血红蛋白及红细胞压积容量水平估算,当体重减少5%±1%时,血容量丢失约10%。高温或运动发汗脱水也会明显地使血浆量、总血量及分布到活跃的肌肉组织的水分及营养减少。运动员在脱水情况下表现为口唇干裂、眼窝塌陷、皮肤弹性减轻及容易激惹,以及运动能力显著下降。

2. 心脏血管系统负荷增加

体液损失会导致心输出量、每搏量、耗氧量减少,亚极限运动负荷时心率增加及心功能减低。对举重运动员的研究结果表明:快速减轻体重可使运动员的收缩血压减低、脉率增加、脉压差缩小、部分运动员心电图改变(包括ST段轻度下降、PR及OT间期延长),这些变化均由于脱水引起的血容量减少所致。

3. 肾负荷加重

脱水会导致肾血流量及肾小球滤过率的减少,从而导致尿液生成减少。有研究报道,运动员在快速减体重时尿量可骤然减少至正常尿量的 1/2 或更少。与正常不减体重情况对比，摔跤运动员在减体重期的尿具有比重大、渗透压高、pH 值低、钠浓度减少，钾浓度增高等特征；比赛后，尿内溶物的变化有所恢复。快速减体重期尿液的变化提示，饥饿、限制水分及氧利用率的减低可能与脱水引起的肾缺血有关；这些一时性的改变是否会引起永久性的损害尚不得而知。

4. 体蛋白质与无机盐丢失

据报道，人体饥饿期每日蛋白质的丢失量为 60g。根据编者对举重运动员氮平衡的研究表明，快速减体重其蛋白质丢失量为 30～55g/d，此时运动员的血清白蛋白水平减低，球蛋白的相对百分数增加，白蛋白、球蛋白比值下降。采用低热量饮食减体重，除了热能和蛋白质短缺外，无机盐和维生素的摄入量也明显减少，约为正常膳食的 1/3 或更少，但无机盐仍继续排出，尤其是钾盐的排出量较多。正常饮食时运动员的尿钾排出量平均为 1.87 ± 0.27 g/d，而限制饮食后的排出量仍在 1.36 ± 0.27 g/d，提示减体重期有必要补充少量钾盐。对钠、钙、镁等摄入量和排出量比较，均表明无机盐确有丢失。

5. 体温调节过程受到损害

减体重引起体液的丢失大部分来自血浆及细胞内液。脱水给人体的体温调节系统带来问题。血容量减少时使肌肉、皮肤或呼吸系统的热环境运动时体温很容易升高。有报道，当体重减轻 1% 时，直肠温度会升高 0.17～0.28℃。

6. 肌肉和肝糖原贮备耗损

马明（Mamin, 1980）报告，当体重减轻量为原体重的 8% 时，肌糖原量减少 48%。在快速减体重第 1～2 天，由于糖原贮备耗损、蛋白质和脂肪的分解以及无机盐丢失的联合效应，可出现低血糖及酮症。

7. 对运动能力的影响

采用部分饥饿及脱水措施减体重是否会造成对运动能力的不良影响，多年来意见一直有分歧。有报道，当体重减轻量为原体重的 3% 时，即会影响运动能力，如在亚极限强度运动，可出现心率加快、心输出量及心搏量减少等，并分析可能与心脏收缩力减低有关。极低热量的膳食可导致有氧运动耐力、速度、协调、判断和肌肉力量降低，但快速减体重对无氧能力的影响尚有不同的研究结果。减体重对有氧能力的影响则取决于减体重的程度和持续时间。需要强调指出的是，快速减体重必定会造成脱水，比赛当日称体重后至比赛前短短几小时内补液，不能获得水平衡（即体内水复合），4～5 小时内摄入液体在恢复血浆容量方面是无效的。研究报道提出，最大体重丢失量每周为 1kg 时，基本不会影响到体液和糖原贮备。运动员至少应在赛前 2～3 天（理想应为 3～5 天前）达到比赛体重。当需要减轻体重 5kg 时，应重新考虑体重级别。

8. 对睾酮水平的影响

斯特劳斯（Straus）观察到，减轻体重会影响运动员体内睾酮的水平。总而言之，运

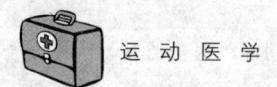

动员不宜在赛前短时间内失去大量体重。

(三) 长期控制体重的医学问题

不少教练员认为,"小"体重或"低"身高是取得良好运动成绩或训练效果所不可缺少的条件之一,但在控体重时首先遇到的问题是什么是适宜的体重标准。不少教练员主要凭经验来掌握运动员的饮食和体重,有人分析了第 20 届奥运会女子体操前 18 名身高和体重的数据,总结出一条经验即身高(cm)-体重(kg)>110,如果身高减体重的数小于 110,就让运动员减体重。目前研究认为,瘦体重与运动能力呈正相关。1983 年在上海举行的全国体操比赛调研显示,优秀运动员体脂的百分比为 10%左右,一般运动员为 12%左右。运动员体成分与运动成绩的关系为体脂百分比水平相似时,运动成绩优秀者的体重、瘦体重/身高(cm)-体重(kg)数均高于成绩较差的。因此,过度强调"小"体重及"低"身高是良好成绩的必备条件这一观点并不全面。至于运动员的"适宜"体重标准,尚需作进一步的研究。

过度控制饮食造成的不良影响如下:

1. 生长发育延缓。女子体操运动员的身高与体重明显小于同龄的城市青少年学生。分析此种情况与选材时偏向于选择"矮、小、瘦"的运动员及入队后控制体重两种因素有关。系统的体力训练和控制饮食对生长发育长远的影响尚有待研究。

2. 月经紊乱。对集训队控制体重的 24 名女子体操运动员月经来潮情况调查表明,运动员中月经自然来潮的年龄为 15.6±1.58 岁;因月经初潮延迟服药治疗来潮的年龄为 17.8±0.57 岁。24 人中 15 岁以后来潮的有 14 人,比非训练的城市学生晚 1~1.5 年,这与大运动量训练和控制体重双重影响有关。近期资料提出,运动应激是造成运动员月经不正常的主要因素,而不是能量缺乏。相关原因有待进一步探讨。

3. 营养不良。对运动员的营养调查结果表明,运动员采用控制饮食措施造成热能短缺,蛋白质及无机盐营养不足(部分运动员处于蛋白质及钾、钙、镁等无机盐负平衡),血红蛋白水平低,维生素和微量元素缺乏。

4. 精神负担及压力。长期采用低热能膳食及脱水措施使运动员处于一种精神应激状态。运动员感到饥饿或口渴难以坚持,一般都能自觉地限制饮食及饮水,这样会造成一种"自觉"地对食物及肥胖的病理性厌恶,甚至可发展成为"神经性厌食"的情况。

5. 便秘。由于食物及液体摄入量过少,使胃肠道缺少应有的正常刺激造成便秘。

6. 自我感觉无力。此感觉与长期控制体重所致的综合影响有关。

7. 对运动能力的影响取决于运动员限制饮食的程度,减体重是否造成瘦体重丢失、脱水和营养缺乏等情况。

8. 长期采用限制饮食措施控制体重还会造成运动员骨密度减低和钙丢失的问题已引起广泛的注意。

四、致病性控体重行为及其对健康的影响

(一) 致病性控制体重行为

运动员中有一组希望保持低体重改进竞技能力的人群,例如体操、花样滑冰和摔跤运

动员等，其体重和体脂必须控制于较低的水平（或低于正常的水平）。在采用限制饮食量控制体重遇到困难的情况下，求助于服用泻药、节食片剂（食欲抑制剂）等措施来控制体重或减轻体重，如果上述的一种或多种措施每天都得以实施，持续一个月，即称为采用"致病性的控制体重行为"。

采用此种行为必然会引起进食紊乱，甚至发展为神经性厌食和神经性食欲过盛(anerexia nervosa and anerexia bulimia) 综合征。此种致病性进食紊乱情况多见于女子体操和花样滑冰运动员，或女子竞技游泳运动员及女大学生等人群。美国奥委会1987年报道，运动员进食紊乱的为10%；Borgen和Cobin报告，在大学参加芭蕾舞、健美和体操训练者中进食紊乱的为20%；有报道，女大学生运动员中32%的人采用一种致病性的控体重行为。另有报道，女子体操运动员采用致病性控体重行为的人数高达74%。她们不了解这一行为可造成营养缺乏、低血糖、低血钾、运动力量、速度、耐力及协调力以及脑功能（包括易刺激、精神不能集中、抑郁、离群）等损害，结果可导致严重的外伤和危及生命的生理功能不全。运动员采用致病性的控体重行为已在国外引起了广泛的重视。

（二）致病性控制体重行为的早期表现和识别

1. 运动员常有自我感觉超重，但其实际体重在平均值以下。
2. 运动员重复表达"失体重"的益处。
3. 运动员的体重变化波动大，其体重与摄取食物量不一致（有私下进食情况）。
4. 有呕吐表现（眼结膜充血）。
5. 无其他医学原因的轻度头痛或不平衡表现。
6. 有食欲抑制的征象，如短时间内容易激动，伴有冷漠、嗜睡及心情抑郁等。
7. 主诉"肿"或水存留而找不到其他医学方面的原因，如月经前水肿。
8. 发现过量的泻药或泻药包装物和腹泻症状。
9. 无目的地进行过量体力活动（活动量不在训练计划之内）。
10. 有饮食紊乱情况，有体力下降表现方面的变化，或有营养不良的表现（如口角溃疡、消瘦、脱发等）。

（三）对致病性控制体重行为应采取的措施

1. 识别运动员中饮食行为异常的人群，关心他们并请专家和医生咨询及提供解决办法。
2. 向教练员、队医和运动员普及运动营养的知识，掌握有关合理控制体重的知识、技术和了解致病性控制体重行为对健康和竞赛能力的危害。
3. 诊断由致病性控制体重行为引起的症状，进行必要的防治措施。
4. 关心并监测致病性控体重行为的再发生。

五、神经性厌食和食欲过剩

神经性厌食是一种自我强迫性饥饿的综合征，多发生于舞蹈演员、女子体操运动员等人群。他们因期望职业的成就和保持纤细苗条的体型，采用控制饮食的措施失去体重，恐惧失去对体重的控制，拒绝或不愿正常进食。神经性厌食的病因可能与复杂的生物学、心理学和社会文化因素的相互作用有关，尚不完全清楚。由于其带来严重的合并症，可严重影响到全身各系统如肌肉骨骼、神经、心血管等功能，因此早期识别、诊断十分重要。

神经性食欲过剩。因易饥饿而采用致病性减体重行为，如反复使用泻剂、催吐等方法后，发生饥饿或想吃某种食物的欲望增加，继而发展成无法控制的大吃大喝。因此，这样的运动员体重常波动，厌食与食欲过剩可循环继续，运动员会产生抑郁感，自尊心受损害。

（一）神经性厌食的早期体征

一般无特异表现，下列几种症状在几周时间内同时出现，应引起教练员和运动员注意进食紊乱发展的可能性。1. 回避进食；2. 进食时常表示已经吃过一些食物；3. 逐渐限制食物类型；4. 提出不需要吃某些食物的理由；5. 饮食行为发生变化，如把食物分割成较小的块，长时间咀嚼等；6. 快速吞食大量食物，食后很快离开公共场所或社交场合；7. 容易激动或抑制；8. 运动能力变得古怪和不稳定。

（二）神经性厌食的常见症状

1. 有精神不正常的表现；2. 过度追求消瘦，恐惧变胖并失去对饮食的兴趣；3. 拒绝维持正常体重，对自己的形体不满；4. 自我期望值高，但对自己的生活感到无能为力；5. 具有困扰—强迫性的性格特征；6. 有限制食物摄入量和不正常的饮食行为，过度运动，及/或贪食，滥用泻药以及隔绝社交活动等。

（三）神经性厌食症的诊断

1. 厌食者体重损失量至少应达到原体重的25%。拒绝维持其身高和年龄应有的正常体重低限。
2. 对饮食持痛苦的态度，不正视营养需要不足会致病的事实。
3. 公开表明拒食和丢失体重是一种乐趣。
4. 期望保持极瘦的体形，即使体重已低，仍恐惧变胖。
5. 秘密贮存食品。
6. 无厌食或体重丢失的医学原因。
7. 无原因的精神紊乱，尤其是情感性的紊乱，精神分裂症，强迫观念与行为及恐惧性疾病。
8. 女性运动员闭经至少3个月。对神经性厌食症患者处理的关键措施在于早期识别。较严重者应就医诊治。

（四）神经性食欲过剩症（贪食或易饥）的诊断

1. 贪食或大吃大喝常在2小时内匆忙进食大量食物。
2. 在大吃大喝时常恐惧不能控制自己停止进食。
3. 经常采用自我催吐、泻药、饥饿或半饥饿措施以排除大吃时所获得的能量。
4. 3个月内，至少每周有两次贪食、大吃大喝。

预防运动员因减轻体重发生进食紊乱的措施中避免引发因素极为重要。应强调全面和长期的平衡营养及控制体重对运动能力的恰当的作用，制定切合实际的减体重目标和合理的节食方法，任何情况下都不能采用催吐或服泻药的行为，早期诊断，及时请临床医生、营养学专家和心理学家共同处理。

六、合理减体重的原则及方法

据研究，每减轻 1kg 体重约需亏空热能 7700kcal。运动员在快速减体重时，其所减轻的体重不可能是氧化脂肪，而是体液和瘦体重组织丢失的结果，而且减体重速度越快，脱水的程度也将越严重，脱水会损伤运动员的健康和运动能力。因此，合理减体重措施中关键的问题是减体重的速度和安全平衡的营养。

（一）合理减体重的原则

1. 减去的体重应当是多余的脂肪和适量的水分，应尽可能地不影响瘦体重。
2. 减体重对体力、运动能力的影响不大，保证营养，保证健康。
3. 减体重应有一定限度。

（二）适当控制饮水减体重

1. 确定允许的减重量

通过测定体成分，根据体脂百分比（与该项目优秀运动员的体脂百分比进行比较）对可能允许的减重量（允许减去多余的体重）作出大约的估计。具体的参考值，如前所述。

2. 热能代谢负平衡要合理

按照消耗 1kg 体重约为 7700kcal 热量计算，根据热能负平衡的原理设计减体重方案，适当减少热量摄入，同时增加热量消耗以此达到减去多余脂肪的目的。

3. 适度控制食盐摄入量

在控体重期间应将食盐摄入量减至 5～6g/d。

减体重每周不超过 1kg 为相对安全和合理的。如果体脂较多，每周减重也不应超过 1.8～2kg，且减体重时不必控制饮水。减体重期间要特别注意体成分的监测。

（三）快速减体重

1. 发汗法减体重

发汗减体重时应注意及时补充盐分（最好是复合盐片），减重期间要注意保暖，在过度疲劳的状态下勿使用发汗法。常用的发汗法有桑拿浴、蒸气浴。研究表明一次桑拿浴可减轻体重 0.5～1kg，同时损失氯化钠 3g。

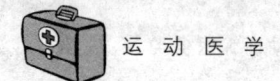

2. 饥饿法减体重

利用饥饿法减体重时要特别注意营养补充,采用综合措施快速减体重,并对运动员的机能状况及体成分进行严格的监督。在赛前一周内将体重减少 1～3kg 对体力的影响不明显。

(四) 减体重期的注意事项

1. 减体重至少要在赛前一周开始。减重的速度不宜过快,一般每周不超过 1kg。为了最大限度地减少体重成分中脂肪的含量,每周减体重的速度不可超过 1.5～2kg。应供给运动员安全的热能营养,每日热量的供给量女子为 1200～1500kcal,男子不应低于 1500～1800kcal,具体可根据运动员的体重和运动量安排。

2. 避免零食,若饥饿感强烈,可临时提供 100kcal 热量的食物(小杯酸奶或 3～5 片饼干),晚上睡前可适当增加水果。

3. 保证充足的睡眠。

4. 原则上运动员体脂最低水平为 5%～7%(男)及 15%～17%(女),运动员体脂成分低于此水平时,不宜再减体重。

5. 禁止使用利尿剂或药物减体重,利尿剂已被列为国际奥委会禁用兴奋剂。

6. 减体重期间,由于摄入的食物减少,容易伴随其他营养物质的缺乏,必须予以补充。减重期间运动员应摄取低热能但营养平衡的膳食,基本要求是高蛋白、充足的维生素和矿物质、低脂肪和低糖。适当加强蛋白质营养,使其达到总热能的 18%±2% 水平,或每公斤体重 2g 食物中脂肪量可减为 1.4g/kg 体重。保证充足的无机盐、维生素和微量元素。

7. 必要时可采用一些专门为运动员研制的减体重期强化食品。运动员在补充强化食品后,脱水程度显著减轻,预防了低血糖和酮症的发生,心血管系统负担减轻,营养状况通过氮平衡、无机盐平衡及尿维生素排出量检查,表明已获得明显改善。而且,运动员的体力改善,肌肉痉挛的发生率降低。

七、运动员增加体重的措施

人体可以通过增加脂肪或肌肉组织使体重增加,但运动员长体重的要求是增加肌肉而不是增加脂肪。饮食量超过需要,多余的热量可以变为脂肪贮存。因此,增加体内脂肪量比较容易,而增加肌肉体重必须通过一段时间内有一定强度的连续性的力量训练(足够量的抗阻力性的、无氧性的力量训练),并且在对体力应激获得适应后才能使肌肉增长。肌肉增加借蛋白质合成实现,因此蛋白质的需要量应达到总热量的 10%～15%,即 1.5g/kg 体重。单纯借多吃蛋白质或氨基酸对肌肉、肌力或体力能力的增加是无效的,多余的蛋白质会在体内变为脂肪,而且过多的蛋白质营养对健康和运动能力有害。高蛋白质饮食包括大量的肉、奶、蛋可能会增加在中老年期患冠心病的危险,而且高蛋白饮食后摄取碳水化合物的食欲减少,从而影响到适宜的糖原贮备,训练中潜力的发挥和体能也将降低,运动员会经常疲劳,呼出的气和尿中可产生一种水果的气味(这是一种酮症的表现,也即意味着运动员摄取的碳水化合物过少)。

运动员体重增长率及肌肉增长的部位取决于训练的质量和数量、运动员的性别、体型以及遗传因素。

运动员参加力量训练时，一定要摄取充足的热量和全面营养的膳食。定期监测体重和体脂（体脂可通过皮褶厚度或水下称重法），不宜过食，尤其当食物体积膨胀时，可引起胃肠道不适。因此，可采用一些浓缩食品及加餐措施。每周增长体重量一般不宜超过1kg。单纯要求增长肌肉组织有一定困难，可能会有少量脂肪伴随肌肉增加，可在肌肉增长后再减去这些脂肪。限制脂肪体重过多增长的办法是控制体重增长的速度，每周不宜超过 1kg。

第六节 运动员心脏

一、运动员心脏研究概况

1899 年之前大多数心脏病学家都注意到，心脏病患者的心脏是增大的，这是由各种各样的心血管疾病引起的，如高血压、冠心病、风湿性心脏病、先天性心脏病等。因此认为，运动员心脏增大也是心血管疾病的体征。

1899 年瑞典 Henschen（亨申）叩诊发现了优秀滑雪运动员心脏肥大的现象，提出"最大的心脏能在竞赛中取胜"的著名理论，第一次提出了"运动员心脏"的概念。汉森改写了将"运动员心脏"作为心血管疾病的体征看待的历史。从此各国学者，尤其是生理学者开始重视运动与心脏关系的研究，并采用不同的手段、方法，从不同的角度、不同的层次对心脏进行了广泛深入的研究。随着研究的深入，这一观点已被绝大多数学者所接受，并形成了共识，即长期系统的运动训练可以使运动员的心脏体积增大、收缩力量增强、心力储备提高。因此认为，运动员心脏是适应性变化，是机能良好的表现。

然而，关于运动员心脏是病理变化还是生理变化的争论并没有结束。如 1927 年，两位匈牙利医生（Deutsch and Kauf）在为划船和游泳运动员进行体检时发现，冠军运动员的心脏横径比普通正常人大 30%～40%。他们认为，运动员心脏扩大是由心肌无力引起的，是损伤或体质低劣的表现。还有一些学者认为："肥厚的心肌明显包含着后来机能不全的因素，多数参加剧烈运动的运动员活不长的事实即可证明这一点。"近些年有关运动员猝死的报道中，也有人认为，猝死更多地见于运动员中。

这可能与形成所谓的"运动员心脏"有关。其基本观点是运动可导致心肌肥厚，而肥厚的心肌更容易造成供血不全。还有些学者认为，运动员在衰老之后因心动过缓而更容易发生心律不齐，因心肌肥厚而更容易产生供血不足。Fridberg（弗里德贝格，1972）所著的心脏病经典教科书对运动员心脏指出："过去认为运动员心脏是生理性适应，现今认为它是风湿、寒毒或先天性心脏病所致的过度负荷（Overexertion）的结果。"1997 年版的国际田联《运动医学手册》，仍使用了运动员心脏综合征（Athletic heart syndrome）的概念。

在历时近百年的研究中，运动员心脏是古老和激动人心的研究课题，而对其解释的矛盾之多也是少见的。有人认为这种心脏增大是运动员训练生理适应的结果，有的认为是病理性的征象，也有人认为它界于生理和病理之间。这反映了不同的观点和看法。

辩证唯物主义认为：事物内部的矛盾性是推动事物发展的根本动力。学术上不同观点之间的争论也是一门学科发展的动力，正是这些争论推动着运动员心脏的研究不断深入，使人们对这一问题的认识越来越深刻。

二、运动员心脏研究技术与进程

从历史看，Henschen 是利用最简单的物理学诊断技术——胸部叩诊来确定心脏大小的，并认为心脏增大是基于扩大和肥厚（离心性肥厚 Eccentric hypertrophy）基础上的。Bramwell 等（布拉姆韦尔，1931）应用心音图发现运动员第一心音延长，马拉松运动员的心脏可听到舒张期杂音。keys 等（基斯，1938）利用 X 线透视发现运动员心搏有力。20 世纪 50～60 年代，Reindell（赖因德尔，1954）用 X 线确认了运动员心脏增大，称其为调节性心脏增大（Regulatory cardiac enlargement）。北京医学院运动医学研究所于 20 世纪 60 年代对我国 7 个运动项目 300 名运动员进行了心脏 X 线测量。各项运动员的心脏面积和横径的大小，按汪、谢二氏提出的公式计算，再与实测面积（求得面积）和实测横径相比较，从而获得心脏面积和横径增大或减少的百分数值。预计值和实测值差别在 10％以上者被认为有心脏面积或横径的增大或减小。确认了运动可以引起心脏增大这一现象的存在，并对不同项目运动对心脏形态的影响进行了分析讨论。

Beckner 等（贝克纳，1954）利用心电图证实运动员存在节律及传导紊乱现象。可是当时的学者都同意 Henschen 的论点："运动员大心脏将会取得比赛胜利。"超声心动图的问世使运动对心脏影响的研究前进了一大步。Morganroth 等（摩根罗恩，1975）采用 M 型超声心动图对运动员进行了检查，并观察到力量性运动员多见左室向心性肥厚（Concentric hypertrophy），耐力性运动员多见离心性肥厚。近年来研究证实，向心性和离心性肥厚并非为某专项所特有。Dlckhuth 等（1983）用二维超声心动图进一步确认，耐力运动员有心脏扩大征象。随着研究的进展，一些学者对运动员心脏增大的生理性质怀疑增多。如德国著名心脏病专家 Rost（罗斯特，1990）认为，这是错误的解释，因为动物实验和人过度负荷后可见到心脏增大和伴随其他征象。

三、运动员心脏的主要表现

运动员从事的训练项目、训练的年限不同、等级不同，运动员的心脏产生的适应性变化不同，心脏的形态、结构和机能状态也不同。根据学者们的研究和多年来运动医务监督的实践表明，运动员心脏除心脏增大外还主要表现出以下征象：

（一）心动徐缓

由于长期的运动训练使运动员的副交感神经张力增加，特别是迷走神经的张力增加而发生心动徐缓。

左室容积增加。这一变化表现为心肌肥大，体检及 X 光检查时可以见到。通常这一改变伴随着轻度或中等程度的室壁增厚。

心电图变化。左室高电压、窦性心动过缓、前壁 S-T 段和 T 波变化、房室传导异常、Ⅰ度房室传导阻滞、异位节律、Ⅱ度房室传导阻滞、莫氏一型变化（文氏现象）、束支传导阻滞、不完全和完全右束支传导阻滞（发生左束支传导阻滞，通常说明心脏有病理改变）。

训练以抗阻练习为主的运动员，如力量训练（举重）或摔跤运动员，有左室壁肥大的现象，心室容积很小或没有增加。然而，室壁厚度未超过 13mm 者，不能确定肥厚性心肌病。

（二）运动性心肌肥大

心肌肥大（Myocardial Hypertrophy）是心脏对血液动力学超负荷的一种适应性反应，其主要特点为心肌蛋白质合成及细胞体积增加，而细胞数目不变。运动可引起心肌肥大，已为临床和实验证实。

耐力性运动员心脏增大不仅表现为左心室容量和室壁厚度增加，而且右室腔容量和右室壁厚度也明显扩大；而力量性运动员的心脏增大则主要表现为左室增大并以心肌肥厚为主，右心室的扩大不明显。

从事不同类型训练的运动员心脏的形态、结构特点之所以有上述不同，与不同类型的训练引起的心脏的血液动力学的变化是分不开的。耐力训练引起的心脏血液动力学的变化是心脏的前负荷增加。在进行耐力训练时，参加工作的肌肉有节律地收缩，呼吸频率加快、加深，加强了"肌肉泵"和"呼吸泵"的作用，具有促进静脉回流的效应；力量训练引起的血液动力学变化主要是心脏的后负荷增加。力量训练时工作的肌肉强烈持续地收缩，带有静力性工作的性质压迫周围血管，增加了心脏的排血阻力。

对耐力运动员而言，心腔的扩大有助于增加心室的充盈量，提高心脏的泵血功能储备，心肌肥厚则增加了心肌的收缩力，因而提高了机体的有氧能力；对力量性运动员而言，左室心肌肥厚，有利于克服力量练习时增大的外周循环阻力，增强了心脏的排血功能，也保证了工作肌肉的血液供应。

从理论上讲，运动员从事运动训练的时间越长，则心脏增大的可能性越大。但也有人对运动员的心脏增大与训练年限的关系进行了探讨，结果显示，心脏增大与运动年限之间未见平行关系。其原因有待阐明。

（三）运动员心脏的重量

运动员心脏的重量，因运动员的年龄、性别、身高、体重及运动经历不同而不同。

根据我国统计资料，我国成年男子的心脏重量平均值为 285.9g；女子心脏重量的平均值为 250.7g。

运动员的心脏重量可达到 400～500g。但一般认为，心脏重量超过 500g 时，即便没有冠状动脉粥样硬化也容易发生心肌供血不足，故将心肌重量是否超过 500g 定为心脏的临界重量。

当心脏重量达到 500～700g 时，心脏的体积和血液供应之间往往发生比例失调，这将导致心肌供血不足和肌源性功能不全。

近年来有人用超声心动图测量的方法制定了心脏的相对临界重量标准。心脏的相对临界重量标准为：7.5g/kg 体重。

四、运动员心脏增大的原因

运动员心脏增大的确切原因还有待今后的研究。以下仅提出其可能原因。

（一）血液动力学因素

运动时人体能量代谢加强需氧量增加而使心脏的活动加强，以满足代谢的需要。

耐力性活动时 1. 由于静脉收缩，肌肉活动和呼吸泵之间的作用增加了静脉回流，使心脏的前负荷增加；2. 而较大的舒张末期容积牵张了心肌纤维（心肌的 F-S 定律）及儿茶酚胺对心肌张力的影响，改善了心肌的收缩性；3. 另外，由于血管扩张外周阻力降低，而使心脏的后负荷下降，改善了心肌收缩期的射血功能。耐力运动员心脏的形态特点也正是在上述血液动力学的变化的基础上形成的。

力量性项目的血液动力特点恰恰与此相反。在静力性或力量性练习时，由于肌肉持续强烈收缩压迫周围血管使外周阻力增加；另一方面，由于胸内压升高，肌肉的唧筒作用减弱。

外周循环有两种非常重要的对运动代谢需要适应的情况。第一，如上所述，外周血管的阻力降低；即由于局部肌肉代谢的影响、激素的影响及神经信号的影响，使血管扩张，活动肌肉的血流改善。第二，外周血流的重新分配——活动肌群的血流量显著增多，不太重要的内脏器官的血流量减少，大脑和心脏的血流量才能得到保证。

（二）遗传因素影响

有关训练对心脏结构适应的研究中，很少涉及遗传因素或其他环境因素对心脏大小的影响。训练对有氧能力的遗传影响已有不少研究予以证实，但训练对心脏大小遗传性的研究结果却不完全一致。一些研究认为，父母与其子女心脏径线有明显的相关性，即遗传成分可占 20%～50%；相反，另一些研究表明，遗传因素对心脏大小的影响是很小的，研究结果认为家庭环境影响明显高于单纯的遗传影响。Rost 等（1990）对 6～10 岁的儿童游泳者追踪 15 年后认为，他们与不训练者相比，已出现明显的心脏扩大和肥厚。在青春期前已可见到心脏增大，而达到训练量后停止增大，即从不超过林茨巴赫（Linzbach）所谓的临界心脏重量。显然，从目前这些有限的研究材料中，还不能对遗传影响得出明确的结论。

（三）内分泌因素

运动后内分泌的变化（儿茶酚胺、生长激素、血液因素等）借助心脏的生理和生化改变可引起心脏增大。动物实验证明，儿茶酚胺代谢的变化可影响心脏结构；药物（例如 β-肾上腺素能拮抗剂等）可使大鼠心脏增大；McGill（麦吉尔）等报告，心肌组织中有睾酮的专门受体，并提出睾酮对心肌有直接影响的可能性；合成类固醇应用后可增加运动所致的左室心肌增大体积（LVM）。

总之，运动时内分泌激素在运动性心脏增大中的作用目前尚不完全清楚，许多问题有待今后研究。

（四）心脏大小和身体大小的关系

在生长发育阶段（6个月至18岁）心脏径线与身体大小高度相关。Henry（亨利，1980）报道，年轻人和老年人的心脏结构与体表面积相关。Blimkie（布利姆克）等研究表明，10～15岁男孩的心脏大小与$\dot{V}O_{2max}$有显著相关性，受体重大小和$\dot{V}O_{2max}$的影响。也有学者报告左心室体积（LVM）与体表面积或瘦体重高度相关。

五、运动员心脏的鉴别诊断

运动员心脏增大与病理性心脏增大的鉴别是十分复杂的问题，关注这一问题应注意以下四种情况。第一，运动员心脏增大可能是生理适应，但也可能是病理变化。第二，个别运动员患有先天性心脏病参加运动训练。第三，运动员有某些心血管异常的表现。第四，在运动训练前的常规检查中可能发现某些无症状的"健康"青年心脏不正常。虽然，猝死发生的危险性很小，但每年确有个别运动员死于心血管疾病，而这些死亡带来的震撼是巨大的。由于患有严重的动脉狭窄、肥厚性心肌病或存在某些先天性异常而增加他们在运动中或运动后猝死的危险。因而，必须进行鉴别诊断查明心脏增大的原因，评价运动对心血管（心血管疾病）可能产生的作用及相互关系，并告之运动员。

（一）检测方法

心脏常用检测方法一般概括为4种：心电图、X线、超声心动图和磁共振影像。这四种方法各有其优缺点，下面对这四种方法作一分析。

1. 心电图

安静时及运动负荷中的心电图检查。心电图常用$Sv1+Rv5>40mm$（男）或35mm（女）作为诊断左室肥厚的标准。目前，这种标准的可靠性还存在问题，不少学者报告它与超声心动图结果有的一致，有的不一致；与尸解结果不一致；与磁共振影像相关性低，与运动项目和运动员胸壁厚薄有关。总之，越来越多的学者认为，用心电图的电压标准来诊断心脏大小的可靠性差。

2. X线

有关心胸比例应在0.5单位下及心脏横径、纵径测量，进而求得心脏面积的研究国内外已有不少报道，这对了解运动员心脏增大的程度是有帮助的。Ikaheimo等报道（伊凯黑莫，1979），75%的耐力性运动员和20%的短跑运动员X线片上显示心脏大于正常者。由于X线技术的限制（如不能区分心脏的结构），X线的结果有时难以解释或难以区别生理性和病理性心脏肥厚等，目前有被超声心动图和磁共振影像替代的趋势。

3. 超声心动图（UCG）

可用二维超声和M型超声心动图来评价心脏腔室的大小，心壁的厚度以及瓣膜的活动。多普勒超声心动图在评价瓣膜的堵塞或反流方向是非常有价值的。

4. 磁共振影像（MRI）

MRI 对心血管疾病的临床检查是一种高度精确的影像技术，测定心脏形态有良好的重复性。放射性核素血管造影有助于评价冠状动脉循环和心输出量，对优秀运动员在必要时可利用这一技术。由于利用 MRI 方法测定心脏的形态及功能的报道较少，且价格昂贵，尚待进一步探索。

为了确定个体对运动负荷的反应，特别是在怀疑有心律不齐或供血不足时，运动负荷试验应当尽量模拟运动员的运动专项。如果怀疑有间歇或传导障碍，须使用持续心电图监护仪。

（二）运动员心脏与病理性心脏的区别

1. 引起心脏增大的原因不同

运动性心脏增大是心血管系统对长期系统训练的适应性变化，都有系统训练的历史；而病理性心脏增大则多是由各种疾病引起的。

经常参加训练的运动员，他们的心脏、循环系统和心电图常会发生某些变化（如前所述），这些变化常常界于正常和异常之间，有时很难与真正的心脏病变化区别开来。这些复杂的变化常被称为"运动员心脏综合征"。

2. 心脏的重量不同

病理性心脏增大，心脏重量往往超过 500g，而运动员心脏的重量一般不会超过 500g。对心脏临界重量不应公式化和绝对化，因为心脏的重量不仅与训练有关而且与年龄、性别、身材大小等因素有关。根据以往的研究可得出以下基本规律：心肌重量与运动量、运动强度及运动持续时间（参加训练的年限）呈正比，与体表面积呈正比，与年龄呈负相关。运动员心脏增大后如停止训练，增大的心脏可以恢复原来的重量。

3. 功能不同

运动员心血管系统的功能特点为：安静时心动徐缓，每搏量较大，血管壁弹性好，外围阻力相对较小；定量负荷时机能节省，表现为对运动负荷刺激的反应较小（心率、血压增加的幅度小，肥厚的速度快）。在极限负荷时表现为：机体动员快、潜力大、工作持续时间长、运动后恢复速度快。心脏病患者常表现为：对缺氧敏感，运动时心慌、气短、乏力，甚至出现晕厥、昏迷、心悸等。

4. 自我感觉不同

训练有素的运动员自我感觉良好、精力充沛，只有极少数者偶尔出现心律不齐；心脏病患者常常自我感觉差，主要表现为心慌气短、精神不佳、怠倦健忘等。

有关运动员常见心血管疾患，详见第三章。

第七节 禁止使用兴奋剂

一、概述

在以往重大国际赛事中,最为轰动体坛的兴奋剂丑闻,是加拿大短跑名将本·约翰逊。1988年在汉城奥运会上他"创造"百米世界纪录,后因发现服用合成类固醇的康力龙而被作废。阿根廷世界足球巨星马拉多纳,1994年在第15届世界杯足球赛的决赛阶段,因服用违禁药麻黄素等被国际足联逐出世界杯。古巴世界男子跳高纪录保持者索托马约尔,1999年在泛美运动会上因被查出应用兴奋剂可卡因而被剥夺金牌。2000年悉尼奥运会上德国著名摔跤运动员亚历山大·莱波尔德(Alexander Leipold),因药检诺龙阳性(超标10倍)被剥夺76kg级金牌。保加利亚女子举重运动员伊莎贝拉·德拉格涅娃(Izabela Dragneva),因服用违禁的利尿剂,被剥夺女子48kg级金牌。相关统计见表4-5。

表4-5 历届夏季奥运会兴奋剂检查阳性率统计

届次	年份	地点	检测总数(例)	阳性(例)	阳性率(%)
19	1968	墨西哥城	667	1	0.15
20	1972	慕尼黑	2079	7	0.34
21	1976	蒙特利尔	786	11	1.40
22	1980	莫斯科	645	0	——
23	1984	洛杉矶	1507	12	0.80
24	1988	汉城	1598	10	0.63
25	1992	巴塞罗那	1848	5	0.27
26	1996	亚特兰大	1923	2	0.10
27	2000	悉尼	3600	11	0.31
28	2004	雅典	2815+709	15+2	0.62

二、概念

(一)兴奋剂

兴奋剂英语名称"Dope",原义为"供赛马使用的一种鸦片麻醉混合剂"。由于运动员为提高成绩而最早服用的药物大多属于兴奋剂药物——刺激剂类,所以尽管后来被禁用的其他类型药物并不都具有兴奋性(如利尿剂),甚至有的还具有抑制性(如 β -受体阻断剂),国际上对禁用药物仍习惯沿用兴奋剂的称谓。因此,如今通常所说的兴奋剂不再是单指那些起兴奋作用的药物,而实际上是对禁用药物的统称。

（二）使用兴奋剂

使用兴奋剂是指运动员应用任何形式的药物或者以非正常量通过不正常途径摄入生理物质，企图以人为的和不正当的方式提高其竞赛能力。国际奥委会在解释什么是"使用兴奋剂"时明文规定：当需要进行医务治疗时，使用任何可因其性质、剂量或用法而人为地不正当提高运动员竞赛中的运动成绩的物质，也被看做是使用兴奋剂。

体育运动中禁止使用的各种物质和方法，由国际反兴奋剂委员会（world anti-doping agency，WADA）统一列出一份名单，详细情况可上网查询，网址：http://www.wada-ama.org/。

三、兴奋剂的种类

近年来兴奋剂品种不断增多，国际奥委会规定的禁用药物已达100余种，分为：精神刺激剂、合成类固醇、利尿剂、麻醉止痛剂、β-受体阻断剂、肽激素类（如人生长激素、红细胞生成素、促性腺激素等）6类。另外，2002年临床上出现了一种叫做HEMOPURE的物质，它是2002年年初在南非和美国研制生产的一种新的输血替代品，它能增强血中氧化物的运输，但不增加红血球数量，因而不易被实验室查出，并有可能被用于提高人体的氧运输能力。近两年四氢孕三烯酮（tetrahydrogestrinone，THG）被运动员用来提高肌肉力量。它是一种强力合成类固醇，是以强力类固醇类药物孕三烯酮（gestrinone）为底物合成的新化合物，国际奥委会已将其列为违禁药物。另外，有些运动员可能正在开始使用基因技术来提高运动成绩。

四、兴奋剂的作用

（一）刺激剂（精神刺激剂、中枢神经刺激剂、交感神经胺剂）

1. 作用于中枢神经系统的刺激剂，如苯丙胺和可卡因等。这类药物的主要作用是依靠抑制身体的自然警报系统和减轻"过度用力"引起的疼痛感来增强自信心和进取心，增强耐力和力量，使人感觉不到疲劳。其他作用还包括增加心率、血压和能量代谢。

2. 另一类刺激剂主要作用于心血管和呼吸系统，如肾上腺素、麻黄素和咖啡因。其作用是增加心率、血压和肌肉血流量，扩张呼吸道、增加肺通气量。

3. 刺激剂类药物可提高运动员训练和比赛中的注意力，提高运动的机敏性。

（二）麻醉剂

这类药物主要是通过直接作用于中枢神经系统而抑制疼痛的产生。有些这类药物也有刺激作用，其他一些则有镇静或抑制作用。

（三）蛋白同化制剂（合成类固醇）

所有的合成雄性激素类固醇都有与睾酮相似的化学结构。这类药物具有以下特点：
1. 可增加肌肉块头和力量，除在主动或被动减体重时保持肌肉体积的作用外，还具有雄激素的作用。

2. 可使攻击性行为增强，以稳定训练强度。

3. 可加快训练后的恢复速度，有助于增加训练强度和时间。但是，如果不同时进行系统的力量训练，服用这类药物就没有增长肌肉的作用。

4. 可使有氧能力增强，最大吸氧量增加、肌肉氧含量增加、氧储备增加。

（四）利尿剂

1. 在按体重分级别进行比赛的项目中，运动员称量体重前使用利尿剂快速减体重。

2. 或在兴奋剂检查时利用它冲淡尿液以遮蔽尿中的违禁物质。

（五）β-受体阻滞剂

1. 这类药物可降低心率，减少心肌耗氧量、增加稳定性。

2. 使肌肉放松，减轻比赛前的紧张和焦虑，有时还用于帮助休息和睡眠。

（六）肽和糖蛋白激素及类似物

1. 绒毛膜促性腺激素（HCG），被用于刺激睾丸中雄性激素的形成。

2. 促肾上腺皮质激素（ACTH），具有刺激肾上腺皮质的作用，可使其产生更多的皮质醇。皮质醇及合成类似物可减轻肌腱和关节的炎症，具有止痛和消炎的作用。

3. 人体生长激素（HGH），具有促进生长作用，可促进骨、软骨、肌肉以及其他组织细胞分裂增殖，蛋白质合成增加。此外还具有促进代谢作用，使代谢维持"年轻"状态，蛋白质与体液丰富而脂肪少。另外还能促进人在儿童期和青少年期骨的生长。

4. 促红细胞生成素（EPO）

由肾脏和肝脏分泌的一种激素样物质，能够促进红细胞生成，提高血红蛋白含量，血红细胞比容，摄氧能力，使人体的耐力水平明显提高。另外，使用EPO比血液回输更有效和更方便。

（七）血液回输（血液兴奋剂）

比赛前几天通过输血增高红细胞水平，可在一定程度上提高长时间耐力项目的运动成绩。使用血液兴奋剂有两种途径，一是自身血液回输，另一种方法是异体输血。此方法目前已经被淘汰。

五、兴奋剂的危害

兴奋剂虽然可以帮助运动员提高成绩，但如果长期使用合成类固醇会对运动员身心带来严重损害。不仅影响生殖能力，出现第二性征改变，肝肾损害，还会诱发高血压、冠心病、心肌梗死与脑动脉硬化和脑血管破裂，以及引起肝癌等疾患。所以要充分认识兴奋剂的危害。

（一）刺激剂的危害

1. 疲劳感消失，导致机体耗竭而引起严重后果。

2. 使血管收缩从而导致机体散热机能下降，引起体温过高。
3. 在进行高强度运动时服用大剂量的刺激剂，可导致由极度兴奋转为深度抑制、呼吸和循环衰竭，甚至引起心脏衰竭而造成死亡。
4. 对中枢神经系统的危害引起的副作用包括焦虑、烦躁、神经紧张、易怒和失眠。
5. 有些刺激剂还会引起性格改变，使人表现出攻击性和暴力行为，或出现注意力难以集中，阅读困难等现象，有时还会引发妄想症和精神病。
6. 促进葡萄糖、糖原、脂肪分解代谢加强，从而加快疲劳产生。
7. 需特别指出的是，使用可卡因和苯丙胺还会产生依赖性和耐药性。

（二）麻醉剂的危害

1. 运动员如使用麻醉剂会成瘾，引起严重的性格改变。
2. 使人变得冷漠、神思恍惚，出现恶心和低血压等。
3. 超剂量服用麻醉剂可造成生命危险。

（三）蛋白同化类激素的危害

1. 早期的这类药物需要在肝脏进行代谢，会导致肝脏损害使肝脏的解毒功能下降，出现黄疸、紫癜，甚至引起肝脏肿瘤。
2. 导致血压升高、血糖降低、高密度脂蛋白减少，增加冠心病的发病率。
3. 女性长期服用会因改变了体内的激素平衡而出现一系列的身体变化。例如：面部汗毛和体毛增生、痤疮、嗓音低沉、脱发、乳房扁平、阴蒂肥大和月经不调，雌激素减少、孕激素减少、卵泡素少、第二性征改变——出现男性化体征、生育能力降低。
4. 男性长期服用也会导致内分泌系统改变。如出现丘疹、前列腺增生、睾丸疼痛、精液过少、秃顶、精子数减少、质量下降、睾丸体积减小、促性腺激素减少、骨骺愈合提前、出现乳房增大等女性化表现。如果儿童或青少年运动员服用了这类药物，则会使身高停止增长。
5. 服用这类药物而增加的肌肉弹性差、僵硬、容易拉伤。
6. 机体免疫能力降低。
7. 导致心理与行为异常。大剂量服用常会出现发怒、暴力倾向等躁狂症行为，以及神经系统障碍和失眠。少数人会出现幻觉，许多人患妄想狂和精神病。滥用此类药物者性格变化极大。

（四）利尿剂的危害

1. 大剂量和长期使用利尿剂可使尿中的盐和电解质过度流失，破坏体内的电解质平衡。
2. 因体液流失而导致大幅度减体重，会引起肌肉痉挛。
3. 严重的还有可能导致心律不齐或心脏衰竭而危及生命。国外已有关于国际健美比赛中运动员因大剂量使用利尿剂而死亡的报道。

（五）β-受体阻滞剂的危害

可以诱发心力衰竭、肺水肿、支气管痉挛。

（六）肽和糖蛋白激素及类似物的危害

1. 肽激素（hCG 和 hGH）是几年前才由人和动物（猴、牛）的生物物质（尿、垂体）制成，使用这类激素具有传染病的危险。
- 使用人体生长激素将会带来感染致命疾病（如艾滋病）的高度风险，目前已有因使用生长激素而感染脑病毒致死的报道。
- 抑制糖的消耗，具有升糖作用。GH 分泌过多将引起血糖升高，可出现尿糖。
- 过量使用生长激素可降低胰岛素敏感度，引起不耐葡萄糖。据国外报道，80% 的生长激素使用者患有糖尿病，需要胰岛素治疗。
- 其他副作用包括月经紊乱、性欲减退和阳痿等。

2. 运动员滥用 EPO 严重威胁自身健康：
- 由于额外增加了血液中的红细胞数量比，可使血流明显减慢，引发高血压、脑病发作，造成组织缺氧、凝血加快。
- 导致静脉血栓、肺栓塞或中风。

（七）新型类固醇 THG 对人体的危害

有关药物专家在对四氢孕三烯酮类固醇的化学成分和作用进行检测分析后，作出了如下公告：

THG 是一种特别研制的合成类固醇，由于化学家对其做了手脚，常规药物检测对其检查不出来。直到一位教练员将一支留存有 THG 的注射器寄给了美国反兴奋剂局（USADA），这才帮助 USADA 研究出了检测这种药物的方法。

兴奋剂检查有尿样检查和血液检查两种取样方式。国际奥委会 1964 年在奥运会上首次试行兴奋剂检查以来，国际上一直采用的是尿样检查。1989 年，国际滑雪联合会在世界滑雪锦标赛上首次进行血液检查。迄今为止，尿样检查仍是兴奋剂检查的主要方式，而作为一种辅助手段，血液检查只是用于那些在尿样中难于检测的违禁物质和违禁方法。例如，1994 年在挪威利勒哈默尔冬季奥运会上实施的血液检查，主要是针对异体输血。

近年来，由于国际体坛流行使用促红细胞生成素（EPO），而这种作弊方法仅靠尿检是难以检测和证实的，所以各国科学家积极开展关于血液检查 EPO 的方法研究。2000 年 8 月 28 日，在检测 EPO 新方法的研究获得成功的基础上，国际奥委会正式批准在悉尼奥运会上进行血检和尿检相结合的 EPO 检测（既采用澳大利亚研究的血检 EPO 方法，也采用法国研究的尿检 EPO 方法，两种检测结果互相补充）。

六、禁止其他使用方法及限制使用的药品

（一）禁止其他使用的方法

运动实践中，除禁止使用上述种类的兴奋剂之外，还有几种方法也是禁止使用的，归纳起来可分为两类：

1. 血液兴奋剂

研究表明，比赛前几天通过输血增高红细胞水平，可在一定程度上提高长时间耐久性项目的运动成绩。使用血液兴奋剂有两种途径，一是自身血液回输，另一种方法是异体输血。无论采用哪种输血方法，都难以避免损害自身健康的危险。输血使人体内的血量突然增加，会引起血压升高，加重心脏负担，造成超负荷，出现心力衰竭或代谢性休克。如果输入他人的血，则会出现过敏反应或因血型不合引起急性溶血反应，以及带来感染病毒性肝炎和艾滋病的危险。

2. 药物的、化学的和物理的篡改方法

非法使用兴奋剂的运动员总是千方百计地寻找和关注一些新的药物和方法，也就是一些具有遮蔽作用，能改变尿样的完整性和确实性，使原本应为阳性的尿检结果改变为阴性的物质和方法。例如，导尿、替换尿样，或使用丙磺舒及其相关化合物来抑制肾脏的分泌，以及使用表睾或布罗曼坦来改变睾酮和表睾的测量值等篡改尿样的方法。

国际奥委会规定：无论使用禁用物质或方法成功还是失败，只要是使用了或企图使用上述的禁用物质或方法，就是不折不扣的违禁行为。

（二）五类受一定限制的药物

1. 乙醇

乙醇虽不正式禁用，但某些项目的比赛中会进行乙醇检查，其结果可能导致制裁。

2. 大麻

大麻虽不正式禁用，但在国际单项体育联合会和有关负责部门同意的情况下，可进行检查，其结果可能导致制裁。由于大麻属于毒品，其危害是显而易见的。

3. 局部麻醉剂

在某些规定的情况下允许使用注射用局部麻醉剂。由于这类药剂具有止痛作用，所以有时会掩盖伤情，结果耽误了治疗，反而加重了运动损伤。

4. 皮质类固醇

除某些特殊情况外，一般禁止使用。通常用于消除关节、肌腱和肌肉的炎症，也有止痛作用。

5. β-受体阻断剂

在国际单项体育联合会和有关负责部门同意的情况下，可进行检查，其结果可能导致制裁。

七、运动中避免误服兴奋剂

体育运动中禁止使用的各种物质和方法,由国际奥委会统一列出一份名单,定期修改并公布在《奥林匹克宪章》第48条医务条例中。因此,不论是有意还是无意地使用或参与使用了该名单中的禁用物质或方法,即为使用兴奋剂。而一旦被确认使用了兴奋剂的运动员将会受到严厉处罚。我国对兴奋剂的态度是"严令禁止、严格检查、严肃处理"。运动中应从以下几方面避免误服兴奋剂:

1. 注意治疗用药中可能含有的违禁成分。在一些治疗药物中会含有违禁成分,特别要注意的是用于治疗感冒、咳嗽的药物;治疗哮喘类、消炎类、泻药、镇静安眠类药物等。队员吃药要严格、谨慎。必须经过教练员和队医的批准。

2. 注意一些营养补剂中含有的成分。德国科隆兴奋剂检查中心2000年10月—2001年11月,对世界13个国家生产的声称不含违禁药物的215种营养补剂634个样品进行的检查发现,其中94(14.8%)个样品含有成分表中没有说明的激素前体成分,另外66个样品中含有无法确定的成分。在这94个阳性样品中,23(24.5%)例同时含有诺龙和睾酮的前体,64(68.1%)例仅含有睾酮前体,7(7.5%)例仅含有诺龙的前体。从中可以看到声称"安全"的营养补剂并非都安全。

3. 注意比赛期间不要饮用别人给你的饮料,包括你自己打开的,但是在没人看护的情况下放置了一段时间的饮料。

4. 注意外伤后消炎药的使用。

第八节 时差适应

随着交通工具的现代化及国际体育活动交往的频繁,运动员经常能在很短时间内到达距离很远的另一个城市,于是出现了时差问题。例如北京与伦敦时差为8小时。当运动员12时从北京起飞,8小时后抵达伦敦,此时,按北京时间应是晚上20时,而伦敦却是中午12时。这种昼夜时间的差别,可引起运动员生理上的各种变化,限制运动能力的正常发挥,称其为时差反应。

生物钟节律的变化可影响多种与运动成绩有关的生理功能。生物钟节律表现在多种生理系统的变化上(如体温、心率、激素分泌水平),以及对体内刺激(如神经介质、电解质、代谢底物)和外部刺激(环境因素、食物、药物和其他应激因素)的反应上。生物钟节律受周期性环境变化的影响(主要是昼夜循环),社会和其他环境因素的影响。

一、时差反应的主要表现

时差反应主要表现为精神倦怠、疲乏感、食欲不振、兴奋异常(白天困倦、夜间兴奋)、嗜睡又睡不着,运动能力显著下降。时差反应的程度与旅行经历、两地时差数的多少以及年龄有关。时差反应也具有个体差异。青少年对时差的适应能力较中老年人好。

运动能力可能受下列因素的影响：1. 随时间变化而变化的生物钟节律的高峰和低谷以及随之而出现的生理改变。2. 跨时节旅行和由此引起的睡眠——觉醒循环的变化（即时差反应）。生物钟节律异常可产生各种各样的症状，包括疲劳、失眠、睡眠紊乱、头痛、烦躁、胃肠道功能紊乱（便秘）和运动能力下降等。

二、时差反应的影响因素

生物钟节律紊乱程度的影响因素包括：旅行的速度和跨越时区的数目，飞行的方向，各系统适应的速度，同步化的强度，饮食及个体因素（如个性、年龄、性别、时间类型）。

（一）距离与速度

一般跨越2～3个时区以上就可能影响竞技能力，跨越时区越多，对生物钟节律的影响就越大。显而易见乘飞机出访比其他走走停停速度较慢的交通工具对生物节律的影响更大。

（二）旅行的方向

向东方的旅行比向西方的旅行对生物节律的影响更大，且需要较长的时间恢复。这是因为人类的生理机能更适应于比24小时更长的生物钟，即人类对生物钟周期延长的适应性要比对生物钟周期提前（缩短）的适应性好。生理机能对向西旅行的适应速度要比向东旅行快30％～50％。

（三）适应的速度

不同的生理系统是以不同的速度适应时区的改变。对环境的反应，如心率的调节比内部控制系统、中心体温的调节要快得多。目前对降低运动员运动能力有关的特定系统尚未找出，可能与改变睡眠——觉醒周期和体温的生理节奏周期有关。

（四）同步化强度

适当地经受外部的同步化因素，如日光、规律地用餐、社交的相互作用、中等强度的活动，以及建立有规律的睡眠——觉醒循环有助于调整生物钟节律，以便使其与比赛地的环境协调。

（五）饮食

食物的成分可影响同步化节律。上飞机前或飞行中高碳水化合物饮食可以增加脑对色氨酸摄取和5-羟色胺的合成，因而有助于睡眠。到达目的地之后，早餐采用高蛋白质低碳水化合物的饮食，可增加大脑对酪氨酸的摄入和肾上腺素的合成而导致觉醒，到达后的早晨饮用茶（茶碱）、咖啡（咖啡因）以促进觉醒状态的有利转化。

（六）个体差异

个体对生物钟节律变化的适应能力差异很大。有20％～30％的人几乎没有什么困难，

20%～30%的人不会有很好地适应。一般云雀型（早晨型）的人对向西的旅行的适应较差，而猫头鹰型的人（性格外向者）对向东的飞行适应较差。

性格内向和高度神经过敏的人对时差的调整有较多的困难。高度动员的个体（如运动员），通过努力能克服任何使竞技能力减退的倾向。

三、减少时差反应的方法

下述步骤有助于减少时差反应的影响：

1. 尽可能早地到达竞赛地点。旅行向东飞行时每跨越一个时区应有一天的调整期，向西飞行时每跨越一个时区则需0.6天的调整期。
2. 在4～5天内，根据新时区的时间调整饮食、睡眠、工作和训练，每天调整1～2小时。
3. 合理安排飞行时间，以便能在接近当地睡眠的时间到达。
4. 在起飞前2～3天及飞行期间，采用高碳水化合物、低蛋白质的饮食，努力以当地的时间就餐。到达目的地后，从早餐和午餐起，吃高蛋白、低碳水化合物的食物，并饮茶和咖啡以加速其同步化。
5. 避免用酒作为睡眠的诱导剂。因为饮酒干扰正常睡眠、延迟睡眠——觉醒周期的调整。在飞行期间不要用茶、咖啡或含咖啡因的饮料，而应饮用大量不含咖啡因的饮料（果汁、水）以防脱水。
6. 飞起前应将表调至目的地的时间，并相应地调整睡眠、饮食和其他活动。向东飞行时应避免强光。
7. 到达目的地后，立即根据当地的时间调整作息制度（如社会活动、饮食、训练等），维持有规律的睡眠——觉醒循环。

另外，精神压力、紧张焦虑、气候和食物的改变，以及其他环境的社会的因素，可能会使时差反应加剧。成功地控制这些因素，可以减少其对生物钟节律的影响。

思考题

1. 运动员如何进行自我监督？
2. 运动医务监督的指标有哪些，如何应用？
3. 比赛期间如何组织医务监督工作？
4. 检测身体成分的常用方法有哪些？
5. 简述运动性疲劳的常用消除方法。
6. 如何减轻时差反应？
7. 简述兴奋剂分类及危害。

第五章

运动员的合理营养

知识要点

- 营养素、营养和营养学的概念
- 碳水化合物、蛋白质和脂肪的功用
- 维生素的分类与营养功用
- 矿物质的分类及营养作用
- 水的营养意义与功用
- 膳食纤维的组成与作用
- 合理营养的意义与作用
- 运动与热能代谢
- 运动与糖代谢
- 运动与蛋白质营养
- 运动与脂肪代谢
- 运动与维生素营养
- 运动与水、电解质的补充
- 矿物质对运动能力的影响
- 不同项目运动员的营养特点
- 运动员比赛期间的饮食与营养安排
- 营养与运动员体重控制

运动医学

第一节 营养与营养素

机体摄取、消化、吸收和利用食物中的养料以维持生命活动的整个过程称为营养（nutrition）。研究人体营养过程、需要和来源，以及营养与健康关系的科学称为营养学（nutriology）。

机体进食食物以后，经过口腔、咽、食管、胃、小肠、大肠（8～10m）的消化道，通过唾液、胃液、胆汁液、胰脏分泌的消化酶液、小肠液等消化液对食物进行消化，然后对消化产物进行吸收，吸收的营养物质通过血液运输送到机体各组织器官，组织器官根据生理活动需要对这些营养物质进行利用，整个过程就叫营养。所以营养是一个过程，一个复杂的过程。

食物中对机体有生理功效的成分称为营养素（nutrients）。营养素的构建必须具备下列两个条件：

1. 有生理功效。这是构成营养素的基本条件。
2. 为身体进行正常物质代谢所必需，这是构成营养素的必要条件。

营养学家目前发现，人体所需的营养素可分为糖、蛋白质、脂肪、维生素、矿物质、水、食物纤维7大类共40多种，其基本功用如下：

蛋白质、糖、脂肪、维生素、矿物质、水是构成机体组织的必需成分；糖、脂肪、蛋白质是人体活动能量的提供者，被称为三大热源质；水、维生素、矿物质、食物纤维主要是调节人体生理机能。

目前为止，人类还没有发现自然界哪一种天然食物，可以满足人们所需的营养种类及数量。每一种食物都有其营养成分特点，另外，营养素间的功能有些是不能替换的，许多营养素必须经常从食物中得到补充。所以人们需要经常同时食用多种食物，以获得足量的各种营养素。

一、蛋白质

（一）组成与分类

蛋白质主要由碳、氢、氧、氮4种元素构成，有的还含有硫、磷等元素。这些元素先构成氨基酸，许多氨基酸小分子再构成蛋白质大分子，所以氨基酸是构成蛋白质的基本单位。

构成人体蛋白质的氨基酸目前已知20多种，可分为两类：

1. 必需氨基酸。人体不能合成，或合成速度较慢不能满足机体需要，但它又是维持机体生长发育，合成机体蛋白质所必需的，这些必须由食物蛋白质供给的氨基酸称为必需氨基酸。

人体所需的必需氨基酸有8种，即赖氨酸、色氨酸、苯丙氨酸、缬氨酸、亮氨酸、异亮氨酸、苏氨酸、蛋氨酸。此外，对于婴儿，组氨酸为必需氨基酸。资料表明，组氨酸对成人亦属必需氨基酸。由于酪氨酸和胱氨酸分别由苯丙氨酸和蛋氨酸转变而来，主要依赖

于必需氨基酸，所以把这两种氨基酸称为"半必需氨基酸"。

2. 非必需氨基酸。人体体内可以合成，而不是必需由食物蛋白质供给的，称为非必需氨基酸。

非必需氨基酸通常有13种，即甘氨酸、丙氨酸、丝氨酸、胱氨酸、半胱氨酸、精氨酸、天门冬氨酸、天门冬酰胺、谷氨酸、谷氨酰胺、酪氨酸、脯氨酸和羟脯氨酸。

饮食中对于蛋白质的需要，实际上就是对氨基酸的需要。食品中的蛋白质通过消化分解为氨基酸，然后被吸收并通过血液分布到机体细胞中，机体细胞利用这些氨基酸重新建造机体蛋白质。

各种不同的氨基酸有秩序地连结在一起形成肽和蛋白质。一个氨基酸的氨基同另一个氨基酸的羧基结合形成一个肽键，当几个这样的肽连结在一起时就形成一个多肽分子。多肽一般含50～1000个氨基酸。

蛋白质的合成，机体必须获得合成所需的所有氨基酸，如果缺少其中的一种，则合成过程就不能完成。合成过程是按一定数量和比例来进行的，当一种特定的必需氨基酸缺乏或相对比例较低时，这种必需氨基酸就被称为限制性氨基酸，因为它限制着蛋白质合成的有效数量。植物性食物中的赖氨酸、蛋氨酸、胱氨酸、色氨酸和苏氨酸含量不足。赖氨酸对很多谷物来说是限制性氨基酸，而蛋氨酸是豆类的限制性氨基酸。动物蛋白质，如蛋、乳制品和肉类可提供适于人体生长和维持生命所需要的氨基酸种类及数量。

食物中各种必需氨基酸的相互比例称为氨基酸构成比例或相互比值，亦可称为氨基酸模式。与人体需要完全相符的氨基酸模式称为理想氨基酸模式（表5-1）。

鸡蛋蛋白质和人奶是已知营养价值最好的蛋白质。

每种蛋白质至少由10种以上氨基酸构成，根据食物蛋白质的氨基酸组成情况，营养学将蛋白质分为3类。

表5-1　　　　　　　　　WTO推荐必需氨基酸构成比例

氨基酸	蛋白质（mg/g）
异亮氨酸	40
亮氨酸	70
赖氨酸	55
蛋氨酸＋胱氨酸	35
苏氨酸	40
色氨酸	10
缬氨酸	50
苯丙氨酸＋酪氨酸	60

1. 完全蛋白质：含必需氨基酸种类齐全，比例适当，不但能够维持成人健康，并能促进儿童生长发育。

属于这类蛋白质的有奶中的酪蛋白，蛋类中的卵黄蛋白和卵白蛋白，肉类中的白蛋白和肌蛋白，小麦中的麦谷蛋白，大米中的米蛋白，玉米中的谷蛋白等。

2. 半完全蛋白质：含必需氨基酸比例尚齐全，但含量比例不当，可维持生命，但不能促进生长发育。

属于这类蛋白质的有小麦中的麦胶蛋白。

3. 不完全蛋白质：含必需氨基酸的种类不全，既不能促进生长发育，也不能维持生命。

属于这类蛋白质的有玉米中的玉米胶蛋白，动物结缔组织和肉皮中的胶蛋白，豌豆中的豆子球蛋白等。

（二）营养功用

1. 构成机体组织

蛋白质是一切细胞组织如骨骼、韧带、头发、指甲、皮肤和软组织（包括器官和肌肉）的主要成分，是生命的物质基础，蛋白质是维持机体生长、更新和修补组织的必需材料，它占细胞内固体成分的80%以上，蛋白质约占体重的18%。

2. 调节生理机能

蛋白质具有酶的催化作用，激素的生理调节作用，血红蛋白与肌红蛋白的输氧与贮氧作用等。

3. 增强机体的抵抗力

蛋白质是保护机体免受细菌和病毒侵袭的一种必要物质。如流行性感冒、病毒性肝炎、伤寒、百日咳、麻疹的抗体形成，都与丙种球蛋白有关，高蛋白膳食可以增强肝脏对侵入机体的某些毒素的抵抗力。

4. 供给能量

蛋白质的主要功用不是供能，将其作为热能来源是不经济的。但是当糖和脂肪供给的热能不足或摄入氨基酸过多超过体内需要时，蛋白质供给热能。此外，体内蛋白质更新分解代谢中，破损细胞组织中的蛋白质也放出热能，每克蛋白质产热4kcal。

（三）食物蛋白质的营养价值评定

食物蛋白质营养价值的高低主要由食物中所含蛋白质的数量、质量及人体对其消化吸收率等因素来综合评定。蛋白质的质量指的是食物中提供各种必需氨基酸之间的比例与人体所需的比例相接近的程度。

1. 食物中蛋白质含量

食物中蛋白质含量的多少是评定其营养价值高低的基础。含量越高，提供的蛋白质越多，其营养价值就越高。

蛋白质含量较高的食物主要是动物性食物，含量在15.5%～20%，牛奶中蛋白质含量虽然不高，但由于牛奶摄入量较大，能够获得较多的蛋白质数量。植物性食物中大豆、花生含蛋白质的数量较高，大豆中蛋白质含量可达一般动物性食物中蛋白质数量的一倍以上（表5-2）。

表5-2　　　　　　　　　部分食物的蛋白质含量（g%）

食　物	含　量	食　物	含　量	食　物	含　量
牛　奶	3.3	大　米	8.5	马铃薯	1.9
鸡　蛋	12.3	小　米	9.7	油　菜	2.0
猪肉（瘦）	16.7	面　粉	9.9	大白菜	1.4
牛肉（瘦）	20.2	玉　米	8.6	白　薯	2.3
羊肉（瘦）	15.5	大　豆	34.2	菠　菜	2.0
鱼	12~18	螺旋藻	55~70	花　生	26.2

螺旋藻中蛋白质含量可达干物质的55%~70%，是已发现的天然食物中蛋白质含量最高的食物，结合其所含的其他营养成分，螺旋藻被称为自然食物中营养价值最高的食物。

2．消化率

蛋白质消化率是指蛋白质可被消化酶分解的程度，亦反映摄入的蛋白质被机体吸收的程度，消化率越高被吸收得越多，机体可利用的也就越多，故其营养价值也就越高（表5-3）。

表5-3　　　　　　　　　几类食物蛋白质的消化率

食物名称	消化率（%）	食物名称	消化率（%）
奶　类	97~98	谷　类	66~82
肉　类	92~94	豆　类	60~96
蛋　类	98	薯　类	70~74
鱼　类	98		

（1）植物蛋白质的消化率（平均为78%）低于动物蛋白质（平均为92%），主要是植物蛋白质被植物纤维包裹，妨碍与消化酶充分接触。

（2）有的食物含有妨碍蛋白质消化率的因子。如大豆的抗胰蛋白酶、蛋清中的抗生物素、鱼中的噻氨酶、牛奶中的酪素钙可使蛋白质的消化吸收率降低，加热可破坏这些因子，提高消化率。

（3）食物颗粒的大小与消化吸收有关。颗粒越大，消化率越低。

（4）烹调方式与消化吸收也有关。蒸煮的食物一般可提高消化率，而高温煎炸的食物不仅会降低消化率，还会破坏氨基酸，降低营养价值。

3．蛋白质生物价（biological value）

生物价是评定食物构成蛋白质中各种必需氨基酸被人体利用的程度指标，它表示食物蛋白质在机体内真正被利用的程度（表5-4）。生物价越高，营养价值越高。生物价是评定蛋白质营养价值最常用的方法。

食物蛋白质的生物价取决于其必需氨基酸含量的相互比值。某种食物中所含必需氨基酸种类和数量是一定的，必需氨基酸之间构成一定的比例。因为构成人体各组织蛋白质的氨基酸是有一定比例的，所以从食物中摄取的各种必需氨基酸与人体比例一致时，被机体充分利用的效率才越高，其生物价也越高。即食物蛋白质含必需氨基酸的比越近人体需要，其生物价越高。

表5-4　几种常用食物蛋白质的生物价

食物蛋白质	生物价（%）	食物蛋白质	生物价（%）
大米	77	蚕豆	58
小麦	67	绿豆	58
大麦	64	花生	59
高粱	56	白菜	76
小米	57	鱼	76
甘薯	72	虾	77
马铃薯	67	牛肉	76
玉米	60	鸡蛋	94
大豆	64	牛奶	85

鸡蛋和牛奶的生物价最高，说明鸡蛋和牛奶蛋白质中提供的必需氨基酸的数量比例很接近人体所需的数量比例，人体对其蛋白质的利用率很高。

蛋白质互补作用（complementary action）：几种蛋白质食物混合食用时，由于各种蛋白质所含氨基酸互相配合，取长补短，改善了必需氨基酸含量的比例，从而使混合蛋白质的生物价提高，这种现象称为蛋白质的互补作用（表5-5）。

表5-5　混合食物蛋白质的生物价

食物	原生物价（%）	混合比例	混合后生物价（%）	食物	原生物价（%）	混合比例	混合后生物价（%）
小麦	67	40		大豆	57	70	77
玉米	60	40	70	鸡蛋	94	30	
大豆	57	20					
小麦	67	67	77	奶粉	85	33	83
大豆	57	33		面粉	67	67	
大豆	57	20		小米	57	25	
玉米	60	40	73	面粉	67	55	80
小米	57	40		牛肉	76	10	
大豆	57	20		大豆	57	10	
高粱	56	30	75				
玉米	60	50					

粮食类蛋白质中赖氨酸较少，限制了其生物价。如大豆中含赖氨酸较多，蛋氨酸含量较低，玉米中蛋氨酸含量较高，两者互补生物价可提高。总之，食物多样化，粗细粮搭配，动物蛋白质合理地分配于各餐，适量采用豆制品，可以较好地发挥蛋白质的互补作用。两种食物摄入的时间以不超过 5 小时为好，若间隔时间过长，互补作用将会降低。

根据食物中蛋白质营养价值的高低，通常将肉类、鱼类、蛋奶类、豆类食物称为优质蛋白质食物；谷类（大米、面制品）、杂粮称为普通蛋白质食物；水果、蔬菜称为低蛋白质食物。

二、脂类

（一）组成与分类

脂肪是由碳、氢、氧 3 种元素构成的有机化合物。广义的脂肪（脂类）包括中性脂肪与类脂质；狭义的脂肪仅指中性脂肪。脂肪由一甘油分子和三脂肪酸分子结合，称为甘油三酯。

1. 类脂质

有的类脂质还含有磷和氮，包括磷脂（脑磷脂、卵磷脂等）、固醇（胆固醇）、糖脂、脂蛋白等，结构复杂。大多数类脂质是人体组织的构成部分，是一种在人体饥饿时也不会减少的组织脂肪。

2. 中性脂肪

包括动物性和植物性两大类油脂。如猪油、牛羊油、鱼肝油、奶油、鸡油、豆油、花生油、菜油、麻油、茶油等。这是一类在人体饥饿时即会减少储藏量的脂肪。

3. 脂肪酸

根据构成脂肪的脂肪酸不同，可将其分为饱和脂肪酸和不饱和脂肪酸两类。饱和脂肪酸是指脂肪酸上的键是饱和键；不饱和脂肪酸是指脂肪酸上至少含有一个不饱和键。不饱和脂肪酸又可分为单不饱和脂肪酸（含一个不饱和键）与多不饱和脂肪酸（含两个不饱和键）。在多不饱和脂肪酸中，亚油酸（十八碳二烯酸）对人体最为重要。它不能在体内合成，必须从食物中摄取，称为必需脂肪酸。

（二）营养功用

1. 中性脂肪

（1）供给热能

脂肪是高热能物质，每克脂肪在体内完全氧化可供热能 9kcal，产热量高于糖和蛋白质一倍多。皮下脂肪是体内脂肪贮存的主要组织，一个体重 65kg 的成人，含脂肪约 10kg。在供氧充足的条件下，脂肪是人体运动时的"燃料库"。

(2) 构成机体组织

脂类也是构成人体组织的重要成分。细胞膜含有由磷脂、糖脂和固醇组成的类脂层，脑和外周神经组织都含有磷脂，固醇是体内合成固醇类激素的重要脂质。脂肪组织分布于皮下及心脏周围起着热垫和保护垫的作用，其既可防止热量散失保持体温，又可对机械撞击起缓冲作用，保护心脏和肌肉免受损伤，并还可防止皮肤干裂、毛发脆断等。

(3) 提供必需脂肪酸

必需脂肪酸具有促进发育，增进皮肤微血管的健全，预防其脆性增加，保护皮肤的作用；有降低血中胆固醇，减少血小板黏附性，调节脂质代谢等生理机能的作用。人体缺乏必需脂肪酸，使维持细胞功能的重要条件受到影响，产生皮肤病、发育反常，从而危及人体健康甚至生命（表5-6）。

表5-6　　　　　　　食物中亚油酸含量（脂肪总量的%）

食物名称	含量	食物名称	含量	食物名称	含量
棉籽油	56.6	牛油	3.9	鸡肉	24.2
豆油	52.2	羊油	2.0	鸭肉	22.8
小麦胚芽油	50.2	鸡油	24.7	猪心	24.4
玉米胚油	47.8	鸭油	19.5	猪肝	15.0
芝麻油	43.7	黄油	3.6	猪肾	16.8
花生油	37.6	瘦猪肉	13.6	猪肠	14.9
米糠油	34.0	肥猪肉	8.1	羊心	13.4
菜籽油	14.2	牛肉	5.8	鸡蛋粉	3
茶油	7.4	羊肉	9.2	鲤鱼	16.4
猪油	6.3	兔肉	20.9	鲫鱼	6.9

(4) 促进脂溶性维生素A、D、E、K的吸收

有的脂肪含脂溶性维生素，脂肪是膳食中脂溶性维生素的溶剂，脂肪刺激胆汁分泌有助于脂溶性维生素的吸收利用。

(5) 增加食物香味与饱腹感

由于烹调用油本身的香味及在加热过程中食物芳香性物质的溶出，使得用油烹调的食物具有可口的香味，增加食欲。同时脂肪能使食物浓缩、体积缩小，消化时间较长，使人不易感到饥饿。

2. 二十碳五烯酸（eicosapentaenoic acid，EPA）和二十二碳六烯酸（docosahexaenoic acid，DHA）

EPA和DHA是多不饱和脂肪酸，具有提高血液流动性的作用，其作用要高于亚油酸。EPA和DHA进入细胞膜时，可降低血小板凝聚，降低血脂进而降低血液黏度，改善血液的流变性，减少血栓的危险性。EPA和DHA还具有降低胆固醇，预防冠心病，以及预防和抑制癌症的作用。DHA对神经细胞，特别是神经轴突的生长，网络的形成极

为有利,对提高记忆力、判断力和防止大脑衰老有特殊功能。鱼油中含 EPA 和 DHA,尤其深海冷水鱼中含鱼油量较多,金枪鱼、鲫鱼、金花鱼、鳝鱼、沙丁鱼及鱼卵中 DHA 含量约为1%。

3. 磷脂

卵磷脂是构成原生质的重要成分,因其分子中带有胆碱,有防止脂肪肝形成的作用,能提高机体对缺氧的耐力。脑磷脂与血液凝固有关,凝血活酶由脑磷脂与蛋白质组成。神经磷脂在神经系统的组成上占有重要的地位。

4. 固醇

固醇是构成胆固醇、维生素 D、性激素和肾上腺皮质激素的原料,胆固醇是不饱和脂肪酸的运输工具,其代谢失常与动脉硬化有密切关系。

(三)食物脂肪营养价值的评定

食物脂肪营养价值评定主要取决于脂肪中所含脂肪酸的种类与含量、脂肪的消化率、脂肪中维生素含量、脂肪的稳定性等因素。

1. 脂肪酸的种类与含量

含必需脂肪酸的油脂营养价值较高。植物油一般含不饱和脂肪酸较多(表5-7),动物脂肪含饱和脂肪酸较多,饱和脂肪酸与胆固醇形成脂,易在动脉内膜沉积发生动脉硬化。

表 5-7　　　　　　　　　植物种籽和硬果中的脂肪含量

食物名称	含量(%)	食物名称	含量(%)
黄　豆	18	花生仁	30～39
芥　末	28～37	香榧子	44
大　麻	31～38	落花生	48
亚　麻	29～45	榛　子	49
芝　麻	47	杏　仁	47～52
葵花子	44～54	松　子	63
可　可	55	核桃仁	63～69

2. 消化率

消化率与其熔点有关。含不饱和脂肪酸越多,熔点越低,消化率越高。凡熔点高于体温的消化率就低,如牛、羊脂。植物油熔点低于一般室温(20℃～26℃)消化率就高,黄油和奶油虽含不饱和脂肪酸不多,但属乳融性脂肪消化率也较高。

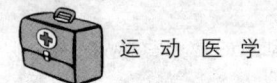

3. 维生素含量

动物的贮存脂肪中几乎不含维生素，而肝脏中的脂肪含维生素 A、D，奶与蛋黄中也含有维生素 A、D，部分植物脂肪含有维生素 E。

4. 脂类的稳定性

脂类的稳定性大小与不饱和脂肪酸及维生素 E 的含量有关。不饱和脂肪酸易被氧化，不稳定；维生素 E 有抗氧化作用，可防止脂类氧化酸败。

奶油的营养价值高，因为它含维生素 A、D，脂肪酸种类也较完全，消化率较高。猪油的消化率虽高，但不含维生素，脂肪酸质量较差，故营养价值不高。牛、羊脂肪的营养价值更差。植物油的消化率高，含必需脂肪酸多，维生素 E 较丰富，而且不含胆固醇，所以营养价值很高，特别适于中老年人食用。

三、糖

(一) 组成与分类

糖又称碳水化合物，由碳、氢、氧 3 种元素组成，因其每两个氢原子有一个氧原子，这个比例与水相同，故名碳水化合物。按其分子结构的简繁可分为以下 4 种。

1. 单糖

单糖是指分子结构中含有 3~6 个碳原子的糖。如五碳糖的阿拉伯糖、核糖、木糖等，六碳糖如葡萄糖、半乳糖、果糖、甘露糖。食品中单糖主要以六碳糖为主。蜜糖主要是由葡萄糖和果糖及少量蔗糖构成的混合糖。

所有的单糖都可被吸收，但它们的吸收速率不同。单糖吸收较快，多糖吸收较慢。如以葡萄糖吸收速率为 100，则半乳糖为 110，果糖为 43，甘露糖为 19。

2. 双糖

双糖是由两个单糖分子缩合失去一分子水而形成的化合物。双糖不能直接被人体所吸收，必须经过酸或酶的水解生成单糖后方能被人体吸收。

食品中常见的双糖有以下 3 种：

(1) 蔗糖。甘蔗、甜菜中含蔗糖最多，果实中也有，作为食品原料中的白砂糖、方糖、冰糖、红糖就是蔗糖。蔗糖易于发酵，并可产生溶解牙齿珐琅质和矿物质的物质，它被牙垢中的某些细菌和酵母作用后，在牙齿上形成一层黏着力很强的不溶性葡聚糖，同时产生作用于牙齿的酸，引起龋齿。

(2) 麦芽糖。食品工业常用大麦作为酶的来源，将其作用于淀粉得到糊精和麦芽糖的混合物，即为饴糖（麦芽糖占 1/3）。

(3) 乳糖。存在于哺乳动物的乳汁中，人乳约含 7%，牛乳约含 5%。乳糖是婴儿主要食用的糖类物质。食用后，在肠道中可将乳糖分解为葡萄糖和半乳糖的乳糖酶活性急剧下降，甚至在某些个体中几乎降到 0。因而成人食用大量乳糖不易消化，食物中乳糖含量高于15%时可导致渗透性腹泻。

3. 低聚糖

低聚糖（又称寡糖）是由3～10个分子单糖以糖苷键聚合而成的多糖类碳水化合物。如低聚乳糖、低聚半乳糖、低聚果糖、大豆低聚糖等。易溶于水，其溶液渗透压低，25%浓度的低聚糖渗透压仅相当于5%葡萄糖的渗透压，故可提供低渗透压高热量的液体。此外，低聚糖甜味低，吸收均衡。

4. 多糖

多糖是由许多单糖分子缩合构成的大分子化合物。其中包括可被消化吸收的淀粉、糊精及不被消化吸收的纤维素、半纤维素、木质素、果胶、树胶及海藻胶等。

淀粉，主要来自谷类和薯类。煮熟的淀粉往往可全部消化。

糖原，包括肝糖原和肌糖原被称为"动物淀粉"，是机体的重要热源质。

果胶、海藻胶被广泛地应用于食品工业中作为增稠剂，但它们都是不被人体吸收利用的多糖。

（二）营养功用

1. 供给热能

糖是最主要、经济及快速的能源物质（表5-8）。

表5-8　　　　　　　　常见食物的含糖量（100g）

食物	含量	食物	含量	食物	含量	食物	含量
机 米	79	红 豆	55.5	羊 肉	0.5	香 蕉	20
标准面粉	75	豌 豆	53	鸡 肉	0.7	柿	10
大 麦	66	蚕 豆	49	鸡 蛋	1.6	西 瓜	4.2
小 米	77	粉 条	85	黄花鱼	0	橘 子	12
高 粱	77	甜 薯	29	带 鱼	1.7	海 参	13.2
玉 米	73	土 豆	16	鲤 鱼	0	干红枣	72.8
黄 米	76.3	芋 头	17	鲫 鱼	0.1	干蘑菇	24.5
绿 豆	59	藕	20	苹 果	15	海 带	56.2
糯 米	76.3	牛 肉	1.7	梨	12	花 生	15.3
黄 豆	25	猪 肉	1.0	葡 萄	10	牛奶粉	35.6

机体60%的热能均由糖提供，凡短时间大强度运动时的热能绝大部分由糖氧化供给；而长时间小强度运动时，则首先利用糖的氧化供给热能，待可利用的糖耗竭时才动用脂

肪。

以糖供能时氧的效价是最高的。氧化1g糖时耗氧量为0.83L，脂肪和蛋白质的耗氧量分别为2.03和0.97L。消耗同样量的氧，糖类的产能效率比脂肪高4.5%，虽然差别不大，但在比赛时可成为决定胜负的关键。

糖除在氧气充足条件下进行有氧氧化供能外，在无氧条件下仍然可通过糖酵解提供能量ATP（三磷酸腺苷），这是脂肪和蛋白质所不及的。糖完全氧化的最终产物是二氧化碳和水，不会增加体液的酸度。

2. 供给中枢神经系统所需要的热能

脑组织中无能量储备，全靠血糖氧化供给能量。糖是大脑的主要能源，每天需要100～120g葡萄糖。血糖水平正常才能保证大脑的功能，血糖降低脑功能即受影响，会发生疲劳、头晕、昏厥等低血糖症。人体血糖降低到一定程度，就会产生饥饿感。

对于大脑能量消耗较大的竞技项目，如围棋、射击、射箭（对注意力要求高）等运动项目，必须保证运动员维持较高的血糖。

3. 维持脂肪正常代谢

脂肪在体内代谢所产生的乙酰基必须与草酰乙酸结合进入三羧酸循环中才能被彻底氧化燃烧，草酰乙酸的形成是葡萄糖在体内氧化燃烧的结果，所以脂肪在体内的正常代谢必须有碳水化合物的存在。

4. 节约蛋白质作用

机体内的糖充足时，糖首先被利用作为能量的来源，因此其对蛋白质有保护作用。

5. 保护肝脏

糖可增加肝糖原的储存，保护肝脏免受某些有毒物质（如酒精、细菌毒素等）的损害，如葡萄糖醛酸参与解毒作用。

6. 构成机体

细胞膜中的糖蛋白，结缔组织中的粘多糖，神经组织中的糖苷脂等，都由糖参与构成。

四、维生素

维生素是维持人体正常生理功能所必需的一类低分子有机化合物。维生素种类繁多，目前从食品中已发现有60多种，但最重要的仅有10余种，理化性质各异，基本上可分为水溶性维生素和脂溶性维生素两大类。

脂溶性维生素包括：维生素A、D、E、K。

水溶性维生素包括：维生素B_1（硫胺素）、B_2（核黄素）、B_6（吡哆醇）、B_{12}（钴胺素）、C（抗坏血酸）、PP（尼克酸）、叶酸、胆碱、生物素、泛酸等。

维生素具有以下共同特点：

1. 维生素或其前体都在天然食物中存在，但是没有一种天然食物含有人体所需的全部维生素。
2. 维生素在体内不提供热能，一般也不是机体的构成成分。
3. 人体正常发育和生命活动的维持都必须要求一定数量的维生素，需要量极少，一般以毫克或微克计，但是绝对不可缺少。
4. 维生素一般不能在体内合成，或合成的量极少不能满足机体需要，必须经常由食物供给。
5. 食物的选择不当或食物在贮存、加工、烹调过程中可能造成维生素的破坏与丢失，引起维生素摄入量不足。

当机体缺乏某种维生素时，就会导致新陈代谢某些环节的障碍，影响正常的生理机能，甚至引起某种特殊的疾病，形成维生素缺乏症。早期轻度缺乏尚无明显临床症状时，称为维生素不足症；若长期轻度缺乏，并不一定出现临床症状，但可使运动能力下降，抵抗力下降。

脂溶性维生素在体内排泄效率不高，摄入过多可在机体内蓄积以至产生有害影响（中毒）；水溶性维生素在体内排泄效率较高，一般不在体内蓄积产生毒性。

（一）脂溶性维生素的营养功用

1. 维生素 A

（1）维持正常生长发育

维生素 A（又名视黄醇）是一般细胞代谢和结构的重要成分，有促进生长发育的作用。缺乏时生长停滞。

（2）维持正常视力

维生素 A 是眼内感光物质——视紫红质的主要成分，具有维持弱光下视力的作用。如缺乏会使暗适应能力降低，导致"夜盲症"。

（3）维护上皮组织健康

维生素 A 缺乏症常见为皮肤干燥，脱屑等。

维生素 A 的计量单位过去采用国际单位，现多以视黄醇当量为标准，它们之间的换算如下：

1IU（国际单位）＝0.3μg（微克）维生素 A＝0.3RE（视黄醇当量）

1μg 维生素 A＝1RE（视黄醇当量）

1μg 胡萝卜素＝1×1/3×1/2＝0.167μg 维生素 A＝0.167RE（视黄醇当量）

维生素 A 的最好来源是各种动物肝脏、鱼肝脏、鱼卵、全奶、奶油、禽蛋等。胡萝卜素的一般来源是有色蔬菜，如菠菜、苜蓿、红心甜薯、胡萝卜、辣椒、冬苋菜，以及水果中的杏子、柿子等（表 5-9）。β-胡萝卜素，可在体内转变为维生素 A，植物中胡萝卜素的含量见表 5-10。

表 5-9　　　　　　　　维生素 A 含量较高的食物（μg/100g）

名称	含量	名称	含量	名称	含量	名称	含量
牛肝	20220	鸡蛋粉	525	奶油蛋糕	113	带鱼	63
猪肝	4972	黄油	406	鸡肉松	90	玉米油	61
鸡肝	10414	鹌鹑蛋	345	鲮油	351	雪糕	45
鸭肝	1040	鸭蛋	294	牛乳粉	68	肉鸡	42
羊肝	20972	鸡蛋	180	豆腐粉	64	鲫鱼	32

表 5-10　　　　　　　　胡萝卜素含量较高的食物（μg/100g）

名称	含量	名称	含量	名称	含量	名称	含量
菠菜	2920	胡萝卜	4130	柿子	120	苹果	20
西瓜	210	蜜橘	1660	扁豆	30	番茄	550
韭菜	1410	柑	890	油菜	620	黄瓜	90
小白菜	1680	青豆	790	绿豆	130	海带	240
小葱	840	榨菜	490	豆腐花	250	白菜	250

2. 维生素 D

维生素 D 是类固醇的衍生物。具有维生素 D 活性的化合物约 10 种，主要是维生素 D_2（麦角钙化缁醇）和 D_3（胆钙化甾醇），二者结构十分相似。植物中的麦角固醇在日光或紫外光线照射下可转变为 D_2，人体皮下存有 7-脱氢胆固醇，在日光或紫外线照射下可以转变为 D_3。多晒太阳是防止维生素 D 缺乏的有效措施之一。

维生素 D 的主要营养功用是促进钙和磷的吸收利用，维持血清钙磷浓度的稳定。对骨及牙齿的钙化过程起重要作用。儿童缺乏维生素 D 可致佝偻病，成人缺乏可使骨骼脱钙而致骨质疏松或软骨病。

3. 维生素 E（生育酚）

（1）抗氧化作用

维生素 E 是细胞膜的主要抗氧化剂，可防止不饱和脂肪酸被氧化成对细胞膜有害的过氧化脂质，具有保护细胞的作用，因而与发育、防衰老有密切关系。

（2）改善微循环

维生素 E 可促进毛细血管增生，改善微循环，使氧的利用率增加，有利于防止动脉硬化及冠心病等。

（3）抗巨细胞性溶血

维生素 E 缺乏时细胞膜溶解，红细胞寿命缩短，发生溶血性贫血。

(4) 预防衰老

随着年龄的增长体内脂褐质不断增加，脂褐质俗称老年斑，是细胞内某些成分被氧化分解后的沉积物。补充维生素 E 可减少脂褐质的形成，改善皮肤的弹性，使性腺萎缩减轻，提高免疫力。

(5) 与生殖功能有关，可防止流产

维生素 E 在食物中分布较广（表 5-11）。

表 5-11　　维生素 E 含量较高的食物（mg/100g）

名称	含量	名称	含量	名称	含量	名称	含量
麦胚油	133.0	菜籽油	18.4	猪油	1.2	牛奶	0
核桃油	56.0	花生油	13.0	肝	2.0	小麦	1.4
葵花籽油	49.0	玉米油	11.0	鸡蛋	1.0	面粉	0.2
红花油	39.0	豆油	10.0	鱼	0.2~1.0	胡萝卜	0.5
鱼肝油	29.0	黄油	2.0	牛肉	1.0	土豆	0.1

（二）水溶性维生素的营养功用

1. 维生素 B_1

维生素 B_1 的分子结构中含有硫和氨基，又称为硫胺素。

(1) 辅助体内糖代谢

维生素 B_1 以焦磷酸酯硫胺素（TPP）的形式构成酮酸脱氢酶系中羧酶的辅酶，参与糖代谢过程中酮酸的氧化脱羧反应，有保证体内供能作用。当人体缺乏维生素 B_1 时糖代谢发生障碍，造成神经系统的能源不足，出现多发性神经炎和脚气病。

(2) 促进能量代谢

维生素 B_1 一方面促进糖原在肝脏肌肉中蓄积，另一方面在需要时又能加速糖原和磷酸肌酸的分解，释放能量。

维生素 B_1 的主要来源为粮食（表 5-12）。

表 5-12　　维生素 B_1 含量较高的食物（mg/100g）

名称	含量	名称	含量	名称	含量	名称	含量
豌豆	1.02	啤酒酵母	12.12	麦芽	2.01	青豌豆	0.28
生花生仁	1.14	芝麻	0.98	米糠	2.26	火腿面包	0.27
瘦猪肉	1.13	熟香肠	0.79	玉米粉	0.44	牛肝	0.25
小米	0.57	标准粉	0.43	猪肝	0.40	午餐香肠	0.25

2. 维生素 B_2

维生素 B_2 因是一种橙黄色晶体，又称为核黄素。

(1) 构成辅酶

维生素 B_2 主要以黄素腺嘌呤二核苷酸（FAD）和黄素单核苷酸（FMP）形式构成机体脱氢酶的辅酶，参与体内生物氧化过程。

人体维生素 B_2 缺乏时肌肉无力，耐力下降，容易疲劳，神经兴奋性过度增加或减弱。

（2）参与体内蛋白质合成代谢

人体维生素 B_2 缺乏时，肝血浆中蛋白质含量降低，肌肉蛋白质合成率减慢，所以它对肌肉发育有特殊意义。

（3）维持眼睛、皮肤、口舌及神经系统的正常功能。中国人膳食中最易缺乏的是维生素 B_2，含维生素 B_2 的食物见表 5-13。

表 5-13　　　　　　维生素 B_2 含量较高的食物 (mg/100g)

名称	含量	名称	含量	名称	含量	名称	含量
羊　肝	3.75	冬　菇	0.92	鸡蛋粉	0.40	羊　肉	0.29
猪　肝	2.41	鸭　心	0.87	鸭　蛋	0.38	银　耳	0.28
鸭　肝	1.57	红　糖	0.75	苹果脯	0.32	鸡　心	0.26
鸡　肝	1.68	健儿粉	0.67	鹌鹑蛋	0.31	鸡　蛋	0.26
紫　菜	1.10	桂　圆	0.55	豌　豆	0.29	黄　豆	0.25

3. 维生素 B_6

维生素 B_6 又称为吡哆醇。

维生素 B_6 是辅酶的成分，主要与氮的代谢有关，参与代谢中的转氨基作用和脱羧基作用。此外，还是糖原分解过程中磷酸化辅酶的因子，参与辅酶 A 的形成，促进糖原由肝脏或肌肉中释放能量。

幼儿缺乏维生素 B_6 时，表现为生长停滞、惊厥和贫血。成人缺乏时，则表现为皮炎、周围神经失调和精神异常症。

由于维生素 B_6 在食物中分布很广，且人体肠道可合成少量的维生素 B_6，一般情况下不会缺乏。

4. 维生素 PP（尼克酸）

尼克酸又称烟酸或维生素 PP，也称为维生素 B_5。

尼克酸在体内以烟酰胺的形式构成呼吸链中的辅酶，是组织中重要的递氢体，参与葡萄糖的酵解、脂类代谢、丙酮酸代谢以及高能磷酸键的形成等，在代谢中起重要作用。

人体缺乏尼克酸可导致糙皮病，主要表现为皮炎、肠炎和神经炎。症状为全身无力、烦躁失眠、感觉异常、眩晕、腹泻等。

5. 维生素 C

维生素 C 又称抗坏血酸，其营养功用如下：

（1）抗氧化剂作用

维生素 C 是活性很强的水溶性抗氧化剂，并可进行可逆的氧化还原反应，在体内形成一种氧化还原系统，起递氢作用，提高生物氧化过程，促进物质代谢，增加大脑中氧的含量，激发大脑对氧的利用，从而减轻疲劳和提高机体的工作能力。

（2）促进胶原的生物合成，预防坏血病

维生素 C 参与组织胶原的形成，保持细胞间质的完整，维护结缔组织、骨、牙、毛细血管的正常结构与功能，促进创伤与骨折愈合。人体缺乏维生素 C 时导致坏血病，主要症状为毛细血管壁脆性增加，易出血，牙齿和骨骼发育不正常等。

（3）作为一种自由基清除剂

维生素 C 是一种重要的自由基清除剂，它可清除细胞外液和细胞质中的自由基。

（4）增强机体免疫力

维生素 C 可促进抗体生成和白细胞的噬菌能力，抑制细菌毒素和毒性，从而增强机体抗感染的能力。

（5）促进造血机能

食物中丰富的维生素 C，有助于铁的吸收利用。

（6）增强机体的应激能力

维生素 C 在体内可促进类固醇转变为肾上腺皮质激素，因而能提高机体对缺氧、寒冷和高温等的应激能力。

（7）防止动脉粥样硬化

维生素 C 可促进体内胆固醇排泄，防止胆固醇在动脉内壁沉积。

维生素 C 主要含在植物性食物中（表 5-14），分布很广。

维生素 C 易受储存和烹调破坏，所以蔬菜水果应尽可能保持新鲜。

表 5-14　　　　　　　　维生素 C 含量较高的食物（mg/100g）

食物	含量	食物	含量	食物	含量	食物	含量
鲜 枣	243	芥 菜	86	柿 子	57	菠 菜	32
柿子椒	72	雪里红	31	白萝卜	21	红辣椒	144
芥 兰	76	青 蒜	16	油 菜	36	洋白菜	38
绿菜花	51	猕猴桃	62	橙	33	草 莓	47
菜 花	61	小白菜	28	柠 檬	40	大白菜	20

五、矿物质

矿物质又称无机盐。从人体构成元素来看，各种元素除碳、氢、氧、氮主要以有机化合物形式出现外，其余各种元素，无论其含量多少统称为无机盐。人体所含无机盐的总量占体重的 5‰～6‰。

根据各种矿物质元素在体内的含量高低，可将这些无机盐元素分为常量元素及微量元素。

常（宏）量元素（体内含量＞0.01%）包括：钙、镁、钠、钾、磷、硫、氯 7 种。

微量元素（体内含量＜0.01%）包括：铁、碘、锌、铜、钴、锰、硒、氟、铬、钼、硅等。

矿物质是构成机体组织和维持正常生理功能所必需的营养素，但不提供能量。矿物质与有机营养素不同，它们既不能在人体内合成，也不能在体内代谢过程中消失（除排泄外）。

（一）常量元素的营养功用

1. 钙

成年人体内含钙约1200g，其中99%存在于骨骼和牙齿中，其余1%的钙常以离子形式存在于血液、细胞外液等体液中。其营养功用如下：

（1）构成骨骼和牙齿

钙主要以磷酸钙、碳酸钙形式存在于骨骼和牙齿中。人体骨骼系统是形态的基础，充足的钙对儿童生长发育具有重要的意义。

（2）钙可维持神经肌肉的正常兴奋性与心跳节律。

（3）钙缺乏时神经肌肉的兴奋性增高，肌肉容易痉挛。

（4）钙参与凝血过程，有激活凝血酶的作用，还有激活其他酶活性的作用。

含钙较丰富的食物有：奶、豆类、虾皮、海带、果蔬等（表5-15）。

钙是人体内最易缺乏的无机盐元素之一，缺钙导致骨质疏松症。缺钙的主要原因并非完全是钙的供应量不足，而是在于钙的吸收率低。我国膳食多以粮食、蔬菜为主，而谷类含植酸较多，蔬菜含草酸较多，钙在肠道内易与植酸、草酸、脂肪酸等结合形成不溶性的钙盐，影响钙的吸收。大量证据证明，膳食纤维可以降低钙的吸收，乳糖、维生素D可促进钙的吸收。

表5-15　　　　常见含钙较高的食物（mg/100g）

食物	含量	食物	含量	食物	含量
牛　奶	104	青　豆	200	花生仁	284
蛋　黄	134	黑　豆	224	木　耳	247
虾米皮	2000	海　带	348	海蜇皮	266
黄　豆	191	发　菜	875	素　鸡	319
豆　腐	164	银　耳	330	酸　奶	146

任何补钙的钙剂都是以离子状态被吸收的，虽然各种钙剂含钙量略有差别，但吸收率一般约为30%，而不是一些动物实验结果所得出的90%的吸收率。

2. 磷

磷的营养功用如下：

（1）构成骨骼与牙齿

磷与钙结合形成磷酸钙，其为骨和牙齿的主要成分。成人骨骼中含磷总量为600~900g，约占体内总磷量的85%。

(2) 参与能量物质代谢

磷是构成三磷酸腺苷和磷酸肌酸的必需元素。食物经代谢放出能量，除部分热量由体表向外散发和维持体温以外，大部分贮存于细胞内的三磷酸腺苷和磷酸肌酸之中。一旦机体需要能量时，细胞内的三磷酸腺苷和磷酸肌酸就及时释放能量，它们是肌肉收缩的能源物质，具有储存和转移能量的作用，是人体内的"能量库"。机体的能量消耗愈大，磷的消耗量就越多。

(3) 磷与脂肪等合成磷脂

磷脂是神经组织和细胞膜的重要成分。

(4) 维持血液的酸碱平衡

磷在血液中以酸式磷酸盐与碱式磷酸盐的形式存在，是重要的缓冲体系。

3. 钾

正常成年人每千克体重含钾约 2g，占体内无机盐含量的第 3 位，其中 98% 在组织细胞内液，其余存在于细胞外液中。钾的营养功用如下：

(1) 调节细胞内外的水平衡

体内钾是细胞内液主要的正离子，它与细胞外的钠相互作用维持渗透压。

(2) 参与细胞能量代谢

钾与糖原合成有关，可促进乳酸盐和丙酮酸盐形成糖原。

(3) 与蛋白质合成有关

细胞内合成蛋白质需要钾，每克蛋白质含 0.45mEq（毫当量）钾。钾可促进肌球蛋白质的合成，缺钾会影响机体对蛋白质的利用。

(4) 维持神经肌肉的应激性和心脏的正常跳动

人体缺钾时神经传导减弱，反应迟钝。血清钾浓度降低时，心脏自动节律性增高，容易发生期前收缩及其他异位心律。缺钾还常成为发生中暑和肌肉受伤的诱因。

4. 钠与氯

(1) 调节渗透压及酸碱平衡

钠是细胞外液的主要正离子，氯是细胞外液中的主要负离子，其具有维持体内水平衡、渗透压及酸碱平衡的作用。

(2) 维持神经肌肉兴奋性

人体缺钠会出现肌肉无力、易疲劳、食欲不振、心率加快等症状。

(3) 有利于消化

氯是胃酸的主要成分，能激活唾液淀粉酶，有助于消化。

(4) 氯化钠有调味作用。

5. 镁

镁是常量元素中体内含量和需要量最少的，但镁是人体细胞内最丰富的正离子，其 99% 存在于人体细胞中。镁的营养功用如下：

(1) 维持神经肌肉的正常兴奋性

血清镁浓度降低时,可出现易激动,神经肌肉兴奋性极度增强——容易痉挛。

(2) 促进代谢

镁是体内磷酸化与某些酶的激活剂,对能量代谢、蛋白质合成及细胞生长均有重要作用。机体缺乏镁时,细胞产生能量的功能就会发生障碍,从而导致肌肉无力和耐力下降。长期慢性腹泻可导致镁缺乏。

(3) 保护心脏

镁可预防高胆固醇饮食引起的冠状动脉硬化,缺镁易发生血管硬化和心肌损伤。

(二) 微量元素的营养功用

1. 铁

成年人体内含铁量为4~5g,72%的铁储存在血红蛋白中。体内铁可分为两类:一类是功能铁,其负责氧气的代谢和转运,并参与体内与能量代谢有关的过程;另一类是储存铁,其在代谢需要时可被动用于血红蛋白、肌红蛋白、含铁蛋白和酶的合成。铁的营养功用如下:

(1) 构成血红蛋白的必需元素

血红蛋白水平的高低直接关系到机体输氧能力的高低。缺铁可致缺铁性贫血,其主要表现为全身无力、易疲劳、头晕、心悸、易激动、易烦躁、注意力不集中、面色苍白以及易患感冒等。

(2) 促进含铁蛋白和酶的合成

铁是细胞色素酶、过氧化酶以及肌红蛋白的组成成分,在组织呼吸、生物氧化过程中起十分重要的作用。

含铁丰富的食物(表5-16)主要有猪肝、瘦肉、豆类、绿色蔬菜等。

表 5-16　　　　　　　　铁含量较高的食物 (mg/100g)

食物	含量	食物	含量	食物	含量	食物	含量
黑木耳	185.0	菠　菜	24.5	黑　豆	10.5	小油菜	7.0
海　带	150.0	猪　肝	25.0	油豆腐	9.4	芥　菜	6.3
芝麻酱	58.0	猪　血	15.0	芹　菜	8.5	西瓜子	8.3
桂　圆	44.0	牛　肾	11.4	豆腐干	7.9	海　蜇	9.5
银　耳	30.4	大　豆	11.0	桃　干	7.6	鸡　肝	8.2

维生素C和蛋白质可促进铁的吸收。一杯橘子汁可使铁的吸收率提高2.5倍,这是维生素C帮助身体吸收铁的效果。

膳食中脂肪过多影响铁的吸收,茶叶中的鞣酸使铁的吸收率降低15%。

2. 锌

成年人体内含锌2~3g,人体的锌主要分布在睾丸、头发、骨骼、肝肾、肌肉、胰、脾、胃肠道和血液中。体内储备的锌不易动员出来,因此需要有规律的外源补充。锌的营养功用如下:

(1) 构成某些酶的必需元素

锌是体内许多酶（碳酸酐酶、乳酸脱氢酶、碱性磷酸酶等）的组织成分，在蛋白质、脂肪、糖及核酸等代谢中有重要作用。

(2) 加速生长发育

由于锌与很多酶、核酸及蛋白质的合成密切相关，所以能影响细胞分裂、生长和再生。人体缺锌时会导致发育迟缓，性机能低下，第二性征发育不全、乳房发育缓慢、阴毛及生殖器发育不全、月经闭止或不来潮。

(3) 参与唾液蛋白的合成

人体缺锌会导致味觉迟钝，食欲减退。

(4) 增强创伤组织的再生能力

人体缺锌后 DNA 和 RNA 合成量减少，创伤处颗粒组织中的胶原减少，使创伤不易愈合。

(5) 增强免疫力

锌主要存在于动物性食品中（表 5-17），豆类和谷类的含量也不低，蔬菜和水果中锌的含量很少。

表 5-17　　　　　　　　锌含量较高的食物（mg/100g）

名称	含量	名称	含量	名称	含量	名称	含量
牡蛎	148.6	鸡蛋粉	6.24	银耳	4.11	扒鸡	3.23
芝麻	10.26	黑芝麻	5.00	猪肝	4.86	冬菇	3.19
酱牛肉	9.67	豌豆黄	4.90	酱羊肉	3.79	黄豆	3.06
口蘑	9.04	虾米	4.65	牛乳	3.36	青豆	3.01
西瓜籽	6.47	香菇	4.27	豆腐粉	3.23	猪肘棒	2.66

3. 铜

铜在生物氧化代谢过程中有重要作用，其营养功用如下：

(1) 构成体内酶的主要成分

铜是参与几个关键反应的金属酶的组成成分，至少有 11 种酶是含铜的金属酶，如细胞色素氧化酶、超过氧化物岐化酶、酪氨酸酶等。

(2) 预防贫血起重要作用

血浆铜蓝蛋白是一种多功能氧化酶，它参与铁的利用，促进血浆中铁的饱和度。当体内铜缺乏时，血清铁下降，发生低血色素贫血。

4. 氟

氟在骨中含量最多，其次为牙齿。氟的营养功用如下：

氟的主要生理作用是增强机体骨骼和牙齿中钙与磷形成羟磷灰石的矿化过程，形成不易溶于酸的结晶，增强结晶体的坚固性。牙釉表面含氟很高（1000PPM），因此牙釉对口腔微生物形成的酸有较强的抵抗力，以致珐琅质不被侵蚀而造成龋齿。

体内缺氟不仅影响牙齿，而且也会影响骨骼。低氟区的老年性骨质疏松症，可用氟改善骨骼结构，减轻症状。

5. 碘

人体内含碘总量为 20～50mg，其中 20%～30%存在于甲状腺中，其余存在于肌肉等组织。碘的营养功用如下：

(1) 碘是合成甲状腺素的必要物质

体内碘缺乏时甲状腺素水平下降，甲状腺代偿性增生会引起甲状腺肿大。

(2) 促进生长发育

碘对机体的能量代谢、蛋白质、脂类、糖类代谢，以及对水、盐的代谢都有重要影响，与机体的生长发育有密切关系。

6. 硒

硒在人体内的生理功能主要是以谷胱甘肽过氧化酶的形式发挥抗氧化作用，以保护细胞膜。硒与维生素 E 有互补作用，但二者发挥作用的阶段不同。维生素 E 主要是阻止不饱和脂肪酸被氧化成氢过氧化物；而谷胱甘肽过氧化酶则是将产生的氢过氧化物迅速分解成醇与水，共同保护细胞膜的完整性。

硒还具有促进生长，保护心血管和心肌健康，解除体内重金属的毒性，保护视觉功能，以及抗肿瘤等作用。

动物实验发现，缺硒可以引起若干病症，如生长迟缓、肝坏死、白内障、脱毛、疲乏无力、肌肉钙沉着等。人体缺硒的主要病症为克山病与大骨节病。

硒摄入过量可致"硒中毒"，其症状为脱发、皮肤脱色、指甲异常、疲乏无力、恶心呕吐、呼出气有大蒜味等。

六、水

水是生命之源，是人体除氧以外赖以生存的最重要的物质。一般情况，人没有食物可存活达一个月，而没有水只能活一周，由此可见水对机体的重要性。水的营养功用如下：

1. 机体的重要成分

水是机体中含量最多的组成成分，水占成人体重的 57%～60%，细胞内液占 40%，细胞外液占 20%。体内所有组织都含有水，如血液含水量为 90%，肌肉含水量为 70%，骨骼含水量为 12%～15%。儿童体内水的含量较大，如新生儿体内含水量为 75%～80%，但随其年龄增长而逐渐减少。一般男子比女子体内含水量高，成年男子约为 60%，成年女子约为 50%。因脂肪组织含水量少，肥胖者体内的水分比瘦人少。

2. 促进营养素的消化、吸收与代谢

在体内，水是许多有机物与无机物的良好溶剂，即使是不溶于水的物质如脂肪也能在适当的条件下分散于水中，成为乳浊液或胶体溶液，以利于营养素的消化、吸收、代谢与排泄。

水为体内化学反应的介质,体内的一切代谢活动都必须借助水作为介质进行。人体的电解质酸碱平衡也靠水来维持。

3. 调节体温恒定对机体具有润滑作用

水的比热大,热容量也大。1g 水温度升高 1℃ 时,它比很多同质量其他物质所需的热量多,其蒸发热也高。机体只需通过皮肤蒸发少量的水就可带走很多热量。运动过程中机体产生大量热能,若多余热量不及时排出体外,势必造成体温升高以致发烧,运动不能持久。运动员能够在相对稳定的体温下保持运动能力,与水的热特性密切相关。

人体内各组织器官代谢强度不同,产生热量不等,容易形成身体局部体温不同。由于水有良好的导热作用,可将局部过高的热量吸收并通过血液循环将热量传递给体温较低的身体其他部位,使得组织器官的温度基本一致,维持体温的正常状态。

水是体内关节、肌肉和体腔器官的润滑剂,可减少体内组织运动的摩擦力,使器官运动灵活,防止损伤。随着年龄的增长,人体所持水分的比例逐渐下降,老年人的运动器官灵活性也随之下降。运动员为保持关节、肌肉的灵活性,保证体内充足的水分是不可缺少的。

4. 体内物质的运输媒介

水的流动性好,且通过循环系统遍布全身,构成体液循环运输物质。人体对营养物质的吸收利用、代谢产物的排泄等,均是通过水的运输来进行的。

人在高温条件下运动或运动持续时间过长,出汗过多,会造成体内缺水。这样运动所需的能量物质供给效率下降,代谢酸性产物的排出速率下降,导致运动能力下降。

5. 保持腺体正常分泌

机体中各种腺体分泌物均呈液体状,如唾液、胃液、胆汁液等,没有水,其分泌不能进行。

人体对水的需要量是由体内水代谢平衡(表 5-18)决定的。

表 5-18 成年人一日的水平衡

摄入方式	摄入量(ml)	排出途径	排出量(ml)
饮 料	1200	肾脏(尿液)	1500
食物所含水分	1000	皮肤(蒸发)	500
体内代谢水	300	肺部(呼气)	350
		大肠(粪便)	150
总 量	2500	总 量	2500

水在人体的排出途径主要靠尿液。尿液一日排出量少于 500ml 时对人体不利,人体反复脱水和尿量过少容易形成泌尿系统结石。

七、食物纤维

食物纤维是食物中所含有的不被人体消化酶类分解,不为肠道吸收的多糖类成分的总称。

由于动物肌肉纤维可被机体消化吸收,所以纤维素主要是植物性纤维,如纤维素、半纤维素、木质素、戊聚糖、果胶和树胶等。

食物纤维可分为不溶性食物纤维和可溶性食物纤维。

不溶性食物纤维是植物细胞壁的组成成分,主要是纤维素、半纤维素和木质素,来源于谷物、豆类种子的外皮和植物的茎和叶。

可溶性食物纤维存在于细胞间质,主要有果胶、藻胶和豆胶等。果胶来源于水果,藻胶来源于海带,豆胶来源于豆类种子。

虽然食物纤维不被人体吸收,但可调节机体的某些生理功能。食物纤维的生理功能如下。

1. 刺激消化液分泌

纤维素在口腔里增加咀嚼感及时间,刺激唾液分泌,减少附在牙齿上的食物残渣,有利于防止牙周病和龋齿。咀嚼时间长可增加胃液和胆汁液分泌,利于消化。

2. 促进肠蠕动

食物纤维有一定体积,可促进肠道蠕动缩短食物残渣通过大肠的时间。食物纤维可增加粪便的硬度同时吸收部分水分,从而有利于通便,防止便秘。

3. 预防结肠癌

食物纤维加快排便缩短了有害物质在肠道的停留时间,减少有害物质对肠壁的刺激,对预防结肠癌有一定的作用。

4. 预防心血管病

食物纤维能抑制机体对胆固醇的吸收和增加胆汁酸的分泌,因而具有降低血清胆固醇,防止动脉硬化及冠心病的作用。

5. 预防糖尿病

食物纤维有降低血糖的作用,减少糖尿病患者对胰岛素和药物的依赖作用。

6. 减肥

减肥期间在摄入食物较少的情况下,添加不被机体吸收的食物纤维含量,可限制热能摄入并增加饱腹感。

7. 解毒作用

食物纤维中的木质素可与重金属离子结合,避免其对身体的危害。

含膳食纤维较多的食物(表5-19)有:魔芋、粗粮、绿豆、萝卜及芹菜等。

食物纤维摄入过多会影响钙、镁、锌、铁等无机盐和某些维生素的吸收,还可引起刺激性腹泻。

表 5-19　　　　　　　常见食物纤维含量表（g/100g）

名称	含量	名称	含量	名称	含量	名称	含量
白　面	3.45	高粱米	7.27	绿　豆	23.52	胡萝卜	1.67
糯　米	3.35	燕麦面	9.84	海　带	23.84	蒜　苗	2.2
籼　米	2.33	燕麦片	10.4	萝　卜	1.38	鸭　梨	1.07
小　米	4.58	玉米面	11.4	圆白菜	1.67	苹　果	1.11
玉　米	7.78	荞麦面	12.3	芹　菜	1.64	魔　芋	70

第二节　运动员合理营养的意义与作用

合理营养（rational nutrition）是一个综合性的概念。它既要求通过膳食调配来满足人体生理需要的热能和各种营养素，又要考虑合理的膳食制度和烹调方法，以利于各种营养素的吸收和利用，同时还应避免膳食构成的比例失调，营养素过量，以及烹调中有害物质的形成而引起机体不必要的负担与代谢上近期或远期的紊乱。

膳食营养对运动能力的影响已经引起人们的广泛关注与兴趣。良好的运动能力受训练、遗传和健康等多种因素的影响，合理的膳食营养是诸多影响因素中的一个重要因素。尽管营养不能代替训练也不能代替遗传，但许多事实证明，如果营养因素与科学训练相结合，能够明显地提高运动员或体育锻炼者的运动能力。

机体在运动过程中始终处于生理上的紧张状态。运动过程中体内发生一系列变化，如神经系统活动张力增强，氧化还原过程加强，热能被大量消耗，肾上腺皮质和髓质等内分泌机能增强，酶系统活跃和酸性代谢产物堆积等，使机体对营养素的需要量增加。事实证明，营养物质可以调节器官功能，使体内代谢过程的中间反应得以顺利进行，提高运动员的工作能力，加速运动后的体力恢复。

运动员的营养代谢和需要不同于一般体力劳动者。不同运动项目及不同的训练周期，运动员体内的物质代谢过程也不尽相同。因此，运动员的营养和膳食制度，应与不同训练周期和不同阶段的体内生理生化变化相适应。

为了全面了解运动员合理营养的意义和作用，首先介绍中国营养学会有关普通人的膳食指南和参考标准。

一、中国居民膳食指南

中国营养学会最近向公众推荐了新修订的《中国居民膳食指南》。其所提出的 8 条建议基本含义如下。

（一）食物多样、谷类为主

人类的食物是多种多样的，各种食物所含的营养成分不完全相同。除母乳外，任何一种天然食物都不能提供人体所必需的全部营养素。平衡膳食必须由多种食物组成才能满足人体各种营养素的需要,达到合理营养、促进健康的目的。因而要提倡人们广泛食用多种食物。多种食物应包括以下 5 大类。

1. 谷类及薯类:谷类包括米、面、杂粮;薯类包括马铃薯、甘薯、木薯等,主要提供碳水化合物、蛋白质、膳食纤维及 B 族维生素。
2. 动物性食物包括:肉、禽、鱼、奶、蛋等,主要提供蛋白质、脂肪、矿物质、维生素 A 和 B 族维生素。
3. 豆类及其制品包括:大豆及其他干豆类,主要提供蛋白质、脂肪、膳食纤维、矿物质和 B 族维生素。
4. 蔬菜水果类包括:鲜豆、根茎、叶菜、茄果等,主要提供膳食纤维、矿物质、维生素 C 和胡萝卜素。
5. 纯热能食物包括:动植物油、淀粉、食用糖和酒类,主要提供能量,植物油还可提供维生素 E 和必需脂肪酸。

谷类食物是中国传统膳食的主体。随着经济发展,生活改善,人们倾向于食用更多的动物性食物。根据 1992 年全国营养调查的结果,在一些比较富裕的家庭中动物性食物的消费量已超过了谷类的消费量。这种"西方化"或"富裕型"的膳食提供的能量和脂肪过高,而膳食纤维过低对一些慢性病的预防不利。提出谷物为主是为了提醒人们保持我国饮食文化的良好传统,防止发达国家膳食的弊端。

另外注意粗细搭配,经常吃一些粗粮、杂粮等。稻米、小麦不要碾磨太精,否则,谷粒表层所含的维生素、矿物质等营养素和膳食纤维大部分流失到糠麸之中。

(二) 多吃蔬菜、水果和薯类

蔬菜与水果含有丰富的维生素、矿物质和膳食纤维。蔬菜的种类繁多,包括植物的叶、茎、花苔、茄果、鲜豆、食用蕈、藻等,不同品种所含营养成分不尽相同,甚至悬殊很大。红、黄、绿等深色蔬菜中维生素含量超过浅色蔬菜和一般水果,它们是胡萝卜素、维生素 B_2、维生素 C 和叶酸、矿物质(钙、磷、钾、镁、铁)、膳食纤维和天然抗氧化物的主要或重要来源。

有些水果中维生素及一些微量元素的含量不如新鲜蔬菜,但水果中所含的葡萄糖、果糖、柠檬酸、苹果酸、果胶等物质又比蔬菜丰富。红、黄色水果,如鲜枣、柑橘、柿子和杏等是维生素 C 和胡萝卜素的极好来源。我国近年来开发的野果,如猕猴桃、刺梨、沙棘、黑加仑等也是维生素 C、胡萝卜素的丰富来源。

薯类含有丰富的淀粉、膳食纤维以及多种维生素和矿物质。我国居民近十年来吃薯类较少,应当倡导多吃些薯类。

有丰富蔬菜、水果和薯类的膳食,对保护心血管健康增强抗病能力,减少儿童发生干眼病的危险及预防某些癌症等有着十分重要的作用。

(三) 每天吃奶类、豆类或其制品

奶类除含有丰富的优质蛋白质和维生素外,含钙量较高,且利用率也很高,是天然钙质的极好来源。我国居民膳食提供的钙普遍偏低,平均只达到推荐供给量的一半左右。婴幼儿佝偻病与膳食钙不足可能有一定的联系。研究表明,儿童青少年补钙可以提高骨密

度,从而延缓其发生骨质疏松的年龄;老年人补钙也可能减缓其骨质丢失的速度。因此,应大力发展奶类的生产和消费。豆类是我国的传统食品,含有丰富的优质蛋白质、不饱和脂肪酸、钙及维生素 B_1、维生素 B_2、烟酸等。为提高农村人口蛋白质摄入量及防止城市中过多消费肉类带来的不利影响,应大力提倡豆类,特别是大豆及其制品的生产和消费。

(四) 经常吃适量的鱼、禽、蛋、瘦肉,少吃肥肉和荤油

鱼、禽、蛋、瘦肉等动物性食物是优质蛋白质、脂溶性维生素和矿物质的良好来源。动物性蛋白质的氨基酸组成更适合人体需要,且赖氨酸含量较高,有利于补充植物性蛋白质中赖氨酸的不足。肉类中的铁易被身体吸收利用,鱼类,特别是海产鱼所含不饱和脂肪酸有降低血脂和防止血栓形成的作用。动物肝脏含维生素 A 极为丰富,还富含维生素 B_{12}、叶酸等。但有些脏器如脑、肾等所含胆固醇相当高,对预防心血管系统疾病不利。我国一部分城市和绝大多数农村居民平均摄入动物性食物的量还不够,应适当增加摄入量。但部分大城市居民食用动物性食物过多,吃谷类和蔬菜不足,对健康不利。

肥肉和荤油为高能量和高脂肪食物,摄入过多会引起肥胖,并是某些慢性病的危险因素,应当少吃。目前猪肉仍为我国居民的主要肉食,猪肉脂肪含量高,应发展瘦肉型猪。鸡、鱼、兔、牛肉等动物性食物含蛋白质较高,脂肪较低,产生的能量远低于猪肉,应大力提倡吃这些食物,适当减少猪肉的消费比例。

(五) 食量与体力活动要平衡,保持适宜体重

进食量与体力活动是控制体重的两个主要因素。食物提供人体能量,体力活动消耗能量。如果进食量过大而活动量不足,多余的能量就会在体内以脂肪的形式积存,久之便发胖;相反,若食量不足而劳动或运动量过大,可因能量不足引起消瘦,造成劳动能力下降。所以应保持食量与能量消耗之间的平衡。对于脑力劳动者和活动量较少的人应加强锻炼,开展适宜的运动,如快走、慢跑、游泳等。对消瘦的儿童应增加食量和油脂的摄入,以维持正常生长发育和适宜体重。体重过高或过低都是不健康的表现,可造成抵抗力下降易患某些疾病,如老年人的慢性病或儿童的传染病等。经常运动会增强心血管和呼吸系统的功能,保持良好的生理状态提高工作效率,调节食欲强壮骨骼预防骨质疏松。

一日三餐的能量摄入分配要合理。一般早、中、晚餐的能量分别占总能量的 30%、40%、30% 为宜。

(六) 吃清淡少盐的膳食

吃清淡少盐的膳食有利于健康,即不要吃太油腻太咸的食物,不要吃过多的动物性食物和油炸、烟熏食物。目前,城市居民的油脂摄入量越来越高,这不利于健康。我国居民食盐摄入量过多,平均值是世界卫生组织建议值的 2 倍以上。流行病学调查表明,钠的摄入量与高血压的发病呈正相关,因而食盐不宜过多。世界卫生组织建议每人每天食盐用量不超过 6g 为宜。膳食钠的来源除食盐外,还包括酱油、咸菜、味精等高钠食品及含钠的加工食品等。应从幼年就养成吃少盐膳食的习惯。

(七) 饮酒应限量

高度酒含能量高,不含其他营养素。无节制地饮酒会使食欲下降,食物摄入减少,以

致发生多种营养素缺乏,严重时还会造成酒精性肝硬化。过量饮酒会增加患高血压、中风等危险,并可导致事故及暴力的增加,对个人健康和社会安定都是有害的。应严禁酗酒,若饮酒可少量饮用低度酒,青少年不应饮酒。

(八) 吃清洁卫生、不变质的食物

选购食物时应当选择外观好,没有污染、杂质,没有变色、变味,并符合卫生标准的食物,严格把住病从口入关。进餐要注意卫生条件,包括进餐环境、餐具和供餐者的健康等卫生状况。集体用餐要提倡分餐制,减少疾病传染的机会。

二、中国居民膳食营养素参考摄入量标准

中国营养学会第八次全国营养学术会议暨第五次全国会员代表大会公布了"中国居民膳食营养素参考摄入量"(dietary reference intakes, DRIs)标准。DRIs 是在 RDA 基础上发展起来的一组每日平均膳食营养素摄入量的参考值。DRIs 包括平均需要量(estimated average requirement, EAR),推荐摄入量(recommended nutrients intake, RNI),适宜摄入量(adequate intake, AI)和可耐受最高摄入量(tolerable upper intake level, UL)4 项内容。

(一) 平均需要量

EAR 是根据个体需要量的研究资料制定的。它是根据某些指标判断可以满足某一特定性别、年龄及生理状况群体中 50% 个体需要量的摄入水平。这一摄入水平不能满足群体中另外 50% 个体对该营养素的需要。EAR 是制定 RDA 的基础。

(二) 推荐摄入量

RNI 相当于传统使用的 RDA,是可以满足某一特定性别、年龄及生理状况群体中绝大多数(97%~98%)个体需要量的摄入水平。长期摄入 RNI 水平,可以满足身体对该营养素的需要,保持健康和维持组织中有适当的储备。RNI 的主要用途是作为个体每日摄入该营养素的目标值。

RNI 是以 EAR 为基础制定的。如果已知 EAR 的标准差,则 RNI 定为 EAR 加两个标准差,即 RNI=EAR+2SD。如果需要量变异的资料不够充分不能计算标准差时,一般设 EAR 的变异系数为 10%,这样 RNI=1.2×EAR。

(三) 适宜摄入量

在个体需要量资料不足无法计算 EAR 因而不能求得 RNI 时,可设定 AI(适宜摄入量)来代替 RNI。AI 是通过观察或实验获得的健康人群某种营养素的摄入量。例如,母乳喂养的足月产健康婴儿,从出生到 4~6 个月的营养素全部来自母乳。母乳中供给的营养素量就是他们的 AI 值。AI 的主要用途是作为个体营养素摄入量的目标。

AI 与 RNI 相似之处是二者都用作个体摄入的目标,能满足目标人群中几乎所有个体的需要。不同之处在于 AI 的准确性远不如 RNI,可能显著高于 RNI。因此,使用 AI 时要比使用 RNI 更加小心。

（四）可耐受最高摄入量

UL 是平均每日摄入营养素的最高限量。这个量对一般人群中的几乎所有的个体，不会引起不利于健康的影响。当摄入量超过 UL 而进一步增加时，损害健康的危险性随之增大。UL 并不是一个建议的摄入水平。"可耐受"指这一剂量在生物学上大体是可以耐受的，但并不表示可能是有益的，健康个体摄入量超过 RNI 或 AI 是没有明确的益处。

鉴于营养素强化食品和膳食补充剂的日渐发展，需要制定 UL 指导安全消费。如果某营养素的毒副作用与摄入总量有关，该营养素的 UL 值则应依据食物、饮水及补充剂提供的总量而定。如毒副作用仅与强化食物和补充剂有关，则 UL 应依据这些来源而不是总摄入量来制定。对许多营养素来说还没有足够的资料来制定其 UL。所以未定 UL 并不意味着过多摄入没有潜在的危害。

与 1988 年制定的"中国居民日常膳食推荐供给量"（RDA）相比，DRIs 的范围大大增加，它对不同年龄段人群的能量、蛋白质和氨基酸、脂类、碳水化合物、常量元素、微量元素、脂溶性维生素、水溶性维生素等的平均需要量、推荐摄入量、适宜摄入量、可耐受最高摄入量提出了一套完整的科学数据。其中，可耐受最高摄入量这一概念是首次出现的，并指出营养素的摄入并非多多益善，应当有最高限量。

中国营养学会根据我国国情制定了 DRIs（表 5-20～表 5-24）。

表 5-20 中国居民膳食蛋白质推荐摄入量（RNI）

年龄（岁）	RNI（g/d）	
	男	女
0～	1.5～3g/(kg·d)	
1～	35	35
2～	40	40
3～	45	45
4～	50	50
5～	55	55
6～	55	55
7～	60	60
8～	65	65
10～	70	65
11～	75	75
14～	85	80
*18～		
轻体力劳动	75	65
中体力劳动	80	70
重体力劳动	90	80
孕妇		第一孕期+5
		第二孕期+15
		第三孕期+20
乳母		+20
**60～	75	65

注 *：成年人按 1.16g/(kg·d) 蛋白计。
　　**：老年人按 1.27g/(kg·d) 或蛋白质占总能量的 15% 计。
中国居民膳食蛋白质推荐摄入量表说明：
● 表中的"RNI"为新标准"推荐摄入量"代号，"(g/d)"表示每日摄入多少克。
● "孕妇"一项"第一孕期+5"，表示孕妇要根据不同的体力劳动状况将蛋白质摄入量再加 5，譬如孕妇是中体力劳动，则每日蛋白质摄入量等于 70+5=75（g）。其他相同。

我们可依据 DRIs 更科学地评价和指导中国居民的膳食消费，更周密地制定全民营养教育计划，更有效地指导食品（包括保健食品）的生产。DRIs 的提出标志着我国在营养素摄入量的研究方面进入了一个新的发展阶段。

我们可依据 DRIs 更科学地评价和指导中国居民的膳食消费，更周密地制定全民营养教育计划，更有效地指导食品（包括保健食品）的生产。DRIs 的提出标志着我国在营养素摄入量的研究方面进入了一个新的发展阶段。

表 5-21　　　　　　　　　中国居民膳食脂肪适宜摄入量（AI）
（脂肪能量占总能量的百分比）

年龄（岁）	脂肪（%）	胆固醇（mg）
0～	45～50	
0.5～	35～40	
2～	30～35	
7～	25～30	
13～	25～30	
18～	20～30	＜300
60～	20～30	＜300

表 5-22　　　　　　　　　中国居民膳食能量推荐摄入量（RNIs）

年龄（岁）	MJ/d 男	MJ/d 女	kcal/d 男	kcal/d 女
0～	0.40MJ/(kg·d)*	95kcal/(kg·d)*		
0.5～	0.40MJ/(kg·d)*	95kcal/(kg·d)*		
1～	4.60	4.40	1100	1050
2～	5.02	4.81	1200	1150
3～	5.64	5.43	1350	1300
4～	6.06	5.85	1450	1400
5～	6.70	6.27	1600	1500
6～	7.10	6.70	1700	1600
7～	7.53	7.10	1800	1700
8～	7.94	7.53	1900	1800
9～	8.36	7.94	2000	1900
10～	8.80	8.36	2100	2000
11～	10.04	9.20	2400	2200
14～	12.13	10.04	2900	2400
18～				
轻体力活动	10.04	8.80	2400	2100
中体力活动	11.30	9.62	2700	2300
重体力活动	13.38	11.30	3200	2700
孕妇（4～6 个月）		+0.84		+200

续表

年龄（岁）	MJ/d 男	MJ/d 女	kcal/d 男	kcal/d 女
孕妇（7~9个月）		+0.84		
乳母		+2.09		+500
50~				
轻体力活动	9.62	7.94	2300	1900
中体力活动	10.87	8.36	2600	2000
重体力活动	13.00	9.20	3100	2200
60~				
轻体力活动	7.94	7.53	1900	1800
中体力活动	9.20	8.36	2200	2000
70~				
轻体力活动	7.94	7.10	1900	1700
中体力活动	8.80	7.94	2100	1900
80~	7.94	7.10	1900	1700

注：*为 AI，非母乳喂养应增加 20%。1kcal=4.186kJ

中国居民膳食能量推荐摄入量表说明：

左边一栏是年龄："0~"表示小于 5 个月的婴儿。"0.5~"表示大于 5 个月小于 1 岁的婴儿。"1~"表示年龄大于 1 岁小于 2 岁……

此表中的 RNI 的计量标准分为两种，一种用 MJ/d 来表示；另一种用 kcal/d 表示。其中 MJ 是能量单位兆焦，kcal 是热量单位千卡，d 表示每日，即兆焦/日，千卡/日。

表格下面注明中的 AI 是新标准的适宜摄入量。

表 5-23　　　　　中国居民膳食钙、磷、碘、钾参考摄入量（DRIs）

组别		钙（mg/d） AI	钙（mg/d） UL	磷（mg/d） AI	磷（mg/d） UL	碘（μg/d） RNI	碘（μg/d） UL	钾（mg/d） AI
0~		300	~	150	~	50	~	500
0.5~		400	~	300	~	50	~	700
1~		600	2000	450	3000	50	~	1000
4~		800	2000	500	3000	90	~	1500
7~		800	2000	700	3000	90	800	1500
11~		1000	2000	1000	3500	120	800	1500
14~		1000	2000	1000	3500	150	800	2000
18~		800	2000	700	3500	150	1000	2000
孕妇	中期	1000	2000	700	3000	200	1000	2500
	晚期	1200	2000					
乳母				700	3500	200	1000	2500

表 5-24　　　　中国居民膳食铁参考摄入量（DRIs）　　　　单位：(mg/d)

年龄（岁）	AI	UL	铁需要量*	膳食中铁生物利用率（%）
0～	0.3	10	～	～
0.5～	10	30	0.8	8
1～	12	30	1.0	8
4～	12	30	1.0	8
7～	12	30	1.0	8
11～				
男	16	50	1.1～1.3	8
女	18	50	1.4～1.5	8
14～				
男	20	50	1.6	8
女	25	50	2.0	8
18～				
男	15	50	1.21	8
女	20	50	1.69	8
50～	15	50	1.21	8
孕妇（中期）	25	60	4	15
孕妇（后期）	35	60	7	20
乳母	25	50	2.0	

三、运动员合理营养的工作内容

运动员合理营养的目标，即在帮助运动员取得最佳运动成绩和训练效果的同时，保证他们的健康。

1. 根据不同训练周期与阶段，不同项目运动员的营养代谢和需要的特点，合理地安排膳食，保证运动员能够从中获得符合生理需要的营养物质。

2. 根据不同的运动训练周期和比赛节奏以及不同的季节，确定合理的膳食制度（饮食质量的分配及进餐时间等），以保证运动员摄入的食物有效地消化吸收，避免造成运动中与运动能力有关的生理应激状况。

3. 定期进行营养调查，以便对运动员的营养状况作出评估，并依据发现的问题进行膳食方面的改进与调整。

4. 研究和观察运动员的体能变化与发病情况，侧重与营养缺乏或过度有关的因素，及时进行防治。

5. 加强对食品质量、加工、烹调、存放及食具消毒等各个环节的卫生监督工作，防止食物中毒和与食物有关的胃肠道传染病和寄生虫病的发生。

6. 经常向运动员和教练员开展有关合理营养知识的普及与推广工作，定期对训练管理人员、伙食管理人员和炊事员进行营养卫生知识的培训。

7. 每年组织炊事员进行一次身体健康检查。

四、运动员合理营养的基本要求

1. 运动员的食物在数量上应满足训练和比赛的消耗，在质量上应保证全面的营养需要和适宜的配比。能源物质中蛋白质、脂肪和碳水化合物的比例适应不同项目运动的需要。一般情况下蛋白质占总热能的12%～14%、脂肪为30%左右（以不大于总热能的35%为宜）、碳水化合物为55%～70%。

2. 食物应是营养平衡，品种多样。

3. 运动员的食物要求浓缩体积质量小，一日食物总量一般不超过2.5kg。

4. 一日三餐的食物热量分配应根据训练或比赛的情况安排。上午训练时，早餐食物应有较高的热量并含有丰富的蛋白质和维生素等。晚餐食物的热量不宜过高，以免影响睡眠。一般情况下，早、午、晚餐的热能分别为30%、40%和30%左右。大运动量训练时由于热能的消耗量增加，可考虑采取加餐措施；因训练时间长饮食受时间限制，可采用增加点心或快餐的办法，但应注意增添食物的全面营养和营养密度问题。

5. 运动员的进食时间应考虑消化机能和运动员的习惯。大运动量训练或比赛前的用餐至少应提前2.5小时完成。提前进餐的目的在于保证剧烈运动时上消化道中的食物基本排空。剧烈运动前不宜吃得过饱，有身体接触的对抗性运动项目，尤其应当注意。运动后人体血液相对集中于肌肉及皮肤器官，为使心肺机能恢复至相对平静状态并保证消化道有一定的准备，运动后的进食应安排在运动结束30分钟后，剧烈运动后切忌暴饮暴食。

6. 运动员的饮食在烹调和保存时应避免营养素的损失，并做到色、香、味、形俱佳，以增进运动员的食欲。

7. 运动员在获得质量良好的平衡膳食情况下，无必要再额外地补充营养品。既要避免营养不足对运动能力的影响，也应注意营养过度的不良影响。

五、合理营养与运动能力

运动过程中能源物质耗竭、脱水、体温增高、酸性代谢产物堆积、电解质丢失、维生素和微量元素缺乏等有关营养因素都与运动能力下降有关。因此，合理的营养不仅是运动员保持良好状态的物质基础，而且对运动员的机能状态、体力适应过程、运动后体力的恢复及防治运动性疾病有良好的作用。

（一）合理营养提供运动适宜的能源物质，并保证能源物质的良好利用

任何形式的运动均以热能的消耗为基础。体内如果没有充足可利用的能源物质，其ATP合成的速率就不能满足人体运动的需要。因此，运动员应注意摄取含碳水化合物丰富的食物来保证体内有充足的肌糖原贮备。能源物质在体内贮存或分解需要一系列酶进行催化，而大多数维生素和微量元素是辅酶的组成成分或激活剂，这些营养素即便是轻度缺

乏也会影响运动能力。

(二) 肌纤维中能源物质 (糖原) 的水平与运动外伤的发生有直接的关系

当快肌纤维中的糖原耗尽时,人体控制及纠正运动的能力受到损害出现运动外伤的机会增多;若在运动前提高体内肌糖原的水平且在运动后积极促进肌糖原的恢复,将对预防运动创伤有积极作用。

(三) 合理营养有助于剧烈运动后的恢复

运动能力恢复的关键在于恢复身体的代谢能力,这包括肌肉与肝糖原的贮备、关键酶的浓度(维生素B复合体及微量元素等)、体液、元素平衡及细胞膜的完整性等。这些代谢能力的恢复主要依靠合理营养的措施才能够实现。

(四) 合理营养可减轻运动性疲劳的程度或延缓其发生

引起运动能力下降的原因如脱水、体温调节障碍引起的体温增高,酸性代谢产物的蓄积,电解质平衡失调所致的代谢紊乱,能源贮备物质的损耗等,均可通过合理的营养措施延缓其发生或减轻其程度。

(五) 合理营养有助于解决训练中一些特殊的医学问题

一些项目的运动员因比赛需要经常降体重,又有些项目的运动员为完成高难度技术动作需要长期控制体重。运动员常采用控制饮食、饮水、高温发汗、加大运动量引起出汗等措施减轻或控制体重而引起严重的医学问题。运动员在冷热环境训练时有特殊的营养需要。处于生长发育期的青少年儿童,或妇女、老年人参加体育训练时,均存在不同的生理问题,需要特殊的营养监督保证他们的正常锻炼与身体健康。

六、不同专项运动员的营养代谢与需要特点

运动能力与体力和技术有密切的关系。体力涉及肌肉力量、耐久力和爆发力等因素,技术则取决于神经肌肉的协调性和快速反应。不同专项运动训练手段的差异使运动员具备不同的肌肉力量和身体素质,而这些素质对营养代谢的需要也形成一些特殊的要求。

(一) 耐力性项目运动员的营养代谢和需要特点

耐力性运动项目以训练持续时间长,热能消耗量大,运动中无间歇及物质代谢以有氧氧化为主要特点。一般认为,在耐力性运动的后期因体内肌糖原耗损中枢神经系统出现疲劳,导致代谢的稳定状态遭到破坏。根据耐力性运动的生理生化特点,运动员的饮食应满足以下要求:

1. 提供充足的热能。当一日热能消耗量高达20922kJ (5000kcal) 时,应在三餐以外增补1~2次加餐。
2. 提供充足的蛋白质,适量的脂肪和足够的碳水化合物。蛋白质的供热量应达总热

量的 12%～14%，为促进肝内的脂肪代谢，还应提供一些含甲硫氨酸丰富的食物；脂肪可占总热量的 30%～35%，以缩小食物的体积、节约肌糖原；碳水化合物的供热量一般应为总热能的 55% 左右，长时间剧烈比赛和训练前碳水化合物的摄入量应增加到 60%～70%，以提高肌糖原的水平。此外，赛中补充糖可节约糖原的消耗，赛后 5 小时内补充糖会促进肌糖原的恢复。

3. 提供含铁丰富的食物，促进血红蛋白的合成。耐力性项目运动员缺铁性贫血的发生率较高。瘦肉、鸡蛋、猪肝、绿叶蔬菜等含铁高的食物，有助于维持血红蛋白水平预防缺铁性贫血；当运动员血红蛋白水平正常时不需要额外补充铁剂，以免体内铁蓄积引起中毒。

4. 适当补充液体、电解质和维生素。耐力性项目运动员在运动前、后和运动中适量补液有利于维持机体的内环境稳定。预计有失水情况的训练课或比赛，应在运动前补水 400～700ml，运动中及运动后少量多次补液对提高运动能力有利。一般认为，运动中不需要补充无机盐，若采用含糖的电解质饮料，原则上应为低渗饮料。食物中应有充足的维生素 B 和 C。维生素的供给量应随热能的消耗量增加而相应提高。

（二）力量性项目运动员的营养代谢和需要特点

力量性项目的训练和比赛对运动员的神经肌肉的协调性和力量，尤其是爆发力方面有较高的要求。这类运动以负荷强度大、缺氧严重、氧债量大、运动中必须有间歇为主要特征。

力量性项目运动员的体重大、肌肉粗壮，但因其持续运动时间不长，运动中间歇多、密度小，按单位体重计算的热能消耗量并不高。因此，他们所摄取的食物应富含蛋白质，摄入量应占总热量的 15% 或更多，要达到每千克体重 2g 以上，且其中的优质蛋白质至少为 1/3。为了减少体液酸度增加的趋向，增加碱贮备，食物中应含有丰富的钾、钠、钙、镁等电解质，蔬菜和水果的供热量应提高到占总热能的 15%。

此外，力量性项目运动员的膳食也应同其他运动项目一样是平衡膳食，含有丰富的碳水化合物、维生素和无机盐。

（三）灵敏技巧性项目运动员的营养代谢和需要特点

灵敏技巧性项目运动员训练和比赛中神经活动过程紧张，动作以非周期性、多变性为主要特征，并在协调、速率和技能方面有较高的要求。这类运动的能量消耗不大，某些项目如体操、跳水和跳高等运动员为完成复杂的高难度动作，需要控制体重，使机体的脂肪含量始终保持在维持健康和技能要求的最低水平。因此，这类项目运动员的热能供给量大致为每千克体重 222～238kJ（53～57kcal/kg）。为满足神经活动过程紧张的需要，食物中应提供充分的蛋白质、B 族维生素和钙、磷等营养素。蛋白质的供给量应占总热量的 12%～15%，减体重期的蛋白质供给量应增加到占总热量的 18% 左右（15%～20%）。视力活动紧张的项目如乒乓球、击剑运动员，应保证充足的维生素 A 供给，每日供给量应平均达到 1800～2400μg（视黄醇当量）。

对运动员的力量、耐力、灵敏、速度等有全面要求的项目，如篮球、排球、足球，运动员的热能消耗量较大，营养供给应根据训练和比赛运动量的大小来满足需要。

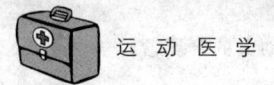

第三节 运动员的热能代谢特点

人体维持生命及各种活动需要消耗热能。热能是由食物中所含蛋白质、脂肪和糖的潜在的热能经体内氧化后供给的。实际上各种营养素在体内不能被完全消化吸收,因此在计算食物发热量时,每克蛋白质、脂肪和糖分别按17kJ(4kcal)、37kJ(9kcal)和17kJ(4kcal)计算。

人体的热能消耗包括以下几个部分:

1. 静息代谢率(resting metabolic rate,RMR)。RMR是维持人体正常功能和体内稳态再加上交感神经系统活动所消耗的能量。RMR在人体每日热能消耗量中所占的比重最大,占总热能的60%~75%。

2. 运动的生热效应(the thermic effect of exercise,TEE)。TEE是热能消耗的第二大组成部分。它代表高于基础代谢水平的体力活动所产生的热量消耗。对于一个中等活动强度的人来说,TEE占总热能需要量的15%~30%。在所有引起热能消耗的组成部分中,TEE的变异最大,因而也最容易发生改变。高强度运动时热能消耗增加可能达到RMR的10~15倍。

3. 食物的生热效应(the thermic effect of food,TEF)。TEF是指进餐后数小时内发生超过RMR的热能消耗,以前称为食物的特殊动力作用。TEF是食物消化、转运、代谢和储存过程热能消耗的结果。TEF约占每日热能消耗的10%,但随摄入食物的代谢过程而有所不同。将膳食脂肪储存于脂肪组织所需的热能仅占该餐所提供热能的3%。如果葡萄糖直接被氧化,其所含的能量可全部被利用,而若是先将它转化为糖原储存,那么其中7%的热能就会丢失。

4. 兼性生热作用(facultative thermogenesis)。兼性生热作用又称为适应性生热作用,是由环境温度、进餐、情绪应激和其他因素变化而引起的热能消耗变化。它是热能消耗的另一个重要组分。这种生热作用低于每日总热能消耗的10%~15%,但可能对长期的体重变化具有重要影响。

一、运动热能的代谢特点

体育运动的热能代谢具有强度大、消耗率高和伴随不同程度氧债等特点。运动训练和重体力劳动不同,运动训练常集中于短短的几个小时内。运动员1小时训练课热能消耗量与不同强度体力劳动相比较,多数运动员为相当于或超出重体力、极重体力劳动强度的热能消耗。

影响运动热能代谢的因素较复杂,但主要取决于不同类型运动的强度、密度及持续的总时间三要素,与运动员的体重、年龄、训练水平、营养状况、环境等多种因素有关。

二、运动能量的来源

运动中的主要能源是糖和脂肪酸。两者供能的比例决定于运动强度。当运动强度达到最大吸氧量的75%或以上时，糖氧化供能的比例增加；而当运动强度降低到最大吸氧量的65%或以下时，脂肪的供能比例增加。

机体运动的耐力能力与糖原的贮备量有关。饮食中碳水化合物的比例及训练程度可影响机体糖原的含量。不同强度的运动糖原的利用速率不同，运动强度很大或很低时，肌糖原的分解量均较少。糖原主要消耗在运动强度大、持续时间达40分钟以上或中等强度的运动中。肌糖原的消耗具有选择性，重复进行极限强度和持续时间为1分钟的运动，快肌中的糖原几乎耗尽；而中等强度长时间运动直至疲劳状态，快、慢肌中的糖原几乎耗尽，此时运动员无力再坚持运动。凡能增加糖原贮备、节约或减少肌糖原利用速率的措施，如比赛前的高碳水化合物饮食、赛中补充糖或增加脂肪酸的利用等，均能使运动的耐力增加。肌肉中糖原的含量控制着肌肉对血糖的利用。血糖仅是一种转运中的能源物质。运动前或运动中临时补糖措施主要是为了节约肌糖原的消耗。

肌肉中脂肪酸的氧化利用主要见于低强度的运动。体内脂肪酸的利用必须在有氧条件下进行。因此，在强度大且缺氧严重的运动中，机体对脂肪酸的利用锐减。骨骼肌中的脂肪含量是否影响人体的运动能力，尚无实验证据证明。

三、运动员热能需要量及其评定

（一）运动员热能营养的评定

在运动训练负荷量适宜的情况下，成年运动员的热能摄取量常与消耗量相适应。一般认为，运动员对膳食热能的摄取可由正常的食欲所调节，但在运动负荷量过大超出机体承受能力时，食欲调节所起的作用就显得十分有限。

热能营养评定的简易方法是监测体重的变化。正常情况下，当摄取的热量与消耗相适应时运动员的体重保持恒定，摄入量大于消耗量时运动员的体重就会增加；与此相反，运动员的体重则会下降。经过系统训练的运动员因肌肉增长也可使体重增加，而大量出汗可使运动员的体重下降1~3kg或更多，在合理补液的前提下，因出汗所减轻的体重可在运动后24~48小时恢复。另外，运动员由训练过渡期进入准备期时，因脂肪细胞缩小及失水，也可出现体重减轻。

（二）不同项目运动员的热能摄入水平

运动员的热能平均摄入量大致上可以反映其热能需要。不同项目运动员热能消耗量相差很大。近年来，由于运动负荷量的加大，运动员的平均热能摄入水平比20世纪60年代有明显提高，热能消耗的范围为9615±1364~248545±3272KJ/d（2298±326~5938±782kcal/d），按单位体重计算为205±25~335±46KJ/kg体重（49±6~80±11kcal/kg体重）。多数项目运动员一日热能的平均摄入量在16736KJ（4000kcal）左右。不同运动项目中以体操和乒乓球运动员的热能摄入量最低，游泳和投掷运动员的热能摄入量最高。若按单位体重计算，投掷运动员每千克体重热能摄入量也是相对较低，与体操和乒乓球运动员的单位体重热能摄入量相当。

(三) 热源物质的适宜比例

膳食中的蛋白质、脂肪和碳水化合物应按适宜的比例摄入。按重量计算，一般体力劳动者的膳食中此三种营养素的比例为1∶1∶4。大部分运动员的膳食脂肪量应当略为减少，蛋白质、脂肪与碳水化合物之比为1∶0.7～0.8∶4。实验证明，适当减少膳食脂肪量可使运动前后机体血液中丙酮酸含量降低，有利于减少运动中血液的酸性物质。脂肪氧化过程耗氧较多，因此，机体只有在氧供给充足时脂肪才能有效地被利用。运动过程中机体经常处于缺氧状态，摄入高脂肪膳食会引起大量酮体的生成，酮体堆积于机体是有害的。但是，在滑雪、游泳等项目运动员的膳食中，可适当地增加脂肪供给比例，达到1∶0.8∶3.5～3.8，但不应超过一般正常人的3种营养素供给比例。

(四) 运动员膳食热能供给量建议

有关运动员膳食热能供给量世界各国并无统一规定。我国著名运动营养专家陈吉棣教授根据多年来对运动员营养需要和代谢等方面的研究成果，提出了运动员一日膳食平均热能供给量建议（表5-25）。

表5-25　　　　　　　　　推荐运动员每日能量供给

运动项目	能量供给 (kcal/d)	能量供给 (kcal/kg 体重)
围棋、国际象棋	2400 2000～2800	45±5
跳水、射击、体操（女）、跳远、跳高	2800 2200～3200	50±5
体操（男）、武术、乒乓球、羽毛球、网球、手球、击剑、武术、短跑（女）、举重（体重＜75kg）	3500 2700～4700	55±5
中长跑、短跑（男）、竞走、登山、射箭、射击、篮球、足球、排球、冰球、水球、棒球、曲棍球、游泳（短距离）、滑冰、划船、赛艇、自行车（场地）、摩托车、拳击、柔道、铅球（女）、铁饼（女）、链球（女）、标枪（女）	4200 3700～4700	60±5
游泳（长距离）、举重（体重＞75kg）、马拉松、摔跤、公路自行车、橄榄球、越野滑雪、铅球（男）、铁饼（男）、链球（男）、标枪（男）	4700及以上	≥65

四、能量代谢与运动能力

运动能量代谢的某些原理在一定程度上可以指导运动训练提高比赛成绩，但是利用不当会对运动员的运动能力产生不利影响。

1. 训练。根据肌肉的分型与代谢特点，耐力性运动员应加强有氧能力的训练，提高脂肪的利用能力；速度、力量性运动员则应加强无氧能力的训练，如耐乳酸能力训练。

2. 疲劳的预防与推迟。赛前摄入高脂肪饮食可使疲劳提前发生，而高糖饮食可有助于疲劳的预防和推迟。因为饮食可影响体内糖原的贮备量，而糖是中枢疲劳和肌力衰竭的限制性因素。

3. 控制体重。运动员在减体重期的热能代谢处于负平衡状态，减少热能的摄入必须以不影响运动能力为前提，也就是热能的负平衡过程应尽量消耗机体的脂肪而保证蛋白质、维生素和矿物质的营养。

4. 热能摄入不当。热能营养过剩超过机体的需要，机体脂肪积蓄，身体发胖，对运动不利。热能营养不足多发生在大运动量训练后因食欲减退所致。此外，饮食时间安排不当，夏季高气温条件下训练、饮水不当，不适当地控制体重均可造成热能营养不足。机体热能不足时会出现体重下降、无力、疲乏以及不想训练等现象，应及时予以纠正。

热能营养不足可使人体对疾病的抵抗力减低，出现缺铁性贫血、牙病等；热能过多将发生肥胖、糖尿病及动脉粥样硬化等疾病。

第四节 运动与蛋白质营养

蛋白质（protein）是一切细胞的主要成分。

蛋白质的主要生理功能是构成和修补机体组织，调节生理功能，增强机体抗力，影响高级神经系统活动和供给热能。

一、蛋白质代谢

机体内的蛋白质处于一种动态的平衡，组织蛋白质及一些含氮化合物不断地分解与再合成。机体蛋白质代谢既受个体营养及生理状态，热能摄入量及其状态的影响，也受必需氨基酸是否足量，氨基酸有无过量消耗以及膳食中某种必需氨基酸比例是否适宜等因素的影响。

二、运动对蛋白质代谢的影响

（一）氨基酸氧化提供运动中一部分能量

在蛋白质、脂肪和碳水化合物三大营养素中，蛋白质在运动中供能的比例相对较小。近期研究认为，氨基酸氧化可提供运动中5%～15%的能量。当体内糖原贮备充足时，蛋白质供能仅占总热能需要量的5%左右；大多数情况下蛋白质供给6%～7%的能量。当糖原耗竭时氨基酸所提供的能量可上升10%～15%，上升的幅度取决于运动的类型、强度和持续时间。

（二）肌肉运动促进支链氨基酸的代谢

根据血浆氨基酸在运动中浓度的变化情况，学者们认为，亮氨酸和赖氨酸均为运动中需要的氨基酸，在运动中可直接氧化。一次性剧烈有氧运动后，亮氨酸的氧化速率可增加几倍，肌肉释放氨基酸及氨增加40%，血尿素水平和运动后尿氮增加，这些变化提示长时间耐力性运动可使体内氨基酸的代谢加强。

作为做功肌肉收缩的结果，骨骼肌中会生成大量的谷氨酰胺。对于它的生成而言，碳来自三羧酸循环产物α-酮戊二酸，氨基来自于嘌呤核苷酸循环。为了保证三羧酸循环反应的通畅，必须为其补给消耗掉的α-酮戊二酸。糖分解和氨基酸派生物的生成是脂肪不能被人和其他哺乳动物单独作为代谢底物利用的一个原因。因此，单纯将氨基酸看成底物（脱氨基和氧化）可能是错误的。各种氨基酸不仅自身参与许多转氨基反应，而且与糖分解代谢和三羧酸循环的一些中间代谢产物共同参与转氨基反应。丙氨酸通过参与葡萄糖-丙氨酸循环在维持血糖的动态平衡中发挥重要作用。运动中作为葡萄糖-丙氨酸循环结果返还到肌肉的能量不是很多，但这个过程所起的作用对维持血糖水平来说是最重要不过的。

（三）运动对蛋白质合成与分解的影响

运动过程中机体组织的大部分蛋白质的合成过程被抑制，蛋白质的适应性合成仅在肝脏内发生。肌肉中蛋白质合成抑制的结果导致未被利用的氨基酸贮存于代谢池内。氨基酸的分解与提供肌肉运动中能量的增加有关。在运动后的恢复期，氨基酸用于适应性蛋白质合成的增加与蛋白质分解率的持续增加构成了蛋白质转换率的提高。

三、运动对蛋白质需要的影响

运动员系统训练的初期，由于红细胞破坏增加，肌红蛋白和红细胞再生等合成代谢亢进以及应激时激素和神经调节等反应，常发生负氮平衡甚至运动性贫血。经过一段时间适应后则氮平衡改善。因此，在大运动量的初期，应当适当加强蛋白质营养。长时间剧烈的耐力运动会使蛋白质代谢加强，由此蛋白质的需要量增加；力量性训练可使肌肉组织体积增大，也需要在膳食中略增加蛋白质的摄入量。运动负荷强度大，训练次数多也会因蛋白质的代谢加强使机体的需要量增加。热能短缺和糖原贮备减少都将增加蛋白质的需要量，热能摄入不足时，蛋白质的需要量可增加10%。需要控制体重的项目，运动员需选择蛋白质密度高的食物以满足需求，蛋白质食物所提供的热量可以达到总热量的18%。生长发育期的青少年儿童参加运动训练时，应该增加一部分蛋白质营养（10%～15%），这样才能满足生长发育的需要，氮平衡实验结果提示，青少年儿童每千克体重蛋白质需要量为2～3g。运动员在训练中出汗量较多时，汗液中氮的丢失可占氮排出量的10%～14%，也可使蛋白质的需要量增加。

运动员的蛋白质营养不仅应在数量上满足要求，在质量上至少应有1/3以上必需氨基酸齐全的优质蛋白质。

四、蛋白质的食物来源

蛋白质的食物来源分为动物性和植物性两大类。评价蛋白质营养价值的依据是必需氨基酸含量及其模式。动物性蛋白质由于动物在进化和分类上与人更接近，其氨基酸比例的可用性更高。植物性蛋白质则相对较差。粮谷类食物存在着氨基酸比例不平衡和某种氨基酸含量过低而限制了此种蛋白质的营养价值。如谷类的第一限制氨基酸为赖氨酸，第二限制氨基酸为苏氨酸和色氨酸，豆类的限制氨基酸是蛋氨酸和胱氨酸。为了提高食物蛋白质的生物价，即机体对蛋白质利用的程度，可将谷类和豆类食品混合食用，而使氨基酸的比例平衡，通过一定比例的互补可使植物性蛋白质的生物价接近动物性蛋白质。

五、过量补充氨基酸和蛋白质的副作用

部分运动员错误地认为增加蛋白质营养会促进肌肉组织的增长。但事实证明，必须在渐进性力量训练的前提下适宜的蛋白质营养才能使肌肉增长。过量补充氨基酸或蛋白质会引起一系列的副作用。蛋白质的代谢产物会使肝肾的负担增加，导致肝和肾的肥大并容易出现机体疲劳；大量的蛋白质会导致机体脱水，脱钙和痛风。高蛋白对水和无机盐的代谢不利，有可能引起泌尿系统结石和便秘；高蛋白食物常伴随高脂肪的摄入，会增加中年后形成动脉粥样硬化和高血脂的危险性。由于全部氨基酸进入一个代谢池，氨基酸池中的成分取决于进入的氨基酸及氨基酸利用的情况，当氨基酸超出需要就会用来提供能量或贮存为脂肪。运动员摄入单一的氨基酸成分会改变氨基酸池的平衡。因此，运动员在食用平衡膳食的条件下，没有必要额外补充氨基酸和蛋白质。

第五节 运动与脂肪代谢

脂类分为真脂和类脂两大类，食物中常用的动植物脂肪都是真脂。真脂是由甘油与脂肪酸组成的甘油酯，类脂包括磷脂与固醇，磷脂中有卵磷脂（lecithin）、脑磷脂（cephalin）及神经磷脂。磷脂和固醇都具有很高的生理价值，在运动员营养中有特殊的作用。

真脂的生理价值是供给热能，供给机体必需的不饱和脂肪酸，促进机体对脂溶性维生素的吸收和利用，使食物体积减少增加饱腹感，保护组织器官及神经免受外伤。磷脂中的卵磷脂有防治脂肪肝形成的作用，提高机体对缺氧的耐受力；脑磷脂与血液凝固有关。固醇是构成胆固醇、维生素D、性激素和肾上腺皮质激素的原料，胆固醇是体内不饱和脂肪酸的运输工具，其代谢失常与动脉硬化有密切关系。

一、脂肪代谢

脂肪代谢主要在肝脏中进行。脂肪首先被分解为甘油和脂肪酸，甘油经磷酸化和氧化后形成磷酸丙糖经糖代谢途径氧化。脂肪酸氧化必须先活化，进行多次β氧化生成多分子乙酰辅酶A，再与酰醋酸结合进入三羧酸循环氧化代谢，释放能量并生成二氧化碳和水。

在缺氧或碳水化合物不足时，脂肪酸的氧化过程被破坏使体内发生酮体堆积。脂肪氧化过程的需氧量较大，在氧债较大的情况下脂肪不能有效地被利用。脂肪高的膳食会使运动的耐久力降低，因此运动员膳食中，应当注意控制脂肪的含量。

二、运动对脂肪代谢的影响

脂肪是运动能量的一个重要来源。运动中脂肪动员和脂肪的利用能够改善运动能力。脂肪可以从下列任何一个组织中动员出来，如肌肉脂肪、脂肪组织、血液中的脂蛋白或者运动中所消耗的脂肪。许多因素决定运动中脂肪的来源和脂肪的利用，如身体素质水平，运动的类型，运动的强度与持续时间，肌肉中可利用脂肪的储备量，从脂肪组织中动员和转运脂肪酸到肌肉的能力，运动前的膳食组成，贮备碳水化合物的利用程度或者运动过程中碳水化合物的补给数量。

运动中机体组织中的甘油三酯被动员后，血液中出现游离脂肪酸（free fatty acid, FFA）。这个过程可分为3期：在运动开始的前10分钟，血浆中的游离脂肪酸和甘油被肌肉利用而浓度下降，此称为循环期；此后，血浆中的游离脂肪酸和甘油的水平逐渐恢复或超出正常浓度水平，此称为代谢期；运动结束后，血浆游离脂肪酸及甘油浓度水平上升到最高水平，然后再逐渐恢复到正常值，此称为恢复期。脂肪代谢的这个过程说明，脂肪酸的氧化利用受肌肉氧化脂肪酸能力及由血浆向肌细胞转运脂肪过程较慢的影响。脂肪代谢恢复期，虽然肌肉利用脂肪的迅率在减慢，但脂肪的分解还在进行，因此出现游离脂肪酸和甘油水平增高。运动使体内甘油三酯水平降低，这与运动消耗甘油三酯，以及内源性甘油三酯合成减少及运动使蛋白酶活性提高促进甘油三酯的清除等因素有关。由此可见，运动中脂肪组织的反应较慢，常在运动后2～4小时。身体糖原贮备降低的情况下，游离脂肪酸才能达到峰值水平。如果单独依靠脂肪作为能源，则仅能满足快走或慢跑类强度的运动［＜3.7kcal/(h·kg体重)］需要。

脂肪以甘油三酯的形式贮存在体内。体内脂肪细胞中所含的甘油三酯可以贮存50000～60000kcal热能。步行1km约需要消耗60kcal的热能，人体内贮存的脂肪可为步行300～600km提供能量。机体中大多数能量以甘油三酯这样较小的体积形式贮存，与之相比，如果以同等能量的碳水化合物的形式贮存在糖原和水分子中，其总和重量将超过220kg。

（一）肌肉中的甘油三酯

甘油三酯也是以小滴的形式贮存在肌肉纤维之中靠近线粒体的地方。肌肉中甘油三酯贮备的热能总量为2000～3000kcal，是比糖原更大的潜在能量来源。除了肌肉中的甘油三酯供给能量外，血浆中的甘油三酯也是肌肉的另外一个能量来源。虽然肌肉在运动过程中可以在某种程度上分解血浆甘油三酯，但这对于运动能量代谢来说实在是微乎其微。

（二）脂肪组织中FFA的动员

脂肪组织内贮存的大量甘油三酯在运动中以较慢的速率被动员。在这个动员过程中，运动激活酶和激素分解甘油三酯生成3个分子的FFA和1个分子的甘油，这个过程被称为脂解。甘油三酯在脂解反应中生成的甘油是水溶性的，可自由弥散入血。因此，它在血液中出现的比率可以用来直接计算体内甘油三酯被脂解的量。运动刺激脂肪组织出现脂解反应的始动因素被认为是增加血浆肾上腺素的浓度，肾上腺素可作用于脂肪细胞上的β受体。其他激素也可能在脂解反应中发挥作用。

脂解中生成的 3 个 FFA 去向十分复杂。因为它们不具有水溶性，必须借助于转运蛋白才能由细胞转运至血流之中。安静状态时，脂解出来的 FFA 至少有 70% 再与甘油合成新的甘油三酯贮存于脂肪组织中。然而在低强度运动中，合成甘油三酯的过程随脂解速率的增高而减弱，作为这个过程转变的结果，FFA 在血浆中出现的量可以增加五成。一旦 FFA 进入血浆，便与白蛋白进行松散的结合，继而在血液中被运送。一些 FFA 逐渐地脱离白蛋白而同肌肉蛋白结合，由肌肉蛋白带入线粒体氧化供能。

（三）运动中肌肉甘油三酯的氧化

已经公认，在某一强度的运动中，肌肉甘油三酯在某一时段对于脂肪氧化来说是十分重要的。证据表明，在以 $25\% \dot{V}O_{2max}$ 的低强度运动时，肌肉的甘油三酯氧化速率极低，而 FFA 的氧化率极高，当强度增至 $65\% \dot{V}O_{2max}$ 时，肌肉中的甘油三酯氧化量占总脂肪氧化量的一半，当强度达到 $85\% \dot{V}O_{2max}$ 时，肌肉中的甘油三酯氧化量较前一个负荷有所降低。

（四）大强度运动时体内脂肪的氧化

理想的脂肪氧化常被限定于较低强度的运动之中。研究表明，在以 $65\% \dot{V}O_{2max}$ 强度运动时，脂肪氧化供能的绝对值大于 $25\% \dot{V}O_{2max}$ 强度的运动，具体数值为 110Cal/（kg 体重·min）与 70Cal/（kg 体重·min）。在以 $25\% \dot{V}O_{2max}$ 强度运动时，几乎全部的能量均来自脂肪，而以 $65\% \dot{V}O_{2max}$ 强度运动时，脂肪氧化供能仅占全部能量的 50%。因此，简单地强调脂肪在供能中的百分比而不考虑能量消耗的绝对值容易使人误解。同样，随运动强度增加而出现的血浆 FFA 含量降低现象，并不能证明低强度的运动是减少机体脂肪组织中脂肪贮存的最好方法。应依照能量消耗的多少和运动持续时间的长短，才能正确评定减肥功效。体脂含量的减少依赖于全天总热能的消耗量。

（五）膳食中碳水化合物的比例对运动中脂肪的氧化影响

运动中的脂肪氧化过程对运动前摄食的时间间隔，开始运动的强度以及运动的持续时间十分敏感。部分原因为碳水化合物膳食反应性地增高血浆胰岛素，使脂肪组织的脂解反应被抑制，从而使 FFA 进入血浆的数量减少。这种作用至少可在食入高血糖指数的碳水化合物后持续 4 小时。在这种条件下进行的中等强度运动，前 50 分钟内高血糖指数的碳水化合物膳食可降低脂肪的氧化量和血浆中的 FFA 浓度。然而，这种脂肪氧化抑制在运动中可被翻转，在运动 100 分钟后脂肪氧化开始增加。如果碳水化合物氧化增加的部分均来自膳食中入血的葡萄糖，碳水化合物氧化增加和脂肪氧化减少过程通常无害，这个变化过程不会对肌糖原的利用产生什么影响。

血浆 FFA 的动员对血浆胰岛素的变化十分敏感。碳水化合物含量较低的膳食或含可使胰岛素分泌减少的碳水化合物膳食，仍然能够引发降低 FFA 动员的胰岛素反应。

（六）脂解过程的激素调节

运动中许多激素水平的变化提高机体动用贮备能量供能的能力。这些激素浓度的变化取决于包括运动强度、运动持续时间、身体素质水平以及摄入膳食的组成等诸多因素。

交感神经系统张力增强以及儿茶酚胺分泌量的增多是脂解过程的最强刺激。儿茶酚胺加速体内贮存脂肪和碳水化合物的分解功能过程，以满足做功肌肉对能量的需求。血液中儿茶酚胺、去甲肾上腺素和肾上腺素的浓度水平在运动开始的数秒内大幅度地增高可激活cAMP（环磷酸腺苷），活化的cAMP促使激素敏感性脂肪酶（HSL）磷酸化参与脂解反应。其他像生长激素、皮质醇和甲状腺激素等也可增强脂解过程的反应。

胰岛素是脂解过程最强的抑制剂。它以阻断cAMP促进激素敏感性脂肪酶的磷酸化的方式，降低激素敏感性脂肪酶的活性。在运动过程中或饥饿时，机体以脂肪代谢供能的需求增加，胰岛素处于典型的低浓度，而脂解的速率明显增加。运动过程中胰岛素浓度的降低，源于肾上腺素和去甲肾上腺素对胰腺胰岛素释放的抑制作用。胰岛素进餐时处于高浓度，在机体供能需求增加时处于低水平，而在机体进行脂肪贮存时它又处于低水平。因此，无论是运动前还是运动中，血液胰岛素浓度的增加都会抑制脂肪的脂解和氧化。

三、运动员的脂肪供给量

运动员膳食中适宜的脂肪量应占总热能的25%～30%。食用高脂肪膳食时氧的利用率降低。由于脂肪不易消化，在胃内停留时间长，而运动中机体的消化机能常处于抑制状态，因而不提倡在运动前食用高脂肪膳食。脂肪的代谢产物在体内蓄积会降低机体的耐力并引起疲劳。过多食用脂肪会降低蛋白质和铁等其他营养素的吸收率，过多的脂肪食物常会带入外源性的食物胆固醇，引起高血脂症。因此，运动员的膳食应当限制过多地摄入脂肪；然而，脂肪不足时，食物的质量及味觉也会受到影响，造成食物的摄取量减少，不符合运动员膳食量少质精和发热量高的要求，所以切不可过多地减少运动员的脂肪供给量。游泳及冬季运动项目，因运动中机体散失的热量较大，食物中脂肪的发热量可比其他项目略高，但也不宜超过总热量的35%。

四、脂肪的来源

国外文献很强调脂肪的动物性食物来源，认为应有80%的脂肪来自动物性食物。因奶油、蛋黄及鱼油等几种脂肪中脂溶性维生素与磷脂的含量较高。奶油及蛋黄中的脂肪不仅含有丰富的维生素A和D，而且容易消化。奶油、可可、油、黄油中含有较多的中短链脂肪酸，它们不经淋巴转运入血，氧化快且完全，在体内不蓄积，有降低血液游离脂肪酸和减少胆固醇合成的作用。猪油及牛油的消化率低。植物性脂肪虽不含脂溶性维生素，但消化率高，而且所含必需脂肪酸的种类也比较完全。

第六节 运动与糖营养

糖（carbohydrates）习惯上称为碳水化合物，是体内热能的主要来源。糖因其化学结构及在水中的溶解度的不同，分为单糖、双糖与多糖3类。多糖和双糖在体内必须经过各种消化酶的作用转变成单糖后，才能被吸收入血成为血糖。血糖进入肝脏、肌肉或其他组织后，可转变成糖原或其他物质，如转变成甘油及脂肪酸，或合成为真脂在体内贮备，也可以转变成氨基酸或核糖、脱氧核糖等单糖。

糖的主要生理功能是供给机体热能，构成体质，调节脂肪酸代谢和节约蛋白质。

一、糖的代谢

糖是人体最主要的、经济的及快速的能源物质，机体60%的热能均由糖供给。凡短时间大强度的运动，绝大部分的热能是由糖氧化供给的；长时间小强度的运动，也是首先利用糖的氧化供给热能，当可利用的糖耗竭时，机体才动用脂肪。运动中肌肉摄取糖的速率是安静时的20倍，或更多。机体内的糖容易且氧化完全，其代谢产物为二氧化碳和水，一般不会改变体液的酸度。与脂肪相比，糖的氧化过程耗氧量小，在消耗等量氧的条件下，糖的产能效率比脂肪高4.5%，比赛时这种差异可成为影响胜负的因素。另外，中枢神经系统由于缺少贮存的能量，主要依靠糖的氧化获得能量。

糖的氧化供能分为无氧酵解和有氧氧化两个系统。

1. 糖的无氧酵解。糖的无氧酵解主要在细胞胞浆中进行。糖酵解时，1分子葡萄糖产生2分子三磷酸腺苷（ATP），全过程在无氧条件下进行。在供氧充足时，反应的终产物乳酸（lactate acid）可经丙酮酸进入三羧酸循环完全氧化。

2. 糖的有氧氧化。反应过程的前半程与糖酵解过程一致，丙酮酸在氧供给充足的条件下脱羧后进入三羧酸循环。这个过程在线粒体中进行。经呼吸链传递能量，1分子葡萄糖生成36~38个分子的ATP。

3. 糖异生。体内的某些氨基酸、甘油以及乳酸和丙酮酸可逆行糖氧化途径并绕过某些不可逆反应而再合成葡萄糖。肌肉中由于缺乏糖异生的关键酶，必须将乳酸运送到肝脏才能完成糖原的异生过程。

4. 磷酸戊糖代谢途径。这类途径是葡萄糖的另一个代谢过程，通过反应可生成辅酶Ⅱ及核糖。

糖的氧化过程需要多种维生素和金属离子作为辅酶，当这些物质严重缺乏时，可造成糖代谢障碍。糖代谢还受机体吸氧量、代谢中间产物、激素和神经体液等多种因素的影响。

（一）运动过程中内源性糖的生成

运动中所需的糖可来自：1. 肝脏通过糖异生所生成的葡萄糖；2. 血糖；3. 肌肉与肝脏贮存的糖原。运动过程中糖异生所生成的葡萄糖数量，根据运动前体内贮备糖的利用情况与糖在运动过程中供给能量的数量以及运动的持续时间和运动强度而定。因此，在运动中消耗的糖数量，取决于运动前或运动中外源性糖的利用率等因素。

运动中糖异生反应的底物是乳酸、丙氨酸、甘油和丙酮酸。通常这些底物来自肌肉，也有一小部分的甘油来自脂肪细胞。这些底物被转送至肝脏生成葡萄糖。

运动中的乳酸同时产生于做功与不做功的肌肉中的糖代谢过程。葡萄糖-乳酸代谢循环中生成的乳酸被转运到肝脏生成葡萄糖，或者被邻近的细胞作为能源而利用。当做功的肌肉耗尽糖原时，非做功肌肉即可以乳酸的形式将其贮备的糖运送给做功肌肉。实验表明,在自行车骑行的下肢运动中和运动后的 3～3.5 小时,上肢释放的乳酸增加,并为糖异生代谢过程提供底物。

第二个被肝脏利用的糖异生的主要底物是丙氨酸。丙氨酸来自运动中做功肌肉的氨基酸代谢。经 40 分钟力量性运动丙氨酸可以增加 60%～90%。它是氮与丙酮酸合成代谢的产物,在被运送至肝脏后再分解成氮与丙酮酸。这个代谢途径被称之为葡萄糖-丙氨酸循环。当氮被代谢成尿素由肾脏排出体外时,丙酮酸能被作为糖异生过程的底物得到利用。

第三个被肝脏利用的糖异生的底物是甘油。它来自于脂肪组织或肌肉中甘油三酯的降解。这些分解反应中生成的甘油被运送到肝脏参与糖异生代谢。像甘油这样的 3 碳化合物能够被肝脏利用再生成葡萄糖。

在耐力性运动中,糖异生而来的葡萄糖是做功肌肉的主要能量来源。有学者报道,以 $58\% \dot{V}O_{2max}$ 强度进行 3 小时长跑后,肝脏摄取的乳酸、丙酮酸和甘油经糖异生而成的葡萄糖可占参与供能葡萄糖的 60%。

当肌糖原被耗竭时,来自做功肌肉的乳酸生成量减少。然而,机体必须依赖来自非做功肌肉的乳酸和氨基酸代谢产物才能生成葡萄糖。因此,在运动后期糖异生速度加快是由蛋白质在能量代谢中分解出的氨基酸增多所致。运动中蛋白质作为能源物质被机体利用的数量,依据运动前机体贮备糖的利用程度与运动中是否补充外源性糖,以及运动强度与运动持续时间等因素不同而变化。

(二) 运动中糖代谢的激素调节

运动过程中激素浓度的变化是机体分解贮备能源物质供给运动所需能量的信号,这类分解代谢过程的能量被用作运动肌肉做功。训练有素与未经训练者的这类反应存在一定的差别。

运动开始的数秒钟内,血液中去甲肾上腺素和肾上腺素的浓度升高。这些激素促进脂肪和碳水化合物的分解过程,使做功肌肉有能源物质可以使用。运动过程中,胰岛素水平下降或者维持在较低的水平,而胰高血糖素的水平升高。随着运动的进行,胰腺可因血液的低糖状况反应性地释放胰高血糖素入血,成为糖原分解和糖原异生的潜在刺激物。胰岛素和胰高血糖素的这两个反应有助于维持血糖浓度的稳定,促进更多的葡萄糖释放入血。运动也可以增加骨骼肌对已被激活的胰岛素的敏感性。最终,肌肉中出现一个类似胰岛素的反应,即不需要胰岛素的参与就能使肌肉摄取葡萄糖的数量增加。因而在运动过程中可以看到,不管血液中胰岛素含量有多低,都能有足够量的葡萄糖被肌肉利用。运动过程中所有这些激素的变化,都为糖和脂肪的分解和氧化代谢创造出了较为理想的内环境。对运动的急性激素反应类似于禁食过程。在运动和禁食过程中,机体必须动用自身的能量贮备为做功肌肉提供能量。

二、补糖的作用与糖原负荷

(一) 补糖的作用

运动前补充糖和加强膳食中碳水化合物等措施,是使体内有充足的肝糖原和肌糖原贮备;运动中补充糖,通过提高血糖水平来增加运动中糖的供给,节约肌糖原消耗,减少蛋白质和脂肪酸供能的比例，这样可使持续运动的时间延长，延缓疲劳的发生；运动后补充糖，可使消耗的肌糖原尽快得到补充和恢复。

运动前补糖，可通过增加膳食碳水化合物比例为总热能的60%～70%（或10g/kg体重）、赛前糖原负荷或赛前服用含糖饮料、高糖食物3种措施来实现。

运动中补糖，多采用含糖饮料的方法少量多次饮用，也可以在运动中食用易消化的含糖食物。

运动后补糖，最好在运动结束后的2小时内，最迟不能超过6小时，因为在6小时内补充糖可以使肌肉贮存的糖达到最大的量。

一般短时间（不超过40分钟）或负荷强度较低的运动不需要补糖。运动时间超过80分钟，负荷强度在最大吸氧量65%～75%时补充糖，才能起到提高机体耐力的作用。因为运动时间短于80分钟，体内的糖原贮备足以满足运动所需。持续超过60分钟的运动，通过补糖可提高运动中糖的供能比例。在补糖的同时，还可通过饮料来补充水分和电解质，这是保持运动能力的有益措施。

在耐力运动过程中补充碳水化合物可以提高血糖水平，增加运动后期机体对碳水化合物的利用率。肝脏葡萄糖的输出可因碳水化合物的摄取而减少，这可能是摄入碳水化合物对肝脏的直接作用，也可能是单纯地因运动诱发血浆肾上腺素和胰高血糖素升高所至，这两种激素的共同作用是加速肝脏葡萄糖的释放。运动中肌肉摄取葡萄糖的数量可由碳水化合物的补充得到提高，这与过去观察到的剧烈运动过程中，随血糖的可利用程度增加，葡萄糖的利用率也会提高的结果一致。做功肌肉摄入的葡萄糖以葡萄糖转运蛋白（GLUT-4）为媒介物，它们运动时从细胞内向细胞膜运动。高浓度的血糖加大葡萄糖进入肌肉的浓度梯度，同时也激活GLUT-4在细胞内向细胞膜的运动。

补充糖导致耐力运动过程中血浆自由脂肪酸（FFA）浓度的降低，这会使脂肪酸代谢供能的水平下降。当运动以糖供能为主时，脂肪作为能源物质的利用程度下降，但没有运动前补充糖对脂肪代谢产生的影响大。因为高水平的胰岛素抑制脂肪代谢，并通过增加来自血糖的摄取刺激糖代谢，所以，胰岛素处于低浓度状态可促使更多的脂肪作为能源物质被利用。

（二）补充糖对能量代谢的影响

当每分钟以1～1.2g的速率供给运动者糖时，葡萄糖摄取或氧化代谢的峰值将出现在运动后期。此外，无论碳水化合物的摄取数量是否增加，在耐力性运动中外源性糖的氧化始终处于较高水平。这对深入理解哪种因素限制外源性糖的氧化非常重要。从理论上讲，影响因素可以是碳水化合物的摄入，胃排空，小肠吸收和肌肉摄取和利用碳水化合物的能力中任何一个环节。运动过程中当血糖水平和胰岛素水平都较高时，训练有素的肌肉对葡萄糖的摄取和利用具有非凡的能力。这可能与运动效应如增加毛细血管密度，提高GLUT-4水平和葡萄糖代谢酶活性等有关。

一般运动场补充的液体量常低于汗液丢失的量，但实验研究表明，按设计方案补给糖足以满足代谢的需求。这提示，胃排空和小肠吸收过程本身并不限制碳水化合物（液体）进入血液，运动中限制糖作为能源使用的限制点可能在胃肠道与做功的骨骼肌之间。的确，如果将葡萄糖直接输入静脉，其利用的速率远远高于口服方式。尽管如此，输入静脉中的葡萄糖仍有很大比例未被机体作为能源利用,这表明葡萄糖被肌肉摄取和作为能源物质利用中可能存在一个上位限制,或者可能存在未知的葡萄糖或脂肪代谢过程。

1. 糖的类型

在运动中摄取葡萄糖、蔗糖和麦芽糖对代谢和运动能力所起的作用是相同的。与之相比,单纯摄取果糖,因其吸收率较低而不像其他糖那样能够迅速地被氧化,而且纯果糖还会引起胃肠道的不适和运动能力的降低(少量果糖与葡萄糖或麦芽糖一同使用,不会引起任何机体不适)。运动过程中补充的半乳糖,其氧化代谢的速率要低于葡萄糖、蔗糖和麦芽糖。因为可溶性淀粉的支链和直链比值高,所以,在运动中可溶性玉米淀粉的氧化代谢要远远高于不溶性淀粉。在运动中供给液体或固体糖具有同样的代谢反应,所以,糖的剂型不会对吸收和利用产生影响。

2. 糖的数量

在摄入浓度分别为6％、8％和10％的蔗糖溶液时,运动中生理指标变化无明显差异,但服用6％蔗糖的人中运动能力有明显提高。虽然摄入更高浓度的糖要比摄入6％~8％浓度的糖更有益处,但高浓度的糖并不能提高外源性糖的氧化代谢速率。很明显,补充糖的目的是在不影响体液运输和没有胃肠道不适的前提下,为保持血糖稳定和碳水化合物氧化提供原料,故以每小时30~60g的速率补充糖可以改善运动能力。

3. 补充糖的时间

当内源性糖在耐力性运动后期被耗竭时,补充糖是最有效的。在运动初期或运动过程及疲劳点时,补充糖的效应同运动后期疲劳点前30分钟补充糖所产生的延长运动的效应相同。尽管补充糖能够增加血糖的利用率和氧化速率,但在疲劳出现后立即补糖对提高运动能力几乎没有任何作用。

外源性糖的利用效率高,但当体内糖原贮备充足时补糖可能无明显效果。

(三)糖原负荷

糖原负荷(carbohydrate loading)又称为糖原超量补偿(glycogen supercompensation),其基本原理是通过赛前几天的饮食和运动负荷的调整,使体内糖原达到最大贮备量。

糖原负荷方法最早是由世界著名的运动生理学家阿斯特拉德(Astrand)于1967年提出的。具体做法是在赛前的1周进行一次力竭性运动,运动强度为85％最大吸氧量,持续运动时间为1小时以上;随后的3天食用低碳水化合物、高脂肪与高蛋白质饮食,并进行中小强度的运动,使体内糖原进一步消耗;从比赛前第3天开始,食用高碳水化物膳食并减小运动量。这种方法可使肌糖原得到超常量的恢复,但有一定的副作用和一些医学问题。

1983年舍曼(Sherman)等提出了一种改良方法,免去赛前1周的力竭性运动,赛前的第6天完成较大负荷的运动;以后的两天内,每天进行40分钟运动;赛前的第2~3天,每天进行20分钟运动,赛前1天完全休息。这一过程的前3天饮食中碳水化合物占总热能的 40%～50%，后 3 天碳水化合物的比例增至 70%～75%。改良方法可使肌糖原的含量提高到 207mmol/kg，是混合膳食的 2 倍。

在糖原负荷期内，除了注意营养平衡和食物的营养密度以外，还要注意高糖食物和兼有高糖、高脂肪特点食物的区别，如油煎饼等食物既是高糖食物，也是高脂肪食物，应尽量避免食用高脂肪食物。

三、运动后肌糖原的合成

影响肌糖原合成的主要因素有：糖原合成酶及其活性；肌细胞膜对葡萄糖的通透性；葡萄糖转运蛋白穿膜体（GluT-4）的调节；个体肌糖原的浓度和膳食；糖原损耗的程度及有无肌肉损伤；补糖的类型、时间和数量。

运动使肌糖原消耗后，如有适量的糖补充，则在 24 小时内可恢复到或接近运动前的水平，再经数日逐渐恢复到运动前水平。GluT-4 增加，肌肉在收缩运动后的几个小时内膜对葡萄糖的通透性增强，加上肌肉对胰岛素敏感等因素，如能在运动后即刻或 2 小时内以及每隔 1～2 小时连续摄糖，则可使肌糖原达到最大贮备量。此时，摄糖量在 0.7～1.0g/kg 体重水平时，糖原的再合成率可达最大值，过量摄取并不能使糖原合成的速率进一步增加，而且会引起恶心、腹泻与胃肠不适等副作用。食用葡萄糖或蔗糖是以液体还是固体形式摄入，糖原的再合成效果均为一致。但运动后的前几个小时，食用单糖的糖原再合成率高于食用复合糖。有条件时，在运动后补充一些以葡萄糖和低聚糖为主并含有果糖的饮料，对肝糖原的恢复将更为有效。

四、运动员摄取糖的需要量

供给运动员的糖量按其发热量计算，应占总热能的 50%～60%。大强度耐力训练的运动员，糖供给量应为总热能的 60%～70%。

五、食物中糖的来源

食物中糖的主要来源是谷类。豆类和根茎类食物也是糖的良好来源。水果中含有少量的糖；蔬菜含糖更少，主要为无机盐、维生素和纤维素。动物性食物几乎不含糖。

第七节 运动与维生素营养

维生素在运动员营养中具有特殊的意义（表 5-26）。运动促进体内物质代谢旺盛会使维生素的需要量增加。运动负荷大时，维生素需要量的增加幅度将超过按热能比例计算的数值。维生素营养充足时，不仅有助于机体正常代谢，而且在细胞中能引起酶和激素的作用，增强生理机能，影响代谢及热能的转换过程。维生素营养不足时，机体的活动能力减弱，抵抗力下降，代谢紊乱，酶活力降低，氧化还原过程迟缓，运动效率降低。若维生素进一步缺乏，可导致机体器官功能衰竭，青少年儿童运动员的生长发育受阻。

表 5-26　B 族维生素在运动中的作用及需要其作为辅助因子的酶

维生素名称	活性形式	在运动中的作用	需要其参与代谢的途径	需要其作为辅助因子的酶
B_1	焦磷酸硫胺素（TPP）	参与蛋白质、脂肪和碳水化合物的供能	碳水化合物、支链氨基酸和脂肪代谢	丙酮酸脱氢酶、α酮戊二酸脱羧酶、支链α酮酸脱羧酶
B_2	黄素腺嘌呤二核苷酸（FAD）和黄素单核苷酸（FMN）	参与蛋白质、脂肪和碳水化合物的供能，变换维生素 B_6 和叶酸成有活性的形式	碳水化合物、蛋白质和脂肪代谢（三羧酸循环和电子传递）	酰基辅酶 A 脱氢酶、琥珀酸脱氢酶、丙三醇脱氢酶、丙酮酸脱氢酶
B_6	吡哆醇、吡哆醛、吡哆胺和 5 磷酸吡哆醛是活性状态	参与氨基酸转运，促进糖原分解成葡萄糖，参与葡萄糖丙胺酸循环和糖异生	蛋白质与糖代谢	糖原磷酸化酶与转运酶
B_3（烟酸）	烟酰胺腺嘌呤二核苷酸（NAD）和磷酸烟酰胺腺嘌呤二核苷酸（NADP）	参与蛋白质、脂肪和碳水化合物的供能	三羧酸循环、糖酵解和磷酸戊糖旁路代谢	乳酸脱氢酶、6 磷酸葡萄糖脱氢酶、3 磷酸甘油醛脱氢酶、谷氨酰胺脱氢酶
泛酸	辅酶 A（CoA）	参与脂肪和糖的能量代谢	脂肪的 β 氧化、三羧酸循环和糖酵解	
生物素		参与蛋白质和糖的能量代谢，脂肪合成代谢	糖异生、脂肪酸合成、氨基酸降解	丙酮酸羧化酶、乙酰辅酶 A 羧化酶、丙酰辅酶 A 羧化酶、3 甲基巴豆酰基辅酶 A 羧化酶

一、维生素 B_1 在运动中的作用

维生素 B_1 在碳水化合物和支链氨基酸的代谢中起重要作用。它在体内的活性形式是焦磷酸硫胺素（TPP）。在体内以焦磷酸硫胺素即辅羧酶的形式参与丙酮酸和 α 酮戊二酸的氧化脱羧，参与糖代谢旁路中的转酮过程；具有保护神经系统和消化系统作用。膳食中维生素 B_1 供给充足时，能促进肌肉中磷酸肌酸及糖原的合成，促进运动后的乳酸消除。维生素 B_1 缺乏时，机体容易疲劳，从而导致运动能力降低。

维生素 B_1 的需要量不仅与机体的运动强度、食物中含量以及气温条件等因素有关，而且还与运动负荷量及运动特点有关。耐力性项目和运动中神经系统负担较重的项目需要供给较多的维生素 B_1。运动员维生素 B_1 的供给量，训练期为每日 3～5ml，比赛期为 5～

10ml。

广泛使用的维生素 B_1 营养状况评定指标是红细胞转羟乙醛酶活性系数（ETKAC）。红细胞转羟乙醛酶是依赖硫胺素的一种酶，当体内的硫胺素不充足时，该酶的活性下降。该实验首先在不加辅酶的前提下测定红细胞转羟乙醛酶的基础活性，然后再添加辅酶测量其活性，由该酶活性的变化幅度确定 ETKAC 值。ETKAC 值升高表明硫胺素的营养状态不佳。ETKAC 的评定标准依实验室或检测方法而定。一般认为，ETKAC 的正常范围是 1.0～1.15，1.16～1.20 为缺乏，该系数大于 1.20 为硫胺素严重缺乏。

二、维生素 B_2 在运动中的作用

维生素 B_2 在体内主要以黄素腺嘌呤二核苷酸（FAD）和黄素单核苷酸（FMN）的形式参与多种辅酶的构成，与线粒体的产能过程密切相关。由维生素 B_2 参与构成的辅酶对能量代谢过程中的糖、脂肪酸、甘油和氨基酸代谢尤为重要。运动促使这些能源物质进入其生化代谢过程，因此，从事体育运动的人群其维生素 B_2 的需要量必然高于普通人群。维生素 B_2 缺乏时，肌肉无力，运动的耐久力受损，容易疲劳，神经的兴奋性过度增加或减弱。维生素 B_2 的需要量取决于机体的代谢强度和健康状况。运动员一般训练期每日供给量 2mg，比赛期供给量 2.5～3mg。

维生素 B_2 营养状态的评定可通过血和尿的一些指标测定。常用测定指标是尿或红细胞中维生素 B_2 的浓度水平及红细胞谷胱甘肽还原酶活性系数（EGRAC）。EGRAC 的测定原理与前述的 ETKAC 相同。一般认为，当维生素 B_2 的营养状态良好时，该系数小于 1.2；当活性系数在 1.2～1.4 时，表明机体维生素 B_2 处于低营养状态；机体缺乏维生素 B_2 时，该系数大于 1.4。

三、维生素 B_6 在运动中的作用

维生素 B_6 在运动所涉及的各代谢途径中起重要作用。蛋白质与氨基酸代谢以及体内贮存糖原分解成葡萄糖都需要维生素 B_6 的参与。5 磷酸吡哆醛（PLP）是维生素 B_6 的活性形式。PLP 是氨基酸转换代谢中转移酶、转氨酶、脱羧酶和其他酶的辅助因子。运动过程中，糖异生代谢过程涉及肌肉中的氨基酸分解供能和肝脏中乳酸转化成葡萄糖。肌糖原分解供能是直接参与供能代谢的维生素 B_6 的又一个作用。由肌糖原分解代谢成 1 磷酸葡萄糖的过程必须有维生素 B_6 的存在。

美国 1998 年公布的维生素 B_6 的 RDA 为：15～50 岁的成年男女性均为 1.3mg/d。

如同维生素 B_2 一样，维生素 B_6 营养状态的评定可通过测量一些指标作出。常用的指标是血浆 5 磷酸吡哆醛和尿 4 吡哆酸。维生素 B_6 缺乏时，血浆 5 磷酸吡哆醛的浓度小于 30nmol/L，尿 4 吡哆酸浓度小于 $3.0\mu mol/d$。间接评定的指标包括红细胞丙氨酸氨基转移酶活性系数（EALTAC）或红细胞天门冬氨酸氨基转移酶活性系数（EASTAC）。缺乏时，EALTAC 大于 1.25，EASTAC 大于 1.8。

四、维生素 C 在运动中的作用

维生素 C 的抗氧化作用包括稳定羟基、灭活初生态氧、还原氧化型维生素 E、还原亚硝胺盐，并有助于保护肺脏免受臭氧和吸烟的损害。此外，维生素 C 也有助于预防低密度脂蛋白氧化金属离子，可明显降低动脉粥样硬化形成的危险性。

维生素 C 除了具有抗氧化作用外，它与运动相关的作用还有：1. 促进胶原合成。胶原是结缔组织中的主要蛋白质，在牙齿和骨骼中呈阵列形式排列。2. 在应激反应中促进去甲肾上腺素和甲状腺素的合成，在免疫系统活动水平提高过程中发挥抗氧化作用。3. 有利于氨基酸代谢。4. 促进膳食中铁与非血红蛋白铁的吸收。5. 可改善伏案工作群体和超马拉松长跑者上呼吸道感染的症状。这些作用对保持伏案工作与运动群体的健康非常重要。

运动增加了机体对维生素 C 的需要量。持续大运动量时体内贮备的维生素 C 减少。短时间运动后血液中的维生素 C 的含量升高。运动员对维生素 C 的需要量随运动的增加而加大。维生素 C 推荐供给量，训练期每日为 100~150mg，比赛期每日为 150~200mg。

评定维生素 C 营养状态的常用方法是测定血清中抗坏血酸的浓度。对于长期大量服用维生素的人来说，血清抗坏血酸浓度并不能准确地反映机体的维生素 C 的营养状态。长期高剂量服用不会增加血清维生素 C 的浓度，而只能增加肾脏排除维生素 C 的数量。尽管如此，血清维生素 C 的浓度仍然是反映长期摄入维生素 C 状况的良好指标。一些非营养因素，如吸烟、口服避孕药、急性应激、外科手术和慢性感染性疾病，均可降低血清维生素 C 的浓度。

五、β-胡萝卜素和维生素 A 在运动中的作用

β-胡萝卜素是类胡萝卜素化合物之一。类胡萝卜素是许多蔬菜水果中红、橘色和黄色色素的一部分。维生素 A 可由 β-胡萝卜素分解而成。β-胡萝卜素和维生素 A 都具有抗氧化的特性。自然界中存在 600 种以上包括番茄红素和叶黄素在内的类胡萝卜素，它们具有更强的抗氧化特性。

β-胡萝卜素在细胞膜的脂质部分和低密度脂蛋白颗粒中发挥作用。与维生素 E 相比，β-胡萝卜素的抗氧化能力较弱，维生素 A 的抗氧化能力弱于 β-胡萝卜素。当机体不缺乏维生素 A 时补充维生素 A 会带来较大的毒副作用，而补充 β-胡萝卜素的毒性相对较小。

维生素 A 的需要量随机体的健康状况、运动强度和视力紧张程度而变化。运动员维生素 A 的需要量，训练期每日为 2mg，比赛期每日为 2~3mg；对视力有较高要求的运动项目，维生素 A 的供给量至少每日为 5mg。

血液中类胡萝卜素浓度的检测，可利用高效液相色谱区分 β-胡萝卜素、α-胡萝卜素、叶黄素、玉米黄质、隐黄质和番茄红素 6 个常见组分。新的检测方法具有更强的特异性和选择性。血清 β-胡萝卜素的浓度水平为 0.2~0.6μmol/L。习惯食用新鲜蔬菜、水果者，具有较高的血清 β-胡萝卜素浓度水平。血浆类胡萝卜素的浓度随月经周期的变化而有所不同，行经期最低，以后逐渐增高，β-胡萝卜素的浓度高峰出现在卵泡期末。

六、维生素 E 在运动中的作用

维生素 E 最基本的功能是防止生物膜上的多不饱和脂肪酸遭受氧化的损害。维生素 E 与微量元素硒具有协同抗氧化的作用,可保护机体免遭氧化损伤。

运动员和体育活动参加者膳食摄入的脂肪处于中等水平,且这个群体的平均氧耗量高于伏案工作群体。因此,供给运动员维生素 E 的量应大于普通人。维生素 E 不像其他脂溶性维生素,其副作用仅出现在 3g/d 的大剂量供给者身上,这样的剂量相当于正常 RDA 的 300~375 倍。

目前,直接测定维生素 E 浓度评定其营养状况较困难。常用的维生素 E 间接评定方法有两种,一个是红细胞溶血试验,一个是戊烷吸入试验。

七、其他维生素在运动中的作用

维生素 PP 是构成辅酶Ⅰ和辅酶Ⅱ的重要物质,在机体的生物氧化和代谢中具有重要作用。维生素 B_6 构成机体多种酶的辅助因子,参与氨基酸代谢。叶酸和维生素 B_{12} 参与蛋白质与核酸代谢,这两种维生素的营养状况均影响红细胞的成熟,因而与机体的载氧能力有关。

运动增强机体代谢,因此这些与代谢有关的维生素对运动员来说其需要量均有增加。由于这些维生素广泛存在于食物当中,一般饮食情况下并不会造成缺乏。

八、运动能力与维生素营养

由于维生素参与机体的各种代谢,缺乏或不足时即可对运动能力产生不利的影响,可表现为做功量降低,疲劳加重,肌肉无力等。B 族维生素的缺乏尤其明显地影响机体的最大做功能力。补充机体所缺乏或不足的维生素,可以提高运动能力。但运动员体内维生素处于良好水平时,额外补充或超常量使用某一种或几种维生素制剂,效果往往不明确。过量补充某一种维生素会引起机体内维生素的不平衡。

运动员在热能营养充足和平衡膳食的情况下,一般不会发生维生素缺乏。在大运动量训练或减体重期,热能营养不能满足机体需要或添加食物的营养密度不够,以及在冬末春初蔬菜、水果供应不足时,应适当补充维生素制剂,以预防维生素营养不良。

第八节 运动与水、电解质的补充

水是人体最基本的营养素之一,水是仅次于氧而维持生命的必需物质,水是运动员最重要的营养素。运动员只有体内水分充足时,才能维持良好的细胞功能和有效的体温调节,获得最大的能力。

水对维持运动员散热系统的功能和血容量具有特别重要的作用。水是人体化学反应的

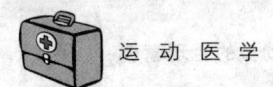

介质,氧、二氧化碳及各种生化物质的溶剂,各种物质的运载体;水具有构成细胞浆,维持电解质平衡,调节体温,润滑机体等生理功能。

一、运动员的水代谢特点

(一) 出汗率

运动员训练时的出汗率高,其出汗率与运动强度呈正相关,受运动持续时间、气温、热辐射强度、湿度、运动员的适应程度等多种因素的影响。

(二) 出汗量

运动员一次性大强度大运动量训练的失汗量可达 2~7L。运动中肾血流量和肾小球的滤过率减少,因此,在剧烈运动中或运动后,尤其是在出汗量大的情况下,运动员可出现少尿或无尿现象。正常情况下呼吸道丢失的水分常忽略不计,但是运动中呼吸道水分的丢失可增加 10~20 倍。

运动员水代谢特点决定了水的合理供给常是训练效果好坏或比赛成败的关键。

运动增加机体内水和电解质的排出量。即使是机体小于体重 1% 的轻微脱水,也会增加心血管系统的应激并限制自身能力的发挥。这些生理上的变化将会影响运动员的成绩和能力。

二、脱水与运动能力

(一) 轻度脱水

当失水量占体重的 2% 时为轻度脱水。轻度脱水一般以细胞外液和细胞间液丢失为主,机体的血容量受到影响,心脏负担加重,可影响运动能力。此时,运动员会感到口渴,出现少尿及尿钾丢失量增加。

(二) 中度脱水

当失水量占体重的 4% 时为中度脱水。此时细胞内液和细胞外液的丢失量大致相等,会出现脱水综合征,表现为严重的口渴感、心率加快、体温升高、出现疲劳及血压下降等症状。

(三) 重度脱水

当失水量占体重的 6%~10% 时为重度脱水。细胞内液的丢失比例增加,血容量进一步减少。表现为呼吸频率加快、恶心、食欲丧失、厌食、容易激怒、肌肉抽搐、精神活动减弱,甚至发生幻觉、谵妄和昏迷,对健康有严重威胁。

脱水对运动员的影响不仅在于体温升高和心血管负担加重,还可导致肾脏损害。运动员脱水时最大吸氧量减少,维持最大吸氧量的时间明显缩短。但是,脱水对运动能力的影响与运动员的"适应"状态有关。一般水平的运动员当失水量为体重的 2%~3% 时,即可影响循环系统的机能和体温调节能力,运动能力和最大吸氧量受到明显的影响;然而高水平并已经有适应力的运动员,失水量为体重的 5% 时,其运动能力仍未出现明显的变化。

三、运动员的水补充

运动员的水供给量应以补足失去的水量,保持其水平衡为基本原则。水分的补充要采取少量多次的措施。

(一)运动前补液

以往的观点认为,运动前饮水会引起胃痉挛,因此常忽略运动前的水分补充。近年来的研究与实践尚未见到运动前补水的副作用。一般认为,运动员或体育活动参加者在训练或运动前 2 小时应饮用 400~600ml 液体。这既能保证机体在运动前的水分充足,又能将多余的液体在运动前以尿的形式排出体外。这类措施不仅有助于改善运动前体液不平衡的状态,而且也有助于防止和避免运动中脱水的危害。炎热季节,可多摄入 250~500ml 液体。

检测个体水合状态的方法是监测其所排尿的颜色、气味和数量。如果运动员所排出的尿液具有强烈的气味或者颜色加深或者数量减少,提示该运动员可能存在脱水,应该补充 500ml 液体。一般认为,对运动员的尿液连续监测 48 小时,观察尿液颜色的变化是评定体内水合状态最好的指标,就评定体液平衡而言,尿液颜色的改变要比尿液数量的变化更有效。

(二)运动中补液

运动中补液的目的是维持血浆容量和电解质浓度,预防心率和机体深部温度异常增高,为做功肌肉提供能源物质。换言之,运动中补液可以延缓疲劳的出现,预防体液平衡紊乱。运动中补液应依据运动持续时间、强度,摄入液体的数量和成分,环境条件,补液次数以及运动前的营养状态而定。这里需说明的是,世界上没有一种液体能够满足所有运动者在各类运动中的全部需求。

运动员出现口渴感时,已经失去约 3% 体重的汗液,如果依赖口渴的感觉进行补液,需要 48 小时才能补完体液的丢失量,经过数日训练后的"脱水"债可影响运动能力。人的口渴感觉仅仅是一种防止严重脱水的自我保护机制,不能用来作为补液的指征。

在耐力运动中,摄入的液体应该与运动中汗液的丢失量持平或略多。实际上,即使运动员在运动中随意饮用液体,也只能补充其汗液丢失的 2/3。这种液体消耗与补充之间的差距可引起机体出现轻度和中度的脱水。美国运动医学会(ACSM)推荐,在持续时间超过 1 小时以上的运动中,每小时应补给含有碳水化合物和氯化钠的液体 600~1050ml。运动饮料或摄入的液体每升中应含有 4%~8% 的碳水化合物和 0.5~0.7g 的钠。液体中的碳水化合物可为运动提供能源物质,而钠可改善饮用液体的口感并补充电解质的丢失。理想的补液时间是运动开始之后,理想的补液频率和数量是每 15~20 分钟一次,每次 150~300ml,然而,并不是每一项运动都允许以这种理想的频率和数量进行补液。

（三）运动后补液

运动后补液的目的在于补充运动过程中水和电解质的丢失。因此，补充液体的数量和质量应依据运动的强度、频率、持续时间和环境条件而定。一般认为，在运动后的恢复阶段，运动员通过正常的摄水和进食就能回补运动中丢失的水和电解质。如果在运动后没有进食的条件和环境，那么所摄入的液体中必须含有电解质，尤其必须含有钠和碳水化合物。钠能够改善机体保持液体的能力，碳水化合物可提高钠重吸收的张力并有助于补充肌糖原和肝糖原。因为通过排尿和呼吸所丢失的液体必须补给，所以运动后补液的数量应该大于运动中的出汗量。已经证实，在高湿热环境中以60%最大吸氧量强度持续运动35～40分钟，运动员的平均脱水率为2.06%。以运动中身体质量变化的150%摄入液体，运动结束后6小时机体才恢复水平衡稳态。

各种电解质补液饮料、水和其他液体对运动后体液平衡恢复的影响研究证实，含有6%碳水化合物、20mmol/L钠和3mmol/L钾的淡口感电解质饮料，在加速运动后机体水平衡稳态方面要比普通水或佐餐可乐更有效。饮用碳水化合物电解质饮料后，尿生成量最小的现象提示，这类饮料对机体具有巨大的水保持力。在运动后摄入水或传统型可口可乐会导致机体电解质的负平衡；含有咖啡因的饮料可增加尿液中镁和钙的丢失；含有适量钠、镁和钙的碳水化合物电解质饮料有助于维持机体的电解质平衡。

运动后有时间进餐的运动员，即使不饮用碳水化合物电解质饮料，正常进餐本身对恢复体液平衡来说就是有效的方法。膳食可以提供足够的电解质、水或其他液体。一般认为，酒精具有利尿作用，所以不推荐它作为运动后的饮料来补充体液。

运动后补液的基本原则如下：

1. 应以饮用碳水化合物电解质饮料或进餐的形式补充氯化钠。饮料应具有良好的口感和相适宜的温度。

2. 摄入液体的数量应为汗液丢失量的100%～150%，即运动中因出汗减少的体重，每减少1kg就要摄入1～1.5L液体。

3. 如果运动后不能进餐，应以饮用碳水化合物电解质饮料的方式来补充液体。运动后正常进餐有助于加速体液平衡。钠和摄入液体的数量对于促进运动后体液平衡达到稳态非常重要。

4. 不鼓励运动员在运动后饮用含酒精的饮料。

（四）儿童和青少年对液体和电解质的需求

儿童与成年人对运动的反应不同，因此，他们对液体的需要量也有所不同。儿童体内的温度感受器没有成年人灵敏，尤其在湿热环境中运动更是如此。与成年人相比，儿童对环境的适应慢，出汗的温度阈值高，出汗率低，运动中每千克体重所产生的代谢热多，脱水对机体的损害更大。基于这些理由，经常运动的少年儿童应该了解运动前、运动中以及运动后摄入足够液体的重要性。

在耐力性运动和间歇性运动中，如果每隔15～20分钟饮用120ml液体，少年儿童的机体就能维持良好的水合状态。运动前应鼓励少年儿童摄取120～240ml液体；运动后，因运动中出汗减少的体重，每减少1kg就要摄入1L液体。要教育他们，口渴感不是补液的良好指标。少年儿童应学会监测体液平衡的敏感指标——尿液颜色观察的方法。

要让少年儿童知晓，干燥的嘴唇和舌头，深黄色的尿，疲劳和冷漠，抽筋和尿少为脱水的早期指征。

（五）运动饮料和补液饮料

理想的运动饮料应该依据运动持续时间和强度，环境条件以及个体特点而有所不同。表5-27列出常用运动饮料的碳水化合物和电解质含量以及毫渗透摩尔。

表5-27　　运动饮料、软饮料、果汁和水的碳水化合物及电解质含量

饮料	碳水化合物 (g/L)	碳水化合物 (%)	钠 (mg/L)	钾 (mg/L)	毫渗透摩尔 (mOsm/L)
纯净水	0	0	0	0	5～8
佐餐百事可乐	0	0	99	23	41
运动型百事可乐	56	5.6	155	155	280～330
佳得乐	60	6	400	120	320～360
运动型可口可乐	80	8.0	118	135	280～350
雪碧	110	11.0	97	0	560～590
传统型可口可乐	113	11.3	23	10	550～650
鲜橙汁	109	10.0	11	2096	～670
猕猴桃型健力宝	50/90	5.0/9.0	575	156～312	～350
Isostar（饮料）	76	7.6	724	311	～305

使用含碳水化合物和电解质饮料可最大限度地补充在运动中丢失的液体和电解质，增加能量的供给和迅速恢复肌糖原与肝糖原的含量。这类饮料在许多情况下是有益的，其作用依据不同的个体状况、不同的运动项目以及不同的运动环境而定。

应用运动饮料或补液饮料的基本意义：

1. 运动前摄入足够的液体，预防运动中脱水。
2. 在不同的环境条件下为运动或体力劳动过程提供足够的液体、电解质和碳水化合物。
3. 在运动后或比赛回合间不能进食的情况下，实现补液。
4. 维持运动过程中血糖的正常水平。
5. 为那些因病患、呕吐、腹泻等在运动前不能进餐者，以碳水化合物的形式提供能量。

四、运动对电解质的代谢和需要量

体液中的电解质主要包括钠、钾、氯、钙、镁、磷酸根离子等。它们可维持细胞内外

液的容量和渗透压，维持体内的酸碱平衡及神经肌肉的兴奋性，是构成机体组织并参与组成体内某些活性物质。

（一）运动对电解质代谢和需要量的影响

运动中电解质的代谢过程明显加强，其浓度的升降与运动负荷的性质、强度、持续时间、运动者体内的离子水平和运动中的出汗率等多种因素有关。

运动中血清钠的水平比安静时明显增加，并延续到运动结束。因此，运动后血清钠的水平显著降低，并可出现低钠血症。运动中大量出汗后应注意补充钠盐。儿童青少年运动员钠的推荐供给量，7～11岁者每日为1～3g，12～18岁者为2～4g；成年运动员常温下训练每日应少于5g，高气温环境下训练每日应少于8g。可采用多吃菜、火腿、咸菜或菜汤等食品补充氯化钠。盐片的刺激性大，还可能造成一时性的血钠升高，不主张使用。

运动中血浆钾的水平一般都比安静时高，这与糖原分解、钾释放入血有关。运动后钾的水平逐渐恢复到安静水平，但是，在长时间运动后糖原的合成可使血浆中钾的浓度明显降低，甚至低于正常值。钾对肌肉收缩和神经传导有重要作用。钾以糖原的形式贮存，对预防热应激有一定的作用。钾损耗后机体容易发生热病或中暑。运动员缺钾时糖的利用受限，肌肉的血流量减少。因此，在高气温条件下进行大负荷训练，补充适当的钾盐是必要的。钾的推荐供给量每日为2～6g。补充钾盐可采取多吃水果、蔬菜、牛肉和鱼等食品，必要时可采用含钾盐的电解质溶液或缓释盐片剂。运动中因有暂时性的血钾增高，因此不必补钾。运动员中钾过多症较少见。

血清镁水平在不同运动情况下表现不一。常温下运动，血清镁的浓度增加与细胞内镁的释放有关，但中等强度运动后的60分钟，血浆镁浓度与安静时比较无明显变化。镁在食物中分布较广，一般不会缺少。运动员镁的推荐供给量每日为0.3～0.5g。

（二）运动与酸碱平衡

以无氧代谢供给运动能量的一些项目，运动中产生大量的乳酸使体液的pH值下降，偏离正常并趋向于酸中毒。体内偏酸会使运动员出现疲劳。国外报道，可采用补充碳酸氢钠、柠檬酸钠或柠檬酸钾等碱性药物的措施，或根据食物消化代谢后生成酸性或碱性代谢物，将食物区分为酸性和碱性，赛前多摄食碱性食物，减少酸性食物的摄取。含蛋白质丰富的食物如肉、鱼、蛋、谷类等食物，因含有磷酸、硫、氯等元素，在体内代谢后生成酸性残留物。牛奶虽含蛋白质，但因为含钙，因此为碱性食物。水果和蔬菜类食物含钠、钾、钙、镁等碱性元素较多，代谢后生成碱性代谢物。葡萄干和梅干等因含有大量的苯甲酸则为例外。

第九节 矿物质对运动能力的影响

运动中矿物质参与各种代谢明显增强，因此，运动员矿物质营养状况对其健康和运动能力具有重要作用。因为铁、锌、镁、铜和铬等矿物质在各类营养素的代谢过程中具有非常重要的作用，所以本节将着重讨论运动员中有关这些矿物质的营养问题。

一、矿物质在运动中的作用

为了阐明为什么运动能够增加人体对矿物质的需求，首先讨论矿物质在能量代谢中的作用，矿物质与运动的关系以及它们在保持健康方面所起的作用。各种矿物质作为酶的辅助因子与不同代谢途径列于表5-28。锌、镁、铁和铜对能量代谢，维持正常的组织结构以及组织修复在内的各代谢途径尤其重要。铬对糖代谢和胰岛素的作用也不容忽视。

表5-28　　矿物质（锌、镁、铁、铜和铬）在运动中的作用

矿物质	常见形式	在运动中的作用	需要矿物质作为辅助因子的主要酶与代谢途径
锌（Zn）	Zn^{2+}	参与碳水化合物、脂类、蛋白质以及核酸代谢	乳酸脱氢酶、碳酸酐酶、苹果酸脱氢酶、羧肽酶、碱性磷酸酶、乙醇脱氢酶、谷氨酸脱氢酶、超过氧化物歧化酶
镁（Mg）	Mg^{2+}	在糖的分解代谢、脂肪β氧化、蛋白质合成等途径参与代谢，并参与ATP水解、电解质平衡、肌肉收缩和第二信使系统的相关反应	己糖激酶、磷酸果糖激酶、丙酮酸激酶、丙酮酸脱氢酶复合体、酰基辅酶A合成酶
铁（Fe）	三价铁（Fe^{3+}，氧化型铁）二价铁（Fe^{2+}，还原型铁）	运动过程中与能量代谢有关的许多酶需要铁。参与血红蛋白和肌红蛋白的合成	丙酮酸氧化酶、线粒体细胞色素、细胞色素P-450、核糖核酸还原镁、酪氨酸和脯氨酸水解酶、单胺氧化酶、过氧化氢酶、6-磷酸葡萄糖酶、6-磷酸葡萄糖脱氢酶
铜（Cu）	以促Cu^0、Cu^{1+}、Cu^{2+}三种氧化形式存在，自然界常见Cu^{2+}	血红蛋白和肌红蛋白的重要成分，有助于铁在体内的正常利用。在电子传递过程中发挥重要作用，参与胶原和去甲肾上腺素的合成过程，也参与细胞的抗氧化反应	细胞色素C氧化酶、超过氧化物歧化酶、赖氨酸蛋白氧化酶、多巴胺β单胺氧化酶
铬（Cr）	Cr^{3+}，作为耐糖因子的一部分	增强胰岛素的作用	目前尚未发现依赖铬的酶

（一）铁在运动中的作用

铁的最基本功能之一是在红细胞内运输氧，但它也在运动过程中对体内的能量代谢起重要作用。人体铁大约有74%存在于血红蛋白和肌红蛋白之中，氧化酶中的铁仅占机体

总铁量的1%，但这1%的铁对能量代谢过程来说至关重要。

体育运动可以增强体内铁的代谢，但长期的运动训练也会使组织内铁的贮存量明显减少。运动员中缺铁性贫血的发生率较高。国内报道，14岁以下的运动员中，贫血的检出率男为30.9%、女为57.9%；14岁以上的运动员中，男女运动员的贫血检出率分别为22.5%和36.9%，其中绝大部分为缺铁性贫血。运动导致机体铁缺乏的主要原因有：1. 铁摄入不足和吸收减少；2. 运动训练使铁的丢失增加；3. 铁的需要量增加。由此可见，运动增加了对铁的需求。运动员每日推荐的铁供给量，在常温和高温下训练的男性分别为每日20mg和25mg，女性分别为30mg和35mg。青少年运动员、耐力性项目运动员、女运动员和控制体重的运动员均为缺铁性贫血的高发人群，应加强医务监督。改善运动员的铁营养状况宜采用摄入富含铁食物的方式来解决。膳食中铁的良好来源为动物肝脏、蛋黄、豆类、芝麻、黑木耳和猪血以及某些蔬菜。

（二）铜在运动中的作用

铜是氧化供能反应及电子传递过程中相关酶的重要辅助因子。超过氧化物歧化酶这样的抗自由基酶发挥作用时，也需要铜的参与。有关运动导致血清（浆）铜水平变化的报道不一。因此，运动员铜的需要量是否高于正常人每日2~3mg的推荐供给量，目前尚不清楚。对于那些长时间进行大负荷训练的运动员，应注意多摄入一些富铜的食物，如甲壳类、动物的肝肾以及坚果类等食物。

（三）锌在运动中的作用

锌是体内300多种酶的辅助因子。锌对生物膜的正常结构和功能具有重要的作用，且有助于稳定核糖核酸、脱氧核糖核酸与核糖体结构（表5-29）。锌也对生长，组织修复，正常的免疫反应以及运动过程中的能量代谢发挥重要作用。蛋白质代谢，葡萄糖的利用，胰岛素的分泌和脂类代谢等，均需要锌的参与。因此，锌可以影响运动过程中的能源物质利用以及运动后蛋白组织的构建与修复。锌也在激素代谢中发挥重要作用，生长激素、甲状腺素、促性腺激素、性激素、泌乳素和皮质醇等激素的合成、贮存与分泌，都需要锌的参与。

表5-29　　　　　　　　　含锌酶及其作用

酶名称	作用	组织
羧肽酶	消化膳食中的蛋白质	胰腺
碳酸酐酶	酸碱平衡	各种组织
碱性脱氢酶	磷酸盐水解	各种组织
乙醇脱氢酶	乙醇代谢	肝脏和肾脏
超过氧化物歧化酶	抗氧化	肝脏
乳酸脱氢酶	由乳酸生成丙酮酸	肝脏与肌细胞
苹果酸脱氢酶	营养素代谢	细胞中的三羧酸循环
谷氨酸脱氢酶	氨基酸转移	各种组织细胞

人体每天需要约 5mg 锌才能维持总锌池容量在 1.5～2.5g。因为锌的吸收率约为 33%，所以锌的推荐供给量较高。锌的 RDA 成年男子为 15mg/d，成年女子为 12mg/d。

运动对锌的代谢有明显的影响。一次急性运动后，可明显提高血清锌的浓度。剧烈运动后即刻，血浆锌水平增高可能是运动诱发肌肉损伤后锌从肌肉内溢出，或是运动应激使锌从组织向血液转移。运动后休息一段时间，血浆锌可恢复到运动前水平，这可能是通过尿锌排泄增加以及锌重新从血液分布到肝脏所致。运动员锌的需要量尚缺乏研究，估计会比正常人每日 15mg 的推荐量要高。富含锌的食物包括高蛋白质食物、海洋生物以及鲜肉。

（四）镁在运动中的作用

镁与锌相同遍及全身机体组织，并在数百种酶和细胞中发挥重要作用。镁在运动过程中的最重要作用是参与能量代谢、蛋白质合成和神经肌肉的传导与运动。糖的分解，脂肪酸与蛋白质的合成与氧化，ATP 水解以及细胞内第二信使环磷酸腺苷的形成，都需要镁的参与。十分明显，镁在物质代谢和体育运动中的能量代谢过程起至关重要的作用。

镁的推荐供给量 19～30 岁男子为 400mg/d，31～70 岁男子为 420mg/d；19～30 岁女子为 310mg/d，31～70 岁女子为 320mg/d。镁广泛存在于粮谷类和豆类之中。

（五）铬在运动中的作用

铬在运动中的作用很少被提及。按目前认识，铬的基本生物学价值是增强胰岛素的作用，因此，铬可以提高机体对蛋白质、脂肪和碳水化合物的摄取和利用。铬为耐糖因子复合物的组成部分，耐糖因子中含有尼克酸和各种氨基酸。尽管耐糖因子的确切生理作用尚不完全清楚，但它有助于屏蔽胰岛素与细胞受体的结合，增加细胞受体的数量，改善胰岛素的内在化和敏感性。换言之，在胰岛素浓度较高时，耐糖因子可以提高血糖水平，增加餐后氨基酸和脂肪酸的摄取数量。铬对人体的生长、改善血脂状况、核糖核酸和脱氧核糖核酸的合成，以及正常的免疫反应都有重要作用。

铬没有推荐的膳食供给量标准。铬在食物中的含量变化非常大，且依据食物的产地和加工技术的不同而变化。铬的最好来源是谷类，一些可食用的已经发芽的种子，蘑菇、酵母和深色巧克力等。铬的绝对吸收率较低，为 0.5%～3%。

（六）钙在运动中的作用

以离子形式存在于体液中的钙是钙的活性形式。钙在神经冲动的传导，肌肉收缩酶的激活，血液凝固以及维持细胞膜完整性等一系列生理过程中发挥重要的作用。钙缺乏可导致肌肉抽搐。钙摄入不足时可导致骨密度降低。据研究报道，我国运动员普遍存在钙摄入不足问题。对于运动员，尤其是那些控制体重的女运动员，应注意从富钙的食品中摄取钙，以预防骨营养不良。富钙的食品主要有牛奶及奶制品，一些海产品也含有丰富的钙。豆类和蔬菜也可以作为钙的一种来源，但其中钙的吸收率受草酸和植酸的影响。

（七）磷在运动中的作用

磷与钙一起构成骨的主要成分，磷是机体重要元素之一。磷的化合物是机体能量转换的中心物质。存在于 ATP 和磷酸肌酸（CP）中的高能磷酸键，起着贮能的作用。机体内的许多 B 族维生素须与磷结合后，才能成为具有活性的辅酶形式。此外，磷脂还是构成生物膜的成分之一。磷缺乏时，可引起 ATP 和 CP 水平的降低，肌肉的能量代谢受阻。磷广泛分布于食物中，而且其吸收率高于钙。因此，人类磷的缺乏极为少见。运动员磷的需要量每日为 2.0~2.5g。力量与耐力性运动项目以及其他热能消耗大的运动项目，磷的需要量可以增加到每日 3.0~4.5g。

二、运动对矿物质需要量增加的基本原理

由于矿物质是许多能量代谢反应的辅助因子，运动增加了这类营养素的需要量。矿物质对于免疫反应，细胞再生等生物功能来说是必需的，在运动后继发的肌组织合成与修复中，它们也是十分重要的。总之，运动会导致机体尿、汗中矿物质丢失增多，可以通过增加相应矿物质的摄入量，由机体自身进行矿物质平衡的调整。

如果运动员可选择的食品种类较少或者偏食，矿物质的摄入量并不会增加。如果运动员在训练量和强度增加的同时限制自身能量的摄入，实际的矿物质摄入量不但不会增加，反而会减少。一种矿物质的大量供给会改变机体中其他矿物质的生物利用能力和状态。

三、运动员的机体矿物质营养状态评定

运动员的矿物质营养状态的评定，需要计算和测量许多指标（表 5-30）。体液矿物质含量的生化评定，通常可反映机体贮存这类营养素的状况。随尿、便、汗液排出的矿物质量，也必须在评定矿物质营养状况时进行测定。如果可能，矿物质营养状态的功能性评定也应包括在其中，如含矿物质的酶活性的测定。总之，膳食中摄入的矿物质量必须被确认。如果矿物质的存在形式对机体的生物利用率有影响，还必须对膳食中同种矿物质的不同存在形式进行测定。

表 5-30　人体矿物质营养状况评定的实验方法

方法	指标	标准
连续进行 7 天膳食调查，详细进行个体进餐记录。如果可能，膳食调查最好与周训练安排平行	计算每天矿物质实际摄入量的绝对数量(mg/d)和相对数量(mg/1000kcal)。估价所摄入各类矿物质的水平和影响矿物质在体内利用的各种膳食因素	平均摄入量应大于 70% RDA。应用新的 DRIs 和 EAR
血液生化检查	各类矿物质的血浆或血清浓度；红细胞、血小板和白细胞中矿物质特异酶的活性；矿物质转运蛋白浓度；组织中矿物质浓度	在正常范围内
排除或丢失	尿、粪和血以及汗液中丢失量	在某些训练阶段，绝对值(mg/d)和相对值（占每天摄入量百分比）增加
功能标志	诸如运动、温度、矿物质负荷以及直立作业等暴露因素	对影响生理学系统或亚系统机能的刺激应答混乱

第十节 运动员比赛期的饮食与营养

合理的饮食营养有助于运动员提高运动能力并促进运动后体力的迅速恢复,但是,营养促进运动能力提高的良好作用需要一定的周期,不可能在短期内出现。因此,不能也不应该过高地期望赛前短期内的营养会产生"奇迹"作用。运动员在比赛阶段处于高度兴奋和精神集中的生理紧张应激状态,消化系统的血流减少和肠道的蠕动增加会使运动员的消化机能减弱,可以出现食欲减退和腹部不适,甚至腹泻等症状。强调比赛期营养是为运动员保持良好的竞技状态创造条件。

运动员在比赛期应遵循的营养原则如下:

1. 比赛期的饮食不可干扰与体力能力有关的生理应激过程。
2. 食物应满足机体热能和体液平衡的需要,体积和重量要小且容易消化吸收,其成分原则上应以高碳水化合物、低脂肪、少量蛋白质和充足的水分组成,并含有丰富的无机盐和微量元素,避免摄入高脂肪、干豆、含纤维多的粗杂粮等容易产气或延缓胃排空时间的食物。
3. 摄入的食物除符合生理要求外,还应符合个人的心理需要,不宜更换新食品或改变习惯的饮食时间,切勿强吃不爱吃的食物。
4. 赛前进餐原则上应根据比赛的任务和时间而定,一般应在比赛前 2~4 小时完成,以保证运动员在比赛时胃部的食物排空,但要避免赛前出现饥饿感。
5. 适当补糖,不宜空腹参加比赛。
6. 适当补液以预防脱水。

运动员应善于总结并记录饮食成分、时间及数量等与运动能力的关系,找出适合自己比赛期使用的食物和措施以及影响运动能力的食物,并利用这方面的经验和规律合理安排比赛期的饮食,以提高运动能力。

合理安排好比赛前期、比赛当日和比赛后的饮食,可以使运动员在比赛中处于良好的竞技状态,有助于发挥出最佳运动水平。

一、比赛期的膳食原则

1. 为增加机体能量贮存,赛前膳食应以高碳水化合物、低脂肪的食物为主。
2. 要为机体消化食物留出足够的时间。胃里若有过多的食物不仅会减少做功肌肉的血流供应,而且还会影响食物本身的消化。正确有效地确定比赛前进餐的时间十分重要。一般认为,赛前一餐应在比赛前 3~4 小时前完成。若在赛前 30 分钟进餐,无论摄入的食物是固体还是液体,都会使胃部产生胀满的感觉,不利于运动(表 5-31)。
3. 液体食物比固体食物在胃中停留的时间短,因此更易被吸收供能。
4. 赛前选择食物时,要尽可能地选择自己熟悉、常吃的食物,以防比赛时出现胃部的不适感、消化不良、胃痉挛或腹泻。
5. 要饮用足够的液体,即含电解质的饮料,以增加体液的贮存,防止机体因缺水而出现的疲劳和体力下降。

表 5-31　　　　　　　　　　不同膳食的消化时间

膳食方式	消化时间（小时）
吃很多	3～4
吃较少	2～3
流质或液体食物	1～2
小点心	60分钟或以下

二、比赛期的膳食安排

比赛期的膳食可分为赛前调整期，比赛当日和赛后膳食三类。

（一）赛前调整期的膳食安排

一般运动项目在赛前1～2周均为训练的调整期。这个阶段膳食应以增加运动员体内糖原储备、碱储备和维生素储备为主。

1．运动量减少时，应调整摄入的食物量，避免因摄入过多的食物所导致的体重增加。

2．以摄入富含碳水化合物的食物为手段（米饭、面条、馒头、烙饼、面包、蛋糕等），有效地增加体内糖原的贮备，每日摄入量应为500～700g。

3．适量选择含蛋白质的食物（鱼、蛋、瘦肉类及菜肴），每日为150～200g。

4．多食奶及奶制品，每日为250～500g。

5．通过吃各种蔬菜和水果来满足机体对多种维生素和无机盐的需要，蔬菜每日500～750g、水果200～400g。

6．少食油炸食品和肥肉。

7．注意补充水分。

（二）比赛当日的膳食安排

比赛是运动员训练的最终目的，因此，安排好运动员比赛当日的饮食，对他们在比赛中创造优异的成绩是非常重要的，饮食也是赛前重要的准备环节。

比赛开始前摄入的饮食是保证比赛过程中营养需要的最直接的手段，因此，一定要掌握好进餐与比赛开始的时间间隔。如果比赛时机体仍在忙于消化胃中的食物，则肯定不会有最佳的竞技状态。因此，应根据比赛的节奏，将比赛日全天的进餐时间和进餐食物随同比赛方案一同安排好。比赛日进餐方案如下：

1．赛前一餐的膳食

原则：保证膳食中有充足的碳水化合物，使运动员体内的肝糖原和肌糖原得到最大限度地贮存。

内容：

（1）赛前一餐应在比赛前的3～4小时前完成。

(2) 所摄入的食物应能提供 500~1000kcal 的能量。

(3) 应食用高碳水化合物以及适量蛋白质及低脂肪食物。膳食中碳水化合物的数量应占该餐总热能的 60%~70%。

(4) 可食用大米、面食、面包、蛋糕、熟玉米、鱼、海产品、瘦肉、新鲜蔬菜和水果。

(5) 应至少喝两杯含糖饮料。

2. 赛前 2~3 小时的膳食

包括水果和果汁、米饭加鱼、熟玉米、面包、含糖运动饮料。

3. 赛前 1 小时以内的膳食

可食用少量的碳水化合物加餐,如能量棒、稀释的果汁,新鲜水果如香蕉、芒果,或其他时令水果,含糖运动饮料。

4. 赛前 15~30 分钟的膳食

应至少喝 1 杯含糖、维生素和无机盐的运动饮料。饮料中所含的糖最好是低聚糖,因其渗透压低,可有助于运动员在赛前再次增加机体的糖原储备水平。

三、比赛中的饮料与食物安排

运动员在比赛中大量的出汗会使体液处于相对高渗状态。因此,比赛中应饮用低渗和低张的饮料。在热能消耗较大的项目中,赛中可摄取一些容易消化和吸收的液体型或质地柔软的半流质食物。但食物的体积要小,以免影响呼吸。运动员可根据饥饿感觉选用。

四、赛后的饮食营养

为了加速比赛后体内能量物质、电解质、水分及激素水平的恢复,赛后的 2~3 天内仍要供给含有充足热能、蛋白质、无机盐和维生素营养平衡的膳食。赛后膳食的组成仍应具有高碳水化合物和低脂肪的特点。

加速比赛后肌糖原的恢复,要尽可能地提前补充碳水化合物的时间。运动后肌糖原的恢复率约为 5%,完全恢复需要 20 小时。恢复期摄糖越早糖原贮量恢复得越快。一次大量摄入碳水化合物并不比少量多次更为有效。摄入糖的类型对肌糖原的再合成效率无明显影响,单糖、复合糖或液体型的糖均有效。

运动员在比赛中消耗许多体内贮存的能量。因此,必须通过摄入高碳水化合物膳食来促进机体的恢复,并补充运动所消耗掉的能量。赛后应尽可能快地摄入这种膳食以步入良性的体能恢复过程。因此,赛后补糖措施实施得越早,对恢复越有利。一般认为,赛后 2 小时内完成高糖膳食的补充对于机体恢复来说是非常重要的环节。

(一) 赛后即刻

赛后即刻服用糖电解质运动饮料对促进肝糖原和肌糖原的迅速合成,补充运动中消耗和丢失的液体、无机盐和维生素非常有利。

(二) 赛后饮食

1. 赛后第一餐应安排在比赛结束的 30 分钟以后。
2. 以高碳水化合物的饮食为主。
3. 应选择蛋白质容易消化、吸收的食物。
4. 多选用新鲜的蔬菜和水果。
5. 补充至少 250ml 的糖电解质运动饮料。

五、保持最佳竞技状态的膳食指导原则

1. 控制能量的摄入，始终维持相对稳定的理想体重。
2. 选择合理的膳食，按照食物结构的"金字塔"安排自己的膳食（图 5-1）。坚持四多（主食、蔬菜、水果和奶制品或豆制品多）三少（油脂、肉类、油炸食品少）的进餐原则。

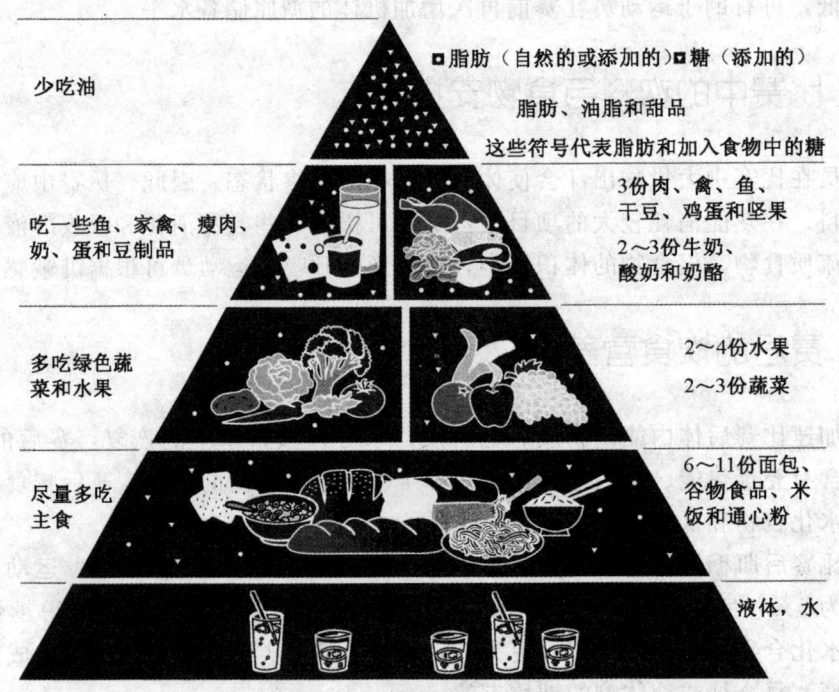

图 5-1 运动员膳食金字塔

每名运动员都应在运动生涯中做到：

（1）摄入淀粉和多糖类复杂碳水化合物，摄取量应占膳食总热能的 55%～60%，甚至 70%。

（2）适量摄取蛋白质，摄取量应占膳食总热能的 12%～15%。

（3）控制脂肪的摄取，摄取量不应超过膳食总热能的 25%～30%，特别要注意控制饱和脂肪酸的摄入，如黄油、人造黄油、动物脂肪与内脏等。

3. 运动员食堂要推行配餐制度。运动员在保证自己营养需要的基本就餐后，再适量选择一些自己喜爱的符合营养需求的食物作为进餐对象。

4. 通过摄入水果、蔬菜来得到足够的膳食纤维。纤维可以增加食物的体积，通过调节肠道的运动而帮助消化。膳食纤维还有助于降低血液胆固醇。

5. 尽可能减少酒精和咖啡的摄入，因其会影响中枢神经系统，使机体的协调性变差；大多的咖啡因饮料妨碍铁、维生素 B_{12}、维生素 B_6 的吸收，并会造成机体的脱水。

6. 运动前、运动中、运动后饮用含糖电解质运动饮料，可为机体补充一定量的水和糖，更好地把营养物质输送到肌肉，维持整个运动过程的体液平衡和血糖水平，增加肌糖原和肝糖原的含量。

7. 如平时膳食中摄入了足够的维生素和微量元素，则不必额外补充。必要和特殊情况下，可以补充维生素、矿物质片剂。

8. 养成良好的饮食习惯。慢吃有助于消化。很好地咀嚼有益于营养物质的吸收利用。为确保从饮食中获得各种营养成分，不要挑食和吃零食。注意食品卫生。

运动员的营养调整必须尽早开始。优秀教练员应该协调好营养与训练，以确保高水平的运动能力。

天然食物的营养比为运动员营养补充所提供的片剂制品更有效。因此良好的机能状态源于合理科学的营养，合理科学的营养也会带来优异的运动成绩。

第十一节 营养与运动员体重控制

人的体重主要由遗传因素决定，但也受饮食和运动等外环境因素的影响。有许多项目，尤其是按体重划分参赛级别的项目，为了提高竞技能力或参加比赛的需要，运动员常在比赛前实施快速降体重的措施，或在长期的训练中控制体重和身体脂肪含量处于较低的水平。

多数教练员认为，运动员以较大的或自然情况下的正常体重进行常规训练，在比赛前进行快速降体重参加低于运动员本人正常体重级别组的比赛，十分有利于获得好成绩。目前为止，尚未见到支持这种观点的研究报道。运动员只有在制定减轻体重的目标切合实际、减体重的速率合理以及减体重期膳食营养有保障的前提下，才能有效地实现减体重的目的。长期控制体重必须注意所采取的措施，如若不当，会损害运动员的健康和运动能力。

一、运动员体重控制的基本原则

（一）热能

摄入的能量只要低于机体实际消耗的能量就能降低体重。减少能量摄入对体重的影响具有相当大的个体差异，因此，用减少能量摄入的大卡数来预测体重降低的数值是十分困难的。不能期望每个人对同一个减重食谱出现相同的反应。研究提请注意，极限性的低能量摄入并不一定能够得到最好的降低体重效果。

（二）膳食组成

控制体重者应知道或了解每日的能量消耗数值和碳水化合物、脂肪、蛋白质和酒精供能占每日热能消耗的比例。营养素含量变化大的膳食能影响减控体重的效果并会改变身体成分。

（三）摄入的蛋白质

应注意摄入蛋白质的数量占供能的比例。当采用低热能膳食时，蛋白质/热能比例一定要高于正常维持体重者的比例。需要通过摄入高质量的蛋白质来维持机体的瘦体重组分。食用低热能膳食者所摄入的蛋白质中的一部分要参与氧化代谢为机体提供能量，所以摄入高比例蛋白质膳食是满足机体的基本需求。对于降低能量摄入的运动员来说，这一点非常重要。

（四）进餐频率

少量多餐的进餐方式有助于改善血糖和胰岛素的调节张力，改善体内氮的滞留，提高机体自我调控的能力。研究表明，每天以少量多次原则进餐5次或5次以上者的皮褶厚度低于每天进餐3次或3次以下者。

二、运动员采用的减体重措施

归纳起来有两个方面。一方面是限制部分饮食或使机体处于饥饿或半饥饿状态，同时限制部分水分的摄取或禁水；另一方面是增加机体的能量消耗，常采用增加运动量的措施。此外，运动员常采用穿不透气的尼龙服运动，或采用违禁方法服用利尿药以大量排尿等脱水措施来减少体内水分，甚至服用泻药、催吐剂或食欲抑制剂。

三、快速减体重的医学问题

（一）脱水

脱水是快速减体重最早出现的医学问题。减体重的速度越快，体内水分的损失量越多。在快速减体重限制饮水的进程中，摄入水分量的减少会加速体内水分的丢失，此时人体的组成会发生改变；当采用高温或运动脱水措施时，体内电解质随排汗丢失的部分会加剧脱水状态。

脱水早期血容量减少。当人体体重降低3%~8%时，血浆容量会减少6%~25%。有报道，肌细胞水分含量随肌糖原水平的降低而减少，体重每减少1%，肌肉内的水分会减少1.2%；当体重减少4%±6%时，血容量减少10%。运动员在脱水状态下表现为口唇干裂、眼窝塌陷、皮肤弹性降低和容易激怒。

（二）心血管系统负荷增加

体液丢失会导致心输出量、每搏输出量、耗氧量减少，亚极限运动负荷时的心率增加和心功能降低。部分运动员会出现心电图改变。

(三) 肾负荷加重

脱水会引起肾血流量及肾小球滤过率减少，同时伴有尿电解质含量的改变与循环血中亮氨酸氨基肽酶水平增加。

(四) 蛋白质与无机盐丢失

著名运动营养学专家陈吉棣对我国举重运动员的氮平衡研究结果表明，举重运动员在快速减体重期蛋白质的丢失量每日为 30～56g。采用低热量饮食减体重，除了蛋白质短缺外，无机盐和维生素的摄入量也明显减少。

(五) 体温调节过程受到损害

机体脱水给人体冷却系统带来问题。血容量减少时，肌肉到皮肤或呼吸系统的热传导受阻。此外，血浆容量减少时汗液蒸发量减少甚至"关闭"。

(六) 肌肉和肝糖原贮备耗损

在快速减体重的第 1～2 天，由于糖原贮备耗损，蛋白质和脂肪的分解以及无机盐丢失所出现的联合效应，可导致运动员出现低血糖和酮症。

(七) 运动能力下降

一般认为，当体重减轻 3% 时，运动能力便会受损。如亚极限强度下的运动可出现心率加快，心输出量及每搏输出量减少等。极低热量饮食可导致运动员有氧能力、速度、协调能力、判断力和肌力的降低。

快速减体重可引起一系列效应，对运动员的健康和运动能力有一定的影响。需要强调指出的是，快速降体重必然会造成机体脱水，在比赛当日称体重后到比赛短短的几个小时内补液，不能获得体内的水平衡，即 4～5 小时内摄入的液体在恢复血浆容量方面是无效的。

四、长期控制体重的医学问题

运动员控制体重首先遇到的问题是"什么是适宜的体重标准"。目前研究公认，人体的去脂肪体重（瘦体重）与运动能力呈正相关，优秀运动员的身体脂肪含量比一般运动员少。因此，在确认运动员适宜体重时，必须以运动员的身体成分指标变化为基本依据。陈吉棣在观察我国女子体操运动员长期控制体重的过程中发现，过度控制饮食所带来的不利影响主要有：1. 生长发育迟缓，2. 月经紊乱，3. 营养不良，4. 精神负担与压力过大，5. 长期便秘，6. 自我感觉无力。

一些运动需要"必要条件体重"，或实现竞赛规则规定的精确体重级别内的体重，这类运动项目包括：赛马、摔跤、拳击、赛艇等。这些项目的运动员均期望参加低于其经常性体重 1～2 个体重级别的比赛，以在那些本应身材和体重在自然状况下就小的群体中获得某些优势。

在那些位于必要条件体重项目的运动员中,有两种最基本的忧患:

1. 现已经证明,反复地升降体重,或称为"体重循环",会使静息代谢率永久性地下降。换言之,这样的运动员发生肥胖的危险性增大,再要降低体重就非常地困难。体重循环也会增加降体重者的死亡危险性。

2. 体重循环也会增加进食紊乱的危险性。实施体重循环者除了滥用利尿剂外,行为异常的发生率也高于普通人群。

无论哪个运动项目,只要运动员快速超量地减体重就会出现各种各样的有害后果。表5-32列出了急性降体重的有害影响和对那些有体重问题的运动员的健康建议。运动员和教练员一定要理解,对于一名运动员来说,并不存在固定不变的理想体重或理想的身体脂肪含量。

表5-32　　运动员急性降体重的有害影响与避免出现这些副作用的建议

急性降体重的有害影响	对于有体重问题的运动员的建议
● 降低有氧和无氧能力 ● 糖原耗竭 ● 脱水 ● 降低体温调节的能力 ● 降低氧和营养物质的交换能力 ● 降低机体的缓冲能力 ● 减少机体的瘦组织	● 在进入赛季之前就要开始实施良好的体重控制计划 ● 测定身体成分中的脂肪含量水平,以便确定现实的体重目标 ● 建立一个可接受的身体脂肪含量和体重范围,监测在这个脂肪含量与体重范围内健康与运动成绩的变化 ● 确定与最佳运动成绩相关的目标体重

思考题

1. 何为营养素?营养素的种类有哪些?
2. 简述碳水化合物、蛋白质和脂肪的功用,以及其食物来源与供给量。
3. 简述维生素的分类、种类、营养作用及其食物来源。
4. 简述矿物质的分类、种类、营养作用及其食物来源。
5. 简述水的营养作用。
6. 简述补充膳食纤维的利与弊。
7. 何为合理营养?
8. 简述运动员的营养特点。
9. 简述不同项目运动员的营养特点。
10. 简述比赛期间运动员的营养与饮食。
11. 简述运动员控体重期间的饮食安排。

第六章

按　　摩

知识要点

- 按摩的作用
- 按摩的注意事项
- 按摩的基本手法
- 穴位按摩的方法
- 经络的基本知识
- 常用穴位及治疗作用
- 身体各部位按摩的方法
- 运动员自我按摩的方法

按摩亦称推拿，在我国流传已有数千年历史。按摩是运用一定的手法作用于人体相应的部位引起局部或全身反应，从而调节机体增进健康，达到防治伤病，提高机体机能的目的。

按摩是一种操作简便，疗效独特的自然疗法。它门类繁多，运用范围广泛，一般分为运动按摩、自我按摩、保健按摩、治疗按摩、小儿按摩、美容按摩等。在体育运动中按摩广泛运用于运动训练和比赛的各个环节，只要掌握操作，得其要领，就能收到良好的效果。

第一节 按摩的作用

一、对神经系统的作用

大强度的运动训练和比赛，往往会对人体机能带来较大的影响，表现在神经系统方面运动员会出现情绪紧张、失眠、多梦或倦怠，疲乏无力等神经功能调节障碍。通过一定按摩手法的良性刺激，对神经系统可起到兴奋或抑制作用。不同的按摩手法对神经系统可起到不同作用，而同一手法其操作方式或操作部位不同亦可起到不同作用。例如，叩打、重推摩可起到兴奋作用，而轻推摩、轻揉可起到抑制作用；在操作方法上，一般频率快、力量重、时间短者可起兴奋作用，相反手法轻缓柔和、时间长者可起镇静催眠作用。此外，运用一定的手法刺激具有相应作用的穴位，亦可收到兴奋或抑制的效果。

二、对皮肤的作用

皮肤分布有大量的毛细血管、末梢神经。按摩的机械作用，可使皮肤衰亡的上皮细胞得以清除，皮脂分泌通畅，皮肤柔润，富有光泽；按摩还可以增强皮肤的弹性，加快代谢，减少皮下脂肪的堆积有助于减肥。冬季经常对皮肤进行按摩，可使局部皮肤温度升高，有助于防止冻伤。

三、对运动系统的作用

按摩能使肌肉中的毛细血管扩张和闭塞的毛细血管开放，增强肌肉的血液供应，改善肌肉的营养，增强肌肉的弹性和收缩力，提高肌肉的工作能力。按摩还可使疲劳肌肉中的乳酸尽快得以排除，有助于消除运动后的酸痛和疲劳。

按摩能使关节周围的韧带、肌腱、关节囊的弹性和柔韧性增强，拉长挛缩的韧带，促进关节滑液的分泌，从而增大关节的活动度和灵活性；适宜的按摩还能收缩松弛的韧带，使关节的稳定性、坚固性得以加强。

实验证明，按摩还能促进钙质的沉积，增加钙的吸收，有利于防治骨质疏松和脱钙。

四、对循环系统的作用

按摩能促进人体的血液循环使周围血管扩张血流加快,从而降低大循环的阻力,减轻心脏的负担。按摩还能加速静脉血液和淋巴液的回流,调整血液的合理分配,改善肌肉和内脏的血流量,以适应内脏活动和肌肉紧张工作的需要。按摩还能改变血液成分和提高机体抗病能力。

近年来不少临床医生将按摩用于治疗冠心病,它既可以调节大脑的兴奋和抑制状态解除精神紧张、恢复血管的正常功能缓解心绞痛的发作,又可改善心脏的功能促进全身的血液循环及心脏冠状动脉侧支循环的形成,从而起到防治冠心病的作用。

还有实验表明,用揉捏手法对男女两组小腿按摩后,无论是向心方向或是逆心方向,其血流图都显示出每搏量上升,尤以男性升高更为明显,与按摩前有显著性差异($P<0.01$)。值得一提的是,对左小腿按摩后,右小腿的血流图表现出与左小腿一致的变化规律,这说明按摩不仅影响局部,而且通过神经反射影响整个循环系统。

五、对呼吸和消化系统的作用

按摩两侧胸大肌可以使呼吸加深,使氧的需要量增加10%～11%,二氧化碳的排出量也会相应增加,具有健肺和宽胸降气的作用,从而增强人体的抗病能力。经常按摩面部和颈后部,不但可以使呼吸道通畅防治上呼吸道感染,还能使面部皮肤红润富于弹性,有利于美容。

按摩对消化系统的作用有两个方面,一是机械刺激作用,另一是神经调节作用。直接按摩腹部,可以促进胃肠蠕动提高胃肠的消化吸收能力,从而增进食欲。对于食欲不振、消化不良、腹部胀满、便秘及腹泻等有较好防治作用。对一定部位进行按摩,还可通过神经调节使胃活动功能处于相对平衡状态。实验表明,按摩脾俞及胃俞穴可引起胃运动增强;而按摩公孙穴则大多引起胃运动抑制。值得注意的是,在胃活动增强时按摩后往往使其运动减弱,而当胃活动减弱时按摩后则会使其增强,所以按摩可使胃肠活动功能处于相对平衡状态。

六、对运动损伤的治疗作用

按摩是防治运动损伤的重要手段之一,其作用主要表现在以下几个方面。

(一) 改善血液循环,消肿止痛

按摩可直接作用损伤局部,对损伤产生的淤血肿胀进行适当的手法,可促进肿胀消散,加快淤血吸收和静脉血液、淋巴液的回流,达到消肿止痛的目的。

按摩还可引起一部分细胞内的蛋白质分解,产生组织胺和类组织胺物质,使毛细血管扩张、开放。局部血流增加,循环加快,缓解伤部由神经反射引起的血管和肌肉痉挛,解除对伤部末梢神经的压迫,可减轻或消除疼痛。

按摩在临床治疗中的止痛效果早已证实。对损伤性疼痛，一是可直接点压局部以达镇痛的目的，如果疼痛剧烈则可在伤部邻近选取一些穴位，用强手法按摩，即可使疼痛得以缓解。对陈旧性损伤的局部疼痛，可用揉、拨、掐等手法强刺激，可缓解疼痛。

（二）促进再生，加速修复

适当的手法可使移位骨折得到有效的整复，使脱位的关节得到良好的复位。对损伤部分断裂的肌腱、韧带等，可用按摩手法进行对合、理顺，为再生修复创造良好的条件。

按摩能加速静脉血液和淋巴液的回流，改善伤部循环状况。按摩还能加快伤部细胞内蛋白质的分解，使局部毛细血管扩张、开放，使局部血流量增大，伤部营养状况改善就能促进损伤的再生。适当的按摩手法又能使损伤在愈合过程中所产生的机化和瘢痕组织得以消散和吸收，加速损伤的修复。

（三）分解粘连，防止萎缩

疼痛是所有损伤都会有的症状。为了减轻疼痛，机体往往会产生一种保护性的反应，这种反应常会产生肌肉痉挛来限制损伤部位的活动，以减轻疼痛防止损伤进一步加重。但是，时间长了就会导致关节发生挛缩，伤部淤滞的组织液、血液就会形成纤维化，在组织间形成粘连，造成肢体和关节活动严重障碍。再则，由于损伤后肢体还需适当地控制活动，以防影响损伤的再生修复；但长期地制动，又会使肢体造成废用性萎缩。通过适当的按摩，既可使肌肉痉挛得以解除，粘连的组织得以松解；同时由于按摩能使损伤局部和肢体的血流量增加，组织的营养供给得到改善，肌肉、肌腱、韧带的弹性、柔韧性和力量得到提高。按摩还可使肌纤维的横切面积增大，能有效防止肌肉、肌腱、韧带、关节囊的萎缩。

七、对某些运动性病症的作用

按摩对多种运动性病症都有良好的治疗作用。例如，由于紧张的训练和比赛往往使运动员心理负担过重，造成情绪紧张、失眠、头痛，甚至神经衰弱。通过适当的手法按摩，可起到镇静、催眠、缓解紧张情绪促进睡眠，以良好的精神状态从事训练和比赛。

肌肉痉挛在激烈的训练和竞赛中比较常见，尤以炎热的夏季和寒冷的冬天容易发生，其部位以小腿三头肌、手屈肌、腹肌等较常见。通过手法按摩和牵拉痉挛的肌肉，就可使肌肉痉挛迅速解除。

运动中腹痛，常见于中长跑、马拉松、竞走和自行车等项目。一般认为，由于运动时间长而引起的胃肠痉挛、肝脾淤血、腹直肌痉挛等，均会造成运动中腹痛。此时可降低速度加深呼吸，按摩疼痛部位，并酌情进行腹部按摩和背伸动作拉长腹肌，亦可用手指点按内关、足三里、大肠俞等穴，腹痛一般会得到缓解。

疲劳是运动训练和竞赛中常见的一种征象，根据表现一般将其分为精神疲劳、肢体疲劳和内脏疲劳等，按摩可以加速疲劳的消除，恢复和提高机体的能力。实验表明，对小腿用牵拉手法可以提高小腿肌肉的工作能力，按摩腹部可提高胃肠功能而有助于消化和吸收，按摩头部和有关的穴位可以调节大脑的兴奋和抑制状态，尽快消除疲劳不至于造成疲劳的积累，有助于防止过度训练综合征。

第二节 按摩注意事项

一、讲究卫生

按摩是通过按摩者的一定手法作用于人体来达到治疗目的的。因此,按摩者的双手一定要保持清洁,剪短指甲,手上不佩戴装饰物。寒冷时,手要保持温暖。被按摩者亦应保持皮肤的清洁,按摩前最好洗澡。

二、适宜的体位和姿势

按摩时被按摩者所采取的体位是以肌肉放松便于操作为宜;按摩者则根据按摩的部位操作方便,节省体力为宜。医患双方要协调配合方能收到好的效果。

三、按摩的方向

按摩的方向要求主要针对运动按摩而言,一般按淋巴液和静脉血液回流方向进行有利于消除因运动产生的血液和淋巴液在肢体远端堆积以及促进乳酸的排除,同时可增加肢体的血流量和营养供应,促进疲劳的消除(图 6-1)。

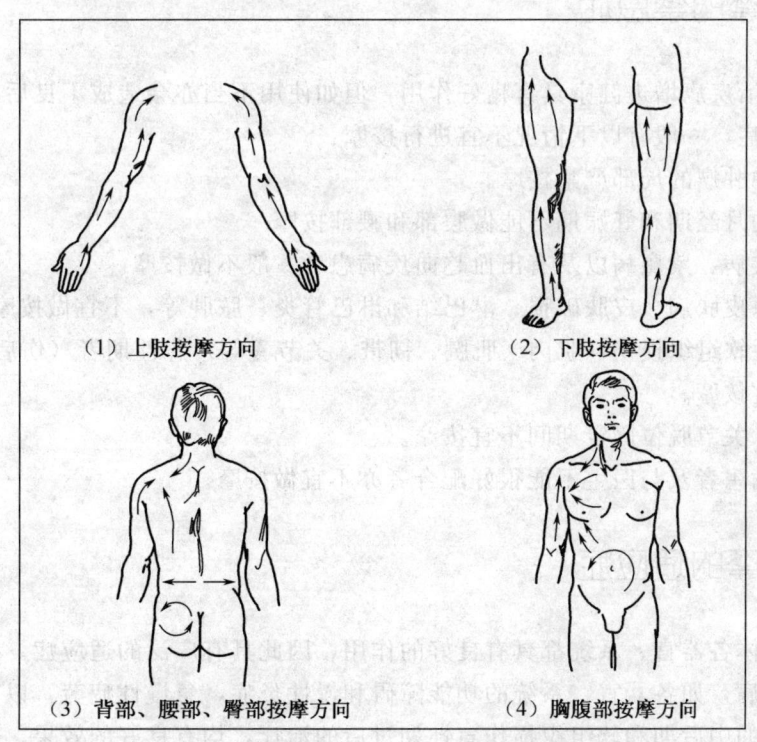

(1) 上肢按摩方向　　　　(2) 下肢按摩方向

(3) 背部、腰部、臀部按摩方向　　(4) 胸腹部按摩方向

图 6-1　上肢、下肢、腰背臀的按摩方向

用于治疗按摩的方向一般根据损伤的部位、病情及按摩手法确定按摩循行的方向,应视其病情需要而定。

四、按摩的时间、次数和强度

(一)时间和次数

按摩的时间不是越长越好,要因人而定。对一个部位的按摩一般以 10～15 分钟为宜,最多不超过 25 分钟;对劳损性的损伤(如腰肌劳损)其按摩时间可酌情增长;而对运动后的全身按摩(消除运动后疲劳)每次则需半小时以上。

按摩次数一般隔日一次,或每日一次,每日最多不超过两次。次数的多少主要根据病情需要而定。

(二)强度

主要根据病情、个体差异和手法本身特点而定,要求强度适中,力达病所。

1. 对各种手法的用力都应由轻到重,循序渐进力量平稳,不能忽重忽轻。操作时要注意被按摩者的表情,并询问其对手法的感受。切忌粗暴动作,最后以轻缓柔和的手法结束。

2. 对初次接受按摩者、女性、年老体弱和儿童,一般用力宜轻,频率宜稍慢;而对于长期接受按摩者、体强的男性,则手法宜稍重,频率亦可快些才能达到目的。

五、按摩的禁忌症

按摩对防治疾病增进健康具有良好作用,但如使用不当亦会造成不良后果。因此,必须掌握其禁忌症,一般有以下情况不宜进行按摩:

1. 对各种肿瘤的局部严禁按摩。
2. 妇女的月经期和妊娠期不能做腹部和腰部按摩。
3. 对血友病、紫癜病以及有出血趋向疾病患者一般不做按摩。
4. 局部患皮肤病、皮肤破损、淋巴结和淋巴管炎、脓肿等,不宜做按摩。
5. 闭合性软组织损伤(肌肉、肌腱、韧带、关节囊等)急性期者(伤后 24～48 小时内),局部不宜按摩。
6. 骨折、关节脱位固定期间不宜按摩。
7. 精神病患者及与医生不能很好配合者亦不宜做按摩。

六、按摩的适应症

按摩对人体各器官、系统都具有良好的作用,因此具有广泛的适应症。按摩适用于人体的功能性疾病,如各器官、系统的功能障碍和慢性炎症,急慢性疲劳,以及对各个部位的骨折、脱位的中后期和软组织损伤急性期过后的治疗,均有良好的效果。按摩适应症可分为以下几类。

（一）神经系统疾病

损伤压迫所致神经功能障碍、神经官能症、神经性头痛、神经衰弱、神经根炎、坐骨神经痛、面神经痉挛、面神经麻痹等。

（二）闭合性骨折、脱位和软组织损伤

人体各部骨折、脱位的中后期及各关节、肌肉、肌腱、韧带的扭、挫伤急性期过后。各关节紊乱，如颈椎小关节紊乱、颞颌关节紊乱、闪腰岔气及胸腰小关节紊乱，颈、腰椎间盘突出症等。

（三）劳损和退行性疾病

劳损方面主要有：颈肌劳损、腰背肌劳损、髌骨劳损、跟腱腱围炎和跟腱炎、网球肘及肌腱末端病等。退行性疾病主要有：颈椎病、增生性脊柱炎、膝关节骨性关节炎、足球踝、跟骨骨刺等。

（四）内科疾病

主要有感冒、咽喉炎、消化不良、胃十二指肠溃疡、胃痛、胃下垂、便秘、腹泻、前列腺炎、高血压等。

（五）妇科疾病

月经不调、痛经、闭经、子宫脱垂、功能性子宫出血、盆腔炎、乳腺炎等。

（六）儿科疾病

小儿消化不良、小儿麻痹后遗症、肌性斜颈、夜尿症、小儿脑性瘫痪等。

此外，还可用于近视眼、弱视、耳鸣、鼻窦炎等五官科疾病的治疗，均能收到良好效果。

七、按摩常用介质

介质又称为递质。是按摩时为了减少按摩的阻力，避免皮肤擦伤以及为了取得按摩和药物协同作用，提高按摩的效果。在按摩时可酌情选用粉剂、水剂、乳剂、油剂和酒剂。

例如，夏季或出汗较多时按摩，可选用医用滑石粉、爽身粉、痱子粉等有吸水、芳香、清凉、润滑作用的介质。

如用于损伤的治疗按摩，可酌情选用舒活酒、虎骨木瓜酒、风湿酒等，以取得药物的协同治疗作用。

其他介质还很多，如油剂、乳剂等，可根据需要和条件选用。

第三节　按摩手法

按摩运用范围广泛，治疗效果显著，其门类流派繁多，手法多种多样各有特点。这里仅

介绍基本手法和穴位按摩，这些手法既可以用于运动按摩，也可用于治疗按摩和保健按摩。

一、基本手法

（一）推摩

可用手指指腹、全掌、掌根和虎口在身体一定部位做单向直线或弧形推动，称为推摩。由于力量大小不同，可分为轻推摩和重推摩。

1. 操作方法

轻推摩：操作时根据按摩部位，可分别用手指指腹、掌根、虎口或拇指分开其余四指并拢贴于皮肤上，移动时肘关节微屈，沿着向心方向或淋巴液流动的方向轻轻向前推动。

重推摩：手法与轻推摩基本相同，仅用力较重（图6-2）。

拇指推摩：用单拇指或双拇指指腹贴于皮肤上，其余四指做支撑，向一定方向做直线或弧形推动（图6-3）。

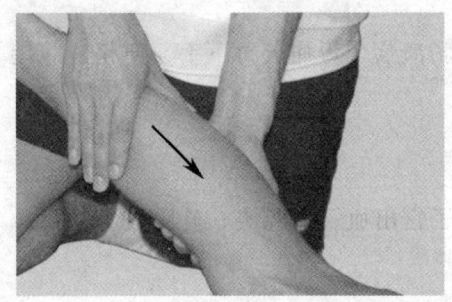
图6-2 重推摩

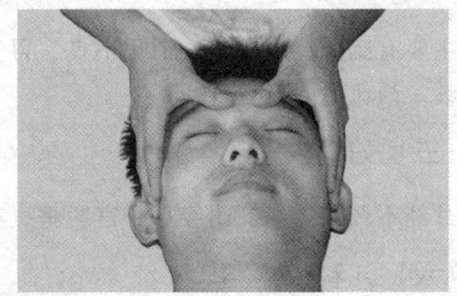
图6-3 弧形推摩

2. 运用部位

推摩手法具有镇静、恢复神经感觉，加速静脉血及淋巴液回流，消肿散淤，提高皮肤温度的作用，适用全身各部。轻推摩应用于按摩的开始和结束；重推摩多用于按摩中间，常与揉捏、按压等手法交替使用。

3. 操作要领

操作时多为单向直线向前或弧形移动，以肘催手，力量均匀，速度不宜过快。手撤回时不离开皮肤。

4. 注意事项

（1）轻推摩力量仅达皮肤，重推摩力量可达皮下甚至肌肉。

（2）用于治疗损伤淤肿，可由损伤局部向四周推动，以达消肿散淤的目的。

（二）擦摩

擦摩用拇指或四指指腹、大鱼际、小鱼际、掌根贴于皮肤上，做来回往返的直线摩动，称为擦摩。

1. 操作方法

拇指指腹和大鱼际擦摩法：用两手拇指指腹和大鱼际贴于皮肤上，其余四指托住被按摩部位做来回往返地擦摩（图6-4）。

指腹擦摩：四指并拢，拇指分开，与四指呈钳形钳住被按摩部位做来回往返地擦摩；或以四指为支点用拇指指腹做擦摩（图6-5）。

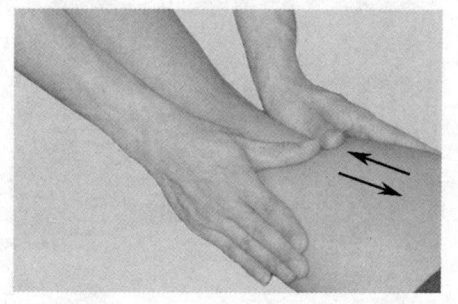

图6-4 拇指指腹和大鱼际擦摩

全掌或掌根擦摩：将手掌或掌根贴于皮肤上做来回往返地擦摩（图6-6）。

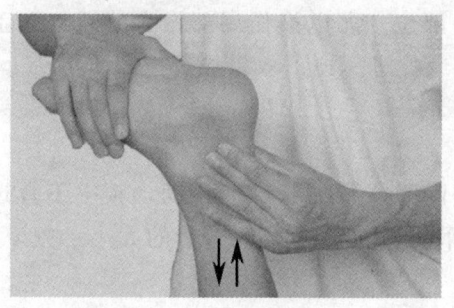

图6-5 指腹擦摩

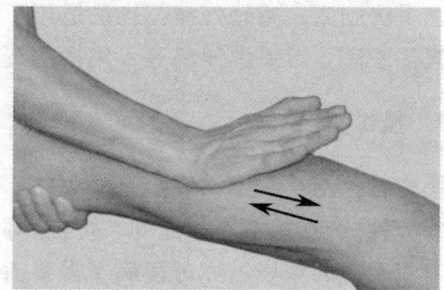

图6-6 掌根擦摩

2. 运用部位

擦摩能使局部皮肤温度升高，加强局部的血液循环，故它可应用于四肢、腰背、关节韧带和肌腱等部位，操作时可根据不同部位采用不同的手型。

3. 操作要领

力量要均匀，手法轻缓柔和，手不离开皮肤，作用力主要在皮肤上，亦可达皮下组织，操作时被按摩的皮肤有热感。

4. 注意事项

力量不宜过大，速度不宜过快，以免擦伤皮肤。

（三）揉

用手指或手掌在身体某部位做揉动的手法，称为揉法。

1. 操作方法

指揉法：用拇指或食指指腹紧贴于皮肤上做不移动的圆形揉或移动的螺旋形揉动。

掌揉法：用全掌、掌根、大鱼际或小鱼际紧贴于皮肤上做移动的螺旋形揉动或不移动的圆形揉动（图6-7）。

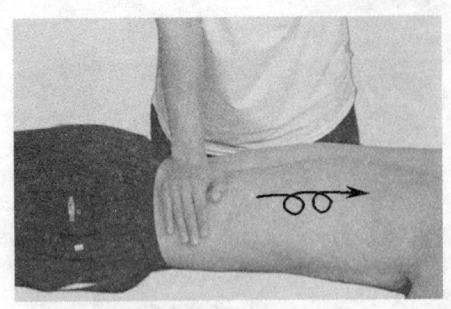 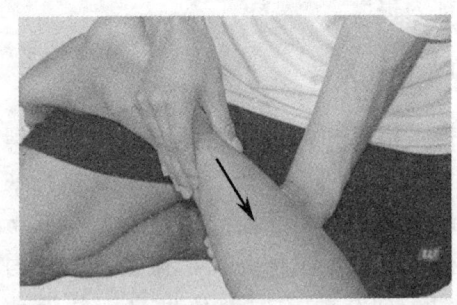

图6-7 揉法

2. 运用部位

揉手法能促进血液循环，加速组织新陈代谢，松解组织粘连，使疤痕组织软化，还能缓和强手法刺激，减轻疼痛。揉法适用于身体各部位，尤以损伤局部淤血凝滞经久不散，以及腹部胀满，习惯性便秘等，用揉法缓解病情或促进痊愈，效果显著。

3. 操作要领

操作时手指或掌不离开接触的皮肤，使皮肤随手或掌的揉动而移动，频率不宜过快，一般每分钟做60次左右。此外，可依不同部位采用适合的手型。力量的大小、频率的快慢，组织受力的深浅，亦可视病情需要而定。

4. 注意事项

揉动时的圆形或螺旋形的力量一定要均匀，且不可过大，以免损伤皮下组织。

（四）揉捏

用拇指和其余四指在身体某一部位同时做揉和捏的动作，称为揉捏。

1. 操作方法

手掌自然伸开，四指并拢，拇指分开与四指相对，手成钳形，全掌紧贴皮肤上，手指和掌心用力，同时做有节律的揉和捏的动作。操作时，可做不移动的揉捏或螺旋形或直线形的向前移动的揉捏；移动到一定距离，手不离开皮肤迅速抽回，如此往返进行（图6-8）。

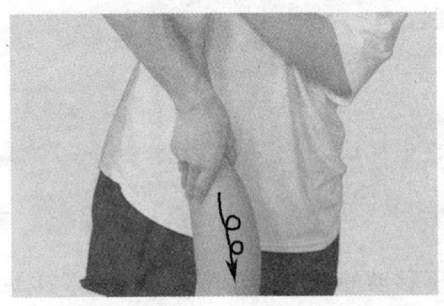 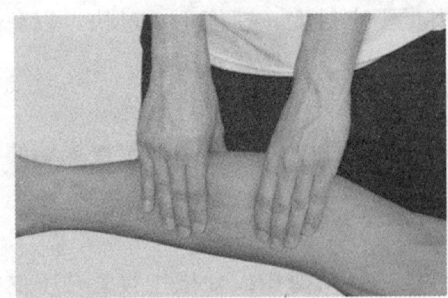

图6-8 揉捏

2. 运用部位

揉捏手法能松解深部肌肉、肌腱、韧带和关节囊的粘连，同时能刺激深部血管和神经，促使新陈代谢旺盛，是消除疾病和散淤消肿的有效手法。可用于全身各部肌肉劳损、疲劳酸痛、损伤淤滞经久不散所致硬块、硬条样病变、损伤后关节强直和功能障碍等。

3. 操作要领

揉捏手法是掌心、拇指和其余四指同时用力产生揉和捏的动作，操作时要连贯，动作要圆滑，力量大小可视病情而定，力大而深时可达肌肉深部甚至骨面。掌心主要产生揉的力量，拇指和其余四指均有揉和捏的动作，而拇指圆形揉的动作更加明显。

4. 注意事项

拇指用力不可过大，要与四指用力平衡，且拇指整个圆周的力量要均匀，控制好向前推的力量，不能有跳动的感觉。

（五）搓

用双手手掌紧贴于皮肤上做快速往返搓的动作，称为搓。

1. 操作方法

两手自然伸开，五指伸直紧贴于皮肤上，相对用力，方向相反，来回搓动肌肉（图6-9）。

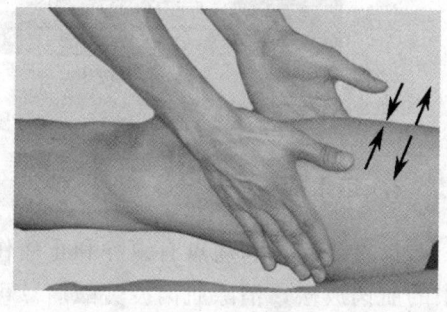

图6-9 搓

2. 运用部位

搓手法能使皮肤、肌肉松弛，血液流畅。具有促进组织代谢，消除肌肉疲劳酸胀和提高皮温及肌肉工作能力的作用。适用于四肢、胸部和腰背部，以及肩、臀、膝等部位，一般用于按摩后阶段或结束前。

3. 操作要领

沉肩，垂肘，腕关节放松，两手夹紧伤患部位，做上下或前后往返的搓动。双手力量要均匀，动作轻快协调、连贯。频率较快，每分钟可达150～200次，力量的轻重可视病情而定。

4. 注意事项

搓手法负荷较重，要求按摩者有较好的耐力，平时应加强训练，否则不易熟练掌握。此外，操作时应尽量减少手的摩擦力，最好用适宜的介质，以免皮肤受到损伤。

（六）按压

用手指指腹、掌根或手掌紧贴于皮肤上，在体表某一部位、关节或穴位上逐渐用力下压的手法，称为按压。可根据不同部位和病情采用适宜的手型进行操作。

1. 操作方法

指按压：用一手拇指或食指指腹按压穴位或痛点（图6-10），亦可用拇指以外的其余四指指腹按压（如腹部按压），操作时如力量不足，可将另一手重叠操作，以加强力量。

掌按压：将一手或双手的手掌或掌根贴在皮肤上，用较大力量向下按压。操作时可双手并列，亦可双手重叠操作，力量大小可视病情而定。按压腰部时其频率有两种，一种是间断按压法，其频率慢，有间隙，且力量足，每分钟按压20次；另一种连续按压法，频率快，发力连续，每秒钟2～3次（图6-11）。

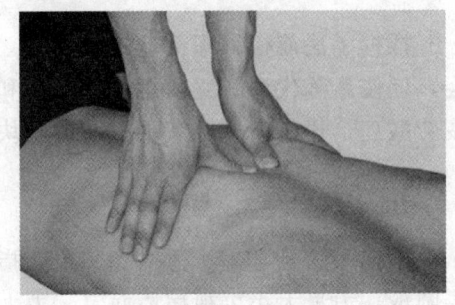

图6-10 指按压

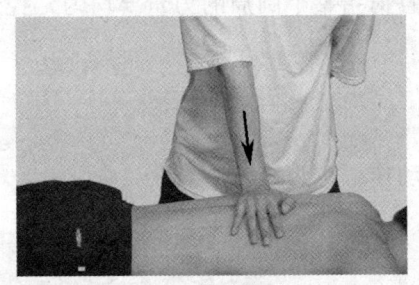

（1）单手按压

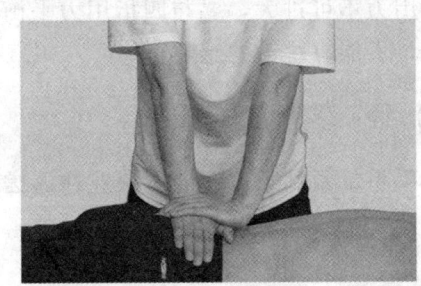

（2）双手按压

图6-11 掌按压

2. 运用部位

指按压穴位和痛点有镇静和止痛作用，可用于全身各部穴位的刺激和肌肉酸痛以使紧张的肌肉放松，消除肌肉疲劳酸痛。可用于腰背、四肢肌肉酸胀痛，还可用于轻微关节错位，腰椎小关节紊乱，腰椎间盘突出症等的治疗。

3. 操作要领

指按压时力量逐渐增加，到力量适中时可稳定持续一段时间。掌按压时上体略向前倾，肘伸直，充分塌腕，手紧贴在皮肤上，用力由轻到重，必要时可借助按摩者的体重施压于患部。

4. 注意事项

每次操作时间不宜过长，指按压时一次持续10秒钟左右，可连续操作2～3次；掌按压的间断法，每次可做1分钟，而连续法每次持续30秒钟左右即可。

按压的力量一定要适当，不能盲目过大，以免造成新的损伤。

（七）叩打

用手指指尖或握成空拳或用手掌的尺侧叩击肌肉的一种方法，称为叩打或叩击。

1. 操作方法

根据不同部位所采取的不同手型，操作方法一般可分为以下五种。

（1）指尖叩击：各手指自然分开，指间关节微屈使食、中、环、小指指尖基本处在一个平面上，腕关节和各指间关节放松，用食、中、环、小指指尖，有节奏地叩击按摩部位（图6-12）。

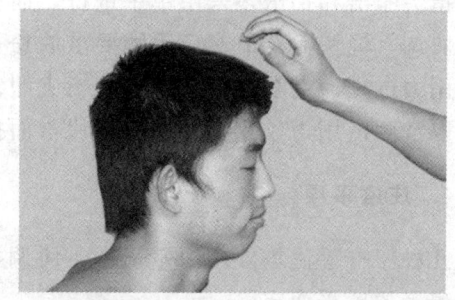

图6-12 指尖叩击头部

（2）空拳竖击：两手半握拳，呈空拳状，用拳的尺侧面交替叩打按摩部位（图6-13）。

（3）空拳盖击：两手握成空拳状，以各指中节背侧和掌根部交替叩击按摩部位（图6-14）。

（4）掌侧击：两手手指伸直并略分开，用两手的尺侧交替叩击按摩部位（图6-15）。

（5）拍击：用手指或手掌在按摩部位做有节奏的轻轻拍击动作，单手或双手操作均可（图6-16）。

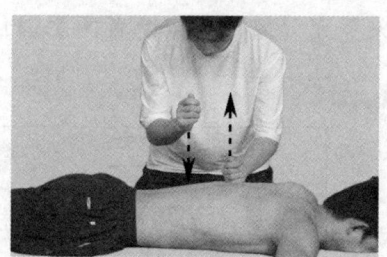

图6-13 空拳竖击

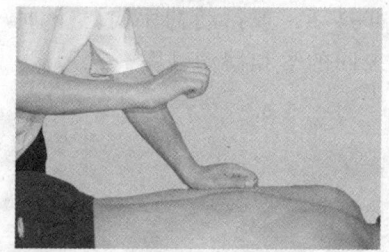

图6-14 空拳盖击

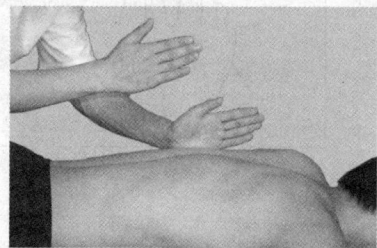

图6-15 掌侧击

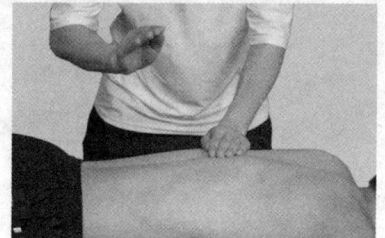

图6-16 拍击

2. 运用部位

叩打手法能使肌肉受到较大振动，故有兴奋肌纤维和神经的作用。能消除伤后淤血凝滞，促进血液循环，消除肌肉疲劳酸胀和神经麻木。适用于头部以及背、腰、臀和下肢肌肉丰厚的部位。

3. 操作要领

指尖叩击和拍击多采用单手进行，而空拳竖击、盖击和掌侧击则多以双手操作。操作时应协调、轻快而有节奏，手腕要求放松而不僵硬。力量要均匀，由轻到重，快慢适中，不可用力过猛。空拳盖击、拍击和指尖叩击发力在腕，而空拳竖击和掌侧击则发力在肘。其中以掌侧击用力较重，且频率较快，而拍击和指尖叩击则用力稍轻，频率亦稍慢。

4. 注意事项

几种叩打手法均要求力量适中，协调柔和。尤以指尖叩击头部时力量一定不可过重，应视患者的感受而定。

掌侧击时频率可较快，且以掌侧与被叩击的肌纤维成垂直为宜。

（八）抖动

以术者双手或单手作用于被按摩者的肌肉或肢体使之产生连续、快捷、波浪式或摇摆式的运动，称为抖法。

1. 操作方法

抖动的方法根据需要可以运用于以下部位。

（1）腕部抖动：被抖动的手自然下垂，腕关节充分放松，按摩者两手握住腕关节上部，做轻轻来回的柔和摆动（图6-17）。

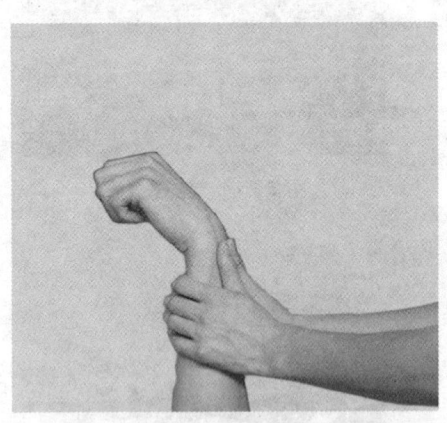 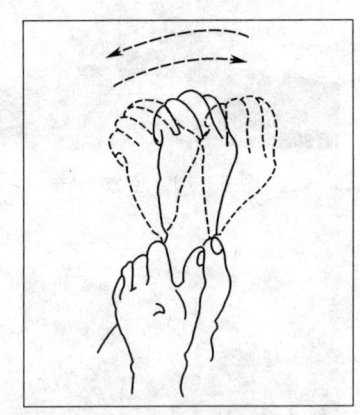

图6-17 腕部抖动

（2）肘部抖动：被抖动的肘关节微屈，按摩者一手握住患肢的手，另一手握住肘关节上部，轻缓柔和地做上下或左右方向的抖动（图6-18）。

（3）肩部抖动：按摩者一手按住患者的肩峰部加以固定，另一手握住患者的手，在向下牵引的同时轻轻抖动肢体（图6-19）。另一种肩部抖动方法，是按摩者双手握住被按摩的手，并使前臂尽量

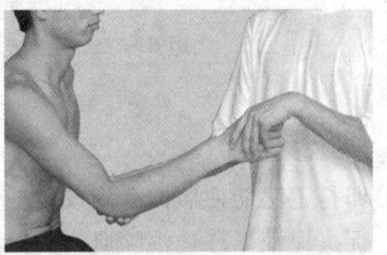

图6-18 肘部抖动

旋前且肘关节伸直，做上肢上下方向的抖动（图6-20）。

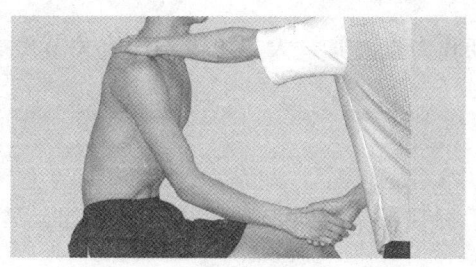

图6-19 肩部抖动（1）

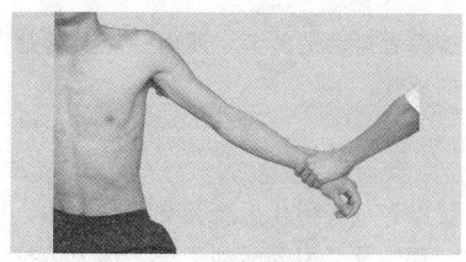

图6-20 肩部抖动（2）

（4）腰部抖动：患者俯卧，双手上举固定于按摩床沿，按摩者站于足端（如床高可踏于小凳上），双手握小腿下端，提起下肢，在牵引下同时做上下方向的抖动（图6-21）。

（5）髋部抖动：患者取俯卧位，按摩者双手握住小腿下端使膝关节伸直，做下肢的上下方向的抖动（图6-22）。

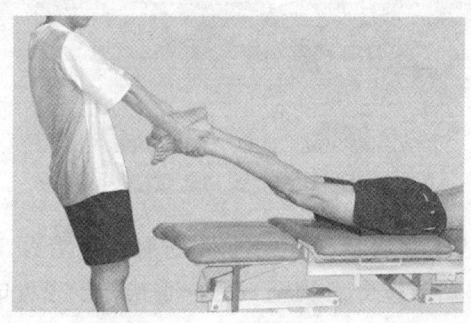

图6-21 腰部抖动

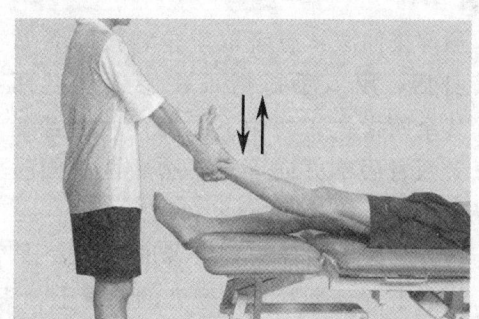

图6-22 髋部抖动

（6）肌肉抖动：嘱患者肌肉放松，按摩者用拇指和四指轻轻抓住肌肉，做快速左右的摇摆动作（图6-23）。

2. 运用部位

肌肉和四肢关节的抖动，可以使肌肉松弛，增加关节的灵活性，消除肌肉的疲劳，抖动法常用于四肢大关节和肌肉丰厚的部位。腰部的抖动，可以增大椎间隙，有利于椎间盘突出物的还纳，解脱小关节绞锁或滑膜嵌顿，常用于腰椎间盘突出症和腰椎小关节紊乱等。

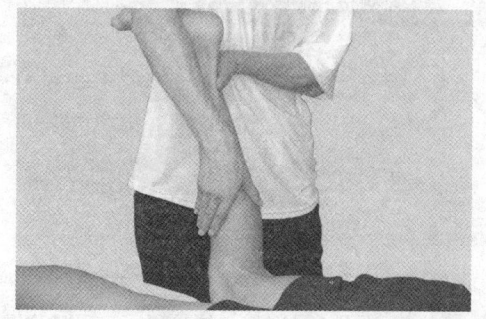

图6-23 肌肉抖动

3. 操作要领

抖动时按摩者用巧劲，而不用猛力，抖动的幅度应由小到大逐渐增加。抖动腕关节和髋关节时，医者双手拇指分别固定腕和小腿摆动的幅度，使抖动的幅度适中，力量均匀。

4. 注意事项

按摩者抖动的关节、肌肉一定要松弛，幅度和力量不宜过大，患者不能有关节疼痛和难受的感觉。

（九）运拉

按摩者一手握住患者关节近端肢体，另一手握住关节远端肢体，连续做伸屈、展收、旋转、环转及牵引等活动手法，称为运拉。

1. 操作方法

（1）颈部运拉法：按摩者一手扶按患者枕后部，另一手托住下颌部，轻轻地做左右旋转和前俯后仰的伸屈活动（图6-24）。

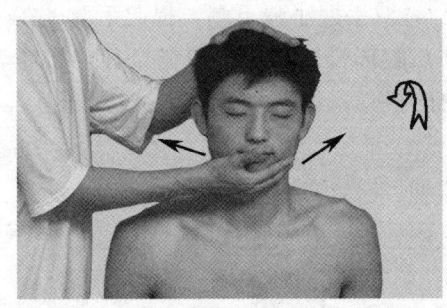

图6-24 颈部运拉法

颈部拔伸法：患者取坐位，按摩者站于其身后，用双手拇指顶住患者枕后两侧，其余四指托于两侧下颌部，两前臂置于患者两肩后部并向下压，然后两手同时缓慢用力向上托顶。

另一种颈部拔伸法：患者取坐位，按摩者站于其身后，用一上肢屈肘将患者颈部环抱，使其下颌部搁置于按摩者的前臂上，头后部贴于按摩者胸壁，另一手扶托于患者的头后部，逐渐用力向上提拉（图6-25），可连续做2~3次。

（2）肩关节运拉法：按摩者一手握住肘部，并使肘部伸直，另一手按于肩上以固定，做肩部的前屈、后伸、内收、外展、内旋、外旋及环转等活动（图6-26）。

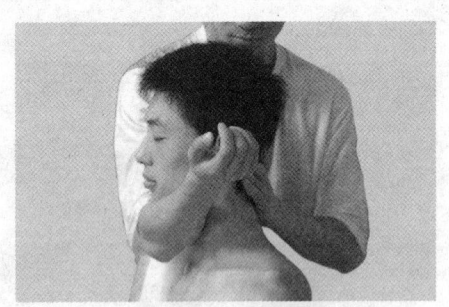

图6-25 颈部拔伸法

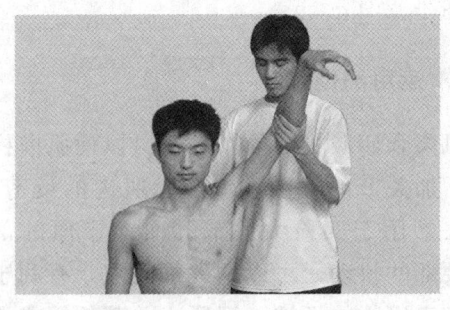

图6-26 肩关节运拉法

（3）肘关节运拉法：按摩者一手握住患者肘后部，另一手握前臂远端，做肘关节的屈伸和旋转活动。

另一种肘关节运拉法：按摩者一手握患肢的腕部，另一手托着肘关节后部，然后在屈肘的同时使前臂旋后，待屈肘到一定程度（以不感觉疼痛为限），握肘后部的手在上托的同时迅速上翻并向下压，另一手协调牵拉使肘关节伸直（图6-27）。

（4）腕关节运拉法：按摩者一手握腕关节上部，另一手握着手的四个指头，做腕关节的屈、伸和环转活动（图6-28）。

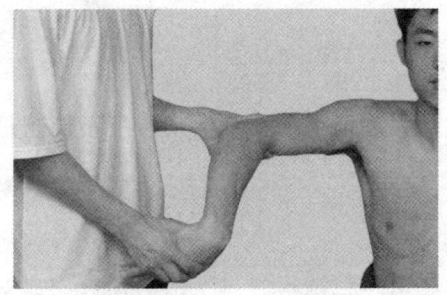

图6-27 肘关节运拉法

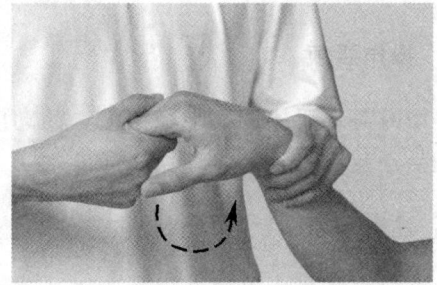

图6-28 腕关节运拉法

（5）指关节运拉法：按摩者一手握手掌，另一手捏住指端，做掌指关节或指间关节的屈伸和环转活动（图6-29）。

（6）髋关节运拉法：按摩者一手握住踝关节上部，另一手按于膝关节上，使膝关节屈曲并保持成锐角，做髋关节由内向外，或由外向内的运动和适当的伸屈活动（图6-30）。

（7）膝关节运拉法：患者取仰卧位，按摩者一手握住小腿下端，另一手扶于膝上做支撑，使膝关节做屈伸和内外旋转活动（图6-31）。

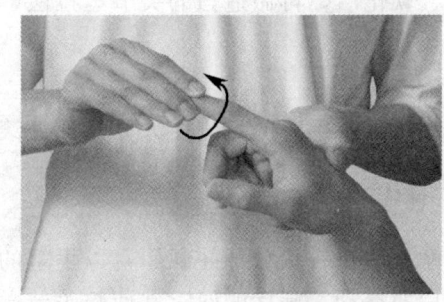

图6-29 指关节运拉法

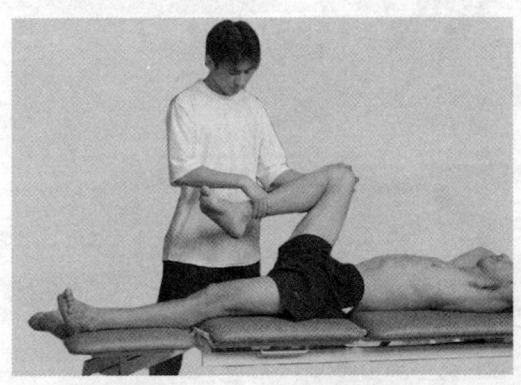

图6-30 髋关节运拉法

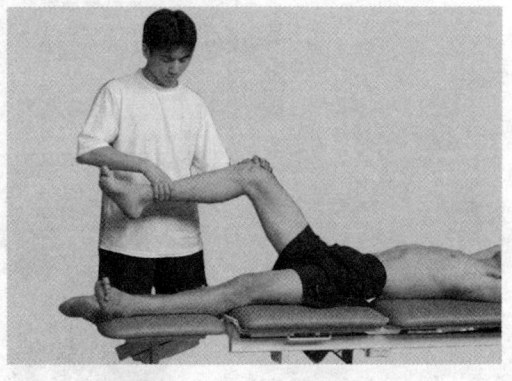

图6-31 膝关节运拉法

（8）踝关节运拉法：按摩者一手握住小腿下端，另一手握住足部，做踝关节的屈伸、内翻、外翻和环转活动（图6-32）。

2. 运用部位

运拉法能松解关节囊、肌腱、韧带的粘连，增加关节活动度，解除关节功能障

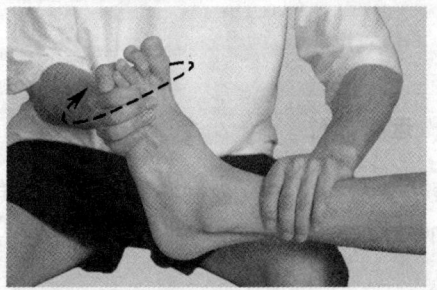

图6-32 踝关节运拉法

碍，保持肌肉和韧带的柔韧性。广泛运用于四肢各大、小关节，一般在按摩结束前使用。

3. 操作要领

按摩时需双手协调，平稳用力，活动度由小到大逐渐增加，其活动幅度不能超过关节的生理活动范围。

4. 注意事项

按摩时必须遵守循序渐进的原则，不能使用暴力强行搬拉。对于因损伤后所致关节强直或功能障碍，需先采取其他手法按摩、理疗或中药熏洗，使关节周围肌肉、韧带和关节囊松弛、软化后，再做适当的关节运拉法，逐渐增大关节活动度。

（十）滚法

以小鱼际及手背的尺侧在人体某部做滚动的动作，称为滚法。

1. 操作方法

按摩者手指自然分开并微屈，以手掌的尺侧置于按摩的部位上，用力做连续不断的旋前、旋后的滚动，旋后的同时并使腕关节微屈，力量均匀，有节奏地逐渐向前移动。可单手操作，亦可双手同时操作（图6-33）。

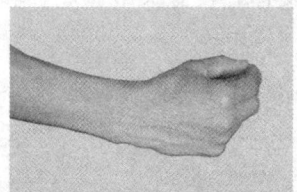
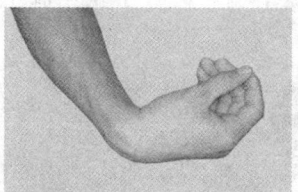
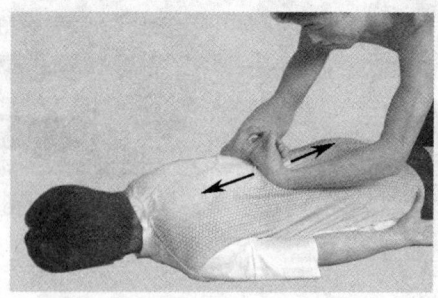

图6-33 滚法

2. 运用部位

滚法有活血散瘀，消肿止痛和松解粘连的作用，常用于腰背、臀部及大腿等肌肉面积宽大和丰厚的部位。

3. 操作要领

按摩时手呈半握拳状，小鱼际侧接触按摩部位按压用力向前滚动的同时使腕部稍屈，各指略为分开，手背平贴于按摩部位，逐渐向前移动，到一定距离时再将手抽回还原成半握拳状，如此有节奏地滚动，每分钟120次左右。

4. 注意事项

滚动时不能有跳动或击打感觉，移动时不能摩擦皮肤；双手操作多在腰背及大腿部进行。

（十一）弹筋

用手指将肌肉、肌腱提起并突然放下的动作，称为弹筋，亦称提弹。

1. 操作方法

根据不同部位的需要，按摩者用拇指与食、中指或拇指与其他四指将肌肉或肌腱提起，然后突然放开，似木工弹墨线，并伴有被弹的肌肉或肌腱的收缩跳动感（图6-34）。

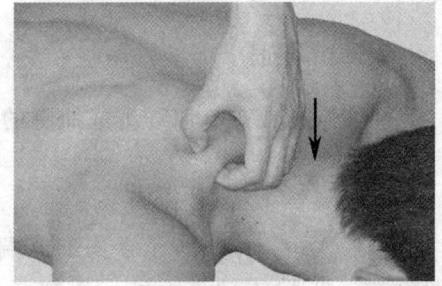

图6-34 弹筋

2. 运用部位

弹筋能强烈刺激神经、肌肉和肌腱，有助于缓解肌肉的紧张和痉挛，促进血液流畅和神经感觉的恢复，防止肌肉肌腱萎缩。可用于治疗肌肉萎缩，酸胀疼痛，肌肉痉挛麻痹。常用于胸锁乳突肌、斜方肌、三角肌、胸大肌、背阔肌、肱二头肌、股直肌、比目鱼肌、腓肠肌和跟腱等的紧张痉挛和麻痹萎缩的治疗。

3. 操作要领

抓住肌肉或肌腱提弹时要有力而迅速，快提快放。每处可提弹1～3次。

4. 注意事项

按摩时提捏的力量不宜过大，以能抓住提起肌肉为度。提弹后可配合柔和的手法进行按摩，以缓解肌肉的酸胀和强刺激。

（十二）分筋

用手指指端做与肌腱、肌纤维和韧带相垂直方向拨动的手法，称为分筋，亦称拨筋或拨法。

1. 操作方法

用拇指或食、中指指端压住肌肉或肌腱，做与其成垂直的左右拨动动作（图6-35）。

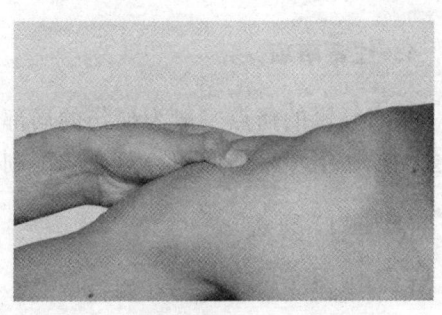

图6-35 分筋

2. 运用部位

分筋有拨离粘连，缓解肌肉痉挛，恢复神经感觉，促进局部血液循环的作用。常用于肌肉、肌腱和韧带的慢性损伤。

3. 操作要领

按摩时一般用拇指的侧面或食、中指的末端进行拨动，力量大小可视病情和部位而定。速度适中。

4. 注意事项

按摩时力达肌肉或肌腱部，不能在体表滑动。拨动的幅度不宜过大，以免使局部损伤加重。

（十三）理筋

用指腹顺着韧带、肌纤维或肌腱的方向将其理顺的手法，称为理筋或顺筋。

1. 操作方法

按摩者用一拇指指腹压于伤部上端，固定损伤的肌纤维、肌腱或韧带，另一手拇指则顺着其韧带、肌腱或肌纤维的方向自下而上，推理其筋，持续均衡用力，反复数遍，使断裂的纤维相互对合，靠拢，以利愈合（图6-36）。

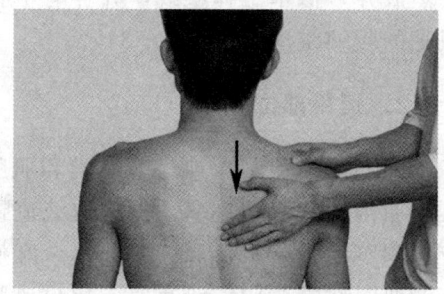

图 6-36 理筋

2. 运用部位

理筋法有调和气血，理筋归位，消肿镇痛的作用。可用于肌肉断裂或部分断裂，以及肌腱、韧带损伤的治疗。

3. 操作要领

按摩时可用一拇指按住伤部固定一端，另一拇指将伤部另一端向其推近，使之归位靠拢；亦可用两手拇指由伤部的两端向中间推理，最后在两断端间做轻按固定动作，使之对合和减轻疼痛。

4. 注意事项

疼痛敏锐的痛点一般为损伤的局部，切忌在操作时由痛点向两个相反的方向推理，这样会使损伤组织更加回缩，对愈合不利。

（十四）刮法

用指端或光滑的钝器（如瓷调羹）做单向刮动患部的方法，称为刮法。

1. 操作方法

按摩者拇指末节屈曲，用单或双拇指的指端，在伤部做连续的单向刮动（图 6-37）。亦可用瓷羹代替拇指进行操作。

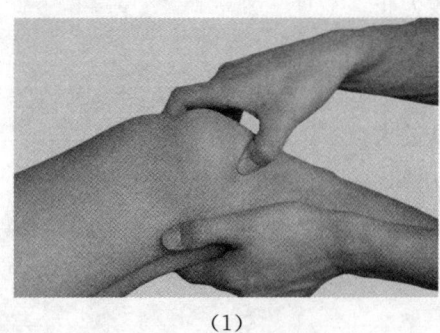
（1）

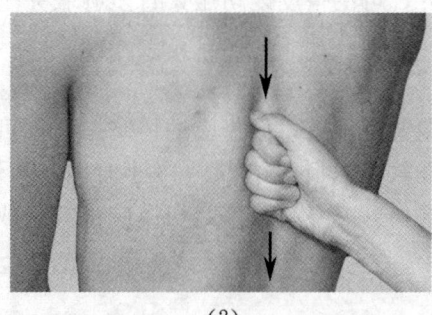
（2）

图 6-37 刮法

2. 运用部位

刮法能松解病变部位粘连，消除硬结，使局部充血，改善营养供给，达到促进损伤修复，缓解疼痛的目的。常用于髌骨劳损，肌腱末端病及狭窄性腱鞘炎的治疗。

3. 操作要领

按摩时力量均匀，由轻到重。随着操作时疼痛的减轻而逐渐增加力量，可收到立竿见影的效果。

4. 注意事项

操作时力量适中，力达病变部位，不能停留在皮肤表面，否则极易刮伤皮肤。

（十五）切法

用拇指指端切压肿胀局部皮肤的方法，称为切法。

1. 操作方法

按摩时用拇指指端从肿胀局部的远心端，用轻巧深透的力量向近心端切压皮肤，逐渐缓慢向前推移。切压后即可见局部皮肤受指端切挤而下陷（图 6-38）。

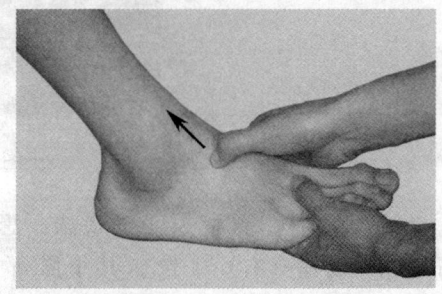

图 6-38 切法

2. 运用部位

切法有较快消肿止痛作用。可广泛用于软组织损伤所致的肿胀疼痛。

3. 操作要领

按摩时用拇指端切压,以其余四指做支撑,力量深透均匀,移动缓慢而密集,反复进行数次,使肿胀局部形成一道密集的指压痕,这是因切压后肿胀消退与周围未切压部位形成的差异,可酌情反复切压,直至肿胀完全消散为止。

4. 注意事项

力量要求深透,但仍应酌情掌握,不可盲目过大。

急性软组织损伤在24~48小时内,勿做切压法。

新损伤(痛点)局部,切压应很轻,或不做切压,以免加重损伤。

(十六)扳法

按摩者用双手对患者的一个关节或多个关节向同一方向或相反方向用力,改变关节内压力或使关节活动度加大的方法,称为扳法。

扳法有四肢关节的扳法和颈部、腰部的扳法,四肢关节的扳法为关节的被动功能活动。这里主要介绍腰部的扳法。

1. 操作方法

腰部扳法常用的有侧扳和斜扳两种。

(1)侧扳法:患者取侧卧位,靠床面的下肢自然伸直放松,靠上一侧下肢屈曲。按摩者站于其体侧,用两手或两肘分别置于肩前或髋部,两手或两肘同时向相反方向用力扳动,使腰部被动扭转(图6-39)。

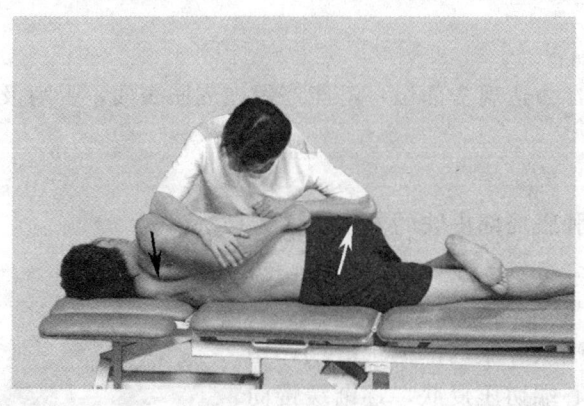

图6-39 侧扳法

(2)斜扳法:又称扳腿按腰法。患者俯卧于床上,双下肢伸直。按摩者站于患者左(右)侧,以左(右)手按压其下腰部,右手握其右(左)小腿下端向上提起扳动,左(右)手亦同时用力按压腰部,两者协同用力,可有"咔咔"响声(图6-40)。

另一种扳法是患者俯卧,按摩者一手按压下腰部,另一手置于患者双下肢的膝部,将两腿抱起,向上提扳的同时,另一手用力按压腰部(图6-41)。

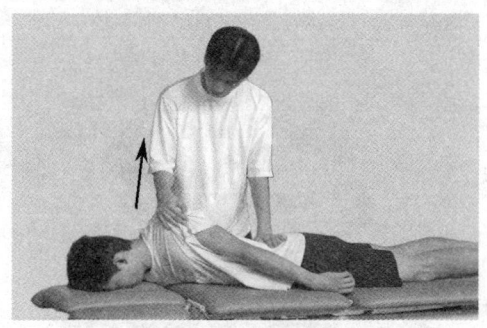 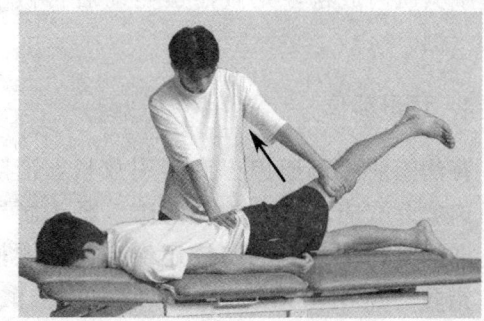

(1) 扳肩扳腰斜扳　　　　　　　　(2) 扳腿扳腰斜扳

图 6-40　斜扳法

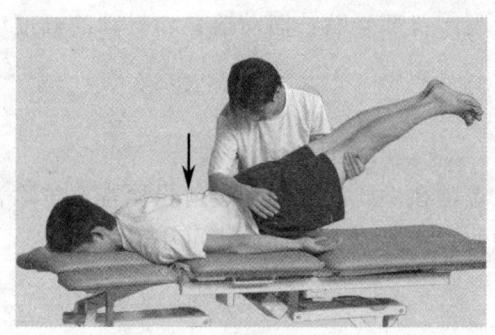

图 6-41　抱腿按腰斜扳

2. 运用部位

扳法能增大关节活动度，矫正小关节错缝，改变椎间隙的压力，有助于突出的椎间盘还纳。常用于退行性脊柱炎，腰椎间盘突出症和腰椎小关节紊乱的治疗。

3. 操作要领

按摩时两手用力平稳，动作协调，当扳到一定程度时两手同时加力，有时可听到响声。

4. 注意事项

按摩时要求患者放松，要因势利导，不能强拉硬扳。

遵守循序渐进的原则，逐渐增大腰部的活动度，但不能超过其生理活动范围，否则会造成新的损伤。

（十七）背法

将患者背起做腰部摇晃或牵引的动作，称为背法。

1. 操作方法

按摩者和患者背对背靠近站立，互相肘挽肘，按摩者的臀部抵在患者的腰骶部将其背起，嘱其肌肉放松，先做摇摆晃动后再做上下抖动（图6-42）。

2. 运用部位

背法能使腰部肌肉得到牵引放松，消除腰背肌肉疲劳酸痛。加大椎体间隙，矫正腰椎生理弯度，有利于突出的髓核还纳和纠正腰椎小关节错位。运用于运动后腰部肌肉疲劳酸痛，腰椎间盘突出症和腰椎小关节紊乱等的治疗。

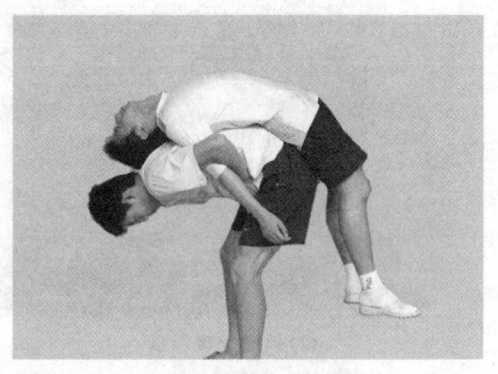

图6-42 背法

3. 操作要领

背起时两肘一定要挽紧，背部紧贴，摆动摇晃和抖动的幅度应逐渐增加，不宜突然过猛。

4. 注意事项

对腰部损伤或疾病患者，在做此法前应经过适当检查，排除脊柱或其他病变方可运用背法。摇摆的幅度和抖动的力量应因人而异，不可用力过猛。

二、穴位按摩

穴位按摩又称经穴按摩、指针按摩、点穴按摩或指针疗法。它是运用一定的手法，作用于人体相应穴位，借以"疏通经络，平衡阴阳，扶正祛邪，内外通达"。它不但具有针灸的作用，同时还具有按摩的功能，既有局部治疗之效，又有全身调节之功。将其应用在体育运动之中，不但可调节人体机能，消除运动后疲劳，而且还能防治伤病，促进愈合，增进健康。是一种方便易行，效果良好的医疗保健方法。

（一）经络的基本知识

1. 经络及功能

经络是经脉与络脉的总称。经，有路径之意。经脉是经络的主干，主要包括十二经脉、奇经八脉。络，有网络之意。络脉是经脉别出的分支，比较细小，它纵横交错，遍布全身。络脉包括十五络脉、孙脉和浮络等。

经脉的主要内容为十二经脉和任脉、督脉。十二经脉又分成六条阴经和六条阳经，即手三阴，足三阴，手三阳，足三阳。分别属于肺、大肠、胃、脾、心、小肠、膀胱、肾、心包、三焦、胆、肝等十二脏腑。其走向为手三阴经从胸走到手，手三阳经从手走到头，足三阳经从头走到足，足三阴经从足走到胸。任脉和督脉分布于人体前后正中线。任脉在前，督脉在后。十二经脉和任、督脉统称十四经脉，它们相互连接在人体上，共同构成一个贯通上下，沟通内外，如环无端的循环流注系统（图6-43）。

经络的功能主要表现在生理、病理和治疗三个方面。

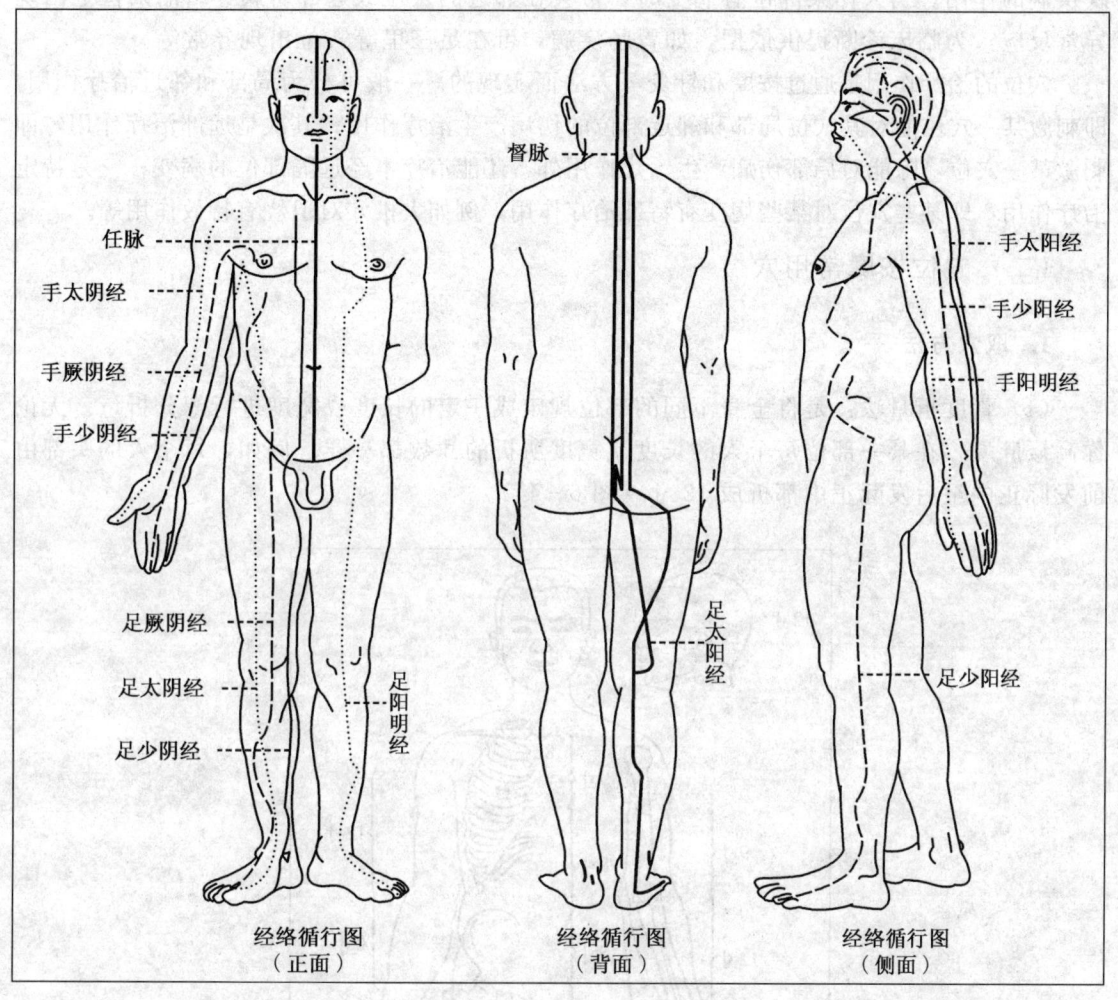

图 6-43 十四经脉循行图

（1）经络的生理功能为运行气血，协调阴阳。因气血是维持人体生命活动的精微物质，它是通过经络来输布于全身，如果某一脏腑、经络的功能紊乱或失调，经络就可以通过自身调节保持阴阳平衡而不致发病。

（2）经络将气血输布全身，一是维持人体的正常生理活动，二是抗御病邪，如果某一脏腑有病变，其传变过程和征象都会通过经络表现出来。

（3）在体表、经络或腧穴上采用按摩或针灸的一定手法进行刺激，就可通过经络的传导作用，达到补虚泻实，调节盛衰，治愈疾病的目的。

2. 穴位及功能

穴位是脏腑、经络之气输注于体表的一些点。经络与脏腑相连，形成了"经穴——经络——脏腑"三者统一的有机整体。

穴位的功能主要表现在对疾病的诊断和治疗两个方面。

在诊断方面，由于穴位通过经络内联脏腑、器官，外络皮肉筋骨，具有输注气血，反映疾病的作用。当人体某部位有病变时，常会在邻近的穴位或远部所属经络的穴位上出现异常反应，为临床诊断提供依据，如胃肠疾病，可在足三里等穴位出现异常等。

穴位的治疗作用是通过按摩和针灸等方法而实现的。一般可分为局部和邻近治疗作用，即刺激某一穴位能对其穴位局部和邻近部位的伤病产生治疗作用；其次是远部治疗作用，即刺激某一穴位，除能对局部伤病产生治疗作用外，还能治疗本经远隔部位的病变；三是特定治疗作用，即某些穴位对某些病变有特殊治疗作用，例如大椎穴对退烧有特效作用等。

（二）穴位按摩常用穴位

1. 取穴方法

（1）骨度折量法：是将全身不同的部位规定成一定的长度或宽度进行等分折量。无论你高矮胖瘦，在某一部位每个人的长度或宽度所折的寸数都一样。例如，每个人的头部由前发际正中至后发际正中都折成12寸（图6-44）。

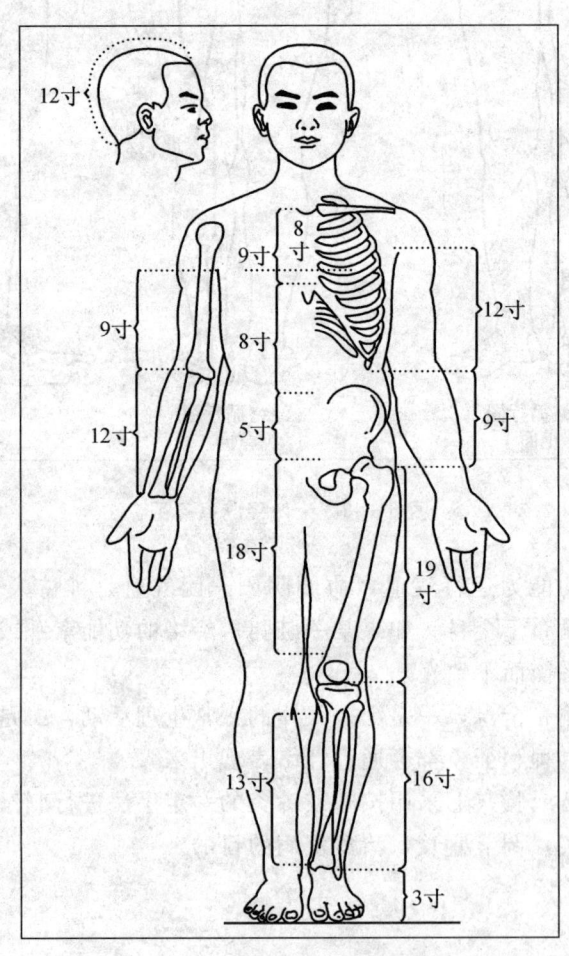

图6-44 骨度折量法

（2）指量法：以被按摩者拇指的中间关节的宽度为1寸。以2、3、4、5指并拢，四指中节横纹为准，四指的宽度为3寸（图6-45）。

(3) 中指同身寸法：以被按摩者中指中节桡侧的两端纹头之间的距离为1寸（图6-46）。

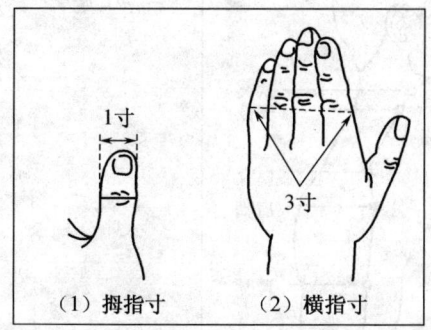

图6-45 指量法

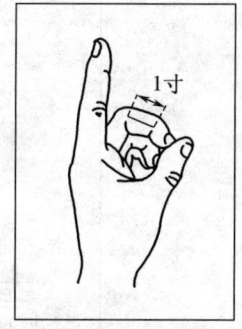

图6-46 中指同身寸

此外，还有借助体表标志取穴。但常用的是骨度折量法，此法既方便也准确。

2. 常用穴位

(1) 手太阴肺经经穴（图6-47）

①中府

定位：胸前壁之外上方，距胸部正中线6寸，平第一肋间隙。

主治：胸痛，肩背痛。

②尺泽

定位：肘关节微屈取穴，在肘横纹上，肱二头肌腱桡侧缘。

主治：肘臂痉挛，疼痛，咳嗽，气喘，咽喉肿痛。

③列缺

定位：前臂桡侧缘之桡骨茎突上方，腕横纹上1.5寸，侧掌取穴。

主治：手腕痛，项强，偏正头痛，齿痛。

④太渊

定位：掌心向上，腕横纹桡侧之桡动脉外侧。

主治：手腕疼痛无力，前臂屈肌痛，胸背痛，咳嗽，气喘。

(2) 手阳明大肠经经穴（图6-48）

①合谷

定位：手背侧，第二掌骨之桡侧中点是穴。

主治：手指痉挛，臂痛，半身不遂，头痛，感冒，牙痛。

②阳溪

定位：腕背侧横纹之桡侧，拇短伸肌腱与拇长伸肌腱之间凹陷处。

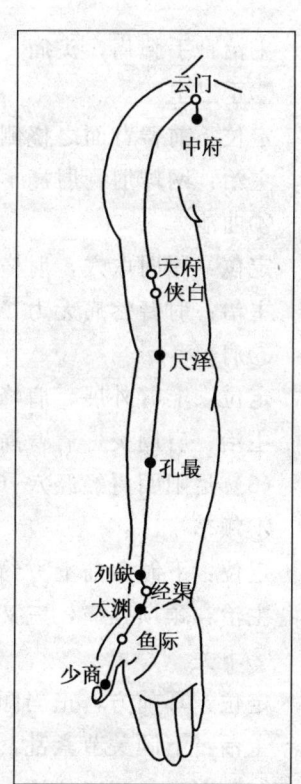

图6-47 肺经常用穴

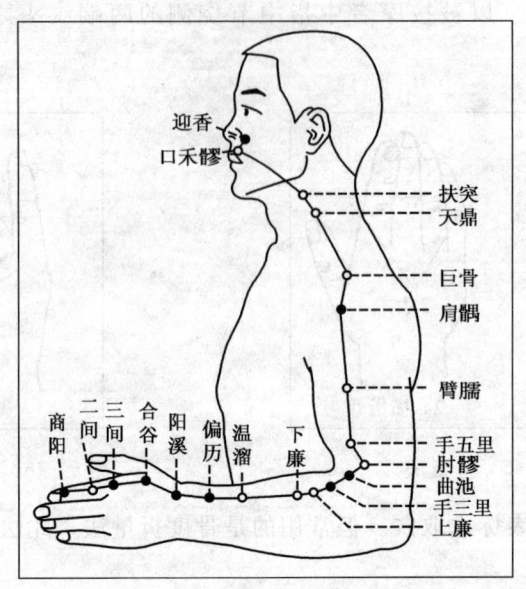

图 6-48 大肠经常用穴

主治：手腕痛，头痛，齿痛，颈项疼痛，目赤肿痛。

③手三里

定位：前臂背面之桡侧，阳溪与曲池穴连线上，曲池下 2 寸。

主治：网球肘，肘痛不利，肩背疼痛，手臂麻木酸痛。

④曲池

定位：屈肘取穴，肘横纹外侧端凹陷处。

主治：肘臂疼痛无力，上肢瘫痪，咽喉肿痛，皮肤过敏，高血压等。

⑤肩髃

定位：上臂外展，肩峰前下方，肩峰与肱骨大结节之间前方凹陷处。

主治：肩周炎，肩臂痛，肩袖损伤，半身不遂，手臂挛急。

(3) 足阳明胃经经穴（图 6-49）

①颊车

定位：下颌角前上方约一横指，或咬牙时咬肌隆起之高点处。

主治：颈项强痛，三叉神经痛，面瘫，牙痛，颊痛。

②下关

定位：耳前方，正当颧弓与下颌切迹形成的凹陷中。

主治：下颌关节紊乱，耳鸣，眩晕，面瘫。

③髀关

定位：仰卧位取穴，在髂前上棘与髌骨外缘连线上，与臀横纹平。

主治：股四头肌损伤，屈髋不利，腰膝冷痛，足麻木不仁。

④伏兔

定位：在髂前上棘与髌骨外缘连线上之髌骨上 6 寸。

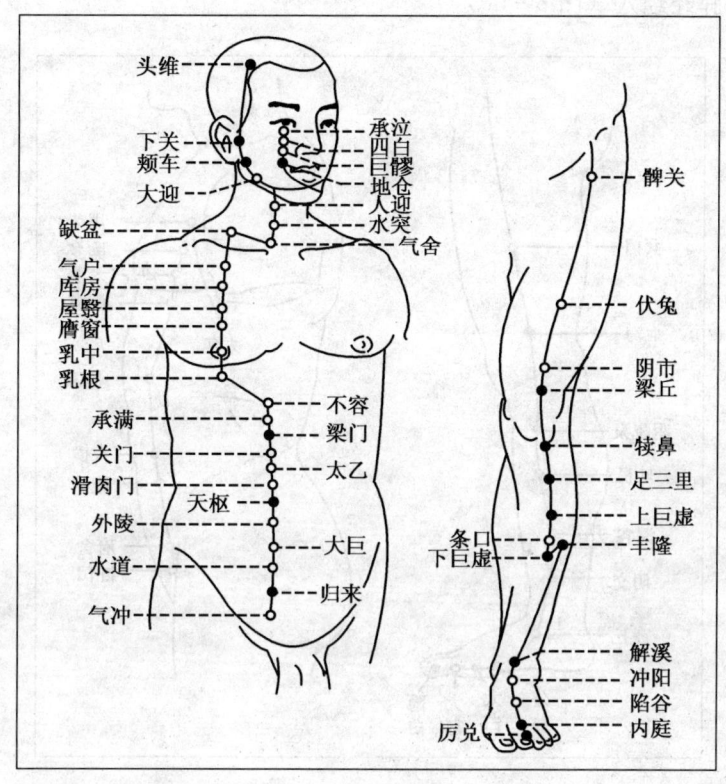

图 6-49 胃经常用穴

主治：股四头肌损伤，腰腿痛，膝关节冷痛，下肢麻痹。

⑤阴市

定位：在髂前上棘与髌骨外缘连线之髌骨上 3 寸。

主治：股四头肌损伤，膝关节屈伸不利，半身不遂及下肢麻木。

⑥梁丘

定位：在髂前上棘与髌骨外缘连线上之髌骨上 2 寸。

主治：膝关节损伤肿痛，屈伸不利，下肢不遂及胃痛。

⑦犊鼻

定位：屈膝取穴，髌韧带外侧凹陷中是穴。

主治：膝关节伤痛，髌骨疲劳，膝脂肪垫损伤，膝关节滑膜炎。

⑧足三里

定位：犊鼻下 3 寸，胫骨前嵴外一横指。

主治：下肢麻痹疼痛，半身不遂，胃痛，腹痛，泄泻，便秘，体弱虚损。

⑨解溪

定位：足背，踝关节横纹中央凹陷中，在拇长伸肌腱与趾总伸肌腱之间取穴。

主治：下肢痿痹，膝痛，踝关节扭伤，头痛，踝部腱鞘炎，头面浮肿，眉棱骨痛等。

(4) 足太阴脾经经穴（图 6-50）

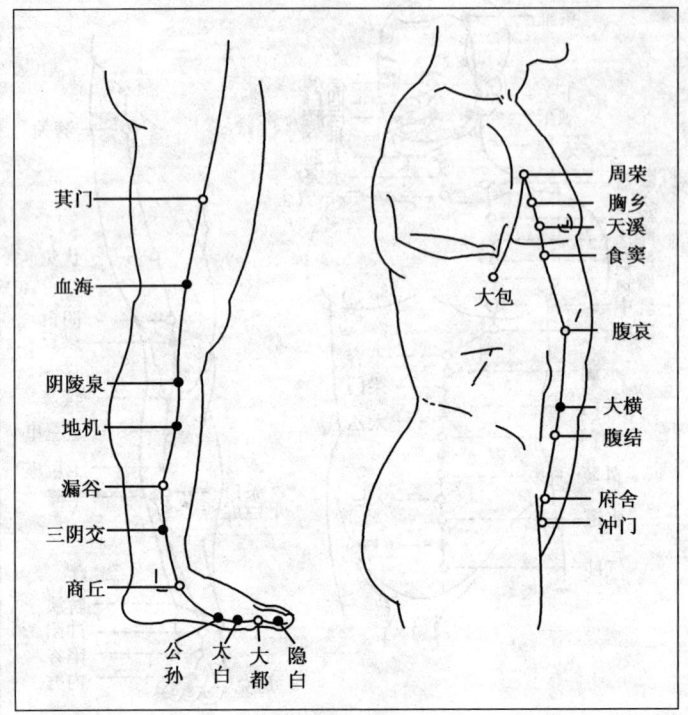

图 6-50 脾经常用穴

①三阴交

定位：内踝最高点直上 3 寸，胫骨内侧缘后方。

主治：胫骨疲劳性骨膜炎，腿胫痛，下肢痿痹，腹胀腹痛，脾胃虚弱，月经不调，痛经带下。

②阴陵泉

定位：小腿内侧之胫骨内侧髁后下方凹陷处。

主治：膝部肿痛，膝关节半月板损伤，膝内侧副韧带损伤，喘逆，水肿。

③血海

定位：髌骨内上缘上 2 寸之股内侧肌隆起处。

主治：膝关节疼痛，股内侧肌损伤，内收肌损伤，皮肤湿疹，瘙痒，丹毒，痛经，经闭。

(5) 手少阴心经经穴（图 6-51）

①少海

定位：肘横纹尺侧头凹陷中。

主治：肱骨内上髁炎，肘内侧损伤疼痛，手臂震颤，上肢麻痹。

②神门

定位：小指侧腕后横纹端，尺侧腕屈肌腱之内侧凹陷中。

主治：手腕痛，心悸，失眠，目黄胁痛，健忘。

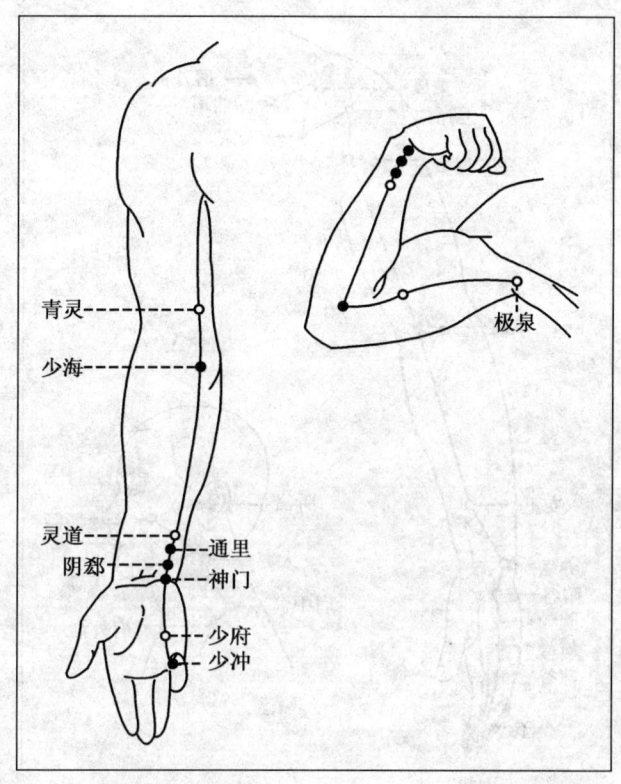

图 6-51 心经常用穴

(6) 手太阳小肠经经穴（图 6-52）

①小海

定位：肘关节内侧，尺骨鹰嘴与肱骨内上髁间之尺神经沟内。

主治：肱骨内上髁炎，尺神经损伤，颈肩臂痛，头痛目眩。

②肩贞

定位：肩关节后下方，腋后纹头上1寸。

主治：肩关节周围炎，肩不能举，肩胛区痛及手臂痛麻。

③天宗

定位：肩胛部，肩胛骨冈下窝中央凹陷处，与第四胸椎平。

主治：肩关节周围炎，肩胛区痛，颈椎病，肘臂外后侧疼痛。

④肩外俞

定位：背部，第一胸椎棘突下旁开3寸。

主治：肩背酸痛，颈椎病，肩关节周围炎，颈项僵硬，手臂麻木冷痛。

⑤听宫

定位：耳屏前，下颌骨髁状突后方。

主治：颞颌关节痛，耳聋，耳鸣，齿痛，失语。

(7) 足太阳膀胱经经穴（图 6-53）

①肾俞

定位：腰部，第二腰椎棘突下，旁开1.5寸。

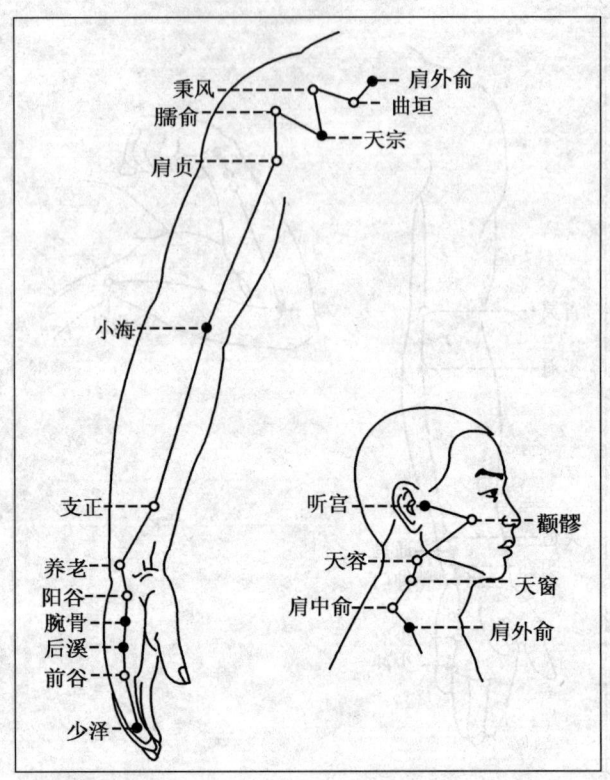

图 6-52 小肠经常用穴

主治：腰肌劳损，腰部扭伤，腰椎间盘突出症，腰膝酸痛，耳鸣，耳聋，小便不利，水肿。

②大肠俞

定位：第四腰椎棘突下，旁开1.5寸。

主治：腰肌劳损，腰部扭伤，腰椎间盘突出症，腹痛，腹泻，便秘。

③承扶

定位：大腿后侧臀横纹中点。

主治：坐骨神经痛，臀肌筋膜炎，梨状肌综合征，坐骨结节部损伤，大腿后侧肌群损伤。

④殷门

定位：大腿后侧，承扶与委中穴连线上，承扶穴下6寸。

主治：腰脊强痛不可俯仰，坐骨神经痛，大腿后侧肌群损伤。

⑤委中

定位：腘横纹中点，股二头肌腱与半腱肌肌腱间中点。

主治：腰背痛，腰椎间盘突出症，腰肌劳损，腘筋挛急，膝关节痛，下肢痿痹，半身不遂。

⑥承山

定位：蹬足时，腓肠肌肌腹下，人字纹凹陷处。

主治：腰背痛，足腿转筋，小腿三头肌损伤，便秘。

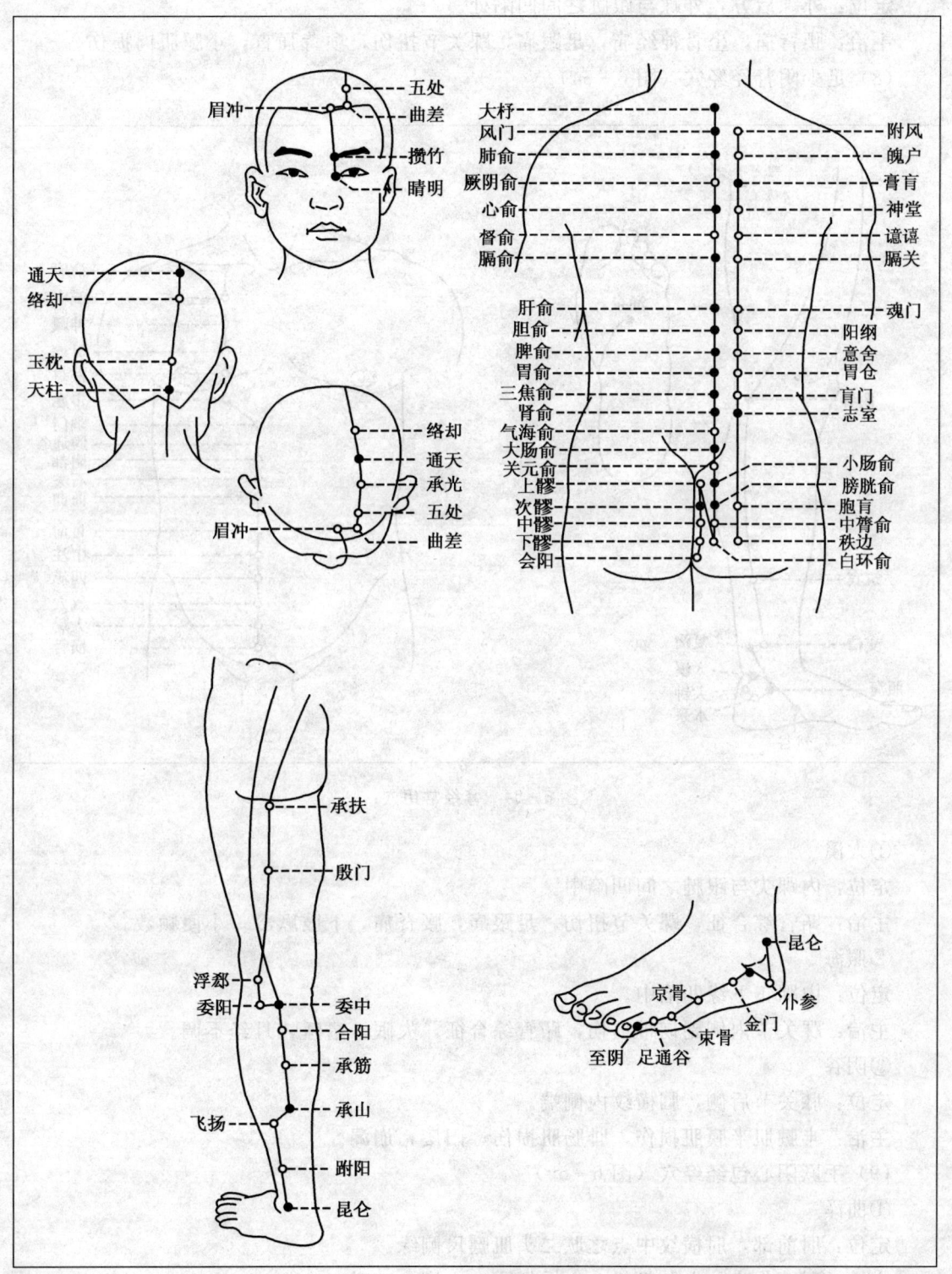

图 6-53 膀胱经常用穴

⑦昆仑

定位：外踝后方，外踝与跟腱之间凹陷处。

主治：腰背痛，坐骨神经痛，足跟痛，踝关节扭伤，项背强直，小腿肌肉损伤。

(8) 足少阴肾经经穴（图 6-54）

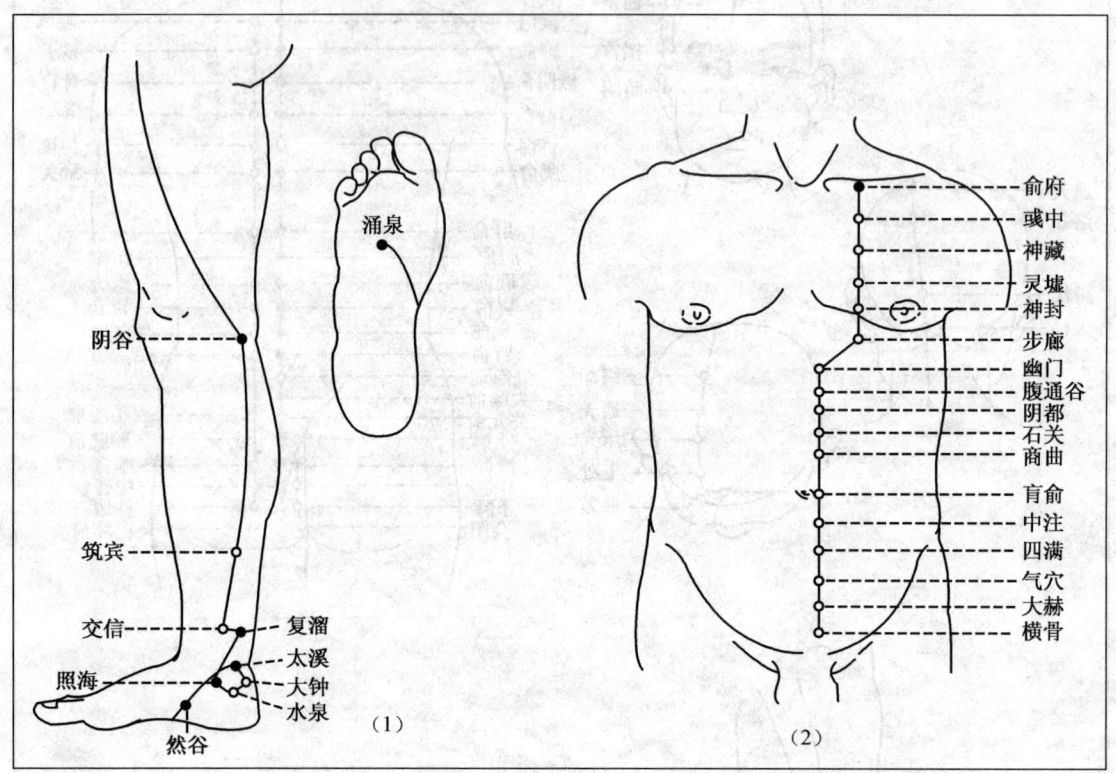

图 6-54 肾经常用穴

①太溪

定位：内踝尖与跟腱之间凹陷中。

主治：跗管综合征，踝关节扭伤，足跟痛，腰脊痛，下肢厥冷，小便频数。

②照海

定位：内踝正下缘凹陷中。

主治：踝关节内侧副韧带损伤，跗管综合征，失眠，嗜睡，月经不调。

③阴谷

定位：膝关节后侧，腘横纹内侧端。

主治：半腱肌半膜肌损伤，腓肠肌损伤，阳痿，崩漏。

(9) 手厥阴心包经经穴（图 6-55）

①曲泽

定位：肘前部，肘横纹中点之肱二头肌腱尺侧缘。

主治：肘臂伤痛，上肢颤抖，心悸烦躁，心痛，咳嗽。

②内关

定位：前臂掌侧，腕横纹上 2 寸，掌长肌与桡侧腕屈肌腱之间。

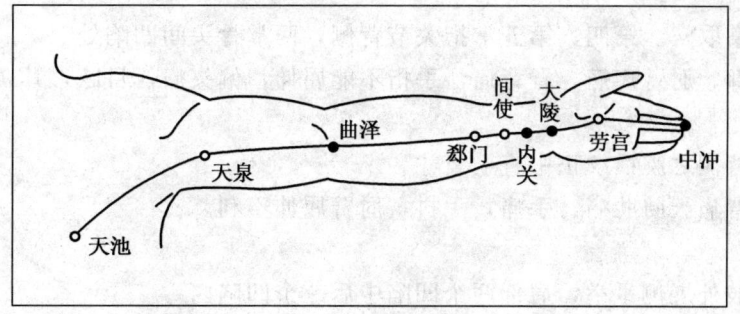

图 6-55 心包经常用穴

主治：胸部伤痛，肘臂挛缩，胃痛，中风，偏瘫。

③大陵

定位：掌侧腕横纹正中。

主治：腕关节损伤，腕管结合征，胸胁痛，胃痛。

④劳宫

定位：掌心横纹中，屈指握拳时，中指指尖处。

主治：手掌痛，中风昏迷，口疮，口臭，心烦。

(10) 手少阳三焦经经穴（图 6-56）

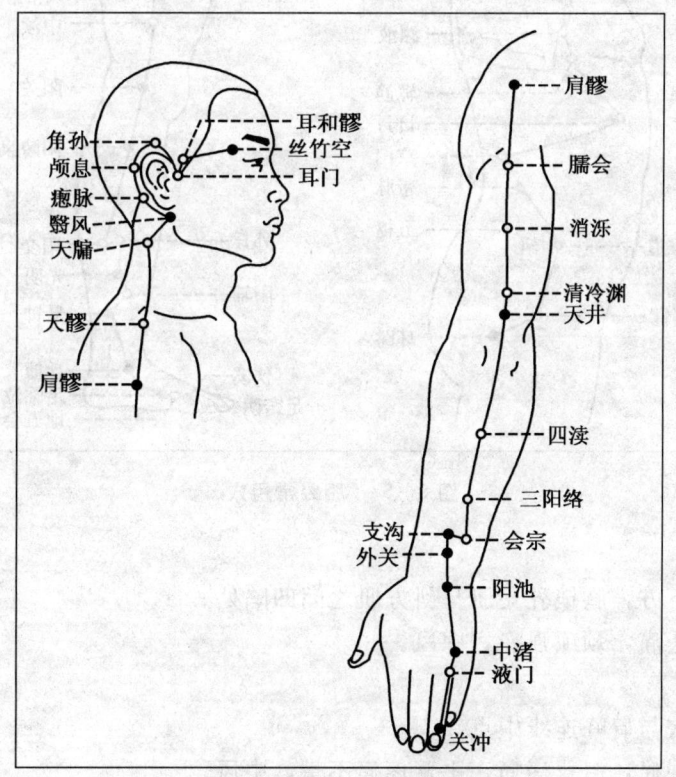

图 6-56 三焦经常用穴

①中渚

定位：握拳取穴。第四、第五掌指关节背侧，两掌骨头间凹陷处。

主治：肩部、肘臂疼痛，脊背痛，手指不能屈伸，偏头痛，目眩，耳聋。

②外关

定位：腕背侧之腕横纹正中直上2寸。

主治：肩背痛，胁肋痛，手痛，手抖，肘臂屈伸不利。

③肩髎

定位：上肢外展侧平举，肩部两个凹陷中后一个凹陷内。

主治：肩关节周围炎，肩袖损伤，肩痛不能抬举，上肢偏瘫。

(11) 足少阳胆经经穴（图6-57）

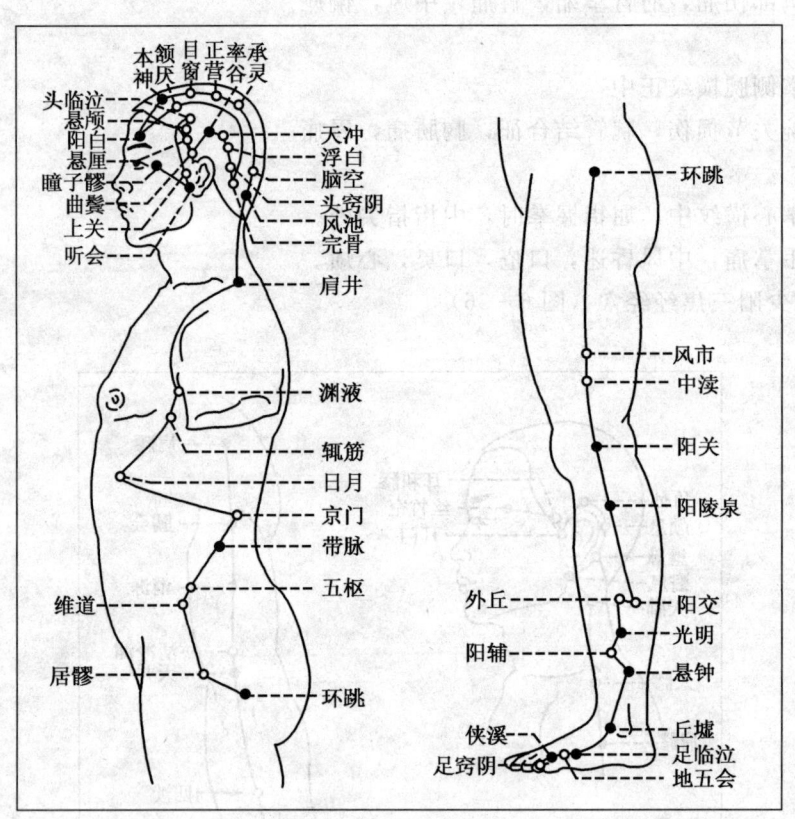

图6-57 胆经常用穴

①风池

定位：枕骨下方，胸锁乳突肌与斜方肌之间凹陷处。

主治：感冒头痛，颈项强痛，中风。

②肩井

定位：大椎穴与肩峰连线中点。

主治：颈项强痛，肩背疼痛，手臂疼痛不举，中风。

③居髎

定位：髂前上棘与大转子最高点连线的中点。

主治：腰腿痛，臀肌筋膜炎，下肢瘫痪，臀上皮神经损伤。
④环跳
定位：侧卧屈髋取穴。股骨大转子最高点与骶骨裂孔连线的外 1/3 与中 1/3 交点。
主治：腰椎间盘突出症，梨状肌综合征，臀肌筋膜炎，下肢瘫痪。
⑤风市
定位：大腿外侧，腘横纹上 7 寸。
主治：半身不遂，下肢麻痹，全身瘙痒。
⑥阳陵泉
定位：小腿外侧，腓骨小头前下方凹陷处。
主治：半身不遂，下肢瘫痪，胁肋痛，膝外侧损伤疼痛。
⑦悬钟（绝骨）
定位：外踝尖上方 3 寸，腓骨后缘凹陷中。
主治：颈项强痛，胁肋痛，膝、腿痛，半身不遂，胸腹胀痛。
(12) 足厥阴肝经经穴（图 6-58）

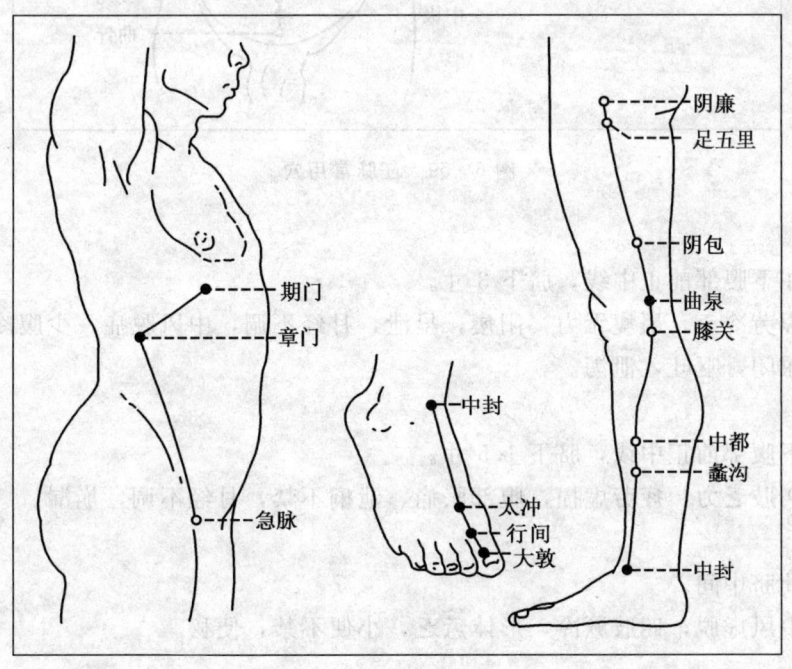

图 6-58　肝经常用穴

①太冲
定位：足背，第 1、2 跖趾关节间的后方凹陷中。
主治：足跗肿痛，下肢痿软麻痹，膝、股内侧痛，头痛，眩晕，胁痛。
②膝关
定位：胫骨内髁后下方，阴陵泉后 1 寸。
主治：膝关节内侧副韧带损伤，膝内侧半月板损伤，下肢痿软麻痹。

(13) 任脉经穴（图6-59）

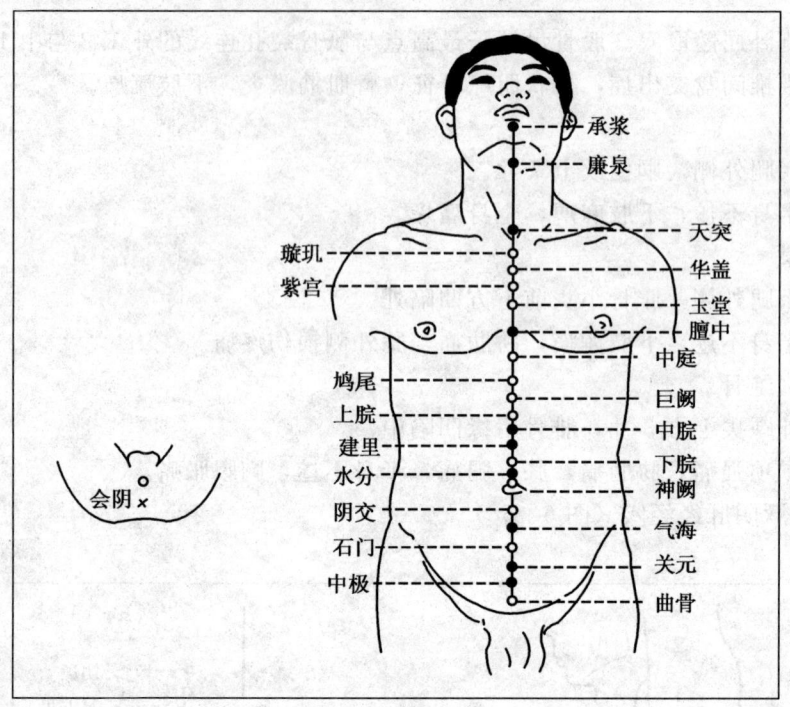

图6-59 任脉常用穴

①关元

定位：在下腹部前正中线，脐下3寸。

主治：虚劳冷惫，羸瘦无力，阳痿，早泄，月经不调，中风脱症，少腹冷痛，腰膝冷痛，尿频，尿闭，呕吐，泄泻。

②气海

定位：下腹部前正中线，脐下1.5寸。

主治：四肢乏力，疲劳虚损，腹部胀痛，泄痢不禁，月经不调，崩漏。

③神阙

定位：肚脐中间。

主治：中风虚脱，四肢厥冷，形体羸乏，小便不禁，便秘。

④中脘

定位：上腹部，前正中线，脐上4寸。

主治：消化不良，胃痛腹胀，呕吐呃逆，腹泻，便秘。

⑤膻中

定位：胸部，前正中线，平第4肋间隙，两乳头连线中点。

主治：胸部闷痛，咳嗽气喘，噎膈，心悸，失眠。

(14) 督脉经穴（图6-60）

①腰阳关

定位：腰部，第四腰椎棘突下凹陷中。

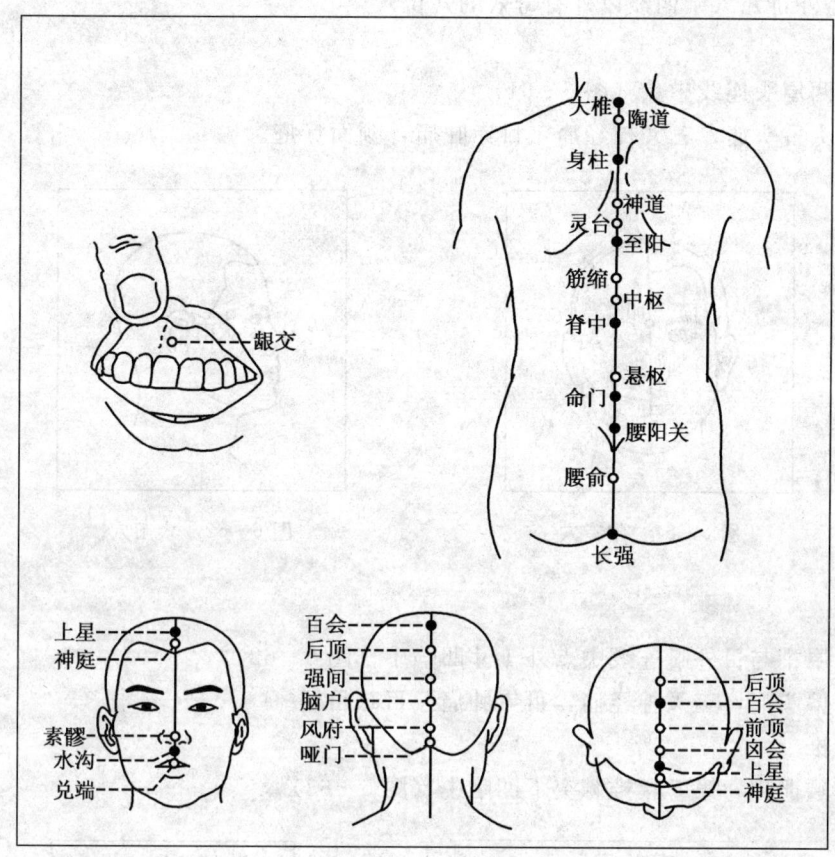

图 6-60 督脉常用穴

主治：腰骶部疼痛，腰椎间盘突出症，下肢痿痹，腰椎管狭窄症，月经不调，阳痿。

②命门

定位：腰部，第 2 腰椎棘突下凹陷中。

主治：腰脊强痛，腰椎管狭窄症，五劳七伤，手足逆冷，头晕耳鸣，赤白带下。

③大椎

定位：后正中线，第 7 颈椎棘突下凹陷中。

主治：头痛，项强，肩背痛，腰脊痛，颈椎间盘突出症，五劳虚损，发烧，风疹。

④百会

定位：两耳尖直上与头正中线之交点处。

主治：头昏痛，眩晕，中风不语，失眠，健忘，惊悸。

⑤上星

定位：头部正中线入前发际 1 寸。

主治：头痛，眩晕，慢性鼻炎，过敏性鼻炎，鼻出血。

⑥水沟（人中）

定位：人中沟的上 1/3 与中 1/3 交点处。

主治：昏迷，晕厥，挫闪腰痛，脊椎强痛，急慢惊风。

(15) 经外奇穴（十四经以外有奇效的穴位）

①印堂

定位：两眉头连线中点（图6-61）

主治：头昏头痛，三叉神经痛，目赤肿痛，颜面疔疮。

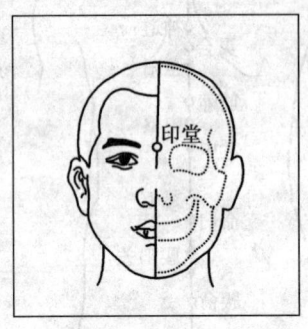
图6-61 印堂穴

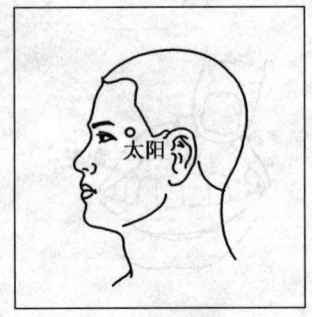
图6-62 太阳穴

②太阳

定位：眉梢与目外眦连线中点外1寸凹陷中（图6-62）。

主治：偏头痛，三叉神经痛，目赤肿痛，目眩目涩。

③十七椎

定位：腰骶部，第5腰椎棘突下凹陷中（图6-63）。

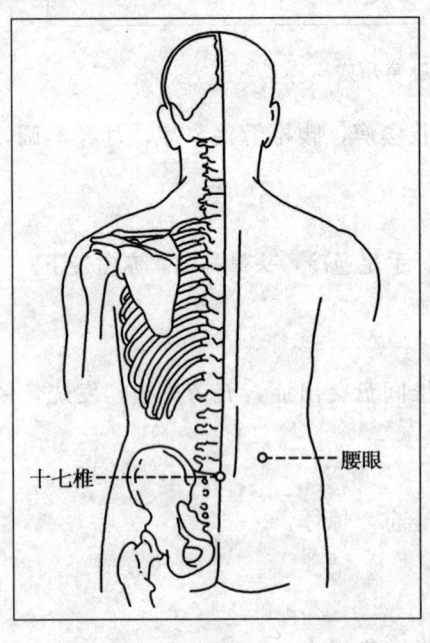
图6-63 十七椎穴、腰眼穴

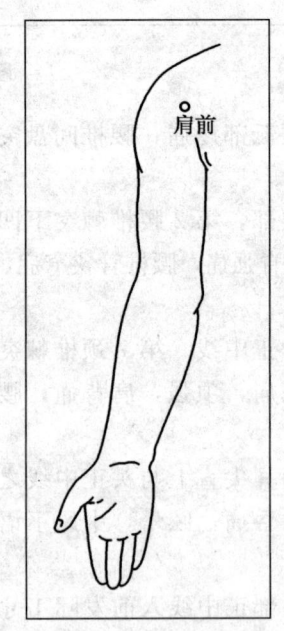
图6-64 肩前穴

主治：腰骶疼痛，腰椎间盘突出症，痛经，崩漏，遗尿。

④腰眼

定位：腰部，第四腰椎棘突下旁开3.5~4寸凹陷中（图6-63）。

主治：腰肌劳损，腰痛，虚劳，羸瘦，尿频，消渴。

⑤肩前

定位：腋前皱襞上1寸（图6-64）。

主治：肩关节周围炎，肱二头肌长头腱鞘炎，上肢瘫痪。

⑥膝眼

定位：膝前部，髌韧带两侧之凹陷中，分别称为内、外膝眼（图6-65）。

主治：伸膝筋膜炎，脂肪垫损伤，膝关节滑膜炎，膝关节半月板损伤，膝关节风湿性疼痛。

⑦落枕穴（又名外劳宫）

定位：手背第2、3掌骨间，指掌关节后0.5寸凹陷处（图6-66）。

主治：落枕，手指麻木，五指伸屈障碍，偏头痛，肩臂痛，胃痛，咽喉痛。

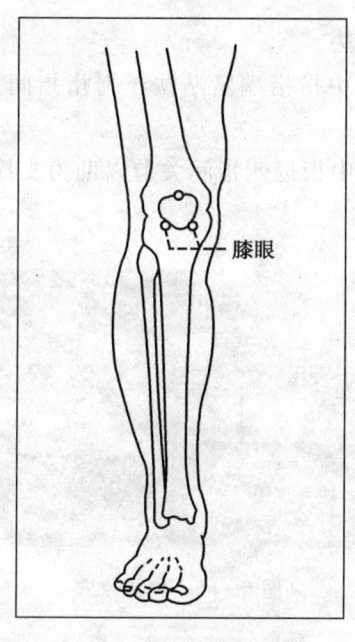

图6-65 膝眼穴

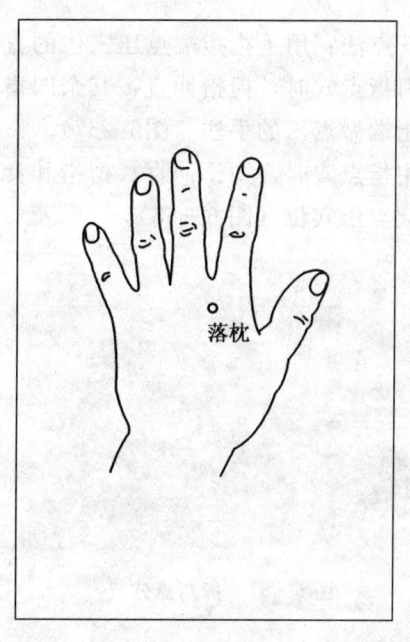

图6-66 落枕穴

（三）穴位按摩方法

1. 穴位按摩的选穴原则

穴位按摩是在相应的穴位上实施一定按摩手法，达到治疗目的。因此，不同部位的不同伤病，应选择具有相关功能穴位并进行适当的组合，才能取得最佳效果。

选穴的原则一般有局部取穴，邻近取穴，远隔取穴和特定取穴四个方面。

（1）局部取穴：是在损伤局部选取集中的痛点或最敏感点。相当于取"阿是穴"。例如，陈旧性软组织损伤，局部可能出现疼痛，酸胀或硬结、硬条等变性改变，即可在此实施穴位按摩。另外，有些损伤局部，即为穴位所在部位亦可选取，例如，髌韧带损伤可选犊鼻；腓长肌损伤可选承山等。但急性损伤和新伤，一般不在局部取穴，以免加重出血或损伤。

(2) 邻近部位取穴：是在伤患部的上下左右选取适当的穴位进行按摩治疗。例如，小腿三头肌损伤，可选取承山、委中、阴陵泉、悬钟等；腰部损伤疼痛可选腰眼、肾俞、命门；颈椎病可选风池、肩井等。

(3) 远隔部位取穴：多属循经取穴。根据"经脉所过，主治所及"的理论选穴，所选的穴位离伤患部位较远。例如，腰背损伤疼痛取委中、昆仑、承山；胸胁部损伤疼痛取内关；胃肠疾患取足三里等。

(4) 特定取穴：又可称为随症取穴法。即对某些伤患病症有特殊作用的穴位进行按摩治疗的取穴方法。例如，失枕可取落枕穴；休克、低血糖、晕厥取人中、百会、足三里等。

2. 穴位按摩手法

(1) 点法：用手指指端点压穴位的方法，称为点法。

①拇指点穴时，拇指伸直，其余四指屈曲，且食中指指端紧贴扶于拇指指间关节处，用拇指指端做点压的手法（图6-67）。

用中指点穴时，中指伸直、拇指和食指紧紧夹住中指远侧指间关节以助力支撑，再用中指指端点压穴位（图6-68）。

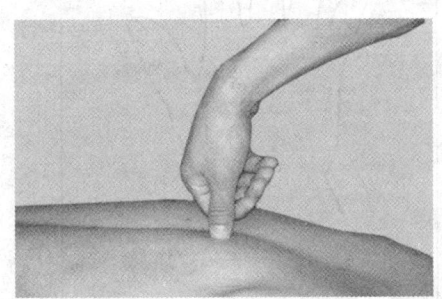

图6-67 拇指点穴

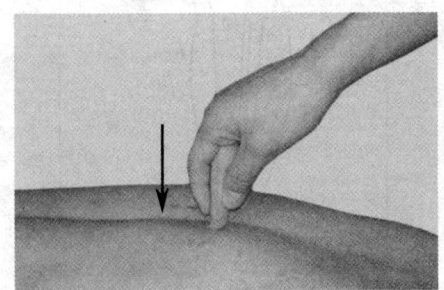

图6-68 中指点穴

在肌肉丰厚部位的穴位，可用肘尖点压。操作时肘关节屈曲，用鹰嘴部的肘尖点压穴位，如点压环跳、腰眼等。

②操作要领：按摩时先用较轻的力量找准穴位后，再逐渐加力，切忌猛然重按。待患者有酸、麻、胀的感觉时，即为施术得当，不能有痛的感觉。可持续均匀用力，亦可有节奏地进行点压。

③运用部位：此法用于穴位所在部位面积稍大和肌肉的深层，常与其他按摩手法配合使用。

(2) 掐法：是用手指指尖压在身体某一部位或穴位上持续地进行掐压，称为掐法。

①操作方法：拇指末节呈屈曲状，其余四指自然伸直，以拇指指尖部深掐身体某部穴位。或拇指微屈，其余四指握拳，食指紧贴拇指，以助发力（图6-69）。

②操作要领：按摩时需先用指端分开穴位附近的血管、筋膜或肌腱，"得气"后（即患者有酸、麻、胀重等感觉），再使用较重的力量进行掐按。

力量应贯注于指端而深达骨面，其强度以有酸胀为宜。动作不宜过猛，以免损伤组织。

③运用部位：掐法是一个刺激作用较强的手法，常应用于晕厥、休克、中暑、低血糖、运动损伤疼痛、运动中腹痛等病症的急救，可选择人中、百会、合谷等穴进行掐。

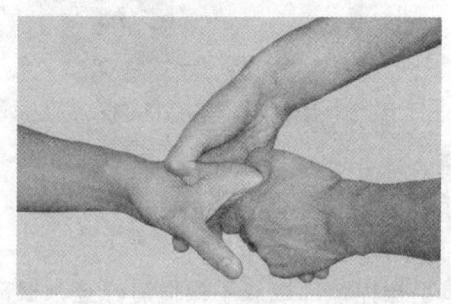
图6-69 掐合谷

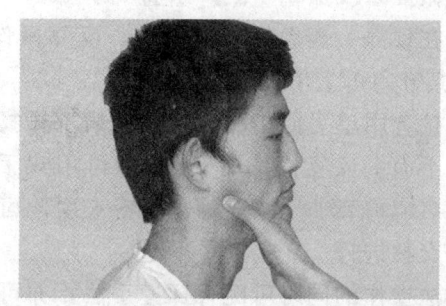
图6-70 拿颊车穴

由于掐法有强烈的刺激作用，因此，在临床运用时常与揉法、推摩等轻缓柔和手法配合使用，以缓和强手法的刺激。

（3）拿法：用两手指指端同时对向挤压两个对称的穴位或肌肉、肌腱的方法，称为拿法（图6-70）。

①操作方法：用拇指和食指或拇指和中指屈曲成弧形，扣压在两个对称的穴位上（如阴陵泉、阳陵泉、左右风池穴等），两指端同时对合用力按提，以患者有酸、胀、麻感觉为度。

②操作要领：按摩时首先用较小的力量摸准两个对称的穴位，待患者有"得气"的感觉后，便可逐渐加力，力应始终贯注于指端，可持续用力拿，亦可有节奏地提拿患者的穴位。

提拿肌肉或肌腱时，两手指同时用力提起肌肉或肌腱后，再做对合用力提拿，可连续反复操作3～6次。

③运用部位：因为拿法是同时作用于两个穴位，故有类似针灸的"透穴"作用，常用于人体两个对称穴位。例如，治疗膝关节风湿性或劳损性疼痛，可拿阴陵泉、阳陵泉；治疗颞下颌关节半脱位时，可拿左右两个颊车；头痛感冒可拿左右风池；胸胁痛、胃痛可拿内关、外关等。

第四节　身体各部位的按摩

一、颈部按摩法

（一）手法

推摩、擦摩、揉、揉捏、叩打、运拉、点法及拿法等。

（二）操作步骤

患者取坐位，按摩者站立（或坐）于其后方，两手分别置于颈部两侧，首先用双手自颈上部向下做推摩或擦摩手法，一直到肩峰部，亦可用单手在颈部一侧做推摩或擦摩，反复操作2～4次，其方向可上下往返（图6-71）。

紧接着用单手拇指和食指在颈肩部做揉的手法，由下而上反复操作2～4次，再用双手拇指和食指自肩峰部向颈根部做揉2～4次，可单手或双手交替进行。

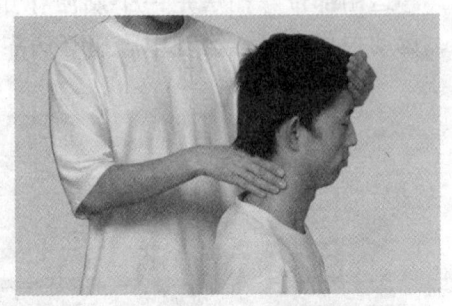

图6-71 颈部揉捏

揉法操作的同时可配合揉捏手法，亦可用单手揉捏颈部或双手揉捏肩峰至颈根部，反复操作各2～4次。

接着叩打肩背部反复数次后，再用点、拿的手法，刺激风池、肩井等穴，最后做颈部运拉结束，整个操作时间15～20分钟。

（三）注意事项

颈部按摩的力量应因人而异，其手法操作由轻而逐渐加重，再由重而轻结束。凡颈部新伤的局部不宜按摩，更禁止做运拉手法。对震动易引起头昏者，不做叩打手法。

二、腰背部按摩法

（一）手法

推摩、擦摩、揉、按压、叩打、扳法、背法、点法及拿法。

（二）操作步骤

患者俯卧于床上，头偏向一侧，两上肢置于体侧，手心向上。按摩者站立于其身侧。先自腰到肩胛部做大面积的轻推摩2～4遍后，做2～3次擦摩，力量由轻到重。接着在腰背部用全掌、掌根做大面积的揉2～4遍。当手移动到两侧腰三角部时手掌就变为用小鱼际揉两侧凹陷处，使力量能达肌肉深层，操作2～4遍，再做腰背部大面积擦摩。紧接着从背部至腰做叩打手法，可酌情采用叩击、拍击和切击，重复2～4遍。最后用点法，点压腰部腰眼、肾俞、命门等穴位。再用单手或双手拿肩部两侧斜方肌结束，整个操作时间20～30分钟（图6-72）。

如为腰椎间盘突出症或腰椎小关节紊乱等，可采用按压、侧扳法或背法，使之还纳复位。

（三）注意事项

在体育运动中腰背部肌肉损伤、劳损，腰背肌肉疲劳酸痛最为常见，采用按摩方法能收到立竿见影的效果，必须很好地掌握。对于有腰部骨折的患者，要慎用按压手法，且禁

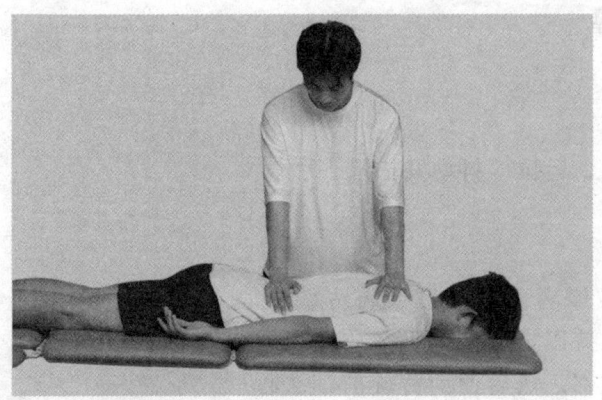

图6-72 腰背部按摩

止使用侧扳法或背法，否则会造成严重的后果。

在整个操作过程中仍应遵守循序渐进，力量由轻到重，再由重到轻结束。前述的几种手法可反复交替使用。

三、上肢按摩法

(一) 手部按摩

1. 手法

推摩、擦摩、揉、运拉及掐法。

2. 操作步骤

患者取坐位，按摩者与其面对站立或坐。由手指开始沿着淋巴液流动方向，先在手指的掌面和背面做横行的推摩和擦摩（图6-73）2～4次后，沿手指两侧向上推摩2～4次，用揉法在手指的掌面、背面和两侧操作2～4次后，移到手背部沿着掌骨骨间隙进行推摩、擦摩和揉，每种手法可操作2～4次，用掐法刺激合谷穴等。最后对每个手指进行运拉结束，整个操作时间5～10分钟。

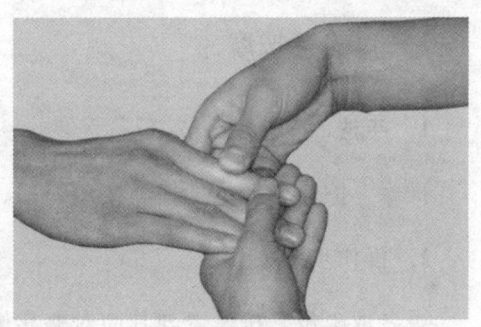

图6-73 手指按摩

3. 注意事项

推摩和揉的手法不宜过重。手指肌腱、关节囊和韧带损伤急性期，不做运拉手法。对指间关节挫伤早期局部不做按摩，否则会使关节肿胀加大，关节增粗，久不愈合。

（二）腕部按摩

1. 手法

推摩、擦摩、揉、运拉、抖动及掐法。

2. 操作步骤

患者取坐位，按摩者面对其坐（或站）着。一手握患者手指，保持固定；另一手掌放在腕关节背侧，向上推摩腕部。然后便前臂旋前，掌心向上，推摩腕关节掌侧，各推摩2～4次。再做腕关节背侧和掌的擦摩各2～4次（图6－74）。接着用拇指指腹揉腕关节掌侧和背侧各2～4次。亦可用双掌对腕关节进行按压。按压操作时按摩者两手十指交叉，两掌根夹住患者腕关节，做相对用力，力量由轻而重，再由重而轻，反复数次。用掐法刺激大陵等穴位，然后做腕关节的运拉和抖动，最后以轻推摩结束。整个操作时间10～15分钟。

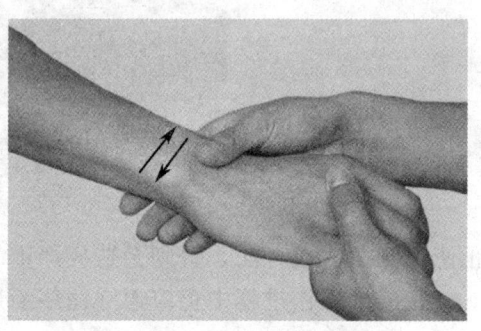

图6－74 腕部按摩

3. 注意事项

腕关节按摩的重点在掌侧和背侧的肌腱和肌肉部位。在腕关节桡动脉搏动的部位做揉法时用力宜轻。如腕关节有肌腱、肌肉、软骨损伤未愈者不宜做运拉和抖动手法。

在做腕关节抖动时，两手要紧握腕部，以控制腕关节抖动的幅度，以免引起疼痛。

（三）前臂按摩

1. 手法

推摩、擦摩、揉、揉捏、按压、搓、点法及拿法。

2. 操作步骤

患者取坐位，按摩者与其面对略靠侧方坐（或站）着。一手握患者手部，使之固定；另一手置于其前臂的掌侧或背侧，先用轻推摩自腕部直至肘部，在掌、背侧各操作2～4次。接着做擦摩手法，亦是在掌、背侧各做2～4次。再用单手在前臂由下而上做揉捏，反复操作4～6次。做搓的手法2～4次。亦可酌情用两手十指交叉做前臂的按压，以放松肌肉。最后用点法或拿法刺激内关、外关、手三里等穴结束。整个操作时间15～20分钟。

3. 注意事项

前臂按摩手法主要为揉捏、搓、按压等。在做揉捏时拇指和其余四指力量要均匀，特别是拇指力量不宜过大，否则患者不但感觉不舒服，甚而会擦伤皮肤。

(四) 肘部按摩

1. 手法

推摩、擦摩、揉捏、运拉、抖法、点法。

2. 操作步骤

患者取坐位，按摩者与其面对面坐（或站）着，用一手扶持其前臂，并使肘关节微屈；另一手先在肘部前后左右做轻推摩 2～4 次，接着做擦摩 2～4 次，再用拇指指腹做揉的手法，前后左右各做 2～4 次，亦可用拇指和其余四指做肘部的揉捏手法 4～6 次。最后做肘关节的运拉和抖动手法，点压肘关节曲池、尺泽等穴位结束。

3. 注意事项

肘关节内侧血管表浅，血液循环丰富，故揉捏按摩时，手法宜轻。肘关节的抖动手法，幅度要控制好，避免患者有疼痛感觉。肘关节部损伤或脱位整复后，肿胀明显者，局部不宜做按摩，否则会继发骨化性肌炎而致肘关节功能障碍。

(五) 上臂及肩部按摩

1. 手法

推摩、擦摩、揉、揉捏、搓、抖动、运拉、点法及拿法。

2. 操作步骤

患者取坐位，肢体外展屈肘，按摩者站于其肢体侧方。首先由肘部向腋下及肩部方向做轻推摩、擦摩各 2～4 次，然后在肱二头肌、肱三头肌、三角肌、肩关节周围做揉和揉捏手法各 4～6 次，交替进行，以揉捏为主。接着从肘至肩部做搓法，来回反复做 2～4 次。搓肩部时，一手紧压在肩关节前面，另一手紧压在肩胛骨中上部搓动（图 6-75）。亦可将患者肢体屈肘，腕部置于按摩者前臂上，肩部外展，按摩者两手夹住上臂及肩部进行搓动。最后做肩部抖动、运拉等手法，再点肩髃等穴位，拿肱二头肌、肱三头肌、三角

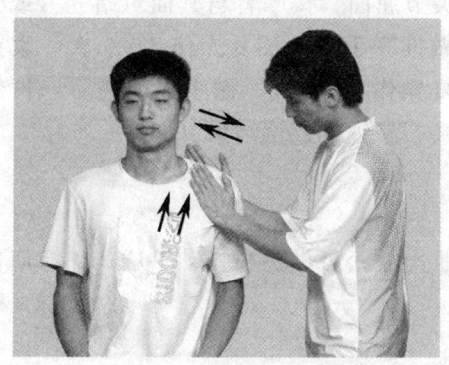
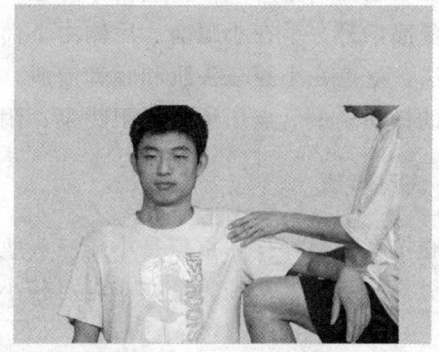

图 6-75　上臂及肩部按摩

肌结束，以放松肌肉。

3. 注意事项

对肩关节功能障碍者做运拉和抖动手法时，应根据其活动范围逐渐增大运拉和抖动幅度，不可操之过急，否则会造成新的损伤。

四、下肢按摩法

（一）足及踝部按摩

1. 手法

推摩、擦摩、揉、运拉及点法。

2. 操作步骤

患者取坐位或仰卧位，按摩者一手握足趾，另一手由足背至踝部做推摩、擦摩，反复各做2～4次，接着用拇指或其余四指指腹在足背、踝关节前部及两侧做揉，来回反复操作4～6次。用点法刺激踝部周围穴位如太溪、昆仑等，接着运拉踝关节，最后以轻推摩手法结束。

3. 注意事项

足踝部肌肉较少，在做揉法时不能用力太大。踝关节韧带损伤未完全恢复者，慎用运拉手法。

（二）小腿按摩

1. 手法

推摩、揉捏、搓、抖动及点法。

2. 操作步骤

患者取坐位，亦可取仰（或俯）卧位，膝关节屈曲。按摩者与其面对站立（或坐着），一手握踝部，另一手在小腿前、后侧由下而上做推摩手法，反复操作4～6次，紧接着做揉捏手法，重点在小腿三头肌和胫骨前肌，反复操作4～6次。做小腿的搓后，再做小腿三头肌的抖动。最后点压承山、阳陵泉、阴陵泉、悬钟等穴位结束（图6-76）。

3. 注意事项

小腿按摩容易操作，重点是小腿三头肌，肌肉放松可做搓或抖动手法；如有肌肉损伤则不宜做抖的手法，搓的力量亦应相对较小。

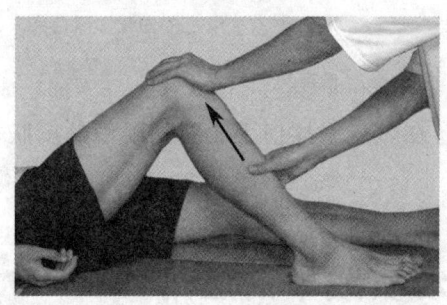
(1) 仰卧位

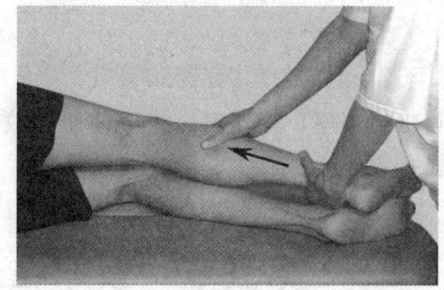
(2) 侧卧位

图 6-76 小腿按摩

（三）膝关节按摩

1. 手法

推摩、擦摩、揉、揉捏、刮法、运拉及掐法。

2. 操作步骤

患者取仰卧位或坐位，膝关节伸直放松，按摩者站（或坐）在患肢关节的同侧，一手握小腿下段，另一手在膝关节前面及左右两侧做轻推摩，每次从小腿上段开始，直至大腿下段。然后在膝关节及其周围做揉和揉捏手法，各操作 4～6 次。接着用双手在膝关节两侧做擦摩，反复操作 4～6 次，再做搓和运拉手法。如有髌骨劳损，可在髌骨上、下边缘用拇指端做刮法，力量由轻到重，反复操作数次，最后用掐法刺激犊鼻、委中、血海、梁丘等穴位，并以轻推摩结束。

3. 注意事项

膝关节肌肉较少，且结构复杂，滑液囊特别多，因此按摩时要紧贴皮肤，使力量达到皮下组织，不能浮于皮肤上，否则易引起擦伤。对于膝关节脂肪垫损伤及滑囊炎有肿胀、压痛者，局部不宜做按摩，否则会加重病情。

（四）大腿及髋部按摩

1. 手法

推摩、揉、揉捏、搓、叩打、抖动、运拉及点法。

2. 操作步骤

患者取坐位或仰卧位，屈膝屈髋。按摩者站（或坐）于其身侧。用单手在大腿前后左右做推摩手法 2～4 次；再用双手做擦摩 2～4 次，接着用拇指或掌根在大腿前部做揉，从下而上反复操作 4～6 次。用拇指和其余四指做揉捏 4～6 次。从下而上来回做搓法 4～6 次。再用单手或双手叩打大腿前部肌肉。最后抖动肌肉，运拉髋关节，点压风市、承扶、梁丘等穴位，以轻推摩手法结束。

3. 注意事项

大腿肌肉丰厚，操作时一定要使肌肉放松。在做揉和揉捏手法时，要紧贴皮肤，力达深部方能有效。

第五节　按摩在运动实践中的应用

按摩是运动实践中作为消除疲劳，防治伤病，提高机能能力的重要手段之一。由于它操作简便，效果确实，广泛运用于运动训练和比赛的各个环节之中。这种按摩可由医务人员专门施治，也可由运动员彼此相互操作，还可进行自我按摩，都能取得相应的效果。

一、运动前按摩

运动前按摩或为比赛前按摩，通常在运动或比赛前15～30分钟完成。其目的是通过按摩，使运动员以良好的状态投入运动训练或比赛。因为按摩可以增强肌肉的力量和弹性，增进关节的灵活性和韧带的柔韧性，通过适宜的按摩可达到提高运动能力和预防伤病的目的。运动前按摩还可与准备活动结合起来，既能减少一般准备活动的能量消耗，又能达到"活动开"的目的。

根据运动或比赛前的不同情况，应分别采取适宜的手法进行按摩。

（一）运动或赛前紧张状态的按摩法

运动员初次参加比赛或参加重大国内、国际比赛前往往会出现过度兴奋或过度紧张，表现为情绪激动，坐立不安，心跳加快，多尿，全身微微颤抖，动作协调性和控制能力下降等。此种情况可采取轻缓柔和、接触面积大和时间稍长的局部按摩。

首先通过谈话进行心理调节使其平静下来，同时进行头部按摩，以达镇静和平衡心态的目的。其步骤如下：

1. 运动员取坐位，按摩者面对其站立。用一手扶住运动员头的侧后部，另一手拇指指腹揉印堂穴3～4次；双手拇指指腹来回交叉擦摩前额部3～4次，接着双手拇指分别推至太阳穴揉3～4次后，再推摩至耳后，同时双手五指并拢向下推至颈部两侧，如此反复3～4次。

2. 用一手扶于运动员头后部，另一手五指分开用指腹从前额贴紧皮肤向头后部推摩，反复3～4次。

3. 用一手拇指指腹沿头正中线从前额部向头后按压经上星、百会、曲池穴时，稍用力点、揉。如此反复3～4次。

整个操作轻快、柔和，既可达到镇静的目的，又不致产生过度抑制。

除头部按摩外，还可根据运动员的专项特点，对其负担量最大的关节、肌肉进行一些轻推摩、轻揉、轻揉捏等手法，使之充分动员起来。

（二）赛前精神不振的按摩法

有的运动员在临赛前精神准备不足，兴奋性不高，对比赛缺乏信心；或某种原因使其情绪低落、表情淡漠，对比赛漠然置之，不准备奋力拼搏。这些都会使运动员的工作能力下降，影响比赛成绩。对此种情况，首先查明原因消除其思想顾虑和不健康的心理状态，同时可进行按摩，以提高运动员的兴奋性。按摩在做一般准备活动之后进行。

运动员取坐位，按摩者站于其身后或体侧，先用拇指指端点揉风池、太阳、内关等穴，接着从内向外重揉或重推第四至第七颈椎的斜方肌的外缘，亦可用双手拇指和其余四指成钳形，提拿斜方肌之外缘数次，使酸胀反应直达头、眼部，按摩总时间2～3分钟即可。按摩后做专项准备活动。

（三）赛前局部关节、肌肉的按摩法

有的运动员在临赛前出现关节、肌肉软弱无力，可用按摩进行调节。在一般准备活动之后采用手法较重，频率较快，时间短，接触面小的局部按摩。

在发软无力的关节、肌肉部位，先用重推摩和擦摩3～4次，接着在局部用重揉捏手法快速做1分钟左右，最后用频率快的搓、切击、拍击手法使之产生兴奋，按摩结束后作好专项准备活动。

（四）赛前皮肤发凉的按摩法

运动员在冬季参加训练或比赛，因气候寒冷往往会皮肤发凉，关节、肌肉僵硬。这不但影响运动成绩，还会造成运动损伤。对此种情况临赛前可用较重而快速的推摩和擦摩，以促进局部血液循环，提高皮肤的温度，增加温热感觉，使关节、韧带、肌肉的功能增强。

（五）对伤者参加训练或比赛前的按摩法

有些运动员由于长期大强度的训练和比赛，往往会患有不同程度的陈旧性损伤或慢性劳损，如损伤性腱鞘炎、跟腱腱围炎、髌尖末端病、肩袖损伤、肱骨内（外）上髁炎、腰背筋膜炎、腰肌劳损、踝关节韧带扭伤等。有此类损伤的运动员，其损伤局部关节的灵活性、柔韧性和力量就会下降；肌肉的弹性和力量比较差。对此种情况在运动前进行按摩可改善伤部的血液循环，提高关节的灵活性和增强肌肉的力量，避免损伤部位的重复受伤。

首先在伤部周围进行一般运动前的按摩外，对慢性损伤局部可做推摩和擦摩手法；对伤部周围肌肉丰厚的部位可做揉和揉捏；在腱鞘和韧带部位可做理筋手法；关节部位可做适当的运拉手法。按摩后还要认真做好专项准备活动。

此外，在训练和比赛前，损伤局部或关节部位还可用粘布支持带或弹力绷带缠绕，以起保护和支持作用。

二、运动中按摩

运动中按摩即运动训练或比赛间歇中的按摩。有些项目，如投掷、跳跃、篮球、排球

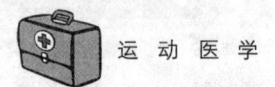

和足球等在训练或比赛的间隙中，可采取适当的按摩以达迅速消除疲劳，恢复体力，提高机体的兴奋性和运动能力的目的。

运动中按摩，应根据项目的特点和间隙时间的长短，采取适宜的按摩方法。一般是用短暂、快速的兴奋手法，对负荷量大的肌肉、关节进行按摩，先用轻而缓和的手法，按摩疲劳的肌肉，再用较重而快的手法，按摩其将要承受负担量较大的部位，以消除肌肉的疲劳和紧张，提高其兴奋性。按摩时间不应超过3分钟，按摩后可适当做专项准备活动。

三、运动后按摩

运动后按摩又称恢复按摩，它是帮助运动员消除疲劳，恢复体力的重要手段之一。运动员经过紧张激烈运动训练和比赛后，其身体的神经、体液、循环、呼吸、消化和酸碱平衡等诸多方面都会发生暂时的破坏，表现出精神过度紧张，失眠或嗜睡，肌肉紧张，食欲不振，乏力等疲劳状态。通过按摩，可以加速疲劳的消除，恢复和提高运动员的机能能力。

运动后按摩的时间，一般根据其负荷量的大小和运动员的疲劳情况来确定。

对于运动量不大，运动员仅表现出轻度疲劳者，可在课的结束部分或课后进行，一般采取运动员相互按摩或自我按摩就可帮助其疲劳消除。

对于运动量较大，运动员表现出相当疲劳者可在洗浴后或晚上睡觉前进行。

对于紧张激烈的大运动量训练或比赛，运动员十分疲劳时，需让运动员休息2～3小时后再进行按摩。

不同的运动项目，对身体各部分的负荷量和疲劳程度也不同，都需要根据不同项目情况进行运动后的局部按摩。

（一）上肢按摩

上肢按摩的重点是肱二头肌、肱三头肌、三角肌和前臂肌群。这些是体操、举重、排球、投掷、游泳等项目的运动员容易疲劳的部位。常用手法有揉捏、推摩、搓、运拉、抖动等。同时可用点、拿的手法刺激内关、外关、曲池、尺泽、肩髃、肩井、天宗等穴位。整个操作时间10～15分钟。

（二）腰背部按摩

腰背部按摩的重点是背阔肌、斜方肌及骶棘肌。这是体操、跳水、排球、举重、篮球等项目的运动员容易出现疲劳的部位。按摩时运动员取俯卧位，主要手法为推摩、擦摩、揉、按压、弹筋、叩打等。同时可用点、揉的手法刺激腰俞、肾俞、腰眼、天宗、肩井等穴位。操作时间15～20分钟。

（三）胸部按摩

胸大肌、胸小肌和前锯肌是排球、投掷和体操运动员容易疲劳的部位。按摩时可让运动员取坐位或仰卧位，常用手法有揉、揉捏、推摩、弹筋等手法。操作时一般从胸骨部向腋下缓缓移动。整个操作时间5～10分钟。

(四）臀部按摩

臀部是自行车、田径、举重、篮球、竞走、足球等项目的运动员最易疲劳的部位。按摩时嘱其俯卧，一般从腹股沟外侧端开始，沿髂后嵴至骶部、臀部进行推摩、揉、叩打等手法，用力大小因人而异。同时用点、揉的手法刺激环跳等穴位，操作时间约10分钟。

（五）下肢按摩

下肢是绝大多数项目的运动员容易发生疲劳的部位。按摩的主要手法有推摩、擦摩、揉、揉捏、搓、叩打、抖动等，一般是由下而上地进行。同时用点、揉、掐、拿等手法酌情刺激承扶、风市、梁丘、犊鼻、委中、血海、承山、昆仑、悬钟等穴位。操作时间10～20分钟。

（六）全身按摩

对极度疲乏的优秀运动员，可进行全身按摩，通常是一周一次。在训练或比赛后休息1～2小时或更长时间后进行。最好在温水浴后，运动员躺在安静、舒适和温暖的房间里，裸露被按摩的部位，依照胸、腹、上肢、腰背和下肢的次序，顺着血液和淋巴液回流的方向进行按摩。根据不同部位，其常用手法有推摩、擦摩、揉、揉捏、叩打、运拉、抖动等，可同时刺激有关部位穴位。如在按摩过程中运动员快入睡时，应停止按摩，给其盖上被子，轻轻离开房间。运动员醒后会感全身舒适，精神饱满。

四、自我按摩

自我按摩，就是按摩者用单手或双手对其自身的相应部位进行一定手法的按摩，以达强身健体，防治伤病和消除疲劳的目的。与其他按摩方法一样，可以运用于运动训练和比赛的各个环节。既可和准备活动结合，又可作为训练和比赛的恢复手段，只要坚持运用都能收到好的效果。

（一）下肢按摩

1. 脚部按摩

(1) 体位：取坐位，按摩足背时一腿伸直，被按摩腿弯曲，用足跟支撑于床面（图6-77）。按摩脚趾、脚底时，其脚外踝靠于另一大腿上（图6-78、79）。

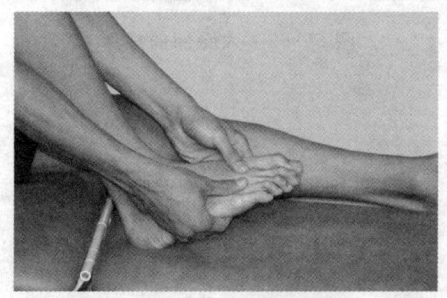

图6-77 脚背的按摩

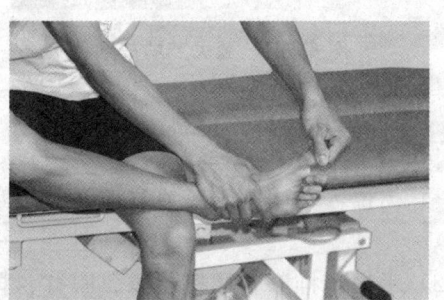

图6-78 脚趾的按摩

(2) 手法：推摩、擦摩、运拉法。

(3) 操作步骤：首先在足背、足底和踝部做推摩，力量由轻而重，接着做擦摩，最后做足趾和踝关节运拉结束。

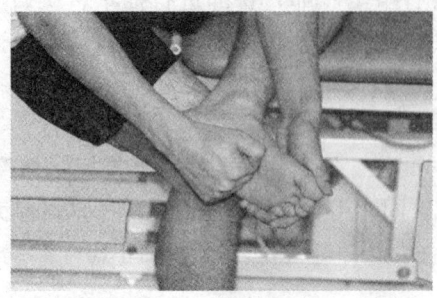
图6-79 脚底的按摩

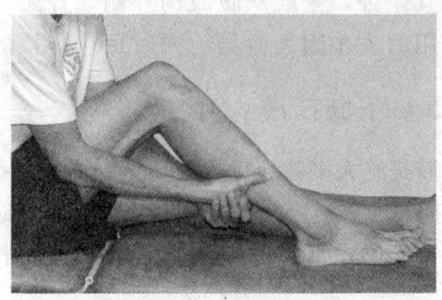
图6-80 小腿的按摩

2．小腿按摩

(1) 体位：取坐位，被按摩的下肢屈膝屈髋，另一侧大腿微外旋（图6-80）。

(2) 手法：推摩、揉捏、搓、叩打、点法。

(3) 操作步骤：先在小腿做大面积的推摩后，做揉捏手法，再做搓，最后叩打小腿三头肌、胫骨前肌等部位。用中指或食指点按承山、昆仑、足三里、阳陵泉等穴后结束。

3．膝关节按摩

(1) 体位：取坐位，一腿屈于床沿，按摩腿伸直于床面（图6-81）。

(2) 手法：推摩、擦摩、揉、搓、刮、点法。

(3) 操作步骤：开始在膝关节前部做推摩、擦摩后再做揉和搓的手法。如有髌骨劳损者可在髌下边缘做刮的手法，最后点压犊鼻、膝眼等穴位。

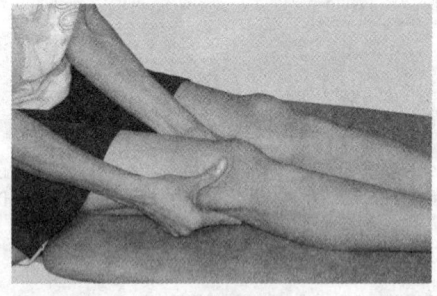
图6-81 膝关节的按摩

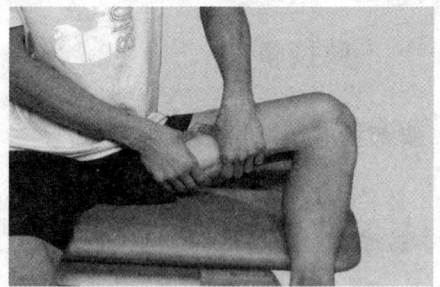
图6-82 大腿部的按摩

4．大腿部按摩

(1) 体位：其体位同膝关节按摩。按摩内、后群肌肉时微屈膝，大腿同时微外旋（图6-82）。

(2) 手法：推摩、揉捏、搓、叩打、抖动、掐法。

(3) 操作步骤：先做广泛性的推摩，接着做揉捏手法，重点在股四头肌和股内收肌，反复操作数次后做搓的手法,最后做叩打和抖动各数次,掐按血海、梁丘、风市等穴位结束。

5. 臀部按摩

(1) 体位:取站立位,被按摩的一侧微屈膝,躯干略前倾,将身体重量支撑于另一侧下肢,用同一侧手进行按摩(图6-83)。

(2) 手法:擦摩、揉、叩打、点法。

(3) 操作步骤:先用全掌在臀部做擦摩,手法由轻到重,接着四指指腹或全掌做揉,上下往返各数次。再用半握拳的手背侧打击臀大肌数次,最后用中指和食指指端点按环跳等穴位。

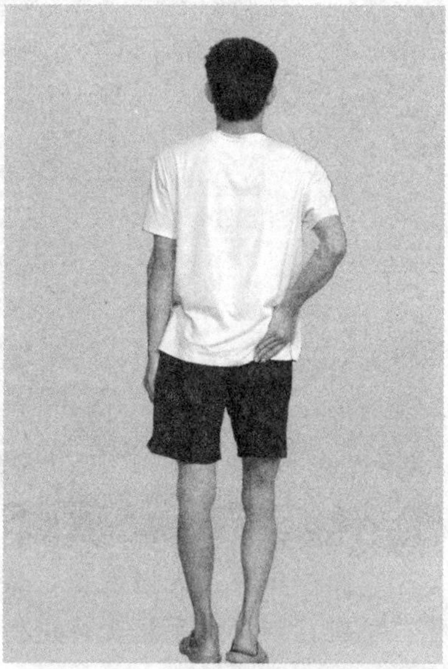

(二) 上肢按摩

1. 手及前臂的按摩

(1) 体位:取坐位,被按摩的前臂支持于同侧大腿上(图6-84)。

(2) 手法:推摩、擦摩、揉捏、运拉、点法、掐法。

③ 操作步骤:先做手、腕及前臂的推摩、擦摩手法,接着用拇指和其余四指做揉捏,上下往返数次,最后运拉手指及腕关节,掐合谷、列缺、内关、外关、手三里等穴位。

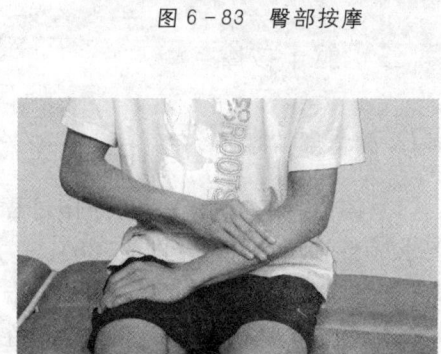

图6-83 臀部按摩

图6-84 手及前臂按摩

2. 上臂按摩

(1) 体位:取坐位,按摩肱二头肌时其体位基本同前臂。为操作方便,应将上臂外旋(图6-85)。按摩肱三头肌时,上臂内旋略内收,肘关节伸直,前臂置于两腿之间(图6-86)。按摩三角肌时,同侧下肢屈髋屈膝,脚底置于床面上,同侧肘关节弯曲,靠于膝

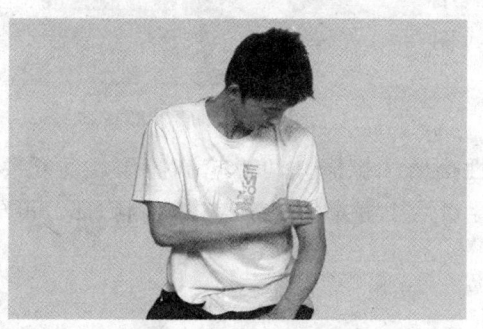

图6-85 肱二头肌按摩

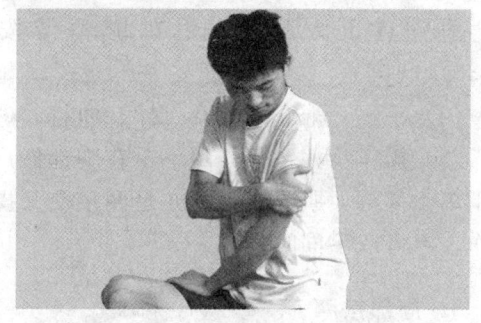

图6-86 肱三头肌按摩

关节上，且上臂微内旋（图6-87）。

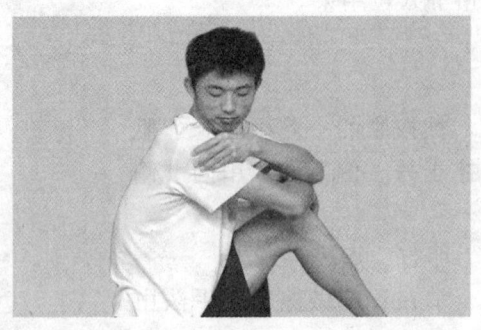

图6-87 三角肌按摩

（2）手法：推摩、揉、揉捏、叩打。

（3）操作步骤：先做推摩，接着用拇指或其余四指做揉法，重点在肱二头肌、肱三头肌和三角肌。与揉捏手法交替进行，反复数次，最后用空拳盖击上臂内外侧肌肉及三角肌等部位。

（三）躯干按摩

1. 腰背部按摩

（1）体位：取站立位，在操作过程中可根据手法要求适当前倾或后仰（图6-88）。

（2）手法：推摩、擦摩、揉、叩击。

（3）操作步骤：先用两手的手指在腰背部进行推摩和擦摩交替进行，反复数次，接着两手半握拳用两手背部分别揉腰背部及其两侧肌肉，上下往返，反复数次。最后仍两手半握拳，用两手背或桡侧部打击腰背部，反复数次结束。

2. 胸部按摩

（1）体位：取坐位，被按摩一侧上肢自然下垂，前臂置于大腿上，用对侧手做按摩（图6-89）。

（2）手法：推摩、擦摩、揉、叩打。

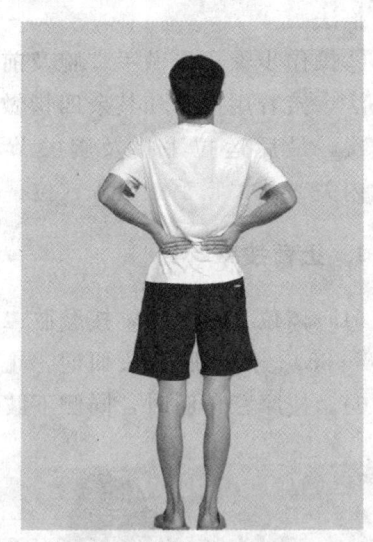

图6-88 腰背部按摩

（3）操作步骤：首先用单手在胸部做广泛性推摩和擦摩，两手轮流操作，反复数次，再用单手揉胸大肌等肌肉，亦是两手交叉操作，最后半握拳用空拳盖击两侧胸部，可单手操作，亦可双手同时操作。

3. 腹部按摩

（1）体位：取仰卧位，双下肢屈膝屈髋，放松腹部肌肉（图6-90）。

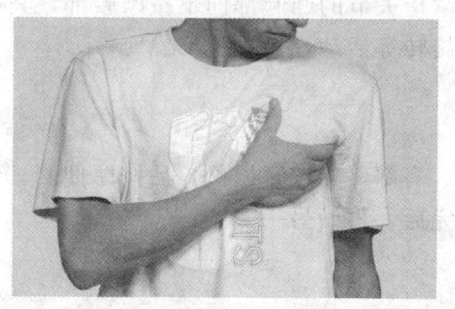

图 6-89 胸部的按摩

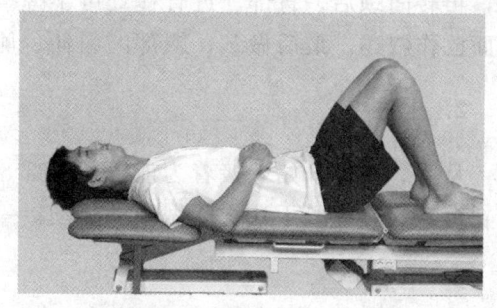

图 6-90 腹部的按摩

（2）手法：推摩、擦摩、揉、点法。

（3）操作步骤：先用四指指腹或全掌做腹部推摩和擦摩，反复交替操作各数次，再做揉的手法，最后可酌情点按腹部中脘、气海、关元、神阙等穴位。

4. 头、颈部按摩

（1）体位：取坐位或站位。

（2）手法：推摩、擦摩、揉、揉捏、点法、拿法。

（3）操作步骤：按摩头部时用双手置于头顶，以手指指腹插入发间擦摩和推摩头皮，一般由前向后反复操作数次（图 6-91）。

按摩颈前部时，拇指与四指分开置于胸锁乳突肌上，向下做推摩和轻揉手法，两手交替进行（图 6-92）。

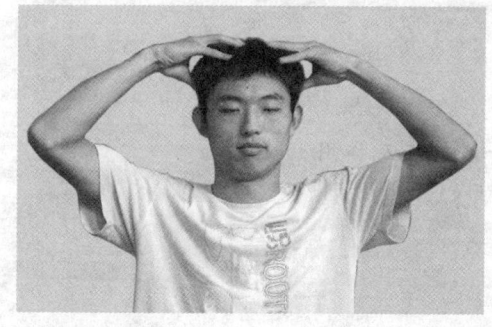

图 6-91 头部的按摩

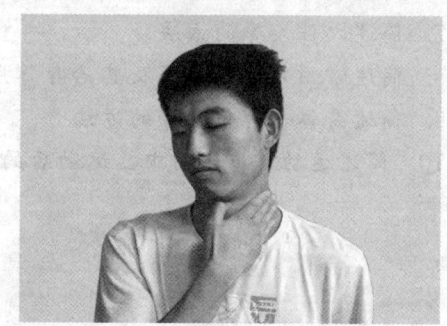

图 6-92 颈前部的按摩

按摩颈后部时，用单手或双手指腹做推摩，并由上而下分开至两侧，然后做揉、揉捏手法，最后可点按或拿太阳、上星、风池穴等（图 6-93）。

（四）全身按摩的顺序

1. 躯干及颈部

取坐位或站立位，由胸部开始，然后背

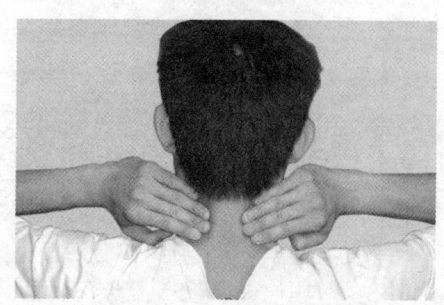

图 6-93 颈后部的按摩

部，再转向颈后、背部。近脊柱处可半握拳，以掌指关节的凸起部向下按摩腰部，其手法前面已作叙述。最后做颈、腰部的屈伸、侧屈和旋转等活动。

2. 上肢

从手、腕部开始，接着为前臂、肘部、上臂、肩部。先按摩屈侧，后按摩伸侧。各关节在擦摩、揉捏等手法之后做主动活动。一侧做完后，再做另一侧。

3. 下肢

从脚趾、脚底、脚背开始，接着依次为小腿后侧、前侧。擦摩膝关节后进行大腿的按摩，先按摩前面，然后内侧面、后面；接着按摩臀部。下肢按摩也是两侧交替进行。最后按摩腹部。

全身自我按摩时间15～20分钟。

思考题

1. 按摩的生理作用有哪些？
2. 按摩的治疗作用有哪些？
3. 简述按摩的适应症与禁忌症。
4. 按摩的基本手法有哪些？简述其要领和作用。
5. 简述经络的分布及作用。
6. 简述取穴的原则与方法。
7. 简述穴位按摩的方法。
8. 简述常用穴位的位置及其治疗作用。
9. 简述身体各部位按摩的方法。
10. 简述运动前、运动中、运动后的按摩手法特点及作用。

第七章

运动损伤的预防与处理

知识要点

- 运动损伤的分类
- 运动损伤的基本原因
- 运动损伤的预防原则及方法
- 预防损伤功能锻炼的实施原则
- 组织损伤的病理变化
- 急性闭合性软组织损伤的处理原则及方法
- 休克及现场处理
- 心肺复苏的原则与方法
- 出血的分类及特点
- 止血的方法
- 绷带包扎的方法及作用
- 关节脱位的现场处理
- 骨折的原因、分类及现场急救
- 运动损伤的常用处理方法
- 预防损伤的功能锻炼

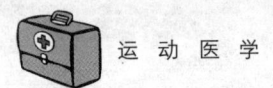

第一节 运动损伤概论

一、概述

运动损伤是指在体育运动过程中所发生的各种损伤。预防和治疗运动中的损伤,研究损伤发生的原因、机理、规律,并和教练员、运动员一起改进技术和训练手段,以提高运动成绩,延长运动寿命,是运动医学的主要任务之一。

运动损伤对运动员造成的影响是十分严重的,不仅可使运动员不能参加正常的训练和比赛,影响运动成绩的提高,缩短运动寿命,而且严重者还可使人残疾、死亡,给人们带来严重的生理、心理影响,妨碍体育运动的正常开展。因此,我们必须对损伤发生的原因、特点、规律,加以深入研究,才能提出有针对性的防治措施,为改进体育教学、训练,提高运动训练的水平提供依据,并把运动损伤发生率及其危害降到最低限度。

二、运动损伤的分类

运动损伤分类方法很多,现介绍几种:

(一) 按伤后皮肤或黏膜完整与否分类

1. 开放性损伤

即伤处皮肤或黏膜的完整性遭到破坏,有伤口与外界相通。如擦伤、刺伤、切伤及撕裂伤等。

2. 闭合性损伤

即伤处皮肤或黏膜无破损,没有伤口与外界相通,如挫伤、肌肉拉伤及关节韧带损伤等。

(二) 按伤后病程长短分类

1. 急性损伤

指一瞬间遭到直接暴力或间接暴力造成的损伤,如肌肉拉伤、关节韧带扭伤等。

2. 慢性损伤

指局部过度负荷,多次微细损伤积累而成的损伤,或由于急性损伤处理不当转化来的陈旧性损伤,如肩袖损伤,髌骨软骨软化症等。

(三) 按受伤的组织结构分类

损伤何组织即为何损伤,如肌肉与肌腱损伤,皮肤损伤,关节、骨损伤,滑囊损伤,神经损伤等。

第七章　运动损伤的预防与处理

（四）按伤情轻重分类

1. 轻伤：指不影响工作和训练者。
2. 中等伤：指不能按原定训练计划者。
3. 重伤：需停训治疗，例如住院治疗者。

（五）按损伤与运动技术和训练的关系分类

1. 运动技术损伤

即发生与运动技术及运动项目密切相关，其中有的是急性损伤，如肱骨投掷骨折、跟腱断裂等，但多数属过劳伤，是慢性微细损伤逐渐积累而成的，如足球踝、网球肘等。

2. 非运动技术损伤

即与运动技术无关的意外损伤。

三、运动损伤的发生规律

体育运动工作者及运动员如掌握了运动损伤发病规律，就可采取适当的预防措施，从而降低运动损伤的发生率，对预防与治疗运动损伤有重大的意义。

（一）运动损伤发生与运动项目的关系

运动损伤的发生可因运动项目不同而异，有一定规律。根据有关专家对2725例运动损伤发生特点的分析，可以看出运动损伤的发生与专项技术要求密切相关，而不同的运动项目又各有其不同的创伤好发部位及专项多发病。如，篮球运动最易伤膝（髌骨软骨病、半月板及副韧带损伤）、踝（踝周韧带扭伤）；体操运动员易伤腰（腰部肌肉筋膜炎、棘突骨膜炎及椎板骨折等）、肩（肩袖损伤及肱二头肌长头肌腱腱鞘炎）、膝（髌骨软骨病及半月板损伤）、腕（伸屈肌腱腱鞘炎）；跨栏运动员易伤大腿后群肌肉；投掷运动员易伤肩（肩袖损伤）、肘（肘内侧副韧带损伤及骨节病）、腰（腰肌肉筋膜炎）以及膝（髌骨软骨病）等。（表7-1，7-2）

表7-1　　　　　各种运动项目运动创伤部位统计（2725例）

运动项目 外伤部位	体操	跳跃	投掷	短、中长跑	跨栏	竞走	全能	篮球	足球	排球	手、棒、垒球	摔跤	击剑	举重	游泳	自行车	摩托车	射击	跳伞	登山	冰上	舞蹈	其他	总计	%
手　腕	67	10	9	7	0	1	3	20	6	9	6		2	17	2	5	0	0	0	1	0	0	166	6.1
肘　部	34	3	30	5	7	0	0	4	6	5	2	4	0	1	0	1	0	8	0	0	0	0	99	3.63
肩　部	86	5	54	7	1	0	4	12	4	11	16	4	0	15	0	1	0	4	0	4	2	0	230	8.44
踝　部	38	38	7	42	10	3	6	55	11	7	6	4	0	4	6	2	0	14	0	1	6	0	260	9.54
足　部	34	53	7	92	21	6	20	31	9	7	4	4	3	2	0	2	0	4	0	1	0	0	300	11.1
膝关节	76	95	31	95	19	22	28	163	37	43	12	7	1	27	12	5	4	3	4	0	0	0	704	25.82
大腿、臀	22	34	9	87	20	2	12	15	11	5	5	1	2	5	5	2	0	0	0	0	0	0	242	8.9
小　腿	24	35	2	87	8	6	11	18	6	11	1	1	0	1	4	0	0	0	0	0	0	0	225	8.2
腰　部	127	51	58	42	13	4	11	74	11	19	14	7	4	33	6	2	5	0	0	0	0	3	483	17.76
腹　部	3	2	2	2	0	1	1	1	0	0	2	0	0	0	0	0	0	0	0	0	0	0	14	0.51
总　　计	511	326	210	466	92	50	100	393	100	111	74	27	22	108	30	21	13	4	35	11	16	1	3	2725	100%

（引自曲绵域，1981）

表 7-2　　　　各种运动项目的运动创伤性质统计（2725 例）

运动项目＼外伤性质	体操	跳跃	投掷	短、中长跑	跨栏	竞走	全能	篮球	排球	足球	手、棒、垒球	游泳	摔跤	举重	击剑	自行车	摩托车	射击	跳伞	登山	冰上	舞蹈	其他	总计	%
肌肉筋膜损伤	85	74	50	136	28	11	25	78	19	24	21	8	2	20	5	1	1	0	7	1	4	0	0	600	22.01
肌腱及腱鞘伤	71	47	21	74	17	6	12	21	10	6	8	5	5	17	1	2	2	0	1	1	0	0	0	327	12.03
韧带及关节囊损伤	96	76	34	49	14	6	11	87	25	14	17	0	8	18	5	3	1	0	10	1	2	0	0	476	17.54
滑囊炎	14	6	8	11	5	6	11	9	2	5	2	2	0	1	0	0	0	2	0	0	2	0	0	86	3.08
肩袖损伤	56	3	40	6	0	0	0	7	6	0	8	2	0	7	0	0	1	0	3	0	0	0	0	139	5.1
髌骨软骨病	20	35	15	38	10	3	7	83	23	11	5	0	4	10	7	2	1	0	6	1	0	0	0	283	10.51
膝半月板损伤	20	9	3	11	1	1	1	22	6	11	3	3	3	7	0	0	1	2	0	1	0	0	0	104	3.8
膝脂肪垫损伤	4	10	1	7	1	8	3	6	1	3	1	2	0	3	0	1	0	0	0	0	1	0	0	52	2.0
疲劳性骨膜炎骨折	16	25	1	65	5	2	0	14	5	2	2	1	0	0	1	2	0	0	0	0	0	0	0	152	5.6
脊椎棘突骨膜炎	47	14	12	7	0	1	2	14	7	0	1	1	9	0	0	0	1	0	2	0	0	0	0	118	4.3
创伤性骨关节病	10	3	4	7	0	0	3	14	2	6	1	0	2	1	0	2	3	0	5	0	2	0	0	65	2.4
骨折	22	3	5	6	0	0	1	7	1	8	0	1	1	6	3	1	0	1	1	0	1	0	0	68	2.5
脱臼	6	0	1	0	0	0	0	5	0	0	1	0	0	2	0	0	0	0	0	0	0	0	0	15	0.5
椎间盘突出症	4	1	2	1	0	0	4	0	1	0	1	0	1	0	0	3	1	0	0	0	0	0	0	20	0.7
跟骨损伤	1	3	1	8	0	0	2	0	1	0	0	0	0	0	0	0	0	0	0	0	0	0	0	18	0.6
其他	39	17	12	39	10	5	13	26	3	4	4	1	2	4	2	0	7	0	4	0	3	0	3	200	7.83
总计	511	326	210	466	92	50	100	393	111	100	74	30	27	108	22	21	13	4	35	11	17	1	3	2725	100%

（引自曲绵域，1981）

（二）运动损伤的潜在因素

不同运动项目会发生身体不同部位的损伤，主要是由下列两个潜在因素所决定的：

一是运动项目的特殊技术要求；二是运动员身体某部存在的解剖生理弱点。当这两个因素由于某种原因同时起作用时，即易发生运动损伤。例如，篮球运动员易伤膝，这是由于篮球运动员经常处于膝关节半屈位（130°～150°）时左右移动、进攻、防守、踏跳、上篮等，使膝关节发生屈曲、扭转、摩擦等。而膝关节半屈位正是它的解剖弱点，此时韧带及肌肉放松，关节杠杆长，导致关节稳定性相对较弱，因而易发生膝部软组织损伤（如韧带、半月板损伤和髌骨软骨病等）。又如，体操运动员易出现肩袖损伤，这主要是由于吊环、高低杠、单双杠的各种悬吊及大幅度转肩动作的特殊要求所造成的。而肩关节本身肩盂小、肱骨头大，要完成大范围的回转动作而不发生脱臼，主要是依靠肩袖肌腱的固定作用，因而肩袖在完成这些动作时负荷最重，成了易伤的弱点。更由于它在肱骨大结节的附丽点，抬肩时与肩峰经常摩擦，因此，一旦活动过多，范围过大，就易引起肩袖损伤。

此外，如运动员在入队时未经严格的体格检查，由于其先天畸形，如足副舟骨、二分髌骨、椎骨异常、盘状半月板等，也可成为某些项目运动损伤的潜在因素之一。

（三）运动损伤的致伤条件

虽然引起运动损伤有以上两个潜在因素，但如果没有外部因素的诱导，也不易发生运动损伤。如人体生理解剖较薄弱的部位，往往在大强度负荷下才易造成损伤，因此，超负荷的运动及不合理的训练方式是运动损伤的致伤条件。

（四）克服运动损伤潜在因素的措施

减少运动损伤的发生，使两个潜在致伤因素向有利的方向发展，主要可采取以下措施：

1. 加强易伤部位的准备活动及专项辅助活动

运动员的准备活动十分重要，尤其是对易伤部位的活动，不但可使局部血液循环增加，肌肉伸展性、弹性增加，应激能力提高，关节柔软性增大，还能调整运动员的心理状态，减少紧张感和压力感，使运动损伤发生率降到最低水平。

2. 加强易损部位的肌肉、韧带的力量练习

易损部位的肌力提高，韧带弹性增加，有利于预防运动损伤。例如，为了防止髌骨软骨病就应当加强股四头肌练习，使髌骨通过股四头肌的作用，发挥更大的稳定膝关节的功能。又如，一些项目容易造成腰部损伤，从某种意义上讲这与对抗肌（腹肌）较薄弱有关，腹肌力量不足就会使脊柱的稳定性受影响，从而加重腰肌的负担而造成损伤。因此，加强薄弱部位和易伤部位的训练，提高它们的机能，并在发展肌肉力量的同时，发展肌肉的弹性和伸展性是预防运动损伤的一种积极手段。

3. 科学安排运动量

根据专项多发伤病的特点，恰当地安排运动量，避免过多易伤动作的练习和局部负担过量的现象。例如，掷铁饼易患髌骨软骨病，因此，训练安排中就应当注意膝半蹲发力的专项与辅助练习不能过多。

4. 采取支持带保护

在大运动量训练和比赛中或肌肉、关节有疼痛时，应用保护支持带固定，可减少损伤的发生。

综上所述，为预防运动创伤，体育工作者及医生了解运动创伤的发病规律、生理解剖及专项技术的特点是非常重要的。

四、运动损伤的原因

（一）对运动损伤的预防认识不足

运动损伤的发生往往与体育运动组织者、教练员、运动员对预防运动损伤意义认识不足有关。由于缺乏运动损伤的基本知识，以及平时不注意对学生进行安全教育，在训练和比赛中，未积极采取各种行之有效的预防及保护措施，发生运动损伤后又未认真分析原因，总结经验，从而导致运动损伤时常发生。

（二）训练水平差

即素质训练，专项技术训练，战术训练以及心理训练等不够。很多人对素质差及身体训练不全面能致伤的认识不足。从生理学的角度讲，无论哪种训练都是条件反射建立的过程，任何一种条件反射的动力定型不巩固，就会出现失误，就易发生损伤。此外运动员心理素质差，比赛前紧张或过度兴奋，注意力不集中等均是致伤原因。

（三）教学、训练及比赛安排不合理

1. 准备活动不当

准备活动的目的是使神经系统、运动系统和内脏器官充分动员，以适应正式运动的需要。如果未做准备活动或准备活动不充分将会因肌肉力量、弹性和伸展性不够而致伤。其次如准备活动量过大，或准备活动与专项运动结合得不好或未做专项准备活动，以及准备活动未遵守循序渐进的原则等都容易受伤。

2. 未遵守科学的训练原则

科学的训练原则就是严格遵循训练的客观规律，按照机体负荷大小与应激程度的适应性规律合理安排训练计划。主要包括系统性和循序渐进原则，个别对待和巩固性原则，自觉性和极积性原则等。目前，运动队中最常见的错误是不顾年龄大小，性别差异，训练程度好坏及伤病情况等，盲目采用大运动量或单打一的训练方法，严重违反机体对负荷的适应性规律，致使许多优秀运动员因此受伤而提前退出运动队，应引起重视。

（四）运动参加者自身状态不良

自身状态包括生理机能和心理状态两个方面。前者如睡眠不好、疲劳患病或伤病初愈等均可使运动员力量及动作协调性下降，注意力不集中，从而导致技术上的错误而致伤；后者如心情不愉快，恐惧，胆怯或急躁情绪等都容易发生运动损伤。

（五）缺乏医务监督

运动参加者必须在训练前或比赛前进行体检及运动机能评定，以便为教练员提供科学的信息从而合理地安排训练。因此，缺乏医务监督也是导致运动损伤的重要原因之一。

（六）场地、器材、服装不符合卫生要求

场馆光线不符合要求，通风差，场地不平、过硬、过滑，器械表面粗糙，服装、鞋袜大小不适等，均是引起损伤的因素。

（七）训练中缺乏保护与帮助

保护对体操与技巧项目尤为重要，不仅教练员要学会保护与帮助，而且运动员也要学会自我保护及某些支持带、护具等的使用方法，以减少损伤的发生。

此外，环境因素，如海拔过高、缺氧、阴暗天气光线不足、高温或寒冷潮湿等，都会影响运动员的健康而造成损伤。值得一提的是，运动员动作粗野、不遵守运动规则，也是造成损伤的重要原因之一。

第二节　运动损伤的预防原则与方法

运动损伤的预防可从技术上分为一级预防、二级预防和三级预防。
- 一级预防的重点是提高健康水平，防止损伤发生。
- 二级预防的重点是早期诊断、早期正确治疗，阻止功能丧失（即治疗）。
- 三级预防的重点是减少或纠正存在的功能障碍，防止潜在疾病的发生（即康复）。

运动中及时提供损伤预防的建议是非常有价值的。实践中既可使用常用的预防损伤技术（如对运动员的踝关节进行支持带加固），也可使用针对运动员专项的技术（伤前消除潜在的致伤因素）训练来预防损伤的发生。对运动员既往损伤的问诊是损伤预防的开始，而通过讨论其治疗提出的预防建议及预防策略需与教练员配合才会被执行。此外在运动员的医学筛选中，也要努力发现潜在损伤的可能性，深入做好损伤预防工作。运动员在入队集训前及训练中，都应进行体格检查，尤其是对伤病的检查。如运动员患有先天畸形，畸形部位又是该项目负担较重的部位，则不宜从事该项目的训练。例如，腰椎先天畸形不宜从事体操、举重等腰部负荷较大的项目；有副舟骨者不宜从事跑跳项目。运动员在训练中应进行定期普查，普查时应根据专项特点重点检查易伤部位，早期发现各种劳损性损伤，以便与教练员配合给予及时处理，合理安排训练。

人体合理的运动生物力学结构是预防损伤的最主要因素。除此之外，其他有助于预防损伤的重要因素是：
- 准备活动；
- 伸展；

- 合理安排训练；
- 充分的恢复；
- 心理；
- 营养；
- 运动保护器材；
- 贴扎术；
- 预防损伤的功能锻炼。

一、准备活动（Warm-up）

参加运动之前要做准备，不同种类的运动要有不同的准备活动。全面合理的准备活动必须由一般性和专项性两种类型组成。一般性的准备活动包括跳、慢跑、牵拉、抗阻力量练习法等。专项性特殊的准备活动应该包括即将从事的运动所涉及的人体运动。准备活动对身体运动的有益作用如下：

- 加速肌肉的血流；
- 加速氧和血红蛋白的分解，改善肌肉的氧供；
- 加速循环减少血管阻力；
- 加速肌红蛋白释放氧；
- 提高细胞代谢率；
- 使肌肉收缩自如，提高肌肉的机械效率；
- 加大神经传导速率；
- 加大神经受体的敏感性；
- 减少 α 纤维的活动，降低肌肉对牵拉的敏感度；
- 增加运动幅度；
- 降低结缔组织的硬度，减少撕伤的可能性；
- 改善心血管对应激的反应；
- 使心理放松，精神集中。

准备活动时间应为 15～30 分钟。强度应依照项目而定。有些出汗但不感疲劳是主观测定强度的一个指标。准备活动的效果可持续 30 分钟，所以不应过早进行准备活动。

二、伸展（Stretching）

柔韧性是身体素质的一个重要方面，大幅度顺利地运动关节的能力是良好机能的重要表现。某些关节、肌肉可由于损伤、活动过度或不活动而导致僵硬，并带有一定的遗传因素。

加大关节的柔韧性可以减少肌肉韧带的损伤及肌肉的酸痛。由于损伤的多重因素所限，损伤与柔韧的特殊关系还无法确定。除了体操运动员柔韧性可加大关节的活动范围提高体操的成绩之外，其他项目中柔韧对提高成绩防止损伤的作用也越来越多地受到重视。

伸展法可分为静态牵拉、震荡牵拉及本体感觉神经肌肉促进法（Proprioceptive Neuromuscular Facilitation，PNF）三种类型。

（一）静态牵拉法

静态牵拉练习是缓慢柔和的，持续时间为30～60秒钟，运动幅度以感觉不难受为度。这是提高柔韧性的最好方法。

图7-1为小腿三头肌静态牵拉法：站立位，脚趾置于支持台面上，脚跟悬空，重心逐渐下降使足跟低于脚趾平面进行柔和牵拉。

（二）震荡牵拉法

震荡牵拉法是肌肉韧带被拉伸到接近极限时，再由弹射力进一步牵拉，这种牵拉法最接近于运动实践所需要的动态柔韧性。但其缺点是由于急速的弹射力可以使肌肉反射性收缩，加大了损伤的可能性。这种牵拉可以用在伸展的最后阶段，之前应有准备活动及静态牵拉。体操、芭蕾舞训练中，经常采用这种方法。

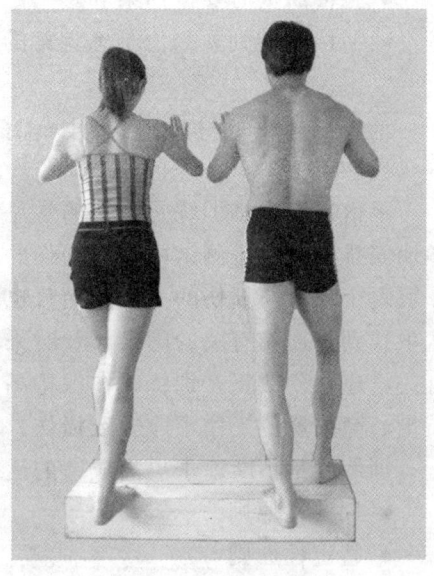

图7-1 小腿三头肌静态牵拉法

（三）本体感觉神经肌肉促进法（PNF）

本体感觉神经肌肉促进法是变换收缩和放松达到伸长肌肉、肌腱、韧带的目的。理论依据是肌肉收缩后放松可以加大，同时拮抗肌的收缩也可以加大主动肌的放松。

运用不同的神经肌肉伸展法可以更好地增加柔韧性，但其不足之处是肌肉可能会被过度牵拉。练习时伙伴应知道什么时候会出现损伤的危险（具体方法参见第九章PNF论述）。

图7-2为腘绳肌牵拉法。队员仰卧，伙伴用肩抬起队员的足，队员主动收缩腘绳肌，伙伴用力牵拉腘绳肌至痛点。

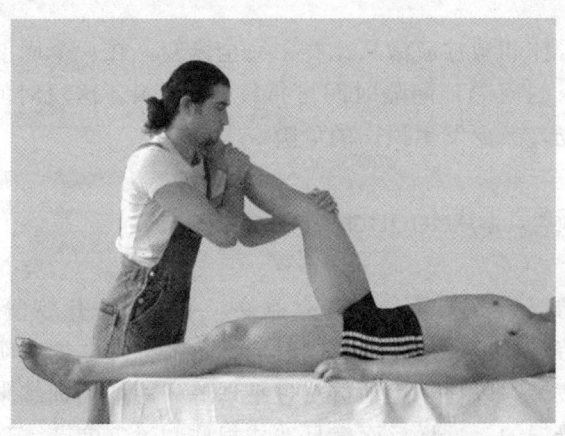

图7-2 腘绳肌牵拉法

（四）牵拉的原则

- 准备活动后做拉伸运动。
- 运动前后拉伸肌肉。
- 拉伸肌肉时要慢而柔和。
- 肌肉拉伸到紧张但不感觉疼的位置（拉到疼时会引起肌纤维拉伤）。

三、合理安排训练（Appropriate training）

不恰当地安排训练是受伤的常见潜在因素，科学安排训练是预防损伤的基础；合理科学地安排测试也是测试中预防损伤的基础。教练员和队医不仅应了解训练的每一个环节，了解每个环节与损伤的关系；而且也要了解受伤队员的训练史，了解其训练的各个成分，从中找到与损伤有关的因素，及时采取措施防止再次受伤。一旦确定某个训练因素与损伤有关，应立刻改正。训练时在保持高质量完成工作的同时进行极限数量的工作，但这种高质量、高数量的工作不应导致损伤，不能超过负荷质与量的极限。

训练就是不断追求更高成绩的运动过程。所有项目均应遵守的训练原则如下：

- 周期性原则
- 特定性原则
- 超负荷原则
- 个体性原则

在所有的运动项目中，不论是长期的还是短期的训练，周期性都是一个主要成分。一年周期应分为准备期、赛前期、比赛期3个阶段。

1. 准备期。应发展有氧及无氧能力、力量及爆发力。这一时期如果运动解剖链疲劳，比赛成绩可能很差。2. 赛前期。应从基本素质训练转向技术训练。3. 比赛期。主要是保持良好状态，在比赛中创造最好成绩。

很多项目一年有6个月的赛期，如足球、篮球等。有些项目一年有两个赛季，而有些项目赛季长达10个月。所以素质训练要安排在赛季，应将竞技状态峰值安排在赛季，尤其是锦标赛和决赛。

为了保证队员的身体和精神应激从比赛中完全恢复，在一个周期结束和下一个周期开始之前，应有合适的时间间隔，间隔时间可持续4~6周。这段时间做一些轻松的训练，使运动员得以休整恢复，减少发生损伤的危险。

四、充分的恢复（Adequate recovery）

恢复手段对于预防损伤及提高成绩具有益处。不及时采用恢复手段既会影响技术动作，也会产生运动疲劳。如出现这种现象同时训练负荷下降，即表明"过量"了。如不及时纠正就会出现过度疲劳。以往，运动员对过量训练采用加大训练来克服无力和运动负荷下降，这些做法都是错误的，这样反而容易造成损伤和过度疲劳。科学的方法是及时采用恢复手段。

运动员、教练员应及时观测训练计划及身体状态,这是非常重要的。训练日记应详细记录训练情况、睡眠、休息日及晨脉。如有晨脉连续增加,特别伴有成绩下降、疲劳无力,则应减量或停训1~2天。

训练计划应包括:恢复,应有休息日、放松日、紧张周、轻松周。

放松恢复的方法应包括:整理活动、温泉、按摩、营养补给、心理放松。

按摩可以消除训练后肌肉紧张,增加肌肉运动幅度,增加血流、营养供应,改善软组织功能。按摩也可以让医师了解队员的肌肉状态,早期发现和预防损伤。如果按摩方法解决不了当前的软组织问题,应该及时转到其他运动医学部门治疗。

按摩师应改变队员的状态,如过度疲劳、营养不足、骨骼肌肉的状态(如骨疼)。如有必要,按摩医师可以在训练后的整理阶段参与恢复。

五、心理(Psychology)

心理因素不仅控制着心血管系统、呼吸系统的功能,而且也会影响运动中和运动后的物质代谢,所以心理因素在恢复中发挥重要作用。

过度心理紧张,可以因肌肉紧张而影响技术动作,紧张的肌肉使主动肌和被动肌之间的协调失衡,加大损伤危险性。

注意力不集中也是造成损伤的因素之一,注意力不集中可使运动员的反应能力下降。

心理淡漠也易造成损伤。失去兴趣的队员,准备活动也不愿去做,技术动作易出现错误。

六、营养(Nutrition)

营养不良可以加大损伤的危险性。糖供应不足,蛋白质、脂肪的分解增加。蛋白质分解影响肌肉,导致软组织损伤。

蛋白质供应不足可导致肌肉损伤的机理有多种。营养不良是大强度训练中肌肉拉伤的原因之一。不能及时补充水分可以使血液的粘稠性增加而造成肌肉损伤。水分可以影响关节液,进而影响关节软骨。

七、运动保护器材(Protective equipment)

正确选择和使用运动保护器材对防止多种损伤的发生具有重要作用。这不仅在直接接触和对抗的运动中如此(如足球、曲棍球、长曲棍球);在非直接接触的运动中也是如此(如网球)。运动保护器材的维护要求应有相应的标准,包括如何维持其良好的状态及何时停止使用。使用破旧、损坏、不合适的器材,会增加损伤的危险性。

任何时候保护器材的选择和购买在运动员的健康防护安全等级中,都是主要的决定因素。各种运动保护器材见图7-3~图7-12。

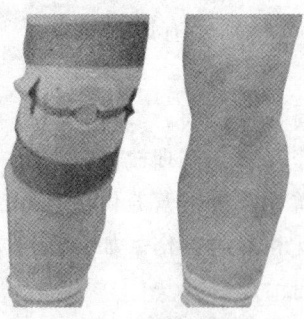
图 7-3 铰链型膝部护具

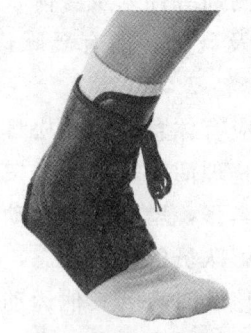
图 7-4 踝部保护支具

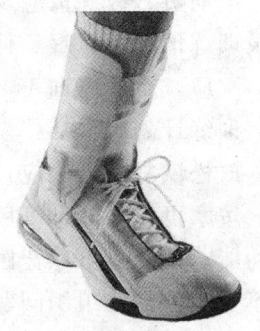
图 7-5 踝部充气保护支具

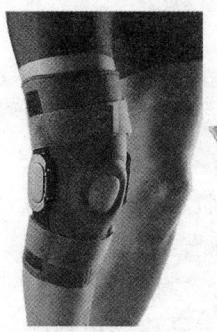 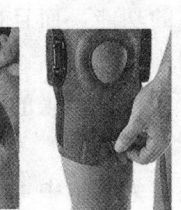
图 7-6 膝部康复保护支具

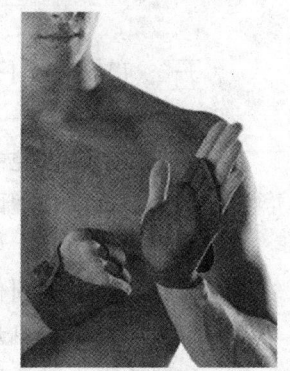
图 7-7 腕部保护支具　　图 7-8 健身手套

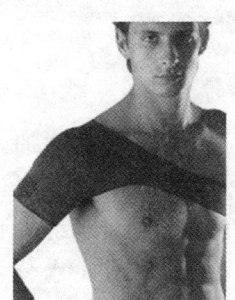
图 7-9 护肩

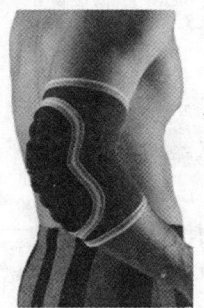
图 7-10 护肘

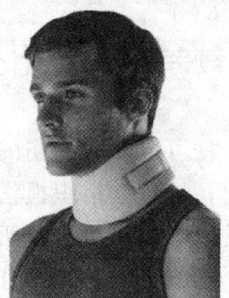
图 7-11 颈托

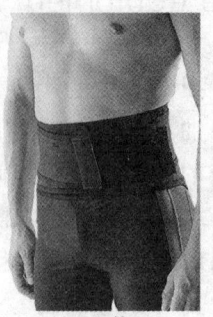 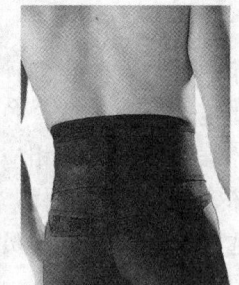

（1）前　　　　（2）后

图 7-12 护腰

八、贴扎术（Taping and bracing）

运动中必要的保护和帮助可避免意外事故的发生，增强运动员的信心。运动员必须根据项目特点学会自我保护的方法，教练员也应熟练掌握保护与帮助的技术，建造一些必要的保护设施。此外，运动员还必须学会正确使用各种保护支持带，以减少损伤的发生。贴扎术对保护运动员和治疗运动损伤具有非常重要的作用。每种技术都需大量实践才能做到熟练运用。运动损伤预防中，常用的是弹力绷带和粘布保护支持带。

（一）弹力绷带

绷带运用得当可在运动创伤的预防和恢复过程中起非常重要的作用。但不仔细或不正确地使用绷带则可能导致不适，甚至污染伤口，或阻碍创伤的修复和愈合。因此，绷带运用既不能太紧而影响循环，也不能太松而导致敷料滑脱。

弹力绷带由于具有弹力而在运动医学中广泛运用。其可延伸的特点使它适用于任何部位。弹力绷带还具有"活动性"优点——运动员采用时，可进行各种活动而无任何限制。在需要限制出血和水肿时可用弹力绷带来加压，同时还可以保护软组织。粘性弹力绷带可以提供均匀、持久的压力。它质量较小，并可适应身体任何部位的形状。粘性弹力绷带上被覆有一层粘性物质，从而避免了使用金属别针进行固定。

弹力绷带的宽度和长度可依被包扎部位而有所不同。应引起注意的是，包扎绷带应避免皱褶、接缝及一切可能刺激皮肤的因素。

运用弹力绷带进行包扎时，应由优势手拿绷带，将绷带一端置于伤处另一手按住，优势手逐渐松开绷带进行缠绕。缠绕时应注意用力均匀。环形缠绕时，还需注意绷带常常需要从一手交换至另一手。

为取得最佳效果，缠绕时应用力均匀，缠绕固定，但不应过紧。过分或不均匀的压力均可能阻碍局部的正常血流。绷带包扎注意事项：

1. 包扎局部应置于肌肉收缩和循环的最佳位置。
2. 用中等压力进行多圈数的包扎，要优于压力过大、圈数少的包扎。
3. 绷带的每一圈应盖住上一圈至少1/2以上的部分，以防运动时滑脱。绷带滑脱可能会刺激皮肤。
4. 包扎肢体时，应经常检查手指、脚趾看有无循环障碍。肢体出现异常的冰冷、指、趾青紫都是绷带压力过大的体征。

弹力绷带包扎一般都以环形包扎起始。如果可能，最好从肢体远端如腕、踝关节开始，逐渐向上。包扎结束后，应用固定技术进行固定。常用的固定技术有打结和使用粘合剂。

拆除粘带可使用解开或剪开的办法。不管使用哪种办法，都要注意不要造成额外的损伤。

（二）粘布保护支持带

从历史上说，粘布支持带也是运动训练的重要组成部分。这是体能教练员必须熟练掌握的一门技术。

1. 粘布的使用

（1）损伤预防

粘布可限制关节的活动范围，保持关节的稳定性，防止韧带受伤或其他组织的松弛。并给薄弱、松弛的关节、韧带以外力的支持，防止损伤。

（2）损伤后保护

粘布可限制肌肉、肌腱超常范围的活动，避免已伤组织再伤，有利修复。

2. 运动中使用粘布

（1）粘布的准备

直接在皮肤表面使用粘布时应进行一些处理。运动中的汗液和沾染上的尘土将使得粘布不能很好地粘附于皮肤上。因此使用粘布时，应先用肥皂和水将皮肤表面的尘土和油脂除去。同时应将毛发刮除，以防去除粘布时引起额外刺激。

将粘布直接粘附于体表可提供最大的支持力。但是，每天使用粘布会刺激皮肤。为避免这个问题，很多运动员在使用时皮肤上加了保护垫。常用的中等弹性物质有聚酯和聚氨酯泡沫塑料，它们都有多孔、极轻、极薄、具有弹性和能够紧密贴合于被包扎部位的性质。粘布下保护垫的使用不应超过一层。

（2）正确的贴扎技术

合适的粘布宽度取决于被覆盖部位的面积。角度越小，粘布就应越窄，以贴合被覆盖部位的轮廓。如：手指和脚趾通常使用1.25或2.5cm的粘布；踝关节使用3.75cm的粘布；而皮肤面积较大处，如大腿和后背，则使用5～7.5cm的粘布。

应注意，不正确使用支持粘布将加重现有损伤或干扰机体的正常活动，引起损伤。

（3）粘布应用的注意事项

①如使用粘布的部位是关节，将其用于需要固定的位置。如果是肌肉组织，留出肌肉收缩和伸展的余地。

②避免连续缠绕。围绕同一部位用粘布反复缠绕可能导致压迫。因此，建议一次只绕一圈，每一圈覆盖上一圈约2.54cm。这个原则尤其适用于无弹性的亚麻背衬粘布。

③粘布放于皮肤上后，应迅速将其抚平。这可由双手的手指、手心和手的根部来完成。

④使用粘布应能显示出皮肤平滑、自然轮廓。每一条粘布的使用都应有一个适当的原因。亚麻背衬粘布虽没有足够的弹性，但也应尽可能贴合于机体，显露自然轮廓，否则会产生皱褶而刺激皮肤。

⑤在需要最大支持力的部位，粘布应直接粘附于皮肤上。对于敏感皮肤，也可将其粘附于其他介质上。但在皮肤和介质中间可能会产生一定的移动。

⑥在皮肤处于治疗引起的极热和极冷的状况下，以及有皮肤病或炎症者，禁止使用粘布。

（4）使用粘布支持带所需供给：

①剃刀——去除毛发；

②肥皂——清洁皮肤；

③酒精——去除皮肤上的油脂；

④粘性喷剂——绷带黏附

⑤保护垫——保护皮肤；

⑥足跟垫和鞋垫；

⑦氧化锌粘布（亚麻粘布）；

⑧粘布和弹性粘布；

⑨皮肤膜——防止过敏，保护皮肤；

⑩粘布剪；

⑪粘布刀；

⑫弹力绷带（2、3、4、6cm.）。

（三）保护支持带的使用方法

1. 手及腕部保护支持带

（1）并指粘布固定：用于新鲜或陈旧的指间关节扭伤和侧副韧带断裂。将伤指与健指固定在一起，中间垫以少许棉花，以健指为夹板。注意两条粘布的位置不应妨碍各关节活动（图7-13）。

（2）拇指"8"字粘布固定：用于拇指关节扭伤。支持带的缠绕方向应因韧带伤部的不同而不同，有的在掌侧，有的在背侧（图7-14）。

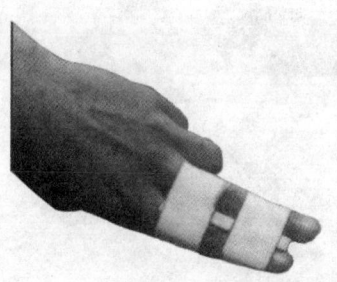

图7-13 手指关节扭伤支持带

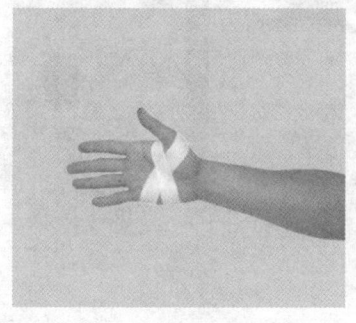 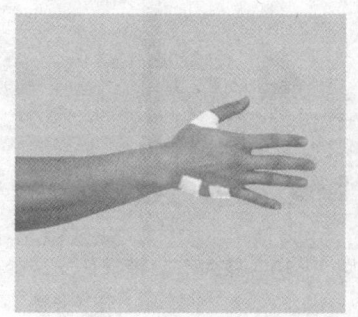 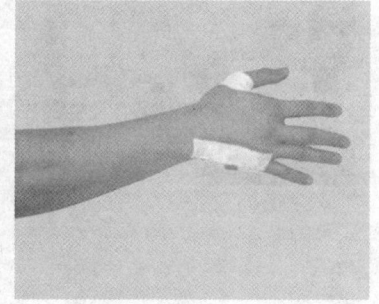

图7-14 拇掌指关节扭伤支持带

2. 膝部保护支持带

膝关节韧带损伤的支持带：伤员膝关节微屈，用宽约4cm的粘布按图7-15所示粘贴。膝关节前十字韧带损伤的支持带，要将两端纵形切开使成X形，将其交叉置于腘窝部，4个头向前交叉拉紧，分别固定于大腿的下端及小腿的上端。最后以弹力绷带裹缚。

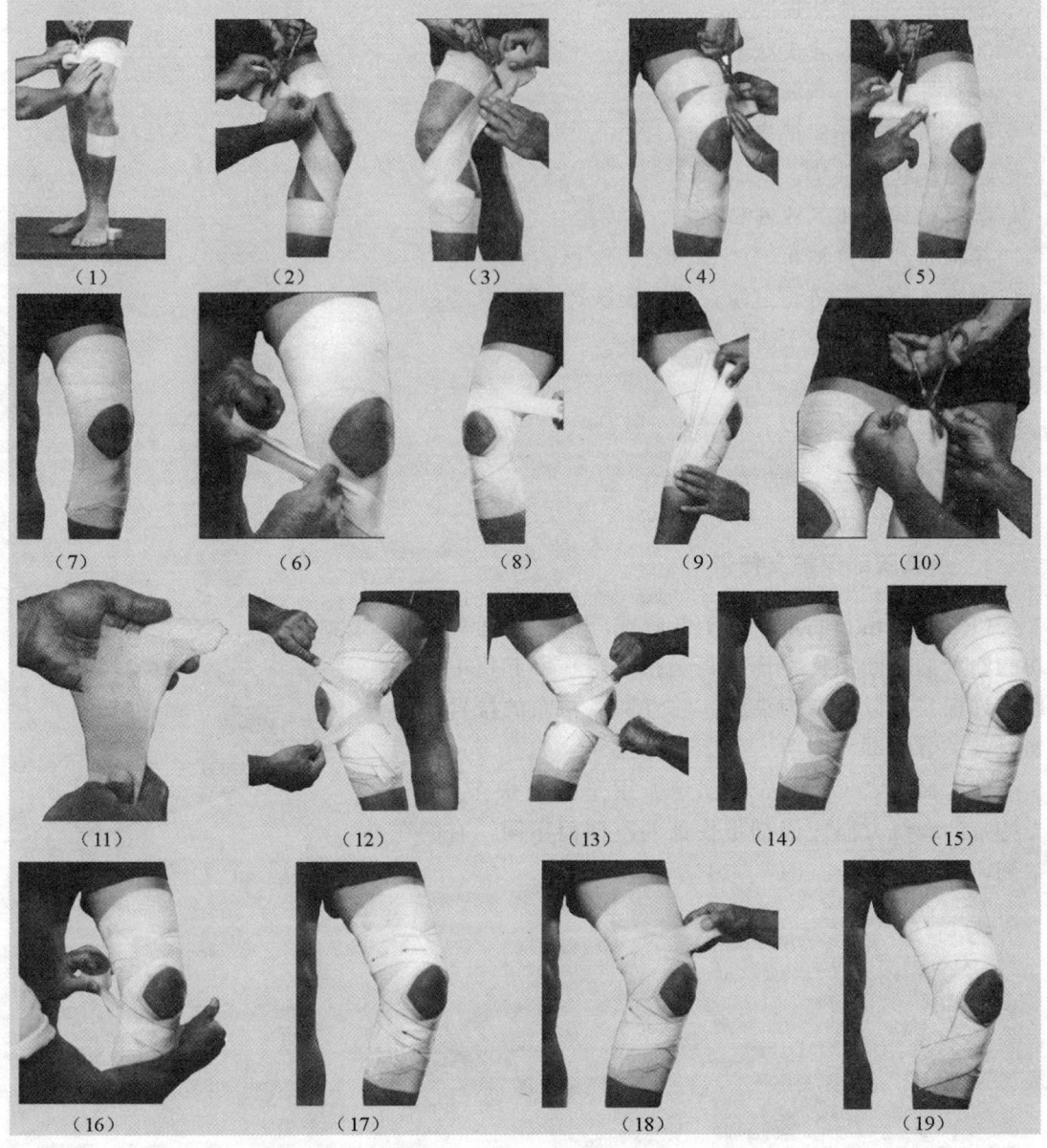

图 7-15 膝关节韧带损伤支持带

3. 踝关节保护支持带

踝关节保护支持带用于踝的创伤性关节炎（足球踝）、腱鞘炎及韧带伤。

（1）侧副韧带损伤保护支持带：踝关节固定于微外翻位，保护支持带走向是起于内踝，止于外踝上部，用于保护外侧副韧带（图 7-16）。

（2）"足球踝"保护支持带：在侧副韧带损伤保护支持带包扎方法基础上进行锁跟，用强力绷带或粘布支持带固定（图 7-17），用以防止并限制踝的异常屈伸与内外翻活动。

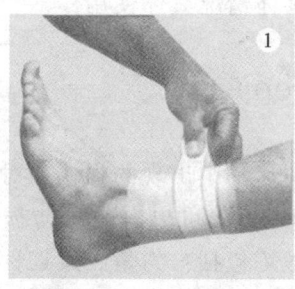 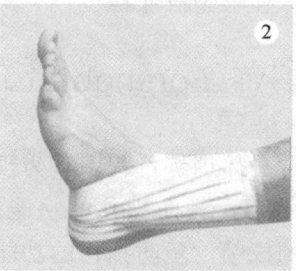 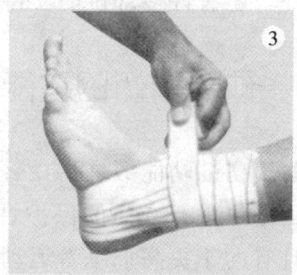

图 7-16 踝侧副韧带损伤支持带

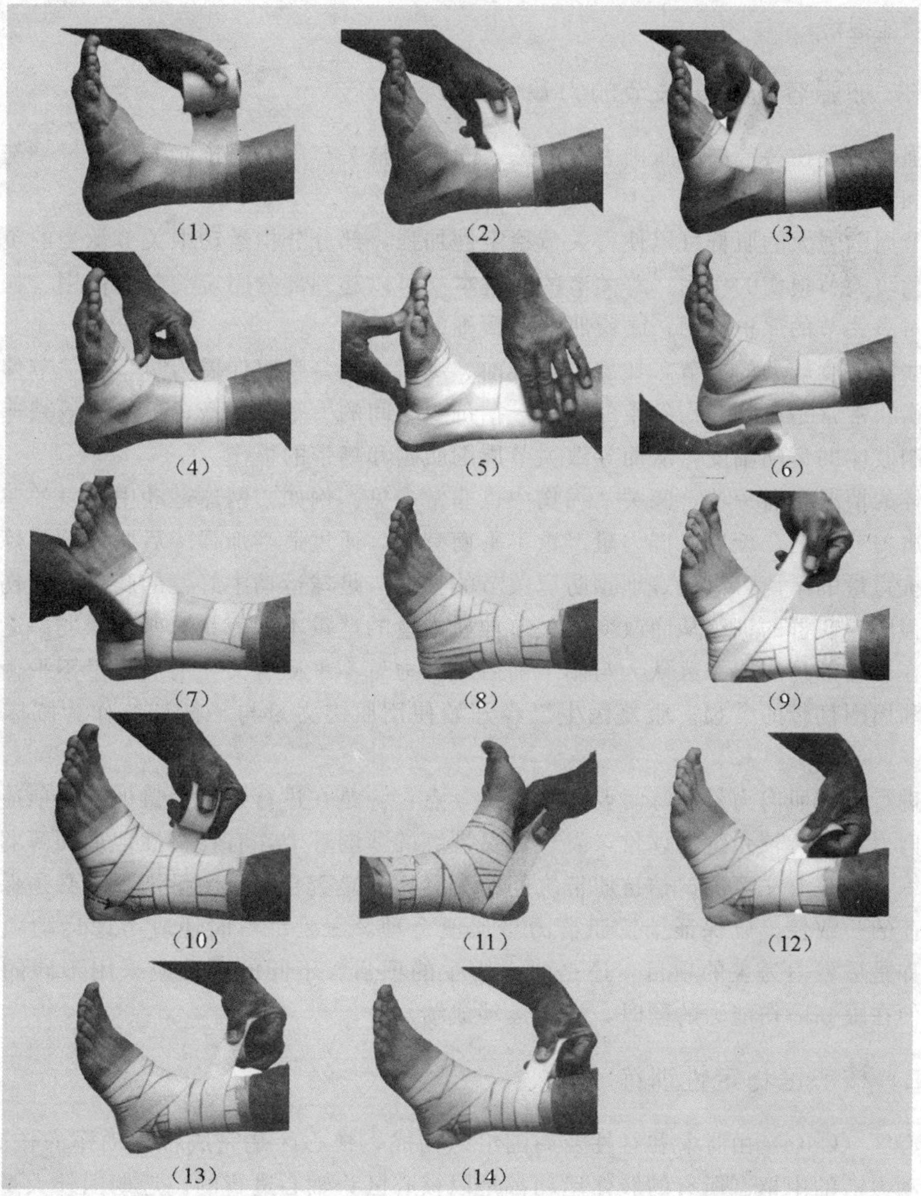

图 7-17 "足球踝"支持带

另外，还有许多部位的支持带这里不再详述，可根据具体情况具体使用。

九、预防损伤的功能锻炼（prehabilitation）

预防损伤的功能锻炼指在日常身体训练过程中，为预防运动中出现的损伤而对身体容易受伤的部位进行专门的保护性练习。预防损伤的功能锻炼不仅可以有效预防损伤的发生，而且有助于提高训练者运动的成绩。预防损伤的功能锻炼包括：力量、柔韧性、运动感觉、本体感受功能训练。预防损伤的功能锻炼是保证运动动作正确高效完成和预防运动损伤的基础，是运动员身体训练的一个重要组成部分。可以从以下几个方面入手进行预防损伤的功能锻炼。

（一）加强容易受伤关节的力量训练

加强容易受伤关节周围肌肉力量锻炼，同时调整关节周围拮抗肌群的力量平衡，可起到稳固和保护关节的作用。

关节周围强大的肌群可以使得关节稳定性加强，部分分担运动中关节承受的负荷，从而起到预防关节损伤的作用；跨关节的肌腱本身可以起到部分固定关节的作用。如强大的三角肌对肩关节的保护作用，腰腹肌群对腰椎的保护等。

一些活动度较大的关节，如肩关节旋前、旋后力量，腰腹伸展力量，膝关节伸屈力量的不平衡，常常是运动损伤发生的诱因。拮抗肌之间的力量不平衡，不能有效减速以及很好地控制肢体的运动幅度，从而导致关节周围肌腱和韧带的损伤。

同样的情况在肘关节，膝关节损伤中也非常多见。例如，网球运动中好发的肩关节损伤就与肩关节旋前、旋后肌群力量严重不平衡有关，通过适当加强旋后肌群的锻炼，调节两种对抗力量的平衡可以很好地预防肩关节的损伤。足球运动中好发的膝关节损伤，可以通过加强股后肌群的训练从而改变膝关节伸屈力量的严重不平衡状况明显减弱。运动员中大量存在着腰部疼痛，一般认为与躯干前后肌群力量不平衡有关，前后力量不平衡容易导致腰椎和周围韧带的劳损。康复医生已经开始使用肌肉力量与平衡训练作为临床康复手段。

在进行身体肌肉力量训练时要注意以下3点：一是在进行系统力量训练之前应对运动员的肌肉力量进行较系统的评价，发现力量训练的薄弱环节，有针对性地加强薄弱环节的力量训练。二是要注意测试拮抗肌群之间的力量比值是否合理，力量训练时必须保证拮抗肌群负荷的一致性，以保证拮抗肌群力量比值合理。三是练习时还应考虑运动项目的特点，比如是爆发力为主的项目，还是耐力为主的项目。不同的项目应采用不同的训练负荷，以便在提高防伤能力的同时，提高运动成绩。

（二）核心区稳定性训练

核心区（Core）由骨盆和脊柱及周围组织构成。核心区是完成各种动作的核心环节，是机体动力链的中枢。所有的肢体运动都是以核心区为轴心进行的。近期国外大量文献报道，核心区的稳定性和/或核心力量（CORE STABILITY or CORE STRENGTH）与运动技术，完成动作的质量，与腰痛，以及四肢特别是下肢的损伤有高度相关性。核心区稳定性和/或核心力量不够，容易破坏运动中的动力链，出现肢体代偿负荷，引起局部负荷突然加大导致损伤，如肌肉、肌腱、韧带撕裂甚至骨折。同时这种运动中的动力链的破坏，也会极大地影响运动表现。

1. 核心区稳定性构成

核心区稳定性有以下 3 部分构成：

（1）控制子系统（Control subsystem）

控制子系统由运动神经构成，包括一些简单的反射和神经系统对肌肉活动的控制（图 7-18）。当肢体、躯干活动时，神经系统就会感知活动的范围、方向、强弱，并对肢体及躯干的肌肉活动进行有意识或无意识地控制和调节。

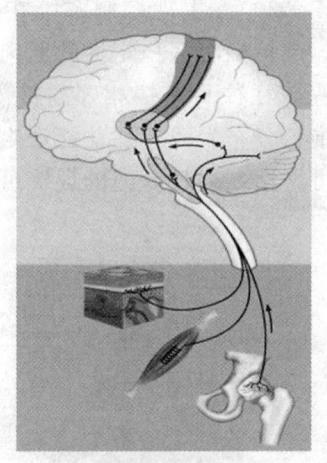
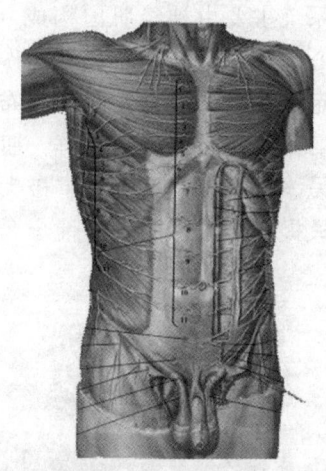

（1）神经肌肉反射

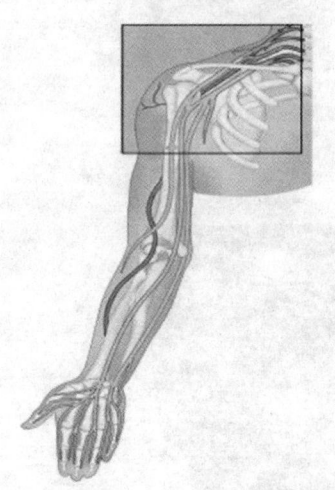
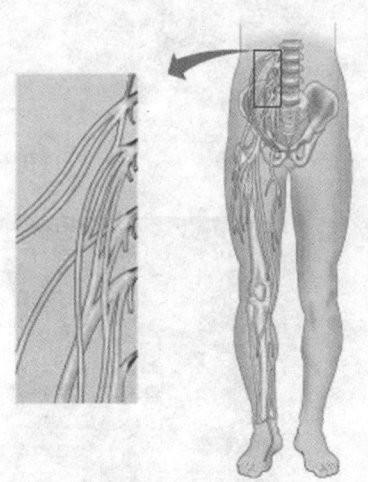

（2）神经控制

图 7-18 控制子系统的构成

（2）被动限制子系统（Passive sabsystem）

被动限制子系统主要由各个关节间的韧带构成（图 7-19）。各关节间的韧带为躯干的稳定性提供了最基本的限制,并能感知被动牵拉的刺激,是躯干稳定性的关键因素。

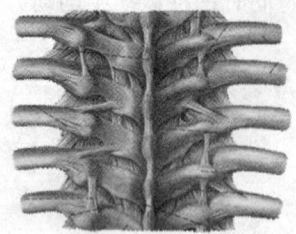
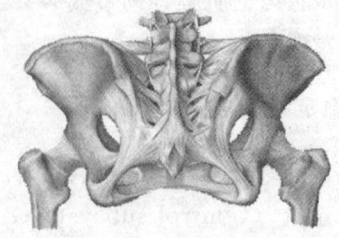

图 7-19 被动限制子系统的构成

(3) 主动控制子系统 (Active subsystem)

主动控制子系统主要由神经肌肉构成(图 7-20)。主动控制系统在主动调节核心区位置,对控制核心区的稳定性起着关键的作用。维持核心区稳定性的肌肉又可分为局部稳定肌群和整体稳定肌群。局部稳定肌群分布较深,往往只连接相邻的椎体,起固定椎体、维持脊柱稳定性的作用;整体稳定肌群,肌纤维长分布表浅,往往能产生更大的动力。主动控制子系统的另一大特点是该系统有极大的可塑性,通过专门的训练可显著提高或改善其功能,从而大大提高核心区的稳定性。

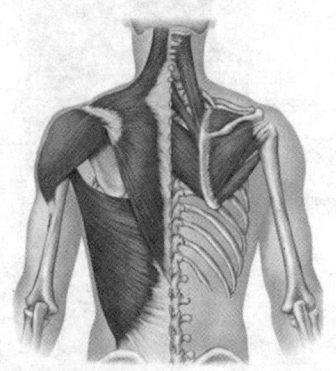
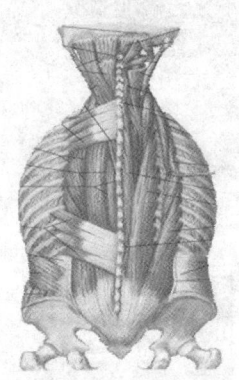

(1) 背部主要肌群

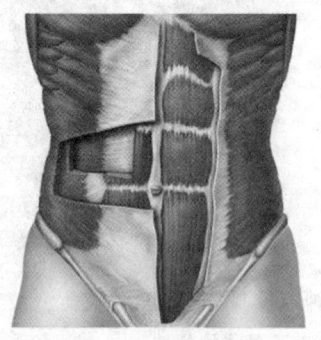
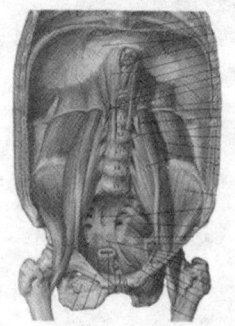

(2) 腹部主要肌群

图 7-20 主动控制子系统的构成

2. 核心区的主要结构

核心区由骨盆、脊柱及周围的肌肉构成。

（1）竖脊肌：为脊柱后方的长肌，下起骶骨背面，上达枕骨后方，填于棘突与肋角之间的沟内。它以总腱起自骶骨背面、腰椎棘突、髂嵴后部和胸腰筋膜，向上分为3部分：外侧为髂肋肌（iliocostalis），止于肋角；中间为最长肌（longissimus），止于横突及其附近肋骨；内侧为棘肌（spinalis），止于棘突。各肌还有一系列副起点发出的小肌束参与：髂肋肌的副加小肌束起于髂嵴、肋角和颈椎横突；最长肌的小肌束起于骶骨、肋角和全部横突；棘肌的小肌束起于胸椎和颈椎的棘突。竖脊肌两侧同时收缩可使脊柱后伸，是维持人体直立姿势的重要结构，故又名竖躯干肌。一侧竖脊肌收缩，可使躯干向同侧侧屈。

腰背筋膜分为深浅两层，覆盖于斜方肌及背阔肌的部分较薄，但包绕竖脊肌的筋膜却很厚，浅层起自于胸腰骶椎的棘突和棘间韧带，下缘止于髂骨嵴，外侧缘止于肋骨角；深层分隔竖脊肌与腰方肌，止于腰椎横突、髂骨嵴、第十二肋与髂腰韧带之间。深浅两层在骶髓棘肌的外侧会合构成骶棘肌鞘。

（2）髂腰肌：位于腰椎两侧及髂窝内，由腰大肌和髂肌构成。腰大肌起自第12胸椎和1－5腰椎体侧面及横突，髂肌起自髂窝，两肌合并后经腹股沟深面止于股骨小转子。近固定时使大腿屈和外旋，远固定时一侧可使脊柱相同侧侧屈和旋转，同时收缩可使脊柱前屈和骨盆前倾。悬垂举腿和仰卧起坐是很好的锻炼方法。

（3）腹肌：位于胸廓下缘和骨盆之间，包括腹部前壁的腹直肌、腹外斜肌、腹内斜肌、腹横肌和腹部后壁的腰方肌。腹直肌位于腹部正中线两侧，起于耻骨上缘，止于5－7软肋和剑突。上固定时，骨盆后倾；下固定时，脊柱前屈或单侧收缩使脊柱向同侧屈。

（4）腹外斜肌、腹内斜肌：连接于下位肋骨和骨盆之间，同时收缩可以使骨盆后倾或脊柱前屈，单侧收缩使脊柱向同侧屈。腹横肌位于腹内斜肌的深面，主要功能是维持腹压。

（5）腰方肌：位于腹腔后壁脊柱两侧，连接于2－5腰椎横突与12肋骨、12胸椎体以及1－4腰椎横突之间，单侧收缩使脊柱向同侧屈，两侧同时收缩，12肋下降，协助呼气。并参与维持腹压。

3. 核心区训练的意义

核心区训练有以下重要意义：第一是在腰椎最适当的姿势下，让肌肉做不同形式的收缩练习，藉以不断练习来优化运动感觉，使大脑将肌肉在各个姿势及动作下的正确收缩方式转为记忆形态保存在脑中，使人在日常生活或竞技运动中，均可自动调节，并保持适当稳固的腰椎姿势，发挥最大的动作效益。第二是经由训练，腰椎周围肌群增强其对腰椎稳定的控制能力，为腰椎提供一个适当的动态控制（dynamic control），避免对腰椎、关节及其周围软组织造成重复性伤害。第三是使肌肉的动力链更加完整，更加协调，更有利于掌握和发挥运动技术水平。第四减少了在不良姿势情况下完成动作时肢体的代偿，可以显著减少四肢的运动损伤。

4. 核心区稳定性训练

核心区稳定性训练主要通过以下途径实现：核心区肌肉力量练习；核心区运动感觉及

本体感受功能训练。

(1) 核心肌群的力量训练（图7-21）

核心区由骨盆和脊柱及周围组织构成。核心区是传递力量、完成动作的枢纽。例如，举起一个重物时若事先紧缩臀部、腰部的肌群，会感觉到较轻松地举起重物。这说明在稳定的核心基础上身体可以发挥更大的力量承受更多的负荷。在物理治疗界，对于腰部疼痛的患者都会给予腰椎、骨盆稳定性治疗，目的在于教导患者如何让脊椎保持一个不痛的姿势从事日常生活。此项治疗扩展应用于运动界便是所谓的核心训练，目的是通过加强腰椎及骨盆的稳定性，增加运动的表现能力。

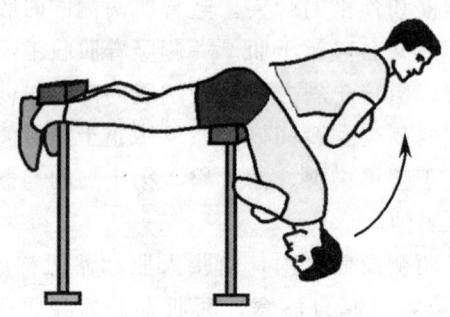

图7-21 背部肌肉力量练习

例如，网球运动中要完成一个良好的正手挥臂击球，取决于是否有一个稳定的旋转基础（Strong base of support），也就是稳固的核心。挥臂击球时核心与下半身须平稳地将重心做移转，且稳定移动的范围愈大所产生的力量愈多。因此，任何影响核心平稳且移动范围的因素，如腹斜肌无力，髋关节外旋肌延展性差等都须加以调整与优化，使挥臂击球时将力量有效地从下半身经由核心移转至上半身。任何影响核心稳定性、移动范围及协调能力的因素，如腹斜肌群无力降低稳定性，髋关节外旋肌延展性差限制移动范围，臀部肌肉无力影响击球时瞬间爆发力的启动等，都可能导致挥臂动作变形或身体失去中心，以至出现躯干自身或者上下肢的损伤。

核心肌群训练是逐步完成的，应先从基本的腰腹训练开始，然后配合上下肢体的活动做一些依赖躯干的协调用力的动力链练习。

(2) 核心区运动感觉及本体感受功能训练（图7-22，7-23）

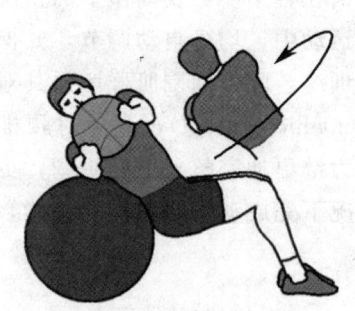 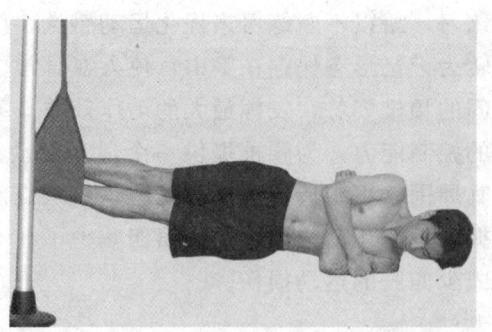

图7-22 健身球躯干稳定性训练　　图7-23 S-E-T吊索训练

人体运动感觉系统（sensorrimotor system）功能训练，本体感受能力训练（肌梭、腱梭），肌肉张力的自主调节和控制能力训练，主要通过一些平衡球、平衡板，以及特殊仪器设备训练来完成。训练可帮助在运动中迅速调节关节周围肌肉紧张度，使其动作更加协调，更快地从易受伤体位调整过来，从而避免损伤的发生。此训练既是伤后康复锻炼的重要内容，也是预防损伤发生的有效手段。

第三节 组织损伤的病理变化

一、组织损伤的基本变化

（一）细胞和组织的适应性变化

当机体受到各种刺激或内外环境发生改变时，细胞和组织发生相应的功能和形态改变的现象称为适应。适应在形态学上表现为肥大、增生、萎缩和化生，其实质是细胞生长和分化受到调整的结果，可以认为它们是正常细胞与损伤细胞之间的一种状态。

1. 肥大（hypertrophy）

发育正常的器官、组织、细胞体积增大称为肥大。肥大的细胞合成代谢增加，功能增强，是一种可恢复性变化。

肥大可分为代偿性肥大和内分泌性肥大两类。

（1）代偿性肥大。通常是由相应器官功能负荷加重引起的，如经训练或锻炼的骨骼肌（图7-24），高血压时心脏后负荷增加引起的心肌肥大（图7-25）等。骨骼肌肥大常表现为肌肉横截面积的增加、体积增大，电子显微镜下可见肌动蛋白、肌球蛋白增多。

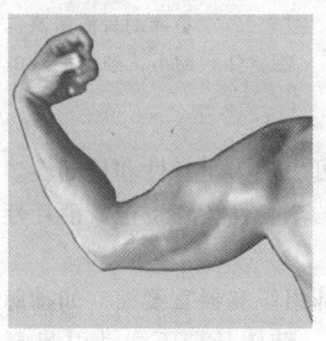
图7-24 骨骼肌肥大

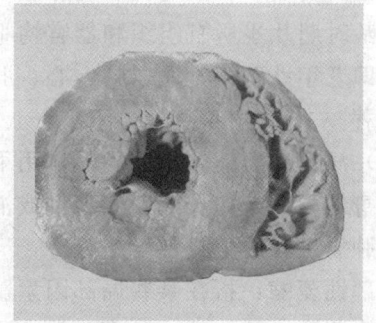
图7-25 肥大的心脏

（2）内分泌性肥大。由于激素作用于相应的靶器官引起的肥大，如睾酮可使性器官肥大，妊娠期雌、孕激素影响下的子宫体积增大等。

2. 增生（hyperplasia）

由于各种原因引起细胞繁殖使细胞数目增多的现象称为增生。细胞增生是由于各种原因引起的细胞有丝分裂活动增强的结果,当原因消除后可恢复正常。

增生通常有如下几种类型:

(1) 再生性增生。具有再生能力的组织细胞发生严重损伤时,可通过细胞再生而修复,使之在结构和功能上均恢复原状,如皮肤擦伤后的表皮再生、骨折的愈合等。

(2) 内分泌障碍性增生。某些器官由于内分泌障碍可引起增生。如缺碘时可通过反馈机制障碍引起甲状腺增生,雌激素过多时的子宫内膜增生、乳腺增生等。

(3) 再生性增生。体内某些常发生慢性反复性损伤的部位,由于组织的反复再生修复而逐渐出现过度增生,如慢性肝炎时的肝细胞增生等。此型增生常伴有细胞的异型性并可能进一步转化为肿瘤细胞,如重度宫颈糜烂可发展为子宫颈癌,慢性肝炎可发展为肝细胞肝癌等。

3. 萎缩 (atrophy)

发育正常的器官、组织、细胞体积缩小称为萎缩。最常见的萎缩有肌肉、骨骼、中枢神经系统和生殖器官的萎缩等。

萎缩通常是由于细胞的功能活动降低,血液及营养物质供应不足以及神经或/和内分泌刺激减少引起,萎缩细胞的细胞器减少甚至消失,如长期不运动的骨骼肌其肌原纤维中蛋白质大量丢失,以致留下互相靠近的细胞核,貌似肌细胞核增多(图7-26)。

根据发生原因可将萎缩概括分生理性和病理性两大类。

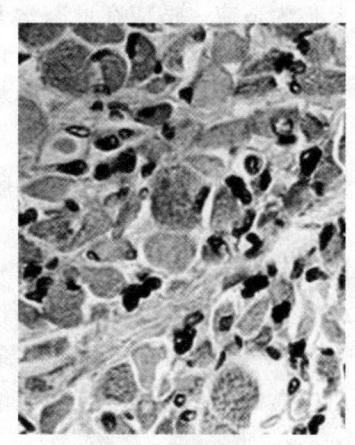

图7-26 萎缩的骨骼肌高倍镜下观,细胞体积缩小,细胞核深染、密集

(1) 生理性萎缩。许多组织、器官当机体发育到一定阶段时可逐渐萎缩,如幼儿阶段的动脉导管和脐带的萎缩退化,青春期后胸腺的逐步萎缩退化,妊娠期后子宫的复旧,以及哺乳后乳腺组织的复旧等。此外在高龄时期几乎所有组织和器官均不同程度地出现萎缩,即老年性萎缩,尤以脑、心、肝、皮肤、骨骼等为显著。

(2) 病理性萎缩。指在病因作用下发生的萎缩,可表现为全身性和局部性萎缩。

全身性萎缩:如长期营养不良或消化道梗阻引起的全身性萎缩,全身消耗性疾病及晚期恶性肿瘤患者的全身性萎缩等。

局部性萎缩:指在某些局部因素影响下发生的局部组织和器官萎缩。如动脉粥样硬化引起的肾萎缩、脑萎缩,长期压迫引起的压迫性萎缩,肢体长期不活动引起废用性萎缩(如下肢骨折治疗过程中出现的肌肉萎缩)以及内分泌功能低下时引起相应靶器官萎缩等。

萎缩一般是可复性的。只要萎缩的程度不十分严重,当原因去除后,萎缩的细胞、组织和器官可逐渐恢复原状。但病变如继续进展,则萎缩的细胞最后可消失。萎缩的细胞、组织和器官功能下降。

4. 化生（metaplasia）

一种已分化成熟的组织受到理化刺激或因环境的改变而转变为另一种分化成熟组织的过程称为化生。但这种转化过程并非表现为已分化的细胞直接转变为另一种细胞，而是由具有分裂能力的未分化细胞向另一方向分化而成，并且只能转化为同一类型的细胞，如柱状上皮细胞可转化为鳞状上皮细胞（图7-27）。

较常见的化生有以下3种。

鳞状上皮化生：常见于气管和支气管黏膜，此处黏膜上皮长期受理化刺激（如长期吸烟）或慢性炎症损害而反复再生时，可能出现化生，即由原来的纤毛柱状上皮转化为鳞状上皮。这是一种适应性表现，通常为可复性。但若持续存在，则化生的上皮组织可出现异型性，并有可能发展为支气管鳞状细胞癌。鳞状上皮化生尚可见于慢性胆囊炎或胆石症时胆囊黏膜上皮，慢性宫颈炎时的宫颈黏膜上皮。

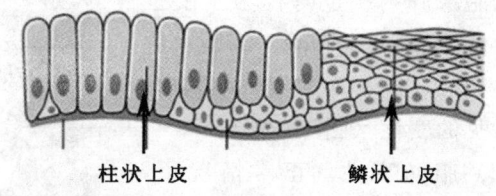

图7-27 柱状上皮的鳞状上皮化生（模式图）

肠上皮化生：这种特殊类型化生常见于胃，多见于较严重的慢性萎缩性胃炎或病程较久的胃溃疡病时，可能成为肠型胃癌的发生基础。

结缔组织和支持组织的化生：常见由一种间叶组织分化为另一种间叶组织。这种情况也多为适应性功能改变的结果，如骨骼肌反复外伤后可在肌组织内形成骨组织，骨化性肌炎时即如此（图7-28）。

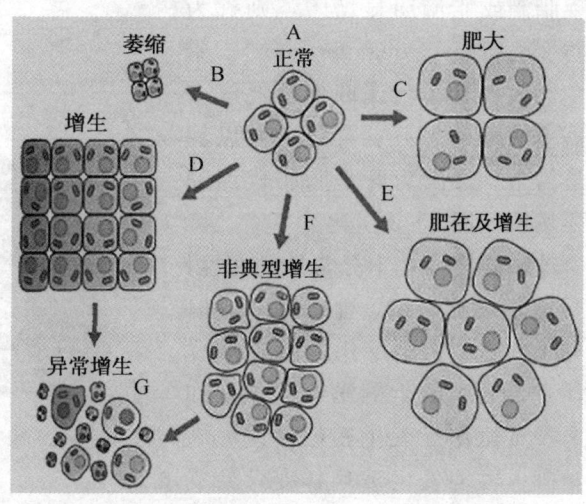

图7-28 细胞适应性变化的相互关系

（二）细胞和组织的损伤

由于发生的原因不同，组织损伤可表现为两种主要形式，一是由于机械力的作用引起组织细胞的断裂，又称为创伤；另一种是由于物质代谢障碍所引起细胞和组织的损伤。这里主要讨论后一种组织损伤。

细胞和组织损伤的表现形势和轻重程度不同，轻者导致细胞变性，重者则可引起细胞和组织的死亡。

1. 变性（degeneration）

变性是指细胞或细胞间质内出现异常物质，或原有正常物质数量显著增多的一类形态改变。

一般而言，变性是可复性改变，当原因消除后，变性细胞的结构和功能可恢复。但严重的变性则往往不能恢复而发展为坏死。

常见变性有以下几种：

（1）细胞水肿。受缺氧、缺血、电离辐射以及冷、热、微生物毒素等影响，可导致细胞内水分增多，形成细胞水肿，严重时称为水变性（hydropic degeneration）。细胞水肿常发生于心、肝、肾的实质细胞内，是最常见的变性（图7-29）。

（2）脂肪变性。正常情况下，除脂肪细胞外，其他细胞内一般不见或仅见少量脂滴，如这些细胞中出现脂滴或脂滴明显增多，则称为脂肪变性（fatty degeneration）。脂肪变性大多见于代谢旺盛，耗氧多的器官，如心、肝、肾等，尤以肝脏最为常见，因为肝是脂肪代谢的重要场所（图7-30）。

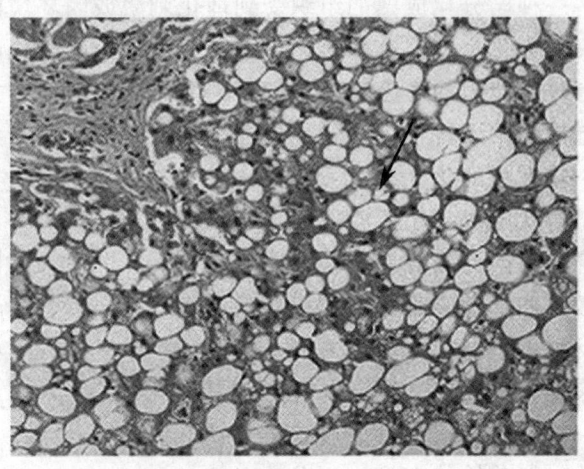

图7-29 肝细胞脂肪变性，高倍镜下可见肝细胞内充满大小不等的圆形空泡

玻璃样变性是十分常见的变性，主要见于结缔组织、血管壁，有时可见于细胞内。结缔组织的玻璃样变性主要见于增生的结缔组织，如肌肉严重拉伤后发生瘢痕修复，在此基础上可能发生玻璃样变，使受损的肌肉组织弹性下降。

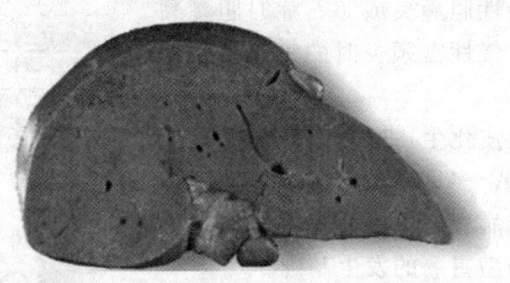

图7-30 肝肪肝，肝脏体积增大，被膜紧张，切面及表面呈现黄色

其他较常见的变性还有纤维素样变性、粘液样变性及淀粉样变性。

多数变性通常为轻度或中度损伤的表现，当原因消除后可恢复正常，但如继续发展，则可形成更严重的变性或坏死。发生变性的组织器官功能下降。

2. 坏死

活体组织内，局部组织、细胞的死亡称为坏死（necrosis）。坏死的组织、细胞代谢停止，功能丧失，并出现一系列的形态改变。坏死的原因多种多样，一切损伤因子，只要其作用达到一定的强度或持续一定的时间，从而使受损组织、细胞的代谢完全停止时，即引起组织、细胞的死亡（图7-31）。在多数情况下，坏死是由组织、细胞的变性逐渐发展而来的，即渐进性坏死。在此期间，只要坏死尚未发生而病因被消除，则组织细胞的损伤仍可能恢复。一旦组织、细胞的损伤严重，代谢紊乱，出现一系列坏死的形态学改变时，则损伤不再可能恢复。在个别情况下，由于致病因子极为强烈，坏死可迅速发生，如心肌梗死（图7-32）。

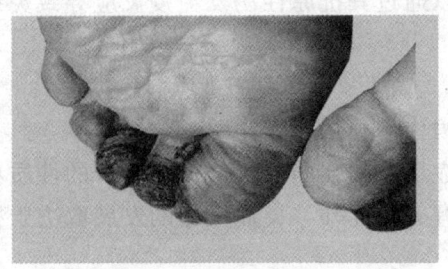 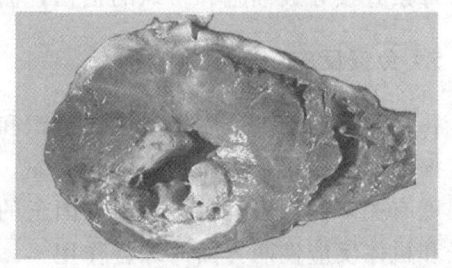

图 7-31　脚趾的坏死　　　　图 7-32　左心室内膜下心肌梗死（浅色部分）

机体处理坏死组织的基本方式是来自坏死组织本身和中性粒细胞的溶蛋白酶将坏死物质分解、液化，然后由淋巴管和血管加以吸收，不能吸收的碎片则由巨噬细胞加以吞噬，留下较小的组织缺损由邻近细胞再生予以修复，较大的缺损则由肉芽组织形成予以修复。坏死灶较大或坏死组织难以溶解吸收，则由新生的结缔组织加以包裹。

二、炎症

机体对各种因子引起的损伤所发生的一系列以防御为主的局部组织反应称为炎症（inflammation）。外源性和内源性损伤因子可引起细胞各种各样的损伤性病变，与此同时机体的局部和全身则发生一系列复杂的反应，以局限和消灭损伤因子，清除和吸收坏死组织、细胞，并修复损伤，这就是机体的防御反应——炎症。

（一）炎症的原因

任何能够引起组织损伤的因素都可能成为炎症的原因。虽然致炎因素种类繁多，但可归纳为以下几大类：

1. 物理性因子

物理性因子包括高温、低温、放射线及紫外线等。

2. 化学性因子

包括内源性和外源性化学物质。外源性化学物质有强酸、强碱等腐蚀性物质及松节油、芥子气等。内源性化学毒物有坏死组织的分解产物及某些病理条件下堆积在体内的代谢产物，如尿素尿酸等。

3. 机械性因子

如切割、撞击、挤压等，在运动中关节扭伤、肌肉拉伤、软组织的钝挫伤均为机械因素引起的损伤，在此基础上可迅速发生炎症反应。

4. 生物性因子

细菌、病毒、真菌、寄生虫等是最常见的致炎因子。它们通过在体内的繁殖，产生、释放毒素直接导致细胞和组织的损伤，而且还可以通过其抗原性诱发免疫反应导致炎症。

5. 免疫反应

各型异常的免疫反应均能造成组织和细胞的损伤而导致炎症。

损伤因子作用于机体是否引起炎症，以及炎症反应的强弱不仅与损伤因子的性质和损伤强度有关，而且还与机体对损伤因子的敏感性有关。此外，炎症反应的发展取决于损伤因子和机体反应性两方面的综合作用。

(二) 炎症的基本病理改变

炎症的基本病变包括局部组织的变质（alteration）、渗出（exudation）和增生（proliferation）。在炎症过程中这些病理变化按照一定的先后顺序发生，一般早期以变质、渗出为主，后期以增生为主，但三者是相互密切联系的。一般地说，变质属于损伤过程，渗出和增生属于抗损伤过程。

1. 变质

炎症局部组织发生的变性和坏死称为变质。致炎因子的损伤作用、炎症过程中发生的血液循环障碍和炎症反应产物的共同作用，造成局部组织的变质。因此变质的轻重是由致炎因子和机体反应两个方面决定的。

2. 渗出

炎症局部组织血管内的液体、蛋白质和血细胞通过血管壁进入组织间隙、体腔、体表或黏膜表面的过程称为渗出。以血管反应为中心的渗出性病变是炎症的重要标志，在局部具有重要的防御作用（图7-33）。

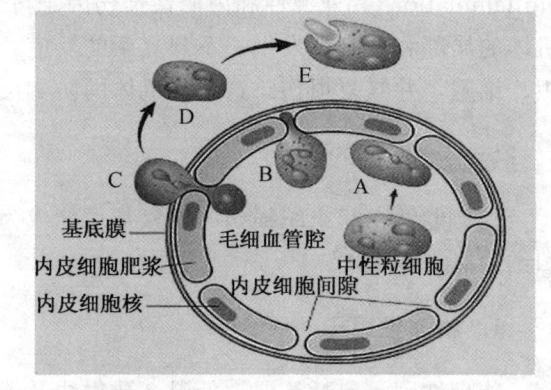

图7-33 白细胞渗出及吞噬过程

3. 增生

在致炎因子、组织崩解产物或某些理化因子的刺激下，炎症局部的巨噬细胞、内皮细胞和纤维母细胞可增生。在某些情况下局部的上皮细胞或实质细胞也可增生，正是这种增生反应使损伤组织得以修复。

总之，在炎症发生、发展过程中，变质、渗出、增生等基本病变相互影响，构成复杂的炎症反应（图7-34）。

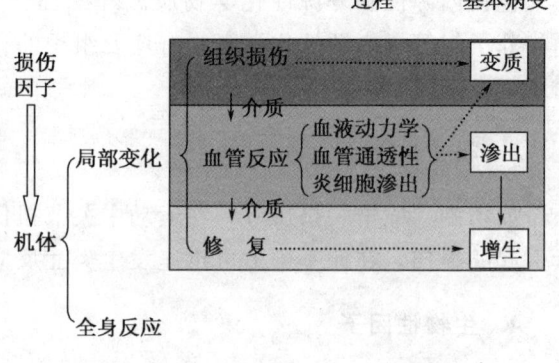

图7-34 炎症发展过程及相互影响

（三）炎症的局部表现及全身反应

1. 炎症的局部表现

炎症的局部临床特征是红、肿、热、痛和功能障碍。红、热是由于炎症局部血管扩张，血流加快所致。肿是由于局部炎症性充血、血液成分渗出引起的。由于渗出物压迫和某些炎症介质直接作用于神经末梢而引起疼痛。基于炎症的部位、性质和严重程度将引起不同的功能障碍，如疲劳性骨膜炎可使运动功能下降。

2. 炎症的全身反应

炎症所引起的全身反应包括发热和末梢血白细胞计数增多。发热在感染性炎症，特别是当病原体蔓延入血时常表现很突出。当细菌感染引起炎症时，末梢血白细胞计数可达 $15 \times 10^9 \sim 20 \times 10^9 / L$，甚至更高。某些病毒性疾病和伤寒等炎症还能出现末梢血白细胞计数降低。

（四）炎症的防御反应

以血管系统改变为中心的一系列局部反应，有利于清除消灭致病因子，液体的渗出可稀释毒素，吞噬坏死组织以利于再生和修复，使致病因子局限在炎症部位而不蔓延至全身。因此，炎症是机体的防御性反应，通常对机体是有利的，如果没有炎症反应，人们将不能长期生存于这个充满致炎因子的自然环境中。

但是炎症对机体也有很大的危害性，严重的过敏反应可危及患者的生命。心包腔内纤维素性渗出物机化可形成缩窄性心包炎，进而影响心功能；发生于脑实质或脑膜的炎症可引起颅内压升高，甚至形成脑疝致使生命中枢受压而造成患者死亡；此外声带急性炎症水肿可导致窒息。因此，在一定情况下应采取措施控制炎症反应。

（五）炎症的常见类型

炎症通常可依病程分为急性炎症（acute inflammation）和慢性炎症（chronic inflammation）两大类。

1. 急性炎症

急性炎症起病急骤，持续时间短，几天至一个月，以渗出病变为其特征，炎症细胞浸润以中性粒细胞为主。

在急性炎症中血液动力学的改变，血管通透性增高和白细胞渗出这三种改变十分明显。结果造成富含蛋白质的渗出液、纤维蛋白和白细胞在损伤部位的血管外间隙积聚。这就是急性炎症病理组织学的主要特征。如运动中关节扭伤、肌肉拉伤、软组织的钝挫伤后出现的局部红肿，即急性炎症的典型表现（图7-35）。

2. 慢性炎症

慢性炎症起病缓慢，持续时间较长，数月至数年，以增生性病变为主。主要是纤维母

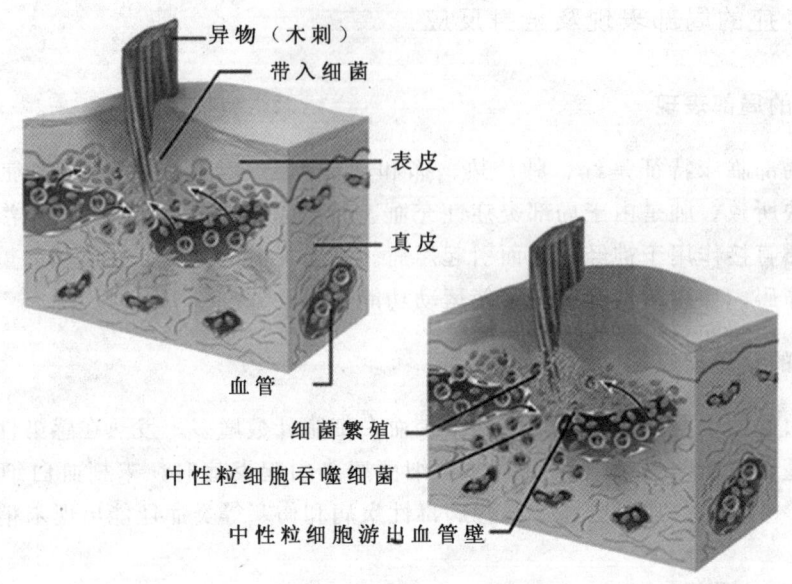

图 7-35 损伤引起的急性炎症

细胞增生，有时伴有小血管增生，局部组织的某些特殊成分如炎症灶的被覆上皮、腺上皮及其他实质细胞也可发生明显的增生，其炎症细胞浸润则以巨噬细胞、浆细胞和淋巴细胞为主。

致炎因子持续存在并且损伤组织是发生慢性炎症的根本原因。各种器官的慢性炎症除从急性炎症转化而来的以外，还可以因局部组织的慢性劳损引起。急性炎症的反复发作，而发作期间无明显症状也是慢性炎症，如慢性胆囊炎、慢性肾盂肾炎等。慢性炎症还可潜隐缓慢地逐渐发生，临床上开始并无急性炎症的表现。

（六）运动损伤引起的炎症

运动损伤引起的炎症一般是机械力和物理性因子引起的无菌性炎症。

肌肉和韧带的损伤是由直接或间接的创伤引起的。通常直接损伤指由顿挫伤或突发性负荷造成的损伤，又称为宏观损伤，如肌肉或韧带拉伤。与之相对，间接创伤是由亚极量负荷造成，引发一系列的临床表现称为微观损伤。可有三种情况，第一种是急性损伤，即直接创伤源于突发性过度负荷，或宏观损伤，如100m运动员由静止姿势的突发性加速时引起的肌肉拉伤，常伴有充血、水肿等炎症反应。第二种是慢性劳损，是因过度负荷积累引起机体组织变性，造成细微损伤并伴随炎症反应，如损伤性腱鞘炎的发生是由于肌肉反复收缩牵拉肌腱，腱鞘受到过度摩擦或挤压而发生损伤引起炎症。最后一种是介于急性和慢性之间的损伤，集合了突发性过度负荷和负荷积累两方面的原因，如跳水运动员患慢性跟腱炎并发生跟腱断裂（图7-36）。

肌肉损伤无论是直接的还是间接的，最终结果是机能下降，并伴有炎症及组织内部的应力改变。损伤引起的功能障碍程度不同，有些运动员能够进行正常生活，但参加训练和比赛的能力受到限制。

在运动中肌腱也是一种容易受损伤的组织。肌腱主要由胶原纤维组成，在软组织中它

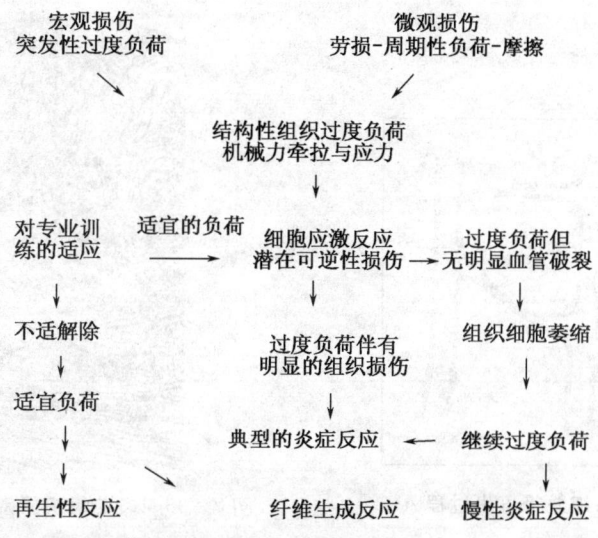

图 7-36 运动损伤引起炎症的机理

的弹性最小,肌肉拉伤最频繁发生的部位就是肌肉肌腱汇合处,这是由于腱鞘向肌腱过渡区域胶原纤维的增加,使这个局部区域的伸展性下降所致。运动中不同的负荷可使肌腱被牵拉或被撕裂,在较大负荷时胶元纤维会变形,负荷解除后会恢复其牵拉前的长度。过度负荷时富含胶元纤维的组织被过度伸展,使被牵拉的组织受损而发生炎症。如体操、投掷等项目的运动员的肩袖损伤与肩关节反复完成超常范围的运动使肩袖肌腱与骨、韧带不断摩擦,或肌肉反复牵拉使肌腱、滑囊发生微细损伤、劳损有关。

三、损伤的修复

损伤造成机体部分细胞和组织丧失后,机体对所形成的缺损进行修补恢复的过程称为修复(repair),修复后可完全或部分恢复原组织的结构和功能。

修复过程起始于炎症,炎症渗出处理坏死的细胞、组织碎片,然后由损伤局部周围的健康细胞分裂增生来完成修复过程。修复可分两种不同的过程和结局:

1. 由损伤周围的同种细胞来修复,称为再生(regeneration),如果完全恢复了原组织的结构和功能,则称完全再生(图 7-37)。

2. 由纤维结缔组织来修复,称为纤维性修复。常见于再生能力弱或缺乏再生能力的组织,当其发生缺损时,不能通过原来组织再生修复,而是由肉芽组织填补(图 7-38),以后形成瘢痕,故也称瘢痕修复,如肌肉拉伤后的修复。在多数情况下,由于有多种组织发生损伤,故上述两种修复过程常同时存在。

(一) 再生

1. 再生的类型

再生可分生理性再生及病理性再生。生理性再生是指生理过程中有些细胞、组织不断

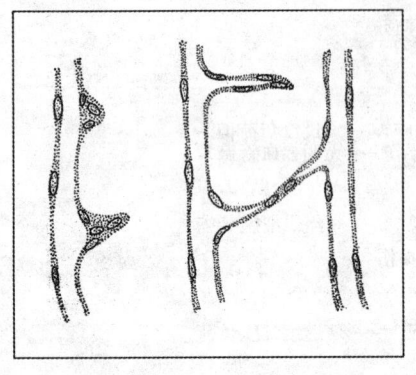

图 7-37　毛细血管再生过程

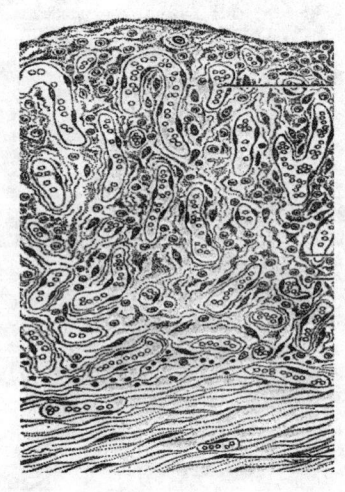

图 7-38　肉芽组织显微镜下观（模式图）

老化、消耗，由新生的同种细胞不断补充，始终保持原有的结构和功能，维持机体的完整与稳定。例如，皮肤表层的角化细胞经常脱落，而表皮的基底细胞不断地增生、分化，予以补充；消化道黏膜上皮 1~2 天就更新一次，子宫内膜周期性脱落又由基底部细胞增生加以恢复。病理性再生是指病理状态下细胞、组织缺损后发生的再生。

2. 各种组织的再生能力

各种组织有不同的再生能力，这是生物在长期进化过程中形成的。一般说来，分化低的组织比分化高的组织再生能力强，平时容易遭受损伤的组织以及在生理条件下经常更新的组织，有较强的再生能力。反之，则再生能力较弱或缺乏。在人类组织中，结缔组织、小血管、皮肤、黏膜、骨以及神经纤维等组织的再生能力较强，肌肉、软骨的再生能力较弱，神经细胞缺乏再生能力。

（二）纤维性修复

纤维性修复是通过肉芽组织完成的。肉芽组织是由邻近健康组织生长出的，由旺盛增生的毛细血管、纤维母细胞和多种炎细胞组成的幼稚的结缔组织，肉眼表现为鲜红色、颗粒状、柔软湿润、形似鲜嫩的肉芽得名。肉芽组织中炎细胞能够吞噬细菌，清除异物，溶解吸收坏死组织。

在纤维性修复过程中，首先是肉芽组织增生，溶解、吸收损伤局部的坏死组织及其他异物，并填补组织缺损，以后肉芽组织中的毛细血管逐渐减少，纤维母细胞转变为纤维细胞，胶原纤维逐渐增多，最后形成以胶原纤维为主的瘢痕组织，这种修复便告完成。有些特殊体质的人会出现瘢痕组织的过度增生，形成瘢痕疙瘩（图 7-39）。

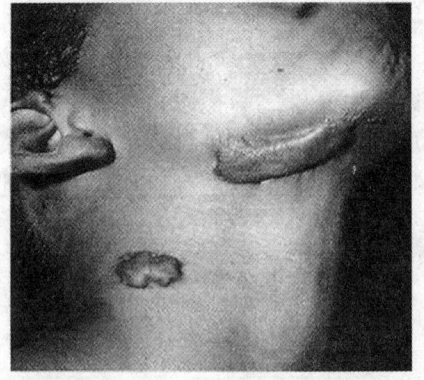

图 7-39　瘢痕疙瘩

（三）创伤愈合（基本过程、类型及影响因素）

创伤愈合（wound healing）是指机体遭受外力作用，皮肤等组织出现离断或缺损后的愈复过程，包括各种组织的再生、肉芽组织的增生及瘢痕形成的复杂组合，表现出各种过程的协同作用。

最轻度的创伤仅限于皮肤表皮层，稍重者有皮肤和皮下组织断裂，并出现伤口；严重的创伤可有肌肉、肌腱、神经的断裂及骨折。

1. 创伤愈合的基本过程

（1）炎症反应：伤口早期充血、渗出等炎症反应使伤口周围表现为红肿，伤口中的血液凝固，逐渐有痂皮形成。

（2）伤口缩小：2～3日伤口边缘的整层皮肤及皮下组织向中心移动，伤口迅速缩小，直到14天左右停止，伤口收缩的意义在于缩小创面。

（3）肉芽组织增生和瘢痕形成：约从第3天开始，从伤口底部及边缘长出肉芽组织填平伤口。5～6天纤维母细胞产生胶原纤维，随着胶原纤维的增多，出现瘢痕形成过程，约在伤后一个月瘢痕完全形成（图7-40）。

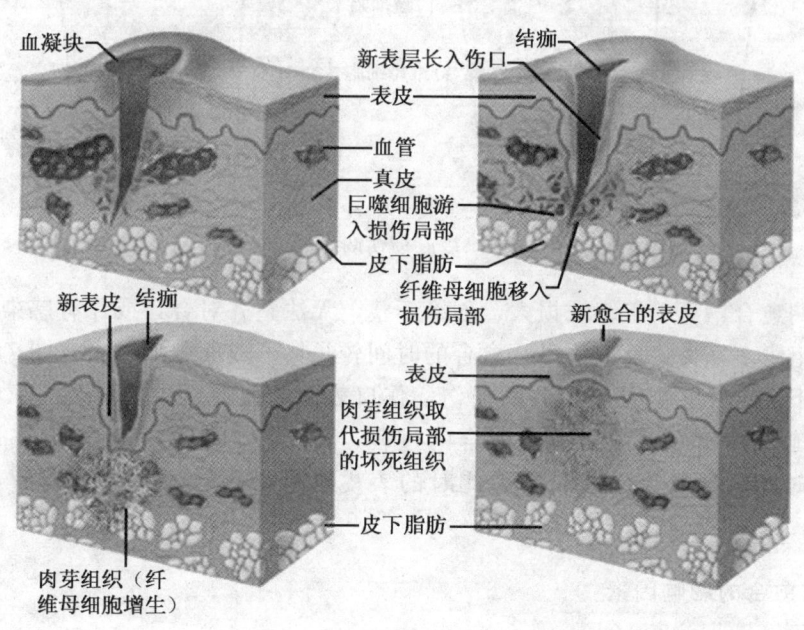

图7-40　皮肤创伤愈合的基本过程

（4）表皮及其他组织再生：创伤发生24小时以内，伤口边缘的表皮基底细胞增生，并在凝块下面向伤口中心移动，形成单层上皮，覆盖与肉芽组织表面，当这些细胞彼此相遇时则停止前进，并增生、分化成为鳞状上皮。

2. 创伤愈合的类型

根据损伤程度及有无感染，创伤愈合可分为三种类型。

(1) 一期愈合：见于组织缺损少创缘整齐无感染粘合或缝合后创面对合严密的伤口。如手术切口。一期愈合的时间短，形成线状瘢痕（图7-41）。

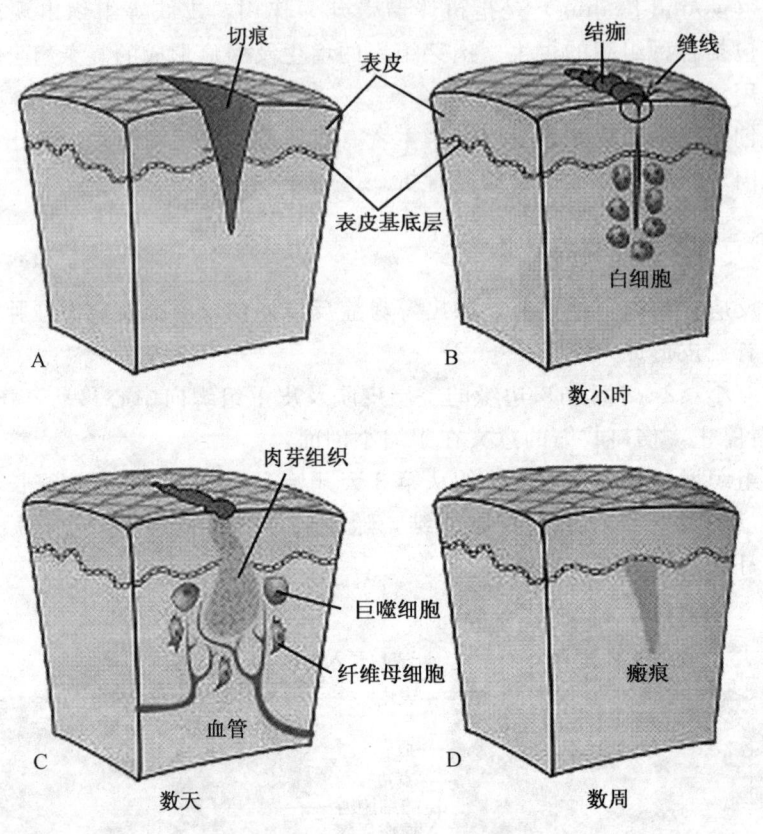

图7-41 皮肤创伤的一期愈合

(2) 二期愈合：见于组织缺损大，创缘不整，无法整齐对合，或伴有感染的伤口。这种伤口坏死组织多，炎症反应明显，愈合的时间较长，形成的瘢痕较大（图7-42）。

(3) 痂下愈合：主要见于皮肤的损伤，伤口表面的血液、渗出液及坏死物质干燥后形成黑色硬痂，并在痂下进行上述愈合的过程。待上皮再生完成后，痂皮即脱落。痂下愈合所需时间通常较无痂者长，因此时的表皮再生必须首先将痂皮溶解，然后才能向前生长。

3. 创伤愈合的影响因素

创伤愈合取决于组织的再生能力和损伤的程度，而组织的再生能力又与伤员的全身的机能状况及局部的受损情况有关。一般来说，年龄小营养充足身体机能状态好，则创伤愈合较好，反之则较差。从局部来看，坏死组织少血液供应好，无合并感染无异物，则创伤愈合较好，反之则较差。

（四）骨折的愈合过程及影响因素

骨的完整性遭到破坏的损伤成为骨折。骨折通常分为外伤性骨折和病理性骨折两大类。外伤性骨折发生的主要原因有直接暴力、间接暴力、肌肉的强烈收缩和应力性骨折。

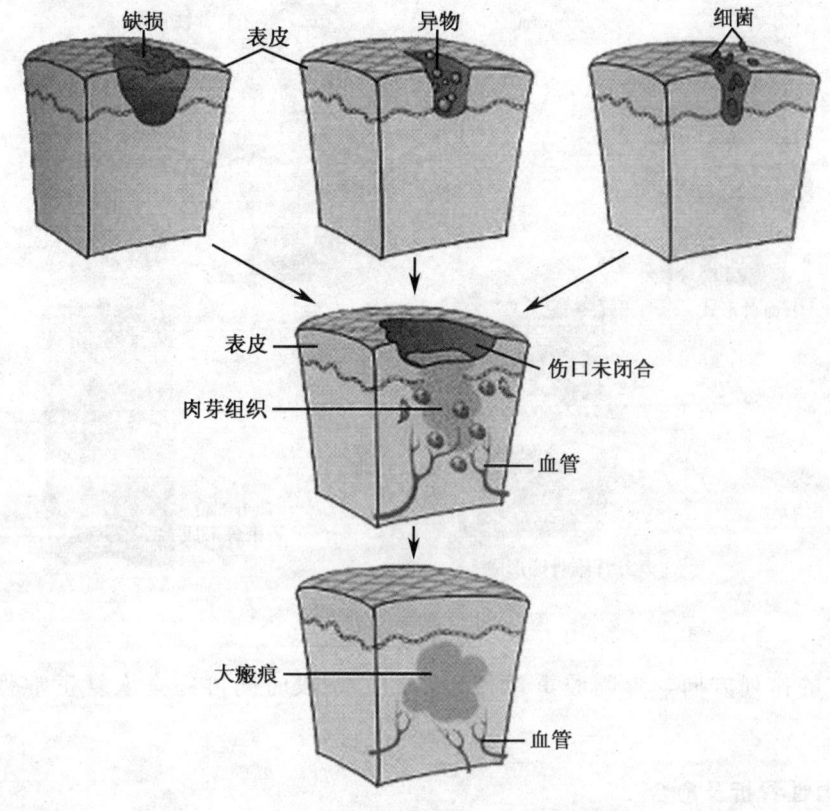

图 7-42 皮肤创伤的二期愈合

骨的再生能力较强，经过良好复位的外伤性骨折，一般 3～4 个月或更长一些时间内，可完全愈合。骨内、外膜中骨母细胞的增生和产生新生骨质是骨折愈合的基础。病理性骨折是指在骨骼已有病变的基础上发生的骨折。

1. 骨折愈合过程

骨折愈合过程可分为以下几个阶段（图 7-43）：

（1）血肿形成期。骨折时除骨组织被破坏外，也伴有骨膜及附近软组织血管的破裂出血，填充在骨折断端及其周围组织内，形成血肿。与其他软组织的创伤一样，在骨折局部还可见到炎细胞浸润。

（2）纤维骨痂形成期。约在骨折后的 2～3 天，从骨内膜及骨外膜增生的含有骨母细胞的肉芽组织长入血肿，血肿逐渐被这种特殊的肉芽组织代替，形成纤维性骨痂，将两断端连接在一起，此期为 2～3 周。

（3）骨痂形成期。在纤维性骨痂的基础上，骨母细胞合成和分泌骨基质沉积于细胞之间，形成类骨组织，以后骨母细胞发育成熟成为骨细胞，骨基质钙化，形成骨性骨痂。此时骨折的两断端已牢固地结合在一起，并且有支持负重功能，但骨小梁排列较疏松，故仍比正常骨脆弱，此期需 4～8 周。

（4）骨痂改建期。根据功能需要在应力的作用下，骨折断端形成的骨性骨痂可发生改建。多余的骨痂逐渐被吸收消失，不足部分长出新的骨痂使骨密度增加，骨小梁逐

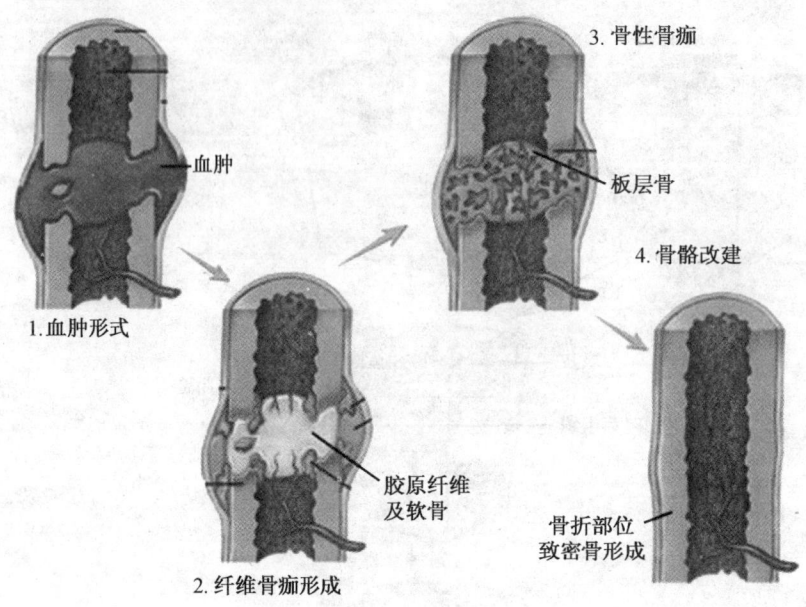

图 7-43 骨折愈合过程

渐恢复正常的排列方向，骨髓腔重新贯通，经过一段时间可完全恢复正常骨的结构和功能。

2. 应力性骨折及愈合

应力性骨折又称疲劳性骨折，可因骨质长期受到支撑面上较大的反作用力作用而引起，或者骨膜长期受到肌肉牵拉所致。如长跑运动员的下肢或体操运动员的上肢骨折。在韧带或骨组织施加压力可增加它们的强度或使它们变弱。支撑面上反作用力的作用或由肌肉活动引起的持续性张力，可增加骨组织的溶解及导致一系列的微细骨折。换言之，如果骨的溶解大于骨的生成可增加疲劳性骨折的可能性。

与急性骨折愈合一样，疲劳性骨折的愈合也包括骨组织溶解和生成之间平衡的调节。良好的平衡依赖于对这种状态的及早认识，以及尽早调节局部骨组织的负担。没有愈合的疲劳性骨折，在一段时期后可发展为完全的皮质性骨折，从而造成治疗上的困难。减少活动和限制训练中引起疲劳的其他因素可使骨损伤修复，能够承受正常的力量。

3. 影响骨折愈合的因素

影响骨折愈合的全身性因素有：（1）年龄。儿童、青少年骨组织再生能力强，故骨折愈合快。老年人骨组织再生能力较弱，故骨折愈合时间也较长。（2）营养。严重蛋白质缺乏和维生素 C 缺乏可影响骨基质的胶原合成。维生素 D 缺乏可影响骨痂钙化，妨碍骨折愈合。

影响骨折愈合的局部因素有：（1）局部的血液供应。如果骨折血液供应好则骨折愈合快，如肱骨的外科颈骨折；反之，局部血液供应差者，骨折愈合慢，如股骨颈骨折。（2）骨折断端的状态。骨折断端对位不好或断端之间有软组织嵌塞都会使愈合延缓甚至不能结合。此外，如果骨组织损伤过重（如粉碎性骨折），尤其是骨膜破坏过多时，则骨的再生也较困难。(3) 骨折断端的固定。断端活动不仅可引起出血和软组织损伤，而且常常只有纤维性骨痂而难有新骨形成，为了促进骨折愈合，良好的复位及固定是必要的。(4) 感染。开放性骨折时常合并感染，延缓骨折愈合。

第四节　运动损伤的急救

运动损伤的急救，是在运动现场对伤员采取迅速合理的急救方法。它不仅能挽救伤员的生命减轻痛苦和预防并发症，而且还可以为进一步治疗及康复创造良好的条件。

一、运动损伤现场急救的基本原则

（一）保证生命安全

当运动员发生损伤之后，保证生命安全是第一位的。仔细迅速地评价运动员的伤害情况不仅可以及时挽救其生命，而且防止进一步的损伤。如果伤员出现意识障碍，在迅速呼叫急救人员的同时，随即进行重要生命体征检查。检查包括气道、呼吸、循环、功能和暴露，即 ABCDE 五个方面。

1. A=气道（Airway）。气道通畅是保证呼吸功能正常的基本条件，应首先检查气道是否通畅。

2. B=呼吸（Breathing）。通过倾听有无呼吸声音，感觉有无气流通过伤员口鼻和观察有无胸部起伏可以作出判断，如果呼吸停止应立即进行人工呼吸。人工呼吸的方法将在后面介绍。

3. C=循环（Circulation）。血液循环是否正常，通常采用检查脉搏的方法。一般检查腕部或颈部动脉搏动情况。如果伤员的呼吸和心跳都正常，便可以进行下一步的损伤情况检查。

4. D=功能障碍（Disability）。主要进行神经系统检查，评价神志水平、瞳孔大小和反应、眼睛运动和运动反应。应该记录最初的检查结果，以便与后来的检查进行对比。

5. E=暴露（Exposure）。应该暴露身体受伤部位，以便观察出血、骨折和挫伤等病变。另外要及时暴露上肢，便于测量血压。

（二）控制大出血

完成生命体征检查后，要检查有无大出血，在进行心肺复苏的同时要及时处理大出血。

当组织被切伤、刺伤、撕裂、挫伤或擦伤时都可能会引起出血，常表现为外出血。肌肉拉伤、内脏破裂、肾脏挫伤等可以发生内出血。这些损伤的处理将在以后的内容中介绍。

任何的动脉或无法控制的静脉出血都会危机生命，如果伤员发生严重出血，立即采用下列步骤进行处理。1. 寻求急救人员的帮助；2. 用消毒纱布或洁净的棉布覆盖伤口；3. 用手直接按在伤口的纱布上；4. 抬高患肢；5. 需要时处理休克。经过以上步

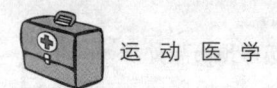

骤处理后,出血应该停止,如果没有停止可以试着通过按压供血动脉来减少出血,详见后述。

(三) 控制可能加重全身状况恶化的情况

在止血的过程中,要注意控制可能导致全身状况加重的情况。在发生骨折、脊柱损伤、大出血时,除了损伤本身带来的影响之外,它们还可能导致机体发生更加严重的问题。如骨折不进行临时固定可能导致骨折断端损伤周围的血管和神经,脊柱损伤后不进行合理的固定和搬运导致脊髓损伤,或者出血无法制止,导致出现失血性休克等。

当身体某部位受伤时,在保护好受伤部位的同时,还要注意减少周围组织损伤的可能,特别是发生了严重的骨折、切伤时,因为这类损伤可能同时导致周围组织的损伤。如骨折断端刺伤周围的神经或血管,切伤而伤及神经,踝关节扭伤时不仅伤及了韧带,出血和肿胀还会影响周围组织的正常功能,如踝关节扭伤会使周围的皮肤颜色改变和肿胀。

另外,当机体发生损伤、疾病或脱水时,身体为了保证血液、水和氧气对大脑、心脏、肺等生命重要器官的供应而进行血液的重新分配,这时可能会导致身体的一些器官发生损害,从而导致全身性的组织损伤。如除了呼吸心跳停止以外,休克、中暑和体温过低也会对机体产生严重影响,因此要及时消除。

(四) 固定受伤肢体

骨折、关节脱位和半脱位、二度和三度的韧带撕裂必须用夹板进行固定,以防止组织的进一步损伤。

(五) 处理慢性出血

固定损伤部位后,应及时处理刺伤、裂伤或切伤后的局部出血。

二、休克的现场处理

休克是机体受到各种有害因素的强烈侵袭而导致有效循环血量锐减,主要器官组织血液灌流不足所引起的严重全身性综合征。

(一) 原因和原理

休克产生的原因很多,运动损伤中并发的休克主要是创伤性休克,多为严重创伤引起的剧烈疼痛,如多发性骨折、睾丸挫损、脊髓损伤等。其主要是通过神经反射使周围血管扩张,血液分布的范围增大造成相对的血容量不足,脊髓损伤可以阻断血管运动中枢与周围的血管间的联系,使血管扩张,引起休克。其次为出血性休克,由于损伤引起体内外出血,大量失血,失液均可导致循环血量减少而发生休克。如,腹部挫伤致肝脾破裂的内出血,股骨骨折合并大动脉的外出血等。此外,还有因肺炎、败血症等引起的感染性休克。由于广泛心肌梗塞或严重性心律紊乱等心脏疾患引起的心源性休克以及对某些药物(如青霉素等)过敏所致的过敏性休克等。

休克的发病原理是有效循环血量不足，引起全身组织和血流灌注不良，导致组织缺血缺氧，代谢紊乱和脏器功能障碍（包括心脑、肺、肾等重要器官功能障碍）。

（二）征象

1. 早期。部分患者休克初期可出现轻度烦躁不安，脉搏稍快，体温和血压可正常或稍高，脉压差减少，尿量减少等，此时若积极抢救，则可能转危为安。

2. 随之患者可由烦躁不安转为精神萎靡，神志障碍，表情淡漠，皮肤苍白凉湿，口渴、气促，脉搏细速，血压下降，脉压差进一步减小，尿量减少等。

3. 严重者可出现无尿，酸中毒，甚至昏迷死亡。休克的严重程度，目前无统一标准，临床上多根据血压、脉搏及末梢缺氧的情况来判断休克的程度。一般收缩压低于 12～13.3kpa（90～100mmHg），脉率 100～120beat/min，即为轻度休克；收缩压在 9.33～10.7kpa（70～80mmHg）为中度休克；收缩压低于 9.33kpa（70mmHg）甚至测不到，脉率 120～140beat/min，即为重度休克。

（三）急救

对于休克患者要尽早进行急救。应迅速使患者平卧安静休息。患者的体位一般采取头和躯干抬高 10°，下肢抬高约 20°的体位，这样可增加回心血量并改善脑部血流状况。松解衣物，保持呼吸道畅通，清除口中分泌物或异物，对患者要保暖，但不能过热，以免皮肤扩张，导致血管床容量增加，使回心血量减少，影响生命器官的血液灌注量和增加氧的消耗。在炎热的环境下则要注意防暑降温，同时尽量不要搬动患者；若伤员昏迷，头应侧偏，并将舌头牵出口外，必要时要吸氧和进行口对口人工呼吸，并针刺或掐点人中、百会、合谷、内关、涌泉、足三里等穴。与此同时，应积极去除病因，如由于大量出血引起的休克，应立即采取有效的方法止血。由于外伤、骨折等剧烈疼痛所引起的休克，应给予镇痛剂和镇静剂，以减少伤员痛苦，防止加重休克。骨折者应就地上夹板固定伤肢。

以上是一般的抗休克措施，由于休克是一种严重的危及生命的病理状态，所以在急救的同时应迅速请医生或及时送医院处理。对休克患者应尽量避免搬运颠簸。

三、人工呼吸和胸外心脏按压

当人体受到意外的严重损伤，如外伤性休克、溺水等，均可能导致呼吸和心跳骤然停止。此时如不及时抢救，伤员就会有生命危险，现场急救的最重要手段就是人工呼吸和胸外心脏按压。

（一）人工呼吸

任何能使空气（氧）输入肺叶的措施，都能基本上起到人工呼吸的作用。而适应于受伤现场采用的人工呼吸方法中，口对口吹气法最好。它可借助人工方法来维持机体的气体交换以改善缺氧状态，并排出二氧化碳为恢复自主呼吸创造条件。

1. 方法。伤员仰卧位，松开其领口、裤带和胸腹部衣服，头部尽量后仰，将口打开，尽快清除其口腔内的异物或分泌物，如有义齿应取出，有舌后坠，则将其拉出。急救者一手虎口托起患者下颌，另一手将患者鼻孔捏闭，以免漏气，然后深吸一口气，紧贴患者口部用力吹入，使其胸部上抬。吹毕立即松开鼻孔，让胸廓及肺部自行回缩而将气排出，如此反复进行，每分钟吹气 16～18 次，儿童 20～24 次（图 7-44）。

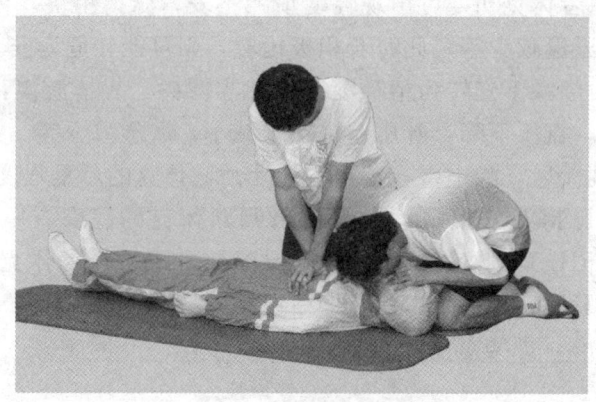

图 7-44　口对口吹气和胸外心脏按压

2．注意事项。人工呼吸开始每次吸气时必须尽量多吸入，吹出时必须用力，10～20 次后可逐渐减小。此法因操作者易疲劳，应以两人或多人轮流施行较好。在进行口对口人工呼吸时，应注意与胸外心脏按压的正确配合，应每按压心脏 4～5 次后吹气一口，吹气应在放松按压的间歇中进行。抢救一经开始就要连续进行，不能间断，一直做到伤员恢复呼吸或确定死亡为止。

3．有效指示。(1) 吹气时胸廓扩张上抬。(2) 在吹气过程中听到肺泡呼吸音。

（二）胸外心脏按压

一般只要伤员意识丧失，颈动脉或股动脉搏动消失，或心前区心音消失，即可诊断为心脏骤停。此时，首选方法应是胸外心脏按压。此法可通过按压胸骨下端而间接压迫心脏，使血液流入大动脉，建立有效的大小循环，为心脏自主节律的恢复创造条件。

1．方法。置患者于仰卧位，背部必须有坚实物体（木板、地板、水泥地等）的支持。操作者立（或跪）于患者一侧，又或骑跪于患者髋部，两手掌伸开并彼此交叉重叠，以掌根部按在伤员胸骨中下 1/3 交界处（非剑突部），肘关节伸直借体重将胸骨下段压向脊柱，使胸骨下段及其相连的肋软骨下陷 3～4cm，间接压迫心脏，压后迅速将手放松使胸骨自行弹回原位，如此反复操作。以每分钟挤压 80～100 次为宜，儿童可稍快，可增至每分钟 100～120 次。两人操作时按压与吹气比例为 30：2，单人操作时为 30：2。在心肺复苏术进行的同时，还要进行第二步的探查，评价其他损伤。

2．注意事项。压迫部位必须在胸骨中下 1/3 交界处（不可压剑突），过高过低，偏左偏右都不行。用力方向应垂直对准脊柱，不可偏斜。按压力量以能扪及大动脉搏动为度，不宜过轻或过猛，以免造成无效按压或发生肋骨骨折、气胸、内脏损伤等并发症，影响复苏效果。

3．有效指标。(1) 按压时在颈、股动脉处应摸到搏动，听到收缩压在 90mmHg 以上。(2) 面色、口唇、指甲床及皮肤等色泽转红。(3) 扩大的瞳孔再度缩小。(4) 呼吸改善或出现自主呼吸。只要有上述1~2项有效指标出现,心脏按压就应坚持下去。

无论是呼吸或心跳骤停,或呼吸与心跳均骤停,在进行现场急救的同时,都应迅速派人请医生来处理。

4. 死亡的判断。死亡具有如下特征:(1)呼吸停止;(2)心跳停止;(3)瞳孔扩大,对光反射及角膜反射消失;(4)无自主性肌肉活动,不可逆性深昏迷。若4个征象齐备,人工心肺复苏30min未见恢复迹象,即可判断死亡。

四、出血和止血

正常情况下,血液只存在于心脏、血管内,如果血液从血管或心腔流出到组织间隙、体腔或体表,称为出血。

(一)出血的分类

根据损伤血管的种类,出血可分为:

1. 动脉出血。血色鲜红,血液像喷泉样流出不止,短时间内可大量出血,易引起休克,危险性大。

2. 静脉出血。血色暗红,出血方式为流水般不断流出,危险性小于动脉出血,但大静脉出血也会引起致命的后果。

3. 毛细血管出血。血色红,多为渗出性出血,危险性小。

临床上所见的出血,多为混合性出血。

根据受伤出血的流向可分为:

1. 外出血。体表有伤口,血液从伤口流到身体外面,这种出血容易发现。

2. 内出血。体表没有伤口,血液不是流到体外,而是流向组织间隙(皮下肌肉组织),形成淤血或血肿;流向体腔(腹腔、胸腔、关节腔等)和管腔(胃肠道、呼吸道)形成积血。由于内出血不易发现,容易发展成大出血,故危险性很大。

(二)止血法

正常健康成人的血液总量为自身体重的7%~8%,骤然失血达总血量的20%,就可能出现休克,危及生命。因此,及时有效地止血非常重要。常用的外出血临时止血法有以下几种:

1. 加压包扎止血法。用生理盐水冲洗伤部后用厚敷料覆盖伤口,外加绷带增加血管外压,促进自然止血过程,达到止血目的。此法用于毛细血管和小静脉出血。

2. 抬高伤肢法。用于四肢小静脉和毛细血管出血。方法是将患肢抬高,使出血部位高于心脏,降低出血部位血压,达到止血效果。此法在动脉或较大静脉出血时,仅作为一种辅助方法。

3. 屈肢加压止血法。前臂、手或小腿、足出血不能制止时,如未合并骨折和脱位,可在肘窝和腘窝处加垫,强力屈肘关节和膝关节,并以绷节"8"字形固定,可有效控制出血(图7-45)。

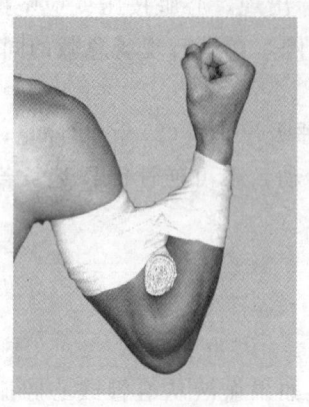 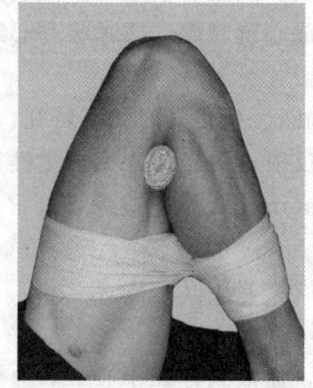

图 7-45 加垫屈肢止血法

4. 指压止血法。这是现场动脉出血常用的最简捷的止血措施。用手指压迫身体表浅部位的动脉于相应的骨面上，可暂时止住该动脉供血部位的出血。根据全身动脉的走行分布，在体表有一些动脉搏动点，即为压迫止血点。常用的有以下几种：

(1) 颞浅动脉。一手固定头部，另一手拇指在耳屏前上方一指宽处摸到颞浅动脉搏动后，将该动脉压在颧骨上（图 7-46），可止住同侧额颞部出血。

(2) 面动脉。在下颌角前约 1.5cm 处，用拇指摸到搏动后将其压在下颌骨上（图 7-47），可止住同侧眼以下面部出血。

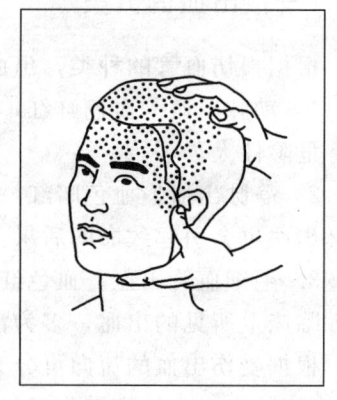

图 7-46 颞动脉压迫部位

(3) 锁骨下动脉。伤员头转向健侧，在锁骨上窝平齐于锁骨上缘中点处，用拇指摸到锁骨下动脉搏动后，将该动脉压在第一肋骨上（图 7-48），可止住肩部和上臂出血。

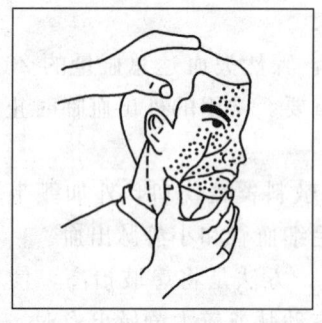 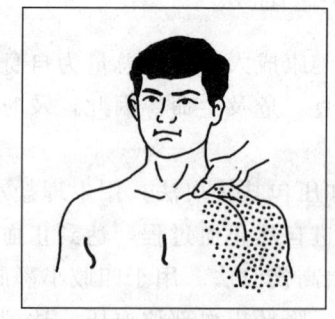

图 7-47 面动脉压迫部位　　　图 7-48 锁骨下动脉压迫部位

(4) 肱动脉。使患肢外展、外旋，在肱二头肌内侧沟处摸到肱动脉搏动后，用拇指将动脉压于肱骨上（图 7-49），可止住前臂和手部出血。手指出血可压指动脉，压迫点在第一指节根部两侧，用拇指与食指相对夹压。

(5) 股动脉。伤员仰卧，大腿微外旋，在腹股沟中点摸到股动脉搏动后，将两拇指重叠压迫该动脉于股骨上（图7-50），可止住大腿和小腿出血。

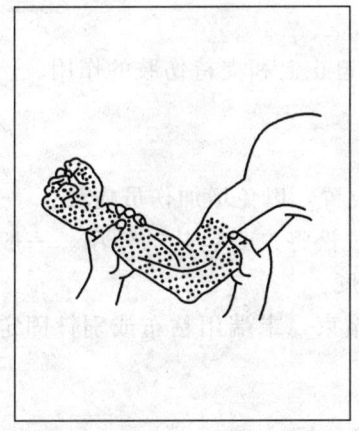

图7-49 肱动脉压迫部位

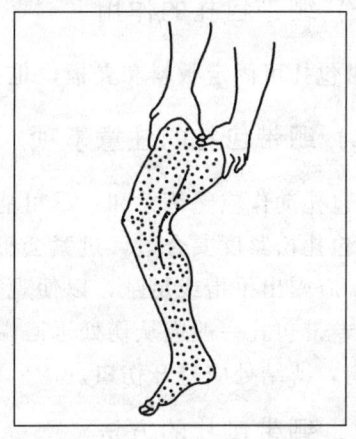

图7-50 股动脉压迫部位

（6）胫前和胫后动脉。用两手的食指、拇指分别压于内踝与跟腱之间和足背横纹的中点（图7-51），可止住胫前和胫后动脉出血。

指压法简单易行，但因手指容易疲劳不能持久，只能作为临时止血，随后应改用其他止血方法。

5. 止血带止血法。在四肢较大的动脉出血时，通常用止血带止血。目前常用的止血带有充气止血带，橡皮带止血带，橡皮管止血带。现场急救中常用携带方便的橡皮管止血带，但其缺点是施压面狭窄易造成神经损伤。如果无橡皮管止血带，现场可用宽布带或撕下一条衣服以应急需。

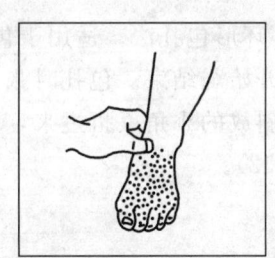

图7-51 胫前、后动脉压迫部位

止血带结扎的标准位置点，在上肢为上臂的上1/3处，下肢为大腿中、下1/3交界处。上臂中、下1/3处扎止血带易损伤桡神经，为禁区。

止血带的压力要适中，既要达到阻断动脉血流又不会损伤局部组织。上止血带的时间要注明，如果长时间转运，途中上肢每半小时，下肢每1小时应放松2～5分钟，以使伤肢间断地恢复血循环。放松时应以手指在出血处近端压迫主要出血的血管，以免每放松一次丢失大量血液。

止血带使用不当可引起局部损伤，周围神经损伤甚至导致肢体坏疽。因此，一般只在其他止血方法不能奏效时再用止血带。

内出血中的体腔出血，如肝脾破裂或血胸多有严重的休克，应立即送医院处理。临床上常用查红细胞、血红蛋白及血细胞压积的方法诊断。一旦发生严重休克，常需要及时输血及手术治疗。

五、绷带包扎法

绷带包扎法是急救技术中不可缺少的重要组成部分，常用的绷带有卷带和三角巾，现场还可用毛巾、头巾、衣物等代替。

（一）绷带包扎的作用

绷带包扎可固定敷料和夹板，也有保护伤口，压迫止血和支持伤肢的作用。

（二）绷带包扎的注意事项

1. 包扎动作应熟练柔和，尽可能不要改变伤肢位置，以免增加伤员痛苦。
2. 包扎松紧度要合适，过紧会影响血液循环，过松将失去包扎的作用。一般在包扎四肢时，应露出手指或足趾，以便观察其包扎的松紧度。
3. 卷带包扎一般应从伤处远心端开始，近心端结束，末端用粘布或别针固定，如需缚结固定，缚结处应避开伤口。

（三）绷带包扎的方法

1. 卷带包扎法

1）环形包扎法。适用于包扎粗细均匀的部位，如额部、手腕和小腿下部，以及其他包扎的开始与结束。包扎时张开卷带，把带头斜放在伤肢上，用拇指压住，包扎一圈后，将带头斜放的小角反折过来，然后继续绕圈包扎，以后一圈覆盖前一圈，最后将带头固定（图7-52）。

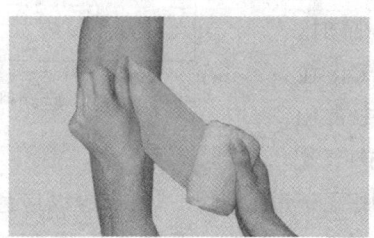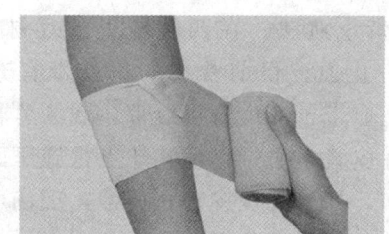

图7-52 环形包扎法

2）螺旋形包扎法。用于包扎肢体粗细差不多但范围较大的部位，如上臂、大腿下段等处。包扎时以环形包扎开始，然后将卷带斜行向上缠绕，后一圈盖住前一圈的1/2～1/3即可（图7-53）。

3）转折形包扎法。又叫反折螺旋形包扎法，适用于包括粗细差别较大的部位，如小腿、前臂等。包扎仍以环形包扎开始，然后用一根拇指压住卷带将其上缘反折约45°，并压住前一圈的1/2～1/3（图7-54）。转折线应避开伤处并互相平行。

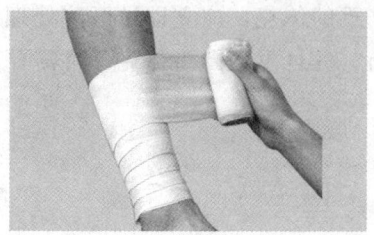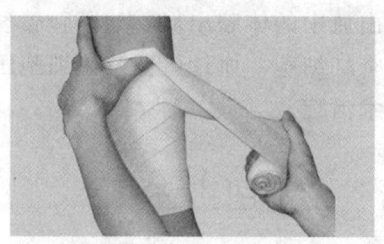

图7-53 螺旋形包扎法　　　　图7-54 转折形包扎法

4)"8"字形包扎法。用于关节部位的包扎。通常有两种方法。

（1）从关节中心开始。先以环形包扎在关节中央开始,后一圈在关节上方,另一圈在关节下方做"8"字形缠绕,两圈在关节凹面交叉,逐渐远离关节,每圈仍然压住前一圈的 1/2～1/3（图 7-55）。

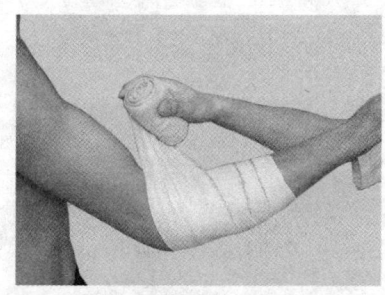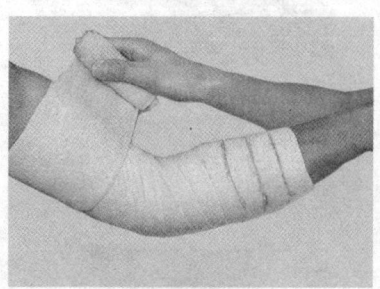

图 7-55　"8"字形包扎法

（2）从关节下方开始。以环形包扎在关节远端开始,然后由下而上,再由上而下来回做"8"字形缠绕,逐渐靠拢关节,最后以环形包扎结束（图 7-56）。

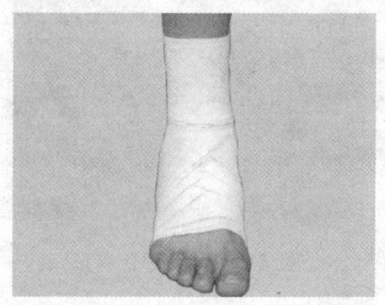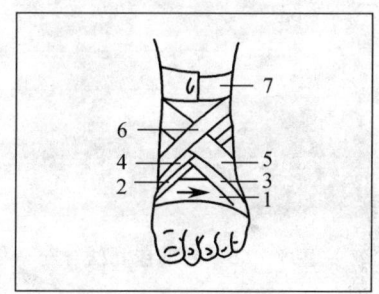

图 7-55　"8"字形包扎法

2. 三角巾包扎法

三角巾的大小可根据需要选定。一般有大小两种,用 1m 见方的白布对角剪开为大三角巾,小三角巾是大三角巾的一半。常用的包扎法如下：

1）头部包扎法。将大三角巾底边折成两指宽放在额部,顶角放枕后,然后把两底角经两耳上方分别绕至枕后做半结压顶角,再绕至前额缚结。最后把枕后部的顶角拉平,塞入半结内（图 7-57）。

2）肩部包扎法。将大三角巾底、顶角对折成宽带,将宽带中部放在患肩腋下,两端在患肩上交叉,分别绕过胸、背部,在对侧腋下做结,为避免缚结处压迫腋下组织,可在腋下垫一软物如脱脂棉等（图 7-58）。

3）肘部包扎法。选用小三角巾,嘱伤员肘关节弯曲,将三角巾顶角放在上臂后面,把两底角于前臂前面交叉,绕至上臂后面打结,最后将顶角反折塞入结内（图 7-59）。

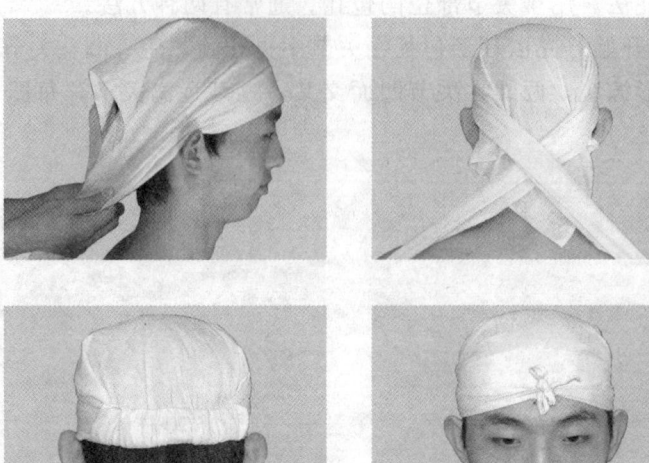

图7-57 头部包扎法

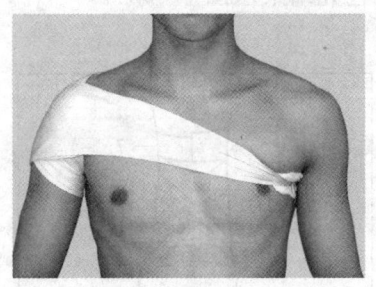

图7-58 肩部包扎法

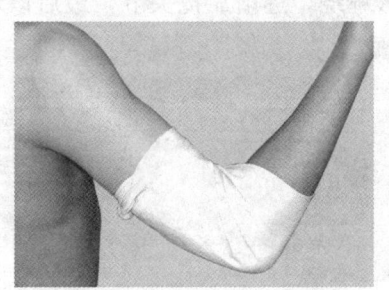

图7-59 肘部包扎法

4)腕、手掌、手背部包扎法。用小三角巾,手掌平放于三角巾中间,掌指关节与底边平齐,顶角朝向肘部,然后将两底角于手背交叉,绕至腕掌面做半结,再绕至腕背面做结,最后将顶角反折塞入半结内(图7-60)。

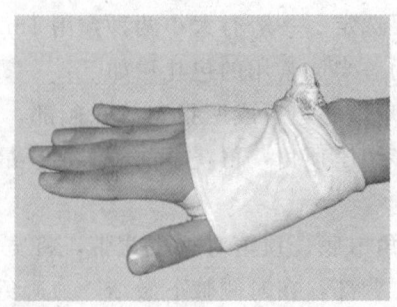

图7-60 腕、手掌、手背部包扎法

5）前臂悬挂法

（1）大悬臂带。用于除锁骨与肱骨骨折外的各种上肢损伤。肘关节屈曲90°放在三角巾中央，顶角向外，一底角在健侧肩上，一底角在肘下，然后将下底角上折包住伤肢前臂，在颈后与上底角打结。最后将肘后顶角向前折，用别针或粘布固定［图7-61（1）］。

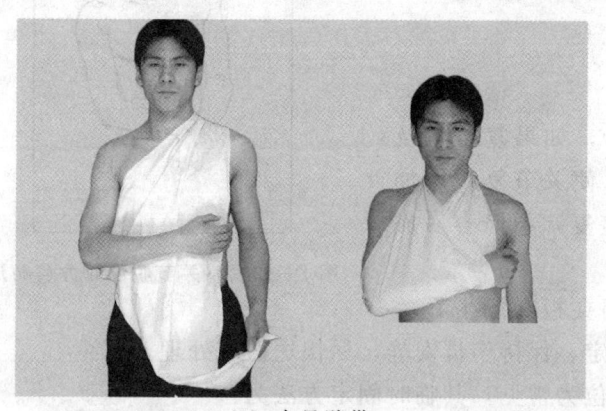
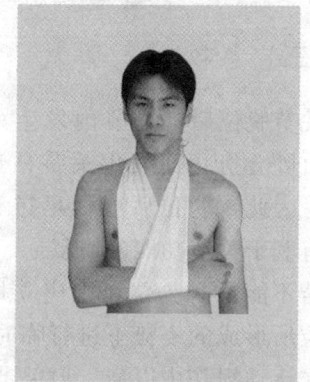

（1）大悬臂带　　　　　　　　　（2）小悬臂带

图7-61　三角巾前臂悬挂法

（2）小悬臂带。用于锁骨与肱骨骨折。将三角巾折成四指宽的宽带，中央放在伤肢前臂的下1/3处，两端在颈后打结［图7-61（2）］。

六、关节脱位的临时急救

脱位或脱臼是指关节面失去正常的联系。关节脱位可分为损伤性脱位，先天性脱位，习惯性脱位，病理性脱位，开放性脱位和闭合性脱位，以及完全脱位与不完全脱位等。关节脱位同时可伴有关节囊、骨膜、关节软骨、韧带、肌腱等组织的损伤或撕裂，严重时还会伤及神经或伴有骨折。

（一）原因

关节脱位在运动中大多是由于间接外力所致。如摔倒后用手撑地，可引起肘关节或肩关节脱位，这在田径、球类、体操等项目中时有发生。也有少数为直接暴力引起。

（二）征象

1．受伤关节疼痛、肿胀和压痛。主要是由于关节脱位时整个周围软组织的损伤、出血或神经受牵扯压迫所致。

2．关节功能丧失。脱位后关节面之间失去正常联系，关节周围肌肉又因疼痛发生痉挛，因而受伤关节完全不能活动。

3．畸形。脱位后关节处常出现明显畸形，可在异常位置摸到移动的骨端，正常关节隆起处变塌陷；凹陷处则隆起凸出，肢体形成特殊姿势，伤肢可有缩短或变长现象。如肩关节前脱位时出现的"方肩"畸形（图7-62）。原来空虚的腋窝处可摸到脱出的肱骨头，原来丰满的三角肌处变塌陷。

4. 弹性固定。被动活动脱位的关节,可感到一种弹性阻力,停止被动的活动后,脱位的骨端又弹回原来畸形的位置。

5. X线检查。可了解脱位的方向和程度,以及有无并发骨折,为复位制造条件。

(三) 急救

关节脱位后,关节内发生血肿,如果复位不及时,血肿会机化而发生关节粘连,使关节复位增加困难。因此,脱位后应尽早进行整复,不但容易成功而有利于关节功能的恢复。

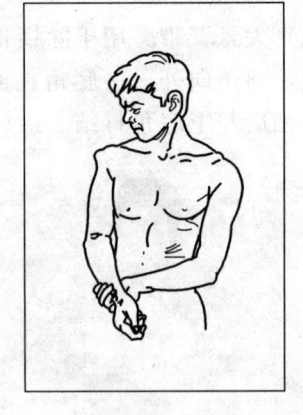

图 7-62 肩关节脱位时方肩畸形

若不能及时复位,则应立即用夹板和绷带在关节脱位所形成的姿势下进行临时固定,保持伤员安静,尽快送医院处理。

在运动损伤中以肩、肘关节脱位为常见,其临时固定方法为:

肩关节脱位后,可用大悬臂带悬挂伤肢前臂于屈肘位。

肘关节脱位后,最好用铁丝夹板弯成合适的角度,置于肘后,用绷带固定后再用大悬臂带悬挂起前臂。如无铁丝夹板,可直接用大悬臂带固定伤肢。若现场无三角巾、绷带、夹板等,可就地取材,用头巾、衣物、薄板、竹板、大本书籍等作为替代物。

七、骨折的临时固定

在外力的作用下,骨的连续性或完整性遭到破坏称为骨折。

在剧烈运动中,特别是对抗性强的运动中,骨折并非罕见。

(一) 骨折的分类

根据骨断端是否与外界相通分类:
1. 闭合性骨析。骨折断端与外界不相通,骨折处皮肤完整。
2. 开放性骨析。骨折断端与外界或空腔器官相通。易感染,可合并骨髓炎或败血症。

根据骨折线分类:

可分为横形、斜形、螺旋形、粉碎性骨折等(图7-63)。

根据骨折的程度分类:
1. 完全骨折。骨折断端完全断开,如横形骨折、粉碎性骨折等。
2. 不完全骨折。骨折断端部分断裂,如疲劳性骨折、颅骨骨折、青枝骨折等。

(二) 原因

1. 直接暴力。骨折发生在暴力直接作用的部位,如跪倒时引起髌骨骨折,足球运动中两人对足引起胫骨骨折等。
2. 间接暴力。骨折发生在远离暴力接触的部位,如摔倒时手掌撑地而发生前臂或锁骨骨折等。

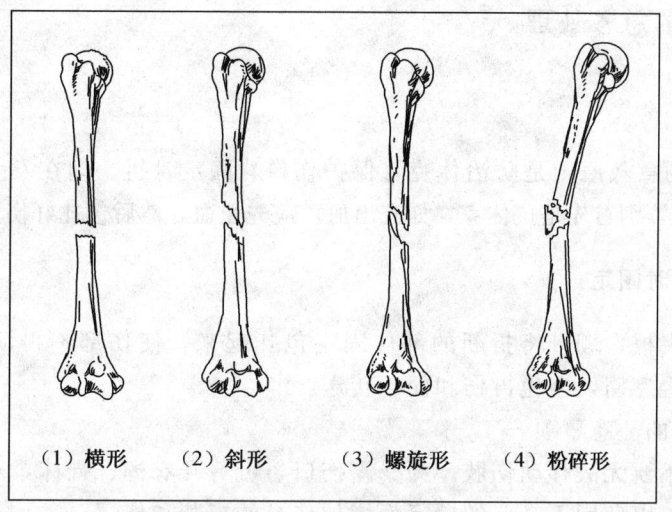

图 7-63　根据骨折线分类
（1）横形　（2）斜形　（3）螺旋形　（4）粉碎形

3．肌肉强烈收缩。由于肌肉急骤地收缩和牵拉而发生的骨折，如举重运动员突然的翻腕动作，可因前臂屈肌群强烈收缩而发生肱骨内上髁撕脱骨折；跨栏时引起大腿后群肌肉起点部坐骨结节的撕脱骨折等。

4．积累性暴力。如在硬地上跑跳过多引起胫腓骨疲劳性骨折；体操运动员支撑过多引起尺骨、桡骨疲劳性骨折等。

（三）征象

1．疼痛和压痛。由于骨折时骨膜破裂，周围软组织受损伤，血肿和水肿压迫神经，以及骨断端对周围组织、神经的刺激，局部肌肉痉挛引起疼痛，严重者可导致休克，此外，在骨折处有明显压痛。

2．肿胀及皮下淤血。骨折及周围软组织损伤后均有血管、淋巴管破坏，从而形成肿胀和皮下淤血。

3．功能障碍。骨折后，因肢体失去杠杆和支撑作用及剧烈疼痛，肌肉痉挛等造成功能障碍。一般不完全骨折的功能障碍较轻；完全骨折及有移位的骨折，功能完全丧失。

4．畸形。骨折处由于多种原因断端可发生移位，与健侧相比，可发生异态，如出现成角、旋转、侧突或短缩等畸形。

5．震动或叩击痛。在远离骨折处沿纵轴轻轻震动或叩击骨端，骨折处可出现疼痛。

6．骨擦音。在检查骨折局部时，可感到或听到骨擦音。这是因骨断端相互触碰成摩擦发出的声音。但检查时要慎重，不要有意去寻找骨擦音，以免加重伤情和增加伤员痛苦。

7．假关节活动。完全骨折后，在关节以外的地方出现类似关节的异常的活动。

最后应通过 X 线检查确定是否有骨折及骨折的类型、性质、移位的方向等情况，以便为治疗提供依据。

(四) 骨折的急救处理

1. 急救原则

对骨折患者的急救原则是防治休克,保护伤口,固定骨折。即在发生骨折时应密切观察,如有休克存在,则首先是抗休克,如有出血,应先止血,然后包扎好伤口,再固定骨折。

2. 骨折的临时固定

骨折时,用夹板、绷带将折断的部位固定包扎起来,使伤部不再活动,称为临时固定。其目的是减轻疼痛,避免再伤和便于转送。

1) 临时固定的注意事项

骨折固定时不要无故移动伤肢。为暴露伤口,可剪开衣裤、鞋袜,对大小腿和脊柱骨折,应就地固定,以免因不必要的搬运而增加伤员的痛苦和伤情。

固定时不要试图整复,如果畸形很厉害,可顺伤肢长轴方向稍加牵引。开放性骨折断端外露时,一般不宜还纳,以免引起深部污染。

固定用夹板或托板的长度、宽度,应与骨折的肢体相称,其长度必须超过骨折部的上、下两个关节,如没有夹板和托板,可就地取材(如树枝、木棍、球棒等),或把伤肢固定在伤员的躯干或健肢上。夹板与皮肤之间应垫上棉垫、纱布等软物。

固定的松紧要合适、牢靠,过松则失去固定的作用,过紧会压迫神经和血管。故四肢固定时,应露出指(趾),以便观察肢体血流情况。如发现异常(如肢端苍白、麻木、疼痛、变紫等)应立即松开重新固定。

2) 各部位骨折的临时固定

(1) 上肢骨折

锁骨骨折,用两个棉垫分别置于双侧腋下,然后用双环包扎法或"8"字形包扎法,最后以小悬臂带将伤肢挂起。

肱骨骨折,用2~4块合适夹板固定上臂,肘屈90°,用悬臂带悬吊前臂于胸前,最后以叠成宽带的三角巾把伤肢绑在躯干上加以固定(图7-64)。如无夹板,可用布带将上臂包缠在胸部侧方,并将前臂悬吊胸前。

前臂及腕部骨折,用1~2块有垫夹板在掌背侧固定前臂,屈肘90°,前臂中立位用大悬臂带悬吊于胸前(图7-65)。

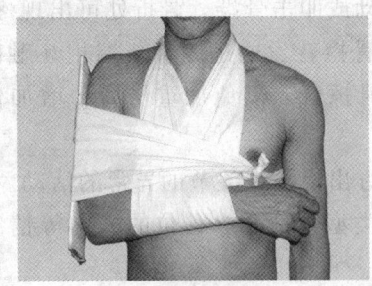

图7-64 肱骨骨折固定法

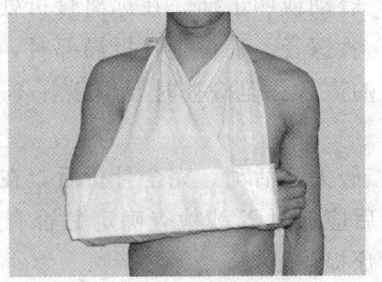

图7-65 前臂骨折固定法

手部骨折，用手握纱布棉团或绷带卷，然后用有垫夹板或木板置于前臂掌侧固定，用大悬臂带悬吊于胸前（图7-66）。

（2）下肢骨折

股骨骨折，用长短两块夹板，分别置于伤肢外侧和内侧，外侧上自腋下，下达足跟，内侧自大腿根部至足部。夹板内面应垫软物，然后用布带进行包扎固定，在外侧做结（图7-67）。如无夹板，可将两腿并拢捆在一起。

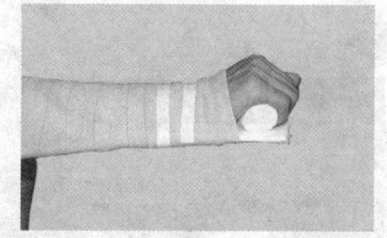

图7-66 手部骨折固定法

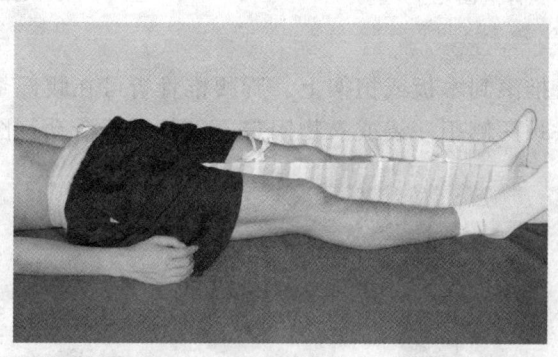

图7-67 股骨骨折固定

髌骨骨折，在腿后放一夹板，自大腿至足跟，用布带在膝上、膝下和踝部将膝关节固定在伸直位，防止屈曲（图7-68）。

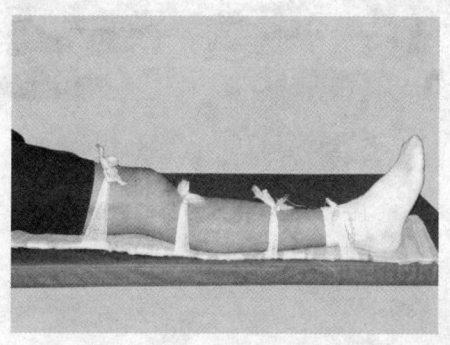

图7-68 髌骨骨折固定法

胫腓骨及踝部骨折，用夹板1～2块，上自大腿中部，下达足跟部，或用一长钢丝托板，上自大腿中部，下在足跟部转成直角，包扎固定（图7-69，图7-70）。

（3）脊柱骨折临时固定与搬运

搬运时必须使脊柱保持在伸直位，不能前屈、后伸和旋转，严禁1人背运、2人抱抬或用软垫搬运，否则会加重脊髓的损害。

正确搬运法，一般由3～4人搬运，分别于患者两侧，用双手托起背部、腰部、臀部和大腿（若颈椎骨折可一人专管头部的牵引固定），几人托起的力和时间要保持一致，使脊柱保持水平位，缓慢地搬放于硬板单架上。也可用滚动法，即将担架置于患者体侧，一

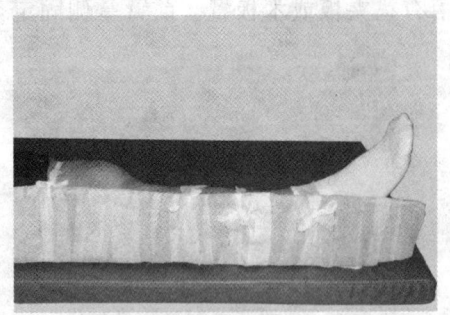

图 7-69 小腿骨折固定

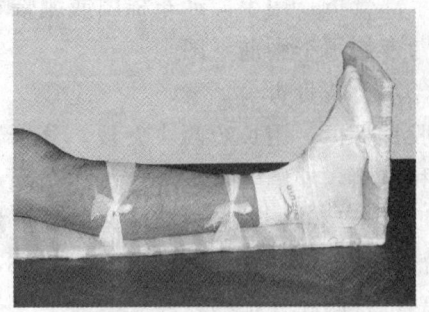

图 7-70 足部骨折固定法

人稳住头,其余将患者推滚到木板或担架上。胸腰椎骨折可在腰部垫一薄垫;颈椎骨折应将头颈放在中立位,头颈两侧用沙袋或衣物固定,以防头部活动(图 7-71)。

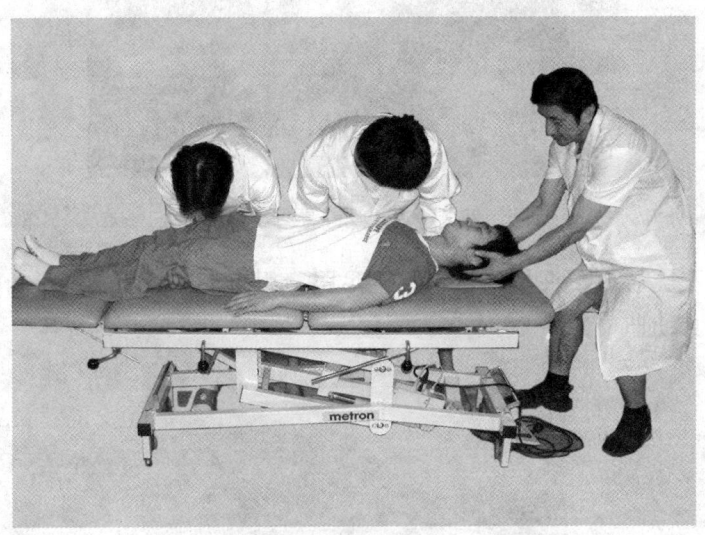

图 7-71 颈椎骨折的搬运

八、溺水

溺水者可因呼吸道阻塞窒息等危及生命,因此应及时有效地进行急救。溺水者救出水面后,应立即清除口鼻中的泥沙、分泌物等异物,如有活动假牙也应取出。如果溺水者牙关紧闭,救护者可从其后面,用两手大拇指由后向前顶住溺水者的下颌关节,并用力向前推。同时用两手食指与中指向下扳颌骨,即可扳开溺水者牙关,随后立即进行控水。控水方法很多,一般采取单脚跪立法,急救者一腿跪地,另一腿屈膝将溺水者腹卧位置于膝上,头及下肢悬垂,一手扶着溺水者的头,使其头部下垂,嘴向下;另一手有节律地挤压背部,使饮入或吸入胃或肺中的水排出。也可采用图 7-72 中的方法控水,但控水时间不宜过长,以免延误抢救时间。

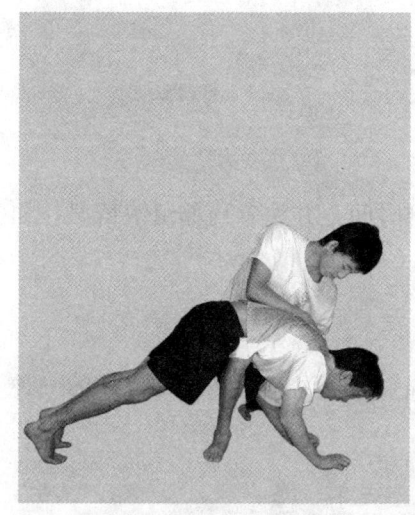 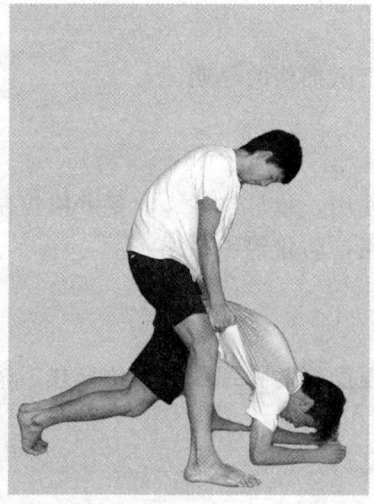 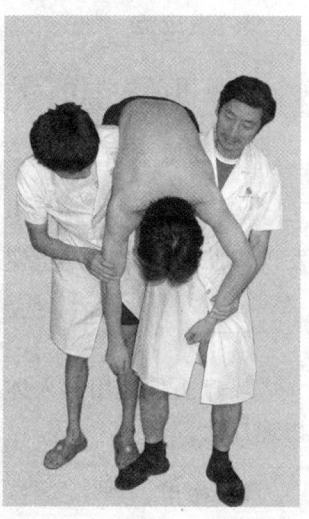

图 7-72 溺水急救处理的控水方法

倒水后如果溺水者心跳、呼吸停止，应立即进行人工呼吸和胸外心脏按压术，并设法将溺水者送到就近的医院救治。

第五节　运动损伤的一般处理

一、物理疗法

（一）冷疗法

冷疗法是运用比人体温度低的物理因子（冷水、冰、蒸发冷冻剂）刺激来进行治疗的一种物理疗法。

1．作用

冷疗法主要通过降低组织温度，达到使周围血管收缩，减少局部血流量及伤部充血现象，减轻周围神经传导速度，因此有止血、退热、镇痛和防肿的作用。

2．方法

将毛巾用冷水浸透放在伤部约 2 分钟换一次，或将冰块装入袋内进行外敷，每次 20 分钟左右。也可直接用自来水冲淋或将伤肢泡入冷水，或用冰块擦摩伤部，但时间应略短。

有条件的可用冷镇痛气雾剂喷射患部。常用的为烷类冷冻喷射剂。使用时应距皮肤 30～40cm 垂直喷射，时间为 5～12 秒钟。有时为了加强麻醉作用，可在停止喷射 20 秒后再喷射一次，但喷射次数不能过多，一般不超过三次，以免发生冻伤。喷射冷镇痛气雾剂后，伤部疼痛减轻或消失，温度下降并有麻感。面部损伤不宜用此法。

3. 适应症

主要用于急性闭合性组织损伤的早期。

4. 注意事项

冷疗法应在伤后尽快使用,越早越好。但要严格控制时间,并注意局部组织情况,如发现皮肤麻木时应停止使用,防止组织冻伤。

(二) 热疗法

热疗法是运用比人体温度高的物理因子(传导热、辐射热等)刺激来进行治疗的一种物理疗法。

1. 作用

热疗可使局部血管扩张,改善血液和淋巴循环,提高组织新陈代谢。缓解肌肉痉挛,促进淤血和渗出液的吸收,加速坏死组织的消除。因而有消肿、镇痛、散淤、解痉、减少粘连和促进损伤愈合的作用。

2. 方法

最简便易行的温热疗法是热敷法。其方法将毛巾用热水或热醋浸透置于伤部,无热感时更换,每次约半小时,每天1~2次。也可用布袋装热沙或热盐或用热水袋进行热敷。

其次也可用熏洗法。用配好的药物加水煮沸,将患部先在蒸气上熏,然后等温度适合后,再放入水中浸泡,洗浴每次20~40分钟,每天1次。

3. 适应症

适用于急性闭合性软组织损伤的中后期及慢性损伤。

4. 注意事项

应用温热疗法时要注意避免发生烫伤,如有皮肤过敏者应停止治疗。高热、恶性肿瘤、活动性肺结核,有出血倾向者及急性软组织损伤的早期禁止使用温热疗法。

(三) 拔罐疗法

拔罐疗法是以罐为工具,借热力排除罐内空气,造成负压,使罐吸附在皮肤上产生温热刺激,并引起局部毛细血管扩张和皮下淤血以治疗伤病的一种方法。该方法简便易行,是我国传统疗法之一。

1. 操作方法

(1) 选穴:应用拔罐疗法时,一般是在伤部取阿是穴及附近的穴位。然后根据拔罐部位,选择大小合适的罐。

(2) 点火:闪火法,用镊子夹着点燃的酒精棉球或纸片,伸入罐内绕壁一周迅速抽出，立即将罐罩在应拔部位上即可。投火法，将酒精棉球或纸片点燃后投入罐内，迅速将罐罩在应拔部位。此法只适用于侧面横拔，否则，会因燃烧物落下而烧伤皮肤。

（3）留罐时间：一般留罐10分钟。罐大、吸力强，时间可缩短；反之，时间可加长。气候炎热，留罐时间应短，寒冷时可延长。一般待局部皮肤充血，淤血呈紫红色时即可取罐。隔日一次，5～7天为一疗程。

（4）取罐方法：取罐时，以一手压住罐边肌肤，使气漏入，罐子即能脱下。不可硬拉或旋转，以免损伤皮肤。

2. 适应症

一般适用于陈旧性损伤，慢性劳损，风寒湿痹症等。若为急性软组织损伤肿大，可在局部针刺后拔罐，肿痛消退较快。

3. 注意事项

（1）伤员体位应舒适，适当，拔罐部位一般以肌肉多、皮下组织丰富、毛发较少的部位为宜。皮肤过敏、浮肿，出血性疼痛者以及孕妇下腹、下腰部，心搏动处均不宜拔罐。

（2）火罐罐口不能烧烫，以免烫伤皮肤。若拔罐时伤员感到局部紧而痛，或有烧灼感，应取下罐子检查是否有烫伤或罐吸附太紧致皮肤损伤。如是则应另换部位或停止操作。

（3）若伤员出现头晕、恶心、面色苍白等不适应症状，应立即起罐，让伤员平卧休息片刻，喝点热开水，即可恢复。

（四）电刺激疗法

1. 类别及功能

（1）电疗。电疗是通过专门的电疗机，利用电流对人体的良好刺激来达到治疗效果。根据电流形式的不同，可分为直流电与交流电。直流电可单独使用外，还可与药物结合使用。交流电可分为低频、中频和高频。

电疗方法主要针对慢性粘连，骨折不愈合或愈合迟缓，肌肉劳损、肌肉废用性萎缩以及急慢性疼痛等有疗效。应根据其特点，因人而异选择使用。

（2）光疗。光疗法是利用各种光源的辐射或太阳能，作用于人体达到防治疼痛的一种物理疗法。主要有红外线、紫外线等。

此处只介绍红外线疗法。红外线可分近红外线与远红外线两种，前种穿入人体组织较深，后种多作用于表皮组织。两种均是借助于温热效应改善局部神经和肌肉的血液循环，有利于营养物质的吸收和代谢产物的排泄。主要适用于亚急性和慢性软组织损伤，如肌肉劳损、慢性关节炎等。

（3）热电磁疗。热电磁疗仪具有温热疗、电疗、磁疗的优点，将几者结合成一体。温热由特殊加热器产生远红外线辐射形成，可控温。脉冲电流为连续式或可调控式。磁场采用较强的脉冲磁场、交变磁场。温热可增加血液循环，低频脉冲能促进静脉和淋巴回流，使肌肉张弛有度。低频的连续波还可深及肌肉，使肌肉放松。磁场可抑制神经系统，有镇

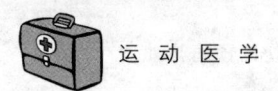

静作用,还可对体内水分子产生影响,有利于渗出液的吸收,对局部肌肉疲劳有较明显的疗效。

2. 常用仪器

电刺激治疗常用仪器有:直流电脉冲治疗仪、直流电药物离子导入治疗仪、音频治疗仪、短波及超短波治疗仪、超声波治疗仪、红外线及远红外线治疗仪、TDP(特定电磁波谱治疗仪)、RDC(热电磁治疗仪),频谱治疗仪及场效应治疗仪。

以上各种仪器具有不同的作用及性能,应根据具体情况选择使用。

3. 注意事项

(1) 不管使用何种电刺激治疗仪,均应符合国家对于医疗仪器有关的标准规定。

(2) 应根据伤病的性质,不同阶段及治疗效果,严格恰当地选择使用不同的仪器,并应在使用前详细阅读说明书,注意仪器操作的安全性。

(3) 治疗中注意观察患者的反应,如出现异常情况,应立即停止治疗。

(4) 有下列情况,应不作或慎作电刺激疗法:严重心脏病(尤其带有心起搏器者)、严重动脉硬化、肿瘤(除激光疗法外)、败血症、高热、有出血倾向、活动性肺结核等。

二、药物治疗

(一) 常见损伤的中药治疗

1. 软组织损伤

主要指闭合性肌肉、肌腱、韧带、关节囊的损伤。由于损伤的不同时期局部的病理变化不同,其用药也不相同。根据"辨证论治"的原则,将其分为急性损伤、新伤、陈旧性损伤和慢性劳损加以叙述。

1) 急性损伤。指损伤后在24~48小时以内。此时局部的主要病理变化为组织发生撕裂或断裂,小血管破裂出血。其症状为肿胀、疼痛、功能障碍等。此时除应首先进行局部冷敷,加压包扎,抬高患肢等急救处理外,还可酌情用中药治疗。

治疗原则:止血,凉血,止痛。

外用处方:止血定痛散。黄柏25g、玄胡15g、血竭3g、蒲黄20g、白芷10g、甘草10g共研细末,用冷水调敷患部。每日更换一次(如有皮肤过敏者,及时停药)。

内服药:可选择成药如三七片、玄胡止痛片、云南白药等。均有止血、止痛和散瘀的作用。

2) 新伤。指损伤后超过24~48小时。此时局部出血停止,坏死组织被蛋白溶解酶所分解,分解产物使局部小血管扩张、充血,血管通透性增高,液体蛋白等渗出,形成血肿和水肿并存。肿胀对神经产生压迫和牵拉而使疼痛进一步加重。其局部症状为红、肿、热、痛和功能障碍等反应性炎症。

治疗原则:活血化瘀,消肿止痛。

根据症状的轻重按以下几种情况给药。

(1) 伤后局部疼痛、微肿、微烧、活动不能着力者，外用一号新伤药（郑怀贤方）：

黄柏40g，延胡索、血通各15g，白芷、木香各12g，羌活、独活各8g，血竭4g。主治急性闭合性软组织损伤早期，伤部有红肿热痛者，具有清热消炎、活血化淤、消肿止痛的作用。上药研末，使用时取适量药粉加水或蜂蜜调成稠糊状，摊在油纸或塑料纸上外敷于伤部，每日更换一次。

内服成药三七片、云南白药、七厘散等，或桃红四物汤、复元活血汤等。

(2) 伤后局部肿胀、疼痛、压痛明显者，外用一号新伤药加三棱、莪术、苏木、川芎等（用法同一号新伤药）。内服七厘散、制香片等。

(3) 伤后局部红肿、发烧、疼痛者，外用黄柏20g、蒲黄15g、木香15g、血通15g、白芷12g、玄胡15g、芙蓉花叶15g、蒲公英15g（用法同一号新伤药）。内服桃红四物汤、复元活血汤、七厘散等。

(4) 损伤数日后，局部疼痛、肿胀发硬、活动受限者，治疗宜活血化淤，散结止痛。外用三棱25g、莪术20g、玄胡15g、苏木15g、川芎15g、木香15g、海藻10g、羌活10g、独活10g（用法同一号新伤药）。内服桃仁15g、红花10g、当归尾15g、广三七10g、赤芍15g、川芎10g、木香10g、乳香10g、甘草10g，水煎服，一日一剂，分三次服。

(5) 损伤日久，局部疼痛、硬结不散、功能障碍者，治疗宜通经活络，软坚散结。外用生南星15g、生半夏15g、荔枝核10g、海藻10g、川芎15g、当归尾15g、牙皂10g，共研细末开水调敷局部，每日一换（此药有大毒，严禁内服）。内服当归尾20g、川芎15g、枳实10g、厚朴10g、红花10g、玄胡10g、桃仁10g、木通10g、乳香10g、甘草10g，煎水内服，一日一剂，分三次服。孕妇及妇女经期禁服。

(6) 损伤日久，局部发凉、疼痛发胀、遇冷尤甚者，治疗宜温经通络，祛寒除湿。外用官桂25g、细辛20g、丁香15g、麻黄15g、威灵仙15g、海桐皮15g、苍术15g、川乌10g、草乌10g、鸡血藤20g，共研细末，外敷局部，一日更换一次。亦可煎水熏洗局部，每日2次，每剂用1～2天。内服蠲痹汤或木瓜酒。

(7) 损伤后经过治疗，肿胀基本消退，但仍疼痛、软弱无力者，治疗宜生肌续筋，补气健脾。外用黄芪30g、当归20g、血竭10g、儿茶15g、乳香15g、没药15g、续断15g、白芨15g、白术15g、甘草10g，共研细末，用开水加少许蜂蜜调敷患部，每日一换。内服正骨紫金丹或白薯丸。

(8) 损伤日久局部酸胀疼痛，肢体沉重乏力，甚而水肿者，治疗宜除湿通络，舒筋止痛。外用萆薢20g、防己15g、苍术15g、海桐皮15g、茯苓10g、羌活15g、独活15g、威灵仙15g、黄芪20g、泽泻15g、续断15g、甘草10g，共研细末外敷。亦可用二号熏洗药熏洗。内服风湿酒。

3) 陈旧性损伤。又称陈伤、旧伤或慢性损伤。是指受伤时间在2～3周以上。这里也包括慢性劳损。

陈旧性损伤是指急性损伤未能及时、正确地治疗，或未治愈又再次受伤者，由于受伤组织未能及时重新生长修复或修复不良，常反复发病出现症状，如疼痛、压痛、组织发硬、活动受限等。由于受伤局部供血不良，对外界适应能力差，故每遇气候变化或受凉遇冷而使症状加重。

慢性损伤又称劳损。多因局部长期劳累过度或由多次微细损伤积累而成。一般与职业性质和运动项目有关。劳损的受累组织，常有充血、水肿、变性、增厚等病理改变而出现疼痛，压痛，劳累后症状加重，休息后症状减轻。

陈旧性损伤和慢性劳损，虽然产生的原因不尽相同，但其临床表现大体相似。根据辨证论治的原则，可将两者结合起来施治。

(1) 局部反复疼痛、酸软无力，劳累后疼痛加重、休息后疼痛减轻，此为"久伤多虚"，气血虚弱，血不养筋所致。治疗宜益气活血，调补肝肾。外用当归25g、黄芪25g、续断20g、骨碎补20g、鸡血藤20g、乳香15g、没药15g、川芎15g、合欢皮15g、檀香10g，共研细末，开水调敷患部，每日更换一次。内服劳损丸或强筋丸等。

(2) 如伤部疼痛乏力，触之有条索或硬结感，此为"久伤多瘀"，气血凝结所致。治疗宜补气活血，散结止痛。外用黄芪25g、丹参20g、鸡血藤20g、川芎15g、五加皮15g、牙皂10g、木香15g、苏木15g、甘草10g，共研细末，开水调敷患部，每日更换一次。内服五加皮丸或补益散结丸等。

(3) 如伤部疼痛、肢冷发凉、遇寒加重、得热减轻，此为"久伤多寒"，寒入经络所致。治疗宜温经散寒，活络止痛。外用官桂20g、檀香10g、陈艾30g、川芎15g、川乌10g、草乌10g、威灵仙15g、甘松15g，共研细末，开水调敷患部，每日更换一次，或煎水熏洗患部，每日洗两次，一剂药用1~2天。内服小活络丸或风湿酒等。

(4) 如伤部疼痛、酸胀麻木、天气变化加重，此为风湿阻滞，经络不通所致。治疗宜祛风除湿，舒筋活络。外用秦艽20g、防风20g、羌活15g、独活15g、海桐皮15g、钻地风15g、土鳖虫10g、木瓜10g、续断15g、木香15g、威灵仙15g，共研细末，开水调敷患部，每日更换一次。亦可煎水熏洗，每日2次，一剂药用1~2天。内服木瓜酒、五加皮丸或独活寄生汤。

2. 关节脱位

(1) 脱位整复固定后1~2周内，关节肿胀、疼痛，甚至局部发热。中医认为是气血阻滞关节，瘀血发热所致。治疗宜行气活血，消肿止痛。在不影响固定的前提下，可外用一号新伤药，加赤芍、川芎、泽兰、泽泻等。内服桃红四物汤、制香片等。

(2) 脱位整复固定2~3周后，可酌情解除固定，但局部仍有疼痛、肿胀、关节功能障碍等。此为经络不疏，关节不利所致。治疗宜舒筋活络，通利关节。外用一号旧伤药外敷或用一号熏洗药熏洗。内服铁弹丸、小活络丸等。

如兼有其他症状，可参照急、慢性软组织损伤所述症状辨证用药。

3. 骨折

骨折是较严重的运动创伤，必须进行现场急救后及时送医院治疗，药物治疗也比较复杂，这里就不介绍了。

(二) 常用西药

1. 外用西药

(1) 红药水。为2%的红汞溶液，消毒防腐作用较弱。对组织刺激性小，常用于皮肤擦伤。但不可与碘酒合用，因二者会起化学作用产生碘化汞，失去杀菌作用，且对人体有毒，用时需加注意。另外，红汞不能用于口腔内伤口。

(2) 紫药水。为1％的龙胆紫溶液，消毒作用比红药水强，对组织无刺激性，无毒。可用于皮肤和黏膜损伤，口腔内伤口也可用。但因其收敛作用较强，涂后伤口结痂较快，不宜用于关节部位。为防色素沉着，一般面部不宜使用。

(3) 碘酒。常用2％的碘酊，消毒作用强，对组织刺激性大，一般不宜直接涂于伤口，常用于未破的疖、疮及皮肤消毒。

(4) 酒精。消毒用70％～75％的酒精，浓度过高过低其消毒作用都会减弱。酒精对伤口有刺激，一般不宜涂伤口，只宜涂在伤口四周以消毒。

(5) 生理盐水。为0.9％的氯化钠溶液，有抑制细菌的作用，对组织无刺激作用，常用于清洗伤口。

(6) 抗生素药膏。具有消炎杀菌作用。常用于脸面部与关节部的损伤。

(7) 松节油、樟脑酊：局部涂抹，有促进血液循环和止痛的作用，可用于闭合性软组织损伤。

2. 注射用西药

(1) 1％～2％的盐酸普鲁卡因：有麻醉止痛，促进病变组织代谢的作用。常用于闭合性软组织损伤早期和中期，作痛点局部注射，一般用量为5～10ml。

(2) 肾上腺皮质激素类药：常用的为醋酸氢化可的松和强的松龙，有维持毛细血管的正常通透性，减少渗出液，防止水肿及抗创伤性炎症的作用，并能抑制结缔组织增生，减少瘢痕形成。

主要适应于腱鞘炎、滑囊炎、肌肉拉伤、创伤性肌腱炎及慢性创伤性关节炎等。对于骨折、化脓性炎症、急性损伤有组织断裂、出血及水肿严重者禁用。

用法是将药液与4倍1％～2％的盐酸普鲁卡因混合后作伤部痛点注射，用量根据损伤的种类和部位不同而异，一般为0.25～1ml，每周一次。一个部位注射次数以不超过3次为好。使用过多可影响组织修复，组织韧度降低，易于断裂。注意不要注射到腱组织内。

3. 内服西药

常用的内服西药主要是一些消炎镇痛药，常用的有以下几种。

(1) 复方阿斯匹林（APC）。主要有解热、镇痛和消炎、抗风湿等作用。常用于发热、头痛、肌肉痛、神经痛及风湿痛等。

(2) 优布芬。主要作用有解热、镇痛、消炎，具有剂量小、疗效高、毒性低的优点。用于风湿性、类风湿性关节炎、骨关节炎外伤及手术后的抗炎镇痛。

常用剂量每次1～2片，开始为日服3次，以后改为日服2次。

(3) 扑热息痛片。用于感冒发热、关节痛、风湿症的骨骼肌疼痛及各种神经痛、头痛及偏头痛等。对胃肠刺激小，是较安全的解热镇痛药，但无消炎抗风湿作用。

口服每次1片，每日3～4次，一日总量不宜超过4片，疗程不宜超过10日。

(4) 安乃近。具有较显著的解热作用与较强的镇痛作用，其特点是易溶于水，作用较快。主要用于退热、头痛、急性关节炎、风湿性神经痛、牙痛、肌肉痛等。

口服每次 0.5g，每日 3 次。

（5）去痛片。为非成瘾性镇痛药，镇痛强度与可待因相同。适用于各种慢性疼痛。

口服每次 1~3 片，每日 3 次。必要时每 3~4 小时一次。

思考题

1. 简述运动损伤的分类。
2. 简述导致运动损伤的常见原因有哪些？
3. 如何有效地预防运动损伤？
4. 简述预防性功能锻炼的原则与方法。
5. 简述牵拉技术有哪些？
6. 简述常见保护支持带技术有哪些？
7. 简述组织损伤病理变化的基本概念及病变特点。
8. 简述软组织损伤的修复过程。
9. 简述骨折的修复过程。
10. 简述急性闭合性软组织损伤的处理原则及方法。
11. 简述运动中休克发生的常见原因、表现及现场处理。
12. 简述心肺复苏的原则与方法。
13. 简述常用止血点有哪些？
14. 简述常用止血方法有哪些？
15. 简述常用绷带包扎的方法及应用。
16. 简述关节脱位的表现与现场处理。
17. 简述骨折的表现与现场处理。
18. 试述治疗运动损伤的物理疗法有哪些？
19. 试述治疗开放性运动损伤的常用药物及作用。
20. 试述机体不同部位保护支持带的使用方法及作用。
21. 何为预防损伤的功能练习？
22. 不同部位预防性功能练习举例。
23. 简述核心区稳定性训练的方法。
24. 简述本体感受训练的作用有哪些？
25. 本体感受训练方法举例。

第八章

常见运动损伤

知识要点

- 擦伤、裂伤、刺伤、切割伤的处理
- 运动中挫伤的常见原因、部位及处理
- 肌肉拉伤的原因、表现及处理
- 损伤性滑囊炎的发生原因、表现及处理
- 腱鞘炎的发生原因、表现及处理
- 疲劳性骨膜炎的发生原因、表现及处理
- 骨骺损伤与骨软骨炎的发生原因、表现及处理
- 脑震荡的发生原因、表现及处理
- 肩袖损伤的原因、表现及处理
- 网球肘的损伤原因、表现及处理
- 肘关节内侧软组织损伤的原因、表现及处理
- 急性腰扭伤的原因、表现及处理
- 腰背肌劳损的原因、表现及处理
- 椎间盘突出的原因、表现及处理
- 膝关节急性损伤的原因、表现及处理
- 踝关节损伤的原因、表现及处理
- 髌骨劳损的原因、表现及处理
- 运动中常见耳损伤的原因、表现及处理
- 击醉的原因、表现及预防
- 运动中常见眼部损伤的表现、处理及预防

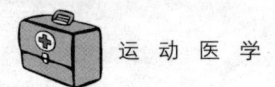

第一节 开放性软组织损伤

一、开放性软组织损伤的处理原则

治疗开放性软组织损伤的目的是修复损伤的组织器官和恢复其（正常的）生理功能。处理复杂的伤情时，首先应解决危及生命和其他紧急问题。对一般开放性软组织损伤可以局部治疗为主，基本处理包括止血、清创、修复组织器官和制动。开放性损伤一般均有不同程度的污染，需进行清洗和消毒，尽量除去伤口中的细菌和其他污染物，然后根据不同损伤类型、部位进行处理。

二、擦伤

皮肤表面受粗糙物摩擦所引起的损伤称为擦伤。主要病理改变及征象为皮肤的表皮层损伤、脱落，真皮层亦可能受损，有小出血点和组织液渗出。伤口无感染则易于干燥结痂而愈；伤口有感染则局部可发生化脓，有分泌物。

小面积擦伤可用1‰~2‰红汞液或1‰~2‰紫汞液涂抹，勿需包扎。面部擦伤宜涂抹0.1‰新洁尔灭溶液。关节部位的擦伤一般不用裸露治疗，否则容易干裂而影响运动，可用消炎软膏涂抹后包扎。

大面积污染较重的擦伤，先用生理盐水冲洗伤口，然后在1‰盐酸利多卡因局部麻醉下，用毛刷轻轻刷洗，清除沙粒等异物，敷以1‰雷弗奴尔或凡士林纱布，加盖消毒纱布并用绷带加压包扎。伤口应每日或隔日换药，必要时应遵医嘱服用抗生素。

三、裂伤、刺伤、切伤

1. 裂伤。人体遭受钝性暴力的打击引起皮肤和皮下软组织撕裂性损伤称为裂伤。其伤口边缘不整齐，组织损伤广泛，常有不同程度的污染和出血。

2. 刺伤。尖锐长细物刺入人体所致皮肤、皮下及深部组织器官的损伤，称为刺伤。其特点为伤口小，创道深，创底常有污染。

3. 切伤。锐器切入皮肤所致的皮肤及皮下等组织的损伤称为切伤。伤口边缘整齐多呈直线，出血较多，但周围组织损伤较轻。深的切伤可切断大血管、神经、肌腱等组织。

裂伤、刺伤和切伤，轻者可先用碘酒、酒精将伤口周围皮肤消毒，再用消毒纱布覆盖，加压包扎。伤口较大、较深、污染较重的，应及时送医院由医务人员进行清创术，清除污物、异物、坏死组织，彻底止血，缝合伤口，口服或注射抗生素以预防感染。伤口小而深和污染较重者，应注射破伤风抗毒素1500~3000国际单位，预防破伤风。

第二节 闭合性软组织损伤

一、急性闭合性软组织损伤的处理原则

急性损伤指的是由于一次暴力导致的损伤。其特点是伤者可以清楚地描述损伤的时间、地点及损伤动作。急性闭合性软组织损伤多由钝力或突发性过度负荷所致，如肌肉拉伤、关节扭伤、急性腰扭伤等。急性闭合性软组织损伤的病理过程可分为四个阶段：1. 组织损伤出血；2. 急性炎症反应；3. 组织再生；4. 瘢痕形成。急性闭合性软组织损伤的治疗原则，按不同的病理过程可分为早、中、后三个时期。

1. 早期处理原则和方法

急性闭合性软组织损伤在 24～48 小时内为早期阶段。此时的损伤导致局部组织的撕裂或断裂，血管损伤出血、渗出，出现明显的炎症反应，产生明显疼痛和功能障碍。局部肿胀和炎症反应引起的血液循环障碍可压迫邻近组织，造成组织缺氧，引起进一步组织损伤。适宜的处理方法可以将这个过程对人体的影响降低到最低限度。早期处理的主要目的是尽快止血，防止或减轻局部炎症反应和肿胀，减轻疼痛。处理原则是适当制动，止血，防肿，镇痛，减轻炎症反应。处理方案的描述可采用 P－R－I－C－E 加以记忆。

（1）P＝保护（Protect）：可通过夹板固定骨折，关节脱位、拉伤可采用其他措施加以保护，目的是减轻痛苦，促进创伤的愈合和防止再损伤。保护的另一层含义是不要轻易移动伤员，从而减少加重损伤的危险。

（2）R＝休息（Rest）：运动员受伤后要立即退出比赛，未经医生检查允许，伤者不能恢复比赛。继续运动会加重损伤。如详情不明，出现下列任何一种情况，运动员在恢复运动或训练前必须经过医生的检查和同意：①功能性障碍，如不能行走、跑、冲刺、跳跃、单腿跳或运动时出现疼痛，或者不能投掷、抓球、击球或控制球；②发热；③由于头部损伤导致出现头痛、记忆力下降、头晕、耳鸣、意识丧失；④发生中暑或体温过低；⑤运动时疼痛加重。

（3）I＝冷疗（Ice）：研究证明，及时降低受伤组织的温度有许多益处。损伤后的 24～72 小时内，冷疗可以使局部血管收缩从而减少出血和渗出，减弱炎症反应，减轻由于充血、出血和渗出引起的疼痛和肿胀，降低组织的代谢率，减少对营养物质和氧气的需求量。可采用局部冷（冰）水浴、冰按摩、冰袋和局部喷射冷冻剂的方法。冰袋的效果最好，可以直接放在伤处。每次冷疗时间为 15～20 分钟，伤后 24～48 小时内，每隔 1～2 小时可重复进行一次。24～48 小时内不要在肿胀局部进行热疗，热疗会使血管扩张和增加局部血流量，从而加重充血和肿胀。

（4）C＝加压包扎（Compression）：加压包扎可以使组织间隙压力升高，从而减少出血和肿胀。加压包扎可以在冷疗之间或之后进行，从损伤部位的远端向近端牢固包扎，每层绷带有部分重叠，开始部分包扎得紧一些，向上到达伤口部位时稍微松一些。冰袋可以放在加压包扎的绷带上面。另外要经常检查皮肤颜色、温度和损伤部位的感觉，保证绷带

没有压迫神经或阻断血流。24 小时后可以拆除加压包扎。

（5）E＝抬高伤肢(Elevation)：在损伤后的 24～48 小时内，尽量使伤肢的位置抬高至心脏水平，这有助于加速静脉血液和淋巴液的回流，减轻肿胀和局部淤血。

另外，如果有严重疼痛者可以使用镇痛药加以控制，受伤局部轻微的主动或被动活动可以促进静脉血液和淋巴液回流，减轻肿胀。

2. 中期处理原则和方法

损伤 24～48 小时后进入中期阶段，这时受伤部位的出血停止，急性炎症逐渐消退，但仍有淤血和肿胀，肉芽组织开始生成和长入，形成瘢痕组织。

中期处理的主要目的是促进损伤部位的修复。处理原则是改善伤部的血液和淋巴循环，减轻淤血；促进组织代谢和渗出液的吸收，加速再生修复。

常用的处理方法有热疗、按摩、针灸、拔火罐等，同时这个阶段要根据受伤情况进行适当的功能锻炼，适当使用保护支持带，使受伤组织在保护下进行主动或被动的运动，以避免肌肉、关节和韧带的再损伤。

3. 后期处理原则和方法

运动损伤后期的主要表现是损伤部位已经基本修复，临床征象已基本消失，但功能尚未完全恢复，运动时仍感疼痛、酸软无力。有些严重病例可因粘连或瘢痕收缩出现伤部僵硬，活动受限等情况。

这一阶段的主要目的是功能恢复。处理原则是增强和恢复肌肉、关节的功能。如有瘢痕，应设法使之软化、松解。治疗方面可采取热敷、按摩、拔罐、药物治疗（如外敷活血生新剂）、中药外敷或熏洗。同时应根据伤情进行适当的康复功能锻炼，以保持机体神经、肌肉的良好功能状态，维持已经建立起来的条件反射以及各器官与系统间的联系。

二、慢性闭合性软组织损伤的处理

慢性损伤指的是由于反复微细损伤的积累，或者是由于急性损伤后处理不当，过早恢复训练导致局部发生以变性和增生为主的损伤性病变。这类患者常无法说明损伤发生的确切时间及损伤动作。其处理原则是改善伤部血液循环，促进组织新陈代谢，注意合理安排局部负担量。因为损伤部位对运动负荷的承受能力会明显下降，如果不控制好运动量有可能导致损伤重复发生。

处理方法与急性闭合性软组织损伤后期基本相同，治疗方法以按摩、理疗、针灸、封闭和功能锻炼为主，适当配以药物治疗，如用旧伤药外敷或海桐熏洗药熏洗等方法。

三、挫伤

挫伤是指身体某部遭受钝性暴力的直接作用而导致的闭合性损伤。

(一) 原因和原理

运动时互相冲撞或被踢打，或身体某部碰在器械上皆可发生局部挫伤。挫伤多发生于体操、篮球、足球、武术散打、拳击、跆拳道等接触性运动项目中。损伤的程度与作用力的大小及组织器官的结构特性有关。轻度挫伤以皮肤、皮下组织损坏，淋巴管与小血管破裂为主要病理变化；严重挫伤可引起肌肉部分肌纤维损伤或断裂，组织内出血产生血肿或并发脑组织和内脏器官的损伤。

(二) 征象

单纯肌肉挫伤，局部出现疼痛、肿胀、皮下淤斑、压痛和功能障碍等症状，血肿严重者可出现波动感。

严重的复杂性挫伤有合并症时，可出现全身症状或某些特殊体征。如头部挫伤可出现脑震荡症状，或出现剧烈头痛和喷射性呕吐等颅内高压的症状；胸、背挫伤可出现呼吸困难，以及血胸和气胸症状；腹、腰部挫伤合并内脏损伤可出现休克症状；股四头肌、腓肠肌严重挫伤引起肌肉断裂而出现肌肉断端隆起，断裂部明显凹陷等。因此，应根据暴力大小和受伤部位判断伤势的轻重。

(三) 处理

对于一般挫伤可采用急性闭合性软组织损伤处理原则。如在局部冰敷后外用新伤药，加压包扎、抬高患肢。头部挫伤伴有脑震荡或喷射性呕吐，剧烈头痛等颅内高压症状者，腹部和睾丸挫伤伴有休克者应首先进行急救处理，并及时送医院抢救治疗。股四头肌、腓肠肌的严重挫伤伴肌肉断裂者，多有严重出血，应将肢体适当固定后及时送医院手术治疗。

(四) 预防

训练和比赛时应加强必要的保护，提高自我保护意识与能力，穿戴好保护装置，纠正错误动作，严格公正裁判，禁止粗野动作。

四、肌肉拉伤

肌肉主动强烈收缩遇阻或被动过度拉长所造成的肌纤维捩伤，部分撕裂或完全断裂，称为肌肉拉伤。

(一) 原因和原理

准备活动不当，肌肉的生理机能尚未达到适应运动需要的状态；训练水平不够肌肉的弹性和力量较差；疲劳或过度负荷使肌肉能力降低，力量减弱，协调性下降；错误的技术动作或运动时注意力不集中，动作过猛或粗暴；气温过低肌肉僵硬；空气湿度过大，场地和器械的质量不良等都可能引起肌肉拉伤。

主动收缩遇阻拉伤：肌肉做主动的猛烈收缩时，收缩力超过了肌肉本身所能承担的能力而发生拉伤。如举重运动员弯腰抓提杠铃时骶棘肌由于强烈收缩而拉伤，跳远中用力蹬地或短跑时大腿屈曲用力后蹬致腘绳肌拉伤。其主要是在肌纤维缩短时发生，往往为原动肌或协同肌受伤。

被动牵拉伤：由于肌肉受暴力牵拉时，超过了肌肉本身特有的伸展性而发生拉伤。如在做"压腿""劈叉""拉韧带"等练习时，可因拮抗肌被拉长的范围超过了原来的伸展程度而致伤。

体育运动中肌肉拉伤多发于腘绳肌、股四头肌、股内收肌、腰背肌、腹直肌和小腿三头肌。

根据肌纤维损伤的程度不同，肌肉拉伤可分为三级。第一级为捩伤，仅有少数肌纤维撕裂，其周围的筋膜完好无损，纤维的断裂只在显微镜下能见到，肌肉在抗阻力收缩或被动牵拉时有疼痛，在开始的 24 小时内可见到轻度肿胀与皮下淤斑。第二级为部分断裂，有较多数量的肌纤维断裂，筋膜可能亦有撕裂，肌与肌腱连接处有部分断裂，运动员有肌肉拉断的感觉，并可听到"啪"的断裂声，常可摸到肌与肌腱连接处略有缺失与下陷。第三级为肌纤维完全断裂，受伤时有剧痛，并能摸到明显的缺失，拉伤的肌肉功能丧失。

（二）征象

伤部疼痛、肿胀、压痛，可有肌肉紧张或痉挛，触之发硬，功能受限或障碍。受伤肌肉主动收缩或被动拉长时疼痛加重，肌肉抗阻力试验呈阳性。肌肉断裂者可感到或听到断裂声，肿胀明显，皮下淤血严重，局部可触到凹陷或一端异常膨大。

肌肉轻度捩伤有时会与运动后的延迟性肌肉酸痛相混淆。一般肌肉拉伤大多有外伤史，症状在受伤即刻或稍后的时间出现，疼痛的性质趋于锐痛，疼痛范围小，最痛点常局限于伤处，继续活动时则症状可加重。肌肉延迟性酸痛无外伤史，症状发生在休息一段时间（一般是 24~48 小时）以后，疼痛性质为酸痛或胀痛，疼痛范围广，常涉及有共同功能的一组肌肉，继续活动时症状不加重。

（三）处理

肌肉捩伤及肌痉挛者，取局部阿是穴及邻近腧穴用针刺疗法会取得显著疗效。肌纤维部分断裂者在伤后早期按闭合性软组织损伤的处理原则进行冰敷、加压包扎，将患肢放于肌肉松弛的位置。48 小时后开始按摩，手法要轻缓。此时，应将患肢改置于使肌肉牵张位固定 1 周，以免伤肌瘢痕粘连或挛缩，导致日后肌肉被动伸展不足。怀疑有肌肉、肌腱完全断裂者，应在局部加压包扎固定患肢情况下，立即送医院确诊，必要时还要接受手术治疗。

（四）伤后训练

部分断裂者，局部停训 2~3 天，健肢及其他部位可以继续活动。以后逐渐进行功能锻炼，如水池中行走、骑固定自行车以及伸展练习。在做伸展练习时以不增加伤部疼痛为度。一周后可逐渐增加肌肉抗阻力量训练和柔韧性练习。10~15 天后，症状基本消除，伤侧肌肉力量达对侧同名肌群水平或至少 90% 的水平，可参加正规训练。运动员在投入正常训练前，应进行肌肉强度训练测试。常见的错误做法是队员疼痛一消失即回队进行正常训练。因为伤后数天的愈合期肌肉有一定程度的萎缩,肌力较差。所以有条件应采用等动练习器(如 CYBEX 等)对受伤肌肉进行强力训练,这是避免再度损伤的重要康复措施。

(五)预防

加强易伤肌肉的力量和伸展性练习,使拮抗肌组的力量达到相对平衡是防止肌肉拉伤的有效措施。同时应做好科学的准备活动,其中准备活动中的静态牵伸(即将肌肉处于拉长位,然后缓慢地被动牵伸)各组大肌肉群是十分重要的。除此之外,合理安排运动量,纠正和改进动作和技术上的缺点等,均有助于预防肌肉拉伤的发生。

五、损伤性滑囊炎

滑膜囊简称滑囊,是由疏松结缔组织构成的封闭小囊。囊内有少许滑液。滑膜囊位于皮下、筋膜、肌肉、肌腱、韧带和骨骼之间,尤其在肌腱和韧带的起始处与骨突之间居多。其作用是减轻摩擦力。正常情况下,滑膜囊内滑液较少,在体表不易触及。

人体的滑膜囊很多,凡摩擦频繁,压力较大的部位几乎都有滑膜囊存在。人体滑膜囊主要有两类,即恒定滑膜囊和附加滑膜囊。前者人人皆有,部位恒定。后者则因个体而不同,部位不固定,是为适应局部摩擦或压力而产生的,如跟骨底滑囊。在体育运动中易发生损伤和病变的滑膜囊有:肩关节的肩峰下滑囊(图 8-1),肘关节的肱三头肌腱下滑囊、鹰嘴皮下滑囊(图 8-2),股骨大转子部滑囊,膝关节的髌上囊、髌下深囊、髌下皮下囊、胫骨粗隆皮下囊、髌前腱下滑囊(图 8-3)和外(腓)侧副韧带下滑囊(图 8-4),踝部的跟腱滑囊等。

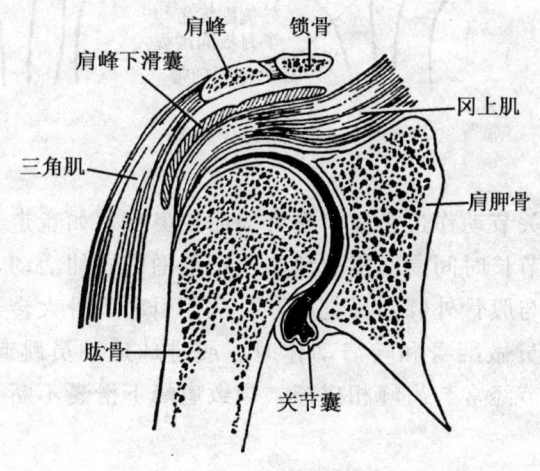

图 8-1 肩峰下滑囊

(一)原因和原理

滑囊炎是运动员常见病之一。按病因可分为急性损伤和慢性劳损两种。

急性滑囊炎,多发于直接暴力的挫伤或过度运动以后。如赛跑、足球、篮球、排球等运动员跌倒跪地或被对方踢伤,都可引起髌前下滑囊炎。

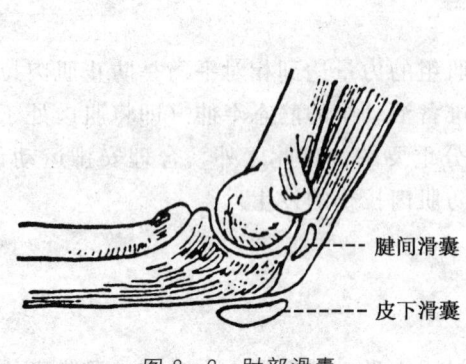

图 8-2 肘部滑囊

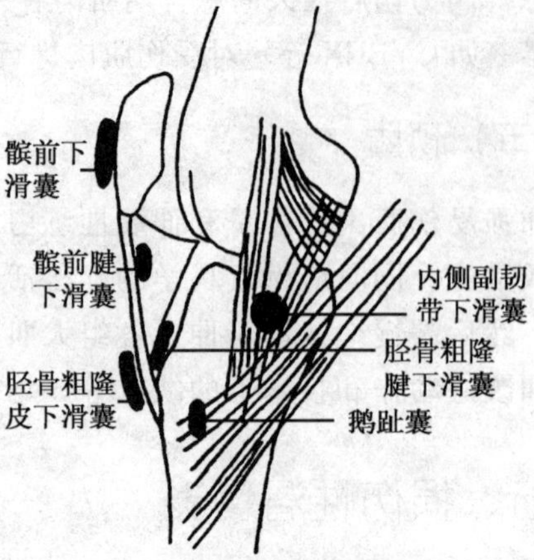

图 8-3 膝周围滑囊

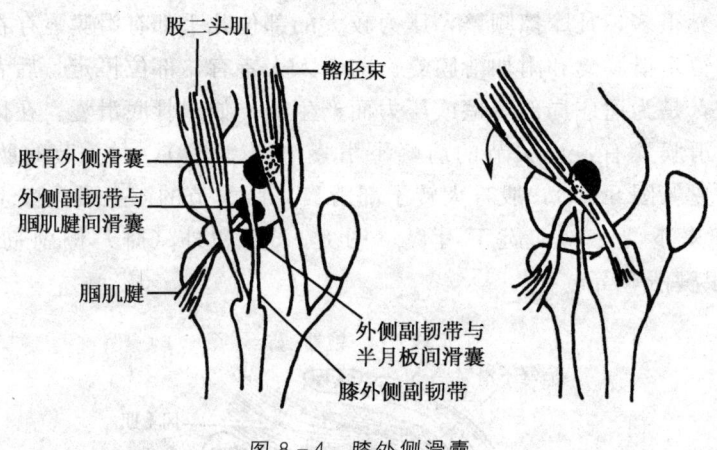

图 8-4 膝外侧滑囊

慢性滑囊炎，多为关节动作过多使滑囊劳损而致炎症。如竞走、长跑等运动员，因训练安排不当，髋和膝关节长时间周而复始地在一定范围内屈伸活动，使阔筋膜张肌肌腱与股骨大转子间、髂胫束与股骨外髁间反复摩擦，从而引起股骨大转子滑囊炎或膝外侧副韧带下滑囊炎。体操运动员做翻身和转肩动作时，或排球运动员跳起扣球时，上臂过度外展、外旋，使肱骨大结节经常与肩峰相碰撞，导致肩峰下滑囊不断受挤压和摩擦而产生炎症。

（二）征象

疼痛：急性期局部有剧烈疼痛，尤以关节伸屈和旋转用力时加剧，有时甚至影响睡眠。慢性滑囊炎平时一般不痛，多在运动中做某一动作时产生疼痛，准备活动后疼痛减轻或消失，运动后疼痛加剧，休息后缓解。

肿胀：急性患者因滑液分泌增多，滑囊膨胀，而出现局部肿胀，触之可有波动感。慢性滑囊炎一般肿胀不明显，有时训练后可出现肿胀。

压痛：急性期局部有锐敏压痛。慢性期因滑囊磨损而增厚，亦有压痛，关节活动时，有的可扪及细碎的摩擦感和大小不一的囊状物。

（三）处理

局部可用活血化淤、消肿散结的中药外敷，或用针灸、理疗以及局部按摩均能收到一定的疗效。用醋酸泼尼松类药物注射到滑膜囊内，每周 1 次，连续 2～3 次，有较好的效果。慢性滑囊炎久治不愈，影响训练和生活者，可手术切除。

（四）预防

合理安排运动量，避免"单打一"训练方法，正确掌握动作要领，训练前做好准备活动。

六、损伤性腱鞘炎

腱鞘又称滑膜鞘，是由内外两层滑膜构成并包绕在肌腱外面，位于肌腱绕过关节或骨隆起部位的长管型结缔组织。其内面光滑，中间的裂隙腔中有少量滑液，在运动时可减少两层间的摩擦（图 8-5）。一些腱鞘只通过一根肌腱，有的通过二根、三根或更多的肌腱。腱鞘的功能是防止在肌肉收缩肌腱被拉紧时向侧方滑脱，以及减少活动时的摩擦。

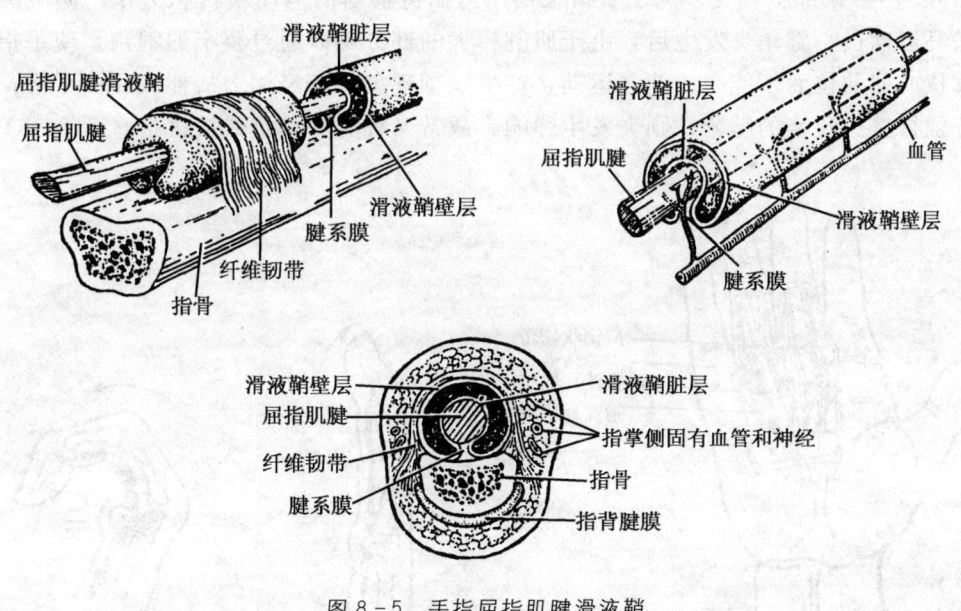

图 8-5 手指屈指肌腱滑液鞘

（一）原因和原理

腱鞘炎的发生与运动项目和训练组织不当使局部组织过劳有密切关系。运动中由于肌肉反复收缩牵拉肌腱，腱鞘受到过度摩擦而引起腱鞘炎。病变的腱鞘往往产生水肿、变性、增生，致使管腔狭窄，肌腱受到绞勒成葫芦状膨大。膨大的肌腱部分要通过狭窄的管腔常会发生困难，故称为狭窄性腱鞘炎。其好发部位常见以下部位。

桡骨茎突部腱鞘炎：桡骨茎突部为拇短伸肌和拇长展肌腱的总腱鞘。在桡骨茎突的外侧面有一窄浅不平的腱沟，沟面覆以腕背韧带，两腱及腱鞘被约束在同一狭窄不平而较坚硬的骨韧带通道内（图8-6）。此管小无弹性，当运动时该腱鞘容易受到过度摩擦引起损伤性炎症。如举重运动员举杠铃锁腕和小口径步枪射击时托枪的动作，均有手腕背伸并向桡侧倾斜，使拇短伸肌与拇长展肌腱在桡骨茎突部折屈成约105°的角，加上两条肌腱的活动不完全一致，在腱鞘内不断地互相摩擦，从而引起该肌腱腱鞘炎。

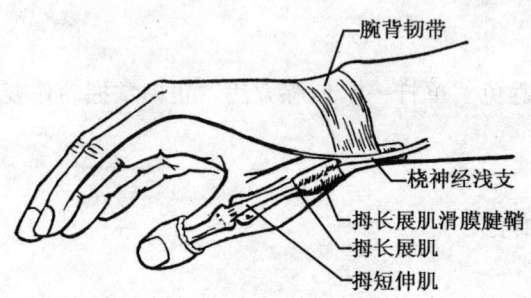

图8-6 桡骨茎突部腱鞘

手指屈肌腱鞘炎：在每个掌指关节掌侧各有一浅沟，沟面覆盖以手指鞘状韧带，构成一狭窄坚硬的骨性纤维管，拇长屈肌腱和指深、浅屈肌腱均分别通过此管而进入拇指或手指（图8-7）。该部腱鞘炎多见于手指长期用力抓持物体的运动项目和劳作，如中国式摔跤和鞍马运动员。腱鞘炎发生后，由于肌腱膨大的部分难以通过狭窄的腱鞘，使手指保持在伸直位或屈曲位而不能完成伸屈运动，产生绞锁现象。若经用力扳伸或屈曲手指，使膨大部分强行挤过狭窄的腱鞘，则会发生弹响，故常又称为弹响指或扳机指（图8-8）。

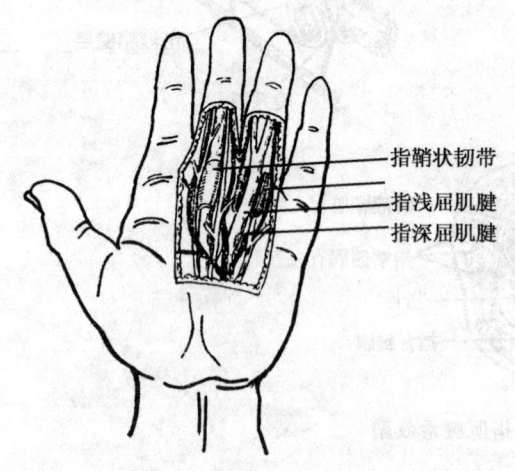 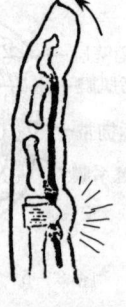 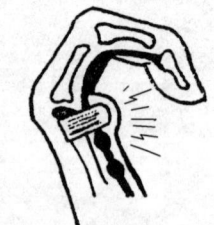

图8-7 掌指屈肌腱鞘　　　　　图8-8 扳机指发生弹响原理示意图

肱二头肌长头腱腱鞘炎：肱二头肌长头肌腱起于肩胛骨的盂上粗隆，经过肩关节，向下越过肱骨头，从关节囊穿出，入结节间沟，沟的前侧有横韧带覆盖，形成一个骨韧带管道，管道内有长约5cm腱鞘（图8-9）。肩关节活动时肌腱在沟内滑动，尤其在肩的外展外旋动作时肌腱滑动的范围最大,因而该部腱鞘容易损伤。如吊环、单杠、双杠、高低杠的转肩动作,举重的抓举以及排球、羽毛球、网球的高位扣球,投掷、标枪等运动训练安排不合理,局部负荷过重,动作不协调或技术不正确都会造成损伤。

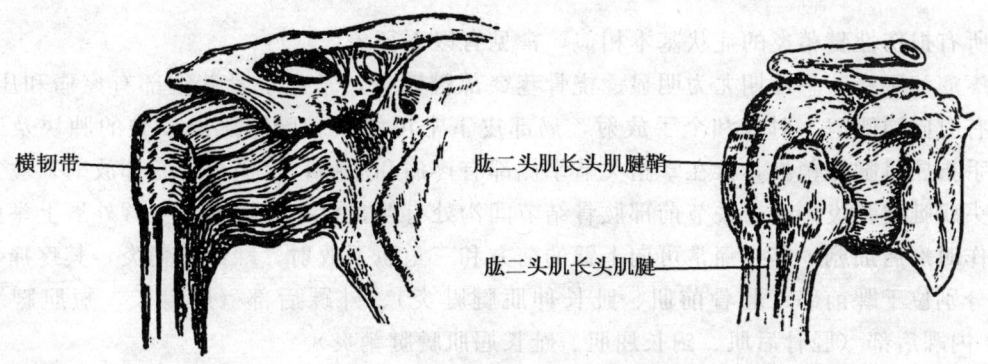

图8-9 肱二头肌长头肌腱和腱鞘

踝部腱鞘炎:在胫骨下端的骨面与小腿横韧带、小腿十字韧带和分裂韧带之间,均分别有一狭窄的骨韧带管道,其间均有肌腱及腱鞘通过。在踝关节前面的管道内有胫骨前肌、踇长伸肌及趾长伸肌腱及腱鞘通过;外踝后方的管道内有腓骨长、短肌腱及腱鞘通过;内踝后方的管道内有踇长屈肌、胫骨后肌、趾长屈肌腱及腱鞘通过(图8-10)。当踝关节活动过多,使肌腱和腱鞘间过度摩擦,即可产生腱鞘炎。如田径运动中经常用足尖

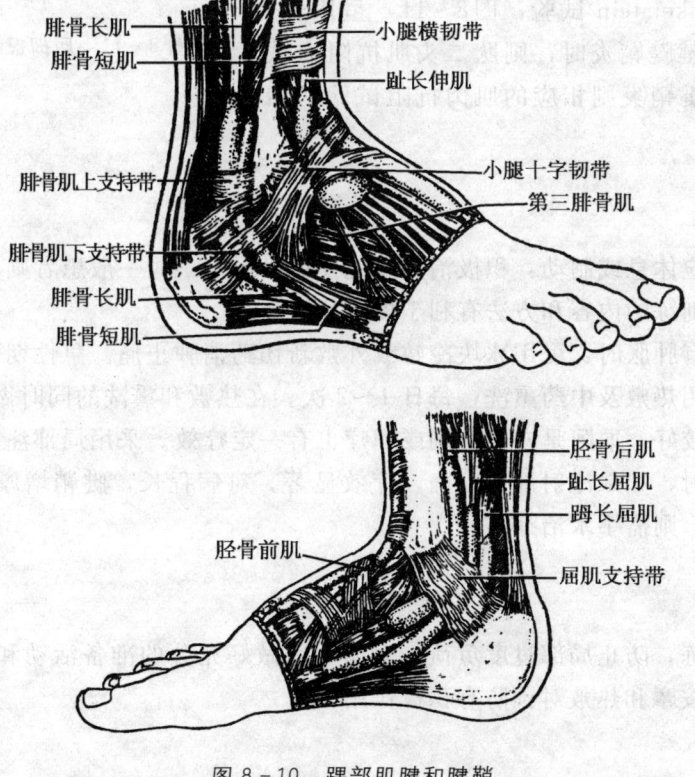

图8-10 踝部肌腱和腱鞘

跑跳的运动员，容易发生腓骨长肌、腓骨短肌、胫骨后肌、踇长屈肌腱腱鞘炎；竞走运动员运动时，因足跟先着地，则可发生胫骨前肌和踇、趾长伸肌腱腱鞘炎。

（二）征象

所有损伤性腱鞘炎的症状基本相似，常见有以下征象。

疼痛和压痛：急性期尤为明显。桡骨茎突部腱鞘炎，常在桡骨茎突部有疼痛和压痛，疼痛有时向同侧肩、肘部和全手放射，局部皮下常可触及一腱鞘肥厚发硬的肿块及摩擦感。手指屈肌腱腱鞘炎，常在掌指关节掌侧部有疼痛和压痛，疼痛可向腕部放射。肱二头肌长头肌腱腱鞘炎，在肩关节前部肱骨结节间沟处有明显疼痛和压痛，上臂外展上举做反弓动作时疼痛加剧，其疼痛常可向上臂的前方和三角肌下放射。踝部腱鞘炎，其疼痛和压痛可分别位于踝前部（胫骨前肌、趾长伸肌腱腱炎）、外踝后部（腓骨长、短肌腱腱鞘炎）、内踝后部（胫骨后肌、踇长屈肌、趾长屈肌腱腱鞘炎）。

肿胀：急性期局部肿胀明显，病程长者则肿胀减轻或消失，仅遗有腱鞘增厚发硬现象。

功能障碍：急性期由于局部炎性病变，活动时疼痛加剧而引起；慢性期则因腱鞘增厚管腔狭窄，使活动不便所致。如手指屈肌腱腱鞘炎初期手指活动不便，进而不能伸直和屈曲，呈现绞锁现象，扳动时常有弹响。

特殊征象：桡骨茎突部腱鞘炎发生时，屈拇握拳尺偏试验（Finkelstein试验，图8-11）呈阳性。肱二头肌长头肌腱腱鞘炎时，则肱二头肌抗阻力试验呈阳性。踝部腱鞘炎则相应的肌肉抗阻试验呈阳性。

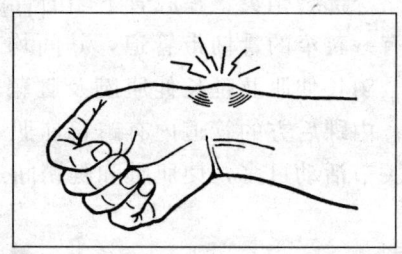

图8-11 屈拇握拳尺偏试验

（三）处理

急性期局部应休息或制动，积极治疗以免发展为慢性。对一般患者则应减少局部的活动量，适当改变训练的内容和方法有利于提高疗效。

疼痛剧烈而有肿胀时，可用冰块冷敷或外敷新伤药消肿止痛。急性期过后局部外敷腱鞘炎散。也可采用热敷及中药熏洗，每日1～2次。在热敷和熏洗的同时做关节伸屈活动，并配合按摩效果较好。取阿是穴做针刺或理疗也有一定疗效。采用局部注射肾上腺皮质激素类药物鞘内注射，如果注射部位准确，疗效显著。对病程长，腱鞘增厚而绞锁严重者，用保守治疗无效，则需手术治疗。

（四）预防

合理安排训练，防止局部过度负荷。运动前后做好充分的准备活动和局部放松活动，同时配合运动后按摩和热敷对预防有积极作用。

七、疲劳性骨膜炎

疲劳性骨膜炎又称为应力性骨膜炎，是一种过度使用性损伤。在运动员和体育运动参加者中非常多见。易发生于胫、腓骨和跖骨，也可见于尺、桡骨。

（一）原因和原理

运动员训练水平差，动作不正确，以及运动量突然加大，或运动场地太硬等原因，均可导致本病的发生。如田径运动员在一段时间内过多地跑、跳过程中足用力后蹬或蹬跳起，小腿的肌肉长期处于紧张状态产生疲劳；或场地过硬使小腿受到较大的反作用力，增加了局部的负荷等，均会使胫骨、腓骨或跖骨发生疲劳性骨膜炎。在体操运动中前臂过多地支撑和旋转，自行车运动中道路不平产生的颠簸振动，都可使桡骨或尺骨发生疲劳性骨膜炎。

多数学者认为，疲劳性骨膜炎是由于剧烈活动时，肌肉附着部的骨膜长期受到牵扯使该部骨膜组织松弛或分离，骨膜充血、淤血和水肿，血管扩张，血球溢出至骨膜下，形成骨膜炎。也有学者认为，在跑跳或支撑时，身体的重力和与地面的反作用力作用于骨弯曲度的凸面（如胫骨前面），引起骨外膜内层中的成骨细胞分裂增生，从而导致局部反应性炎症。青少年在发育阶段，骨承重时骨膜反应较成年人明显，因此发病数较多。

疲劳性骨膜炎是骨的反应性炎症，在急性炎症阶段如能调整运动量，减少局部负荷，并给予适当治疗就可使炎症消退，组织修复，从而由不适应转化为新的适应，并可使负荷能力提高。否则，有可能使病情进一步发展，甚至产生疲劳性骨折。

（二）征象

疼痛：常在运动后发生，多为局部钝痛或刺痛，有的在训练后可出现搏动样疼痛。腓骨骨膜炎疼痛多在离下端10cm附近；胫骨骨膜炎的疼痛常位于中下1/3内侧缘及前骨面；跖骨骨膜炎常见于第二或第三跖骨部。

肿胀：局部多有凹陷性水肿。早期肿胀面积较大。

压痛：为骨膜炎的主要特征。在骨面上能摸到压痛点，有的较局限，有的较分散。其压痛部常可触及单一或串珠样结节。

后蹬痛或支撑痛：胫腓骨骨膜炎和跖骨骨膜炎患者常有后蹬痛；尺、桡骨骨膜炎患者有支撑痛。

局部灼热：早期可有局部皮肤发红，触之有灼热感。有的患者夜间灼热感更为明显。

X线检查：早期骨膜无明显改变，以后逐步出现骨膜增生，骨皮质边缘粗糙、增厚、骨质疏松、骨纹理紊乱等。

（三）处理

早期或症状轻者，应适当减少局部运动量，调整训练课内容。伤肢局部以弹性绷带包扎。随着训练负荷能力的提高，经3～4周后症状可自行消失。

症状严重者，除减少局部负荷外，可先用冰敷，然后外敷新伤药并加压包扎。1周后，改用温水浸浴配合按摩治疗，点压阿是穴和附近的穴位。亦可用紫外线照射患处，以加速异位骨化。待症状缓解后，逐步增加局部负荷，但仍应避免做单一的、长时间的跳跃或支撑动作。

经以上处理后，如局部症状无改善甚至加剧者，应考虑是否有疲劳性骨折，需作X线摄片加以确诊。如系疲劳性骨折，按骨折处理。

（四）预防

训练中遵守循序渐进的原则，防止突然连续加大运动量，避免长时间过分集中地跑、跳、后蹬、支撑等练习。训练前充分做好准备活动，训练后可采取自我按摩或其他放松练习，使肌肉放松，减少对骨膜的牵扯。避免在过硬的场地上做过多的跑、跳练习。

八、骨骺损伤和骨软骨炎

骨骺是儿童和青少年生长发育期间存在的一种重要组织结构，因而骨骺损伤是儿童及青少年时期特有的骨损伤。

长骨的形成是按软骨内成骨的方式进行，先形成软骨，再渐变成骨。胚胎时期，从软骨干的中心开始骨化，这个骨化中心称为原发骨化中心。而在骨干两端的骺软骨部，其中心也会出现骨化，只是开始发生骨化的时间较迟，这种在原发骨化中心之后才出现的骨化中心，称为次发骨化中心或第二骨化中心（图8-12）。等到骺软骨部骨化完全时，它与先

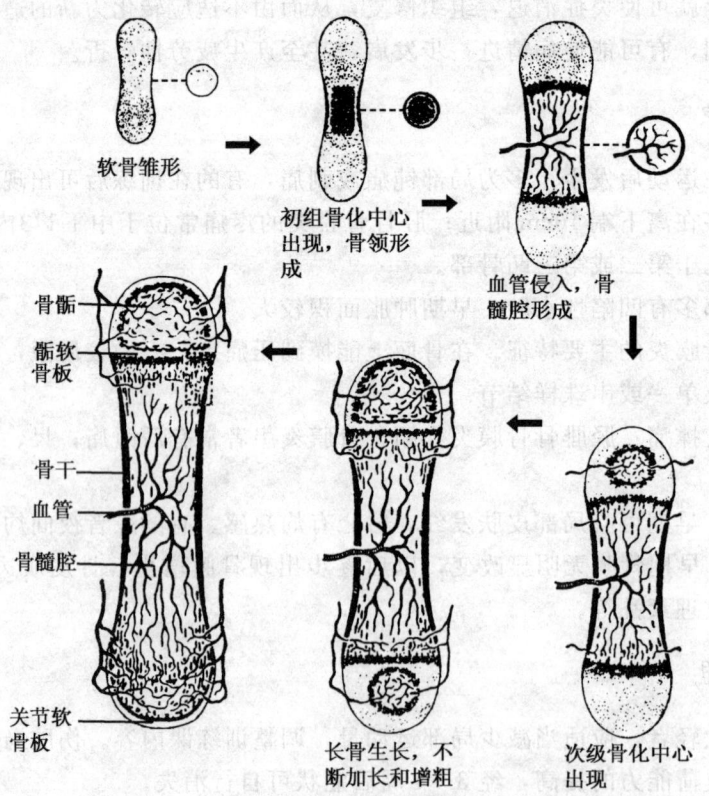

图8-12 长骨软骨内成骨过程模式图

期骨化的长骨干间以一具有生长能力的特殊软骨板骺板相隔。随着年龄的增长，骺板逐渐变窄，直至完全被骨组织代替而消失，其生长能力也即终止，此称为骨骺封合，通常发生在18～22岁，女性一般比男性提前两年左右。这时长骨由骨干到骨端就变成一个完整的骨骼。

长骨的骨骺可分为受压骨骺和牵拉骨骺。受压骨骺位于长骨的骨端，它承受由关节传来的压应力，参与关节的组成，属一种关节骨骺，其提供长骨的纵轴生长。当发生损伤或病变时，特别是滋养血管同时受累，就有可能造成骨的发育障碍，从而引起肢体长度和关节形状的改变。

牵拉骨骺位于肌腱和韧带的附丽部，如股骨大、小粗隆以及胫骨粗隆部的骨骺等，它承受的是拉应力而不是压应力。牵拉骨骺与骨的纵轴生长无关，因此其生长障碍时并不影响肢体的长度。

此外，骺板的强度远不如肌腱和韧带，仅是它们的1/5～1/2，这也是骺板极易损伤的重要原因。

(一) 原因和原理

由于早期专业化训练的广泛开展，青少年运动员增多，骨骺损伤的发病率明显增加。按病因分类，骨骺损伤可分为急性损伤和慢性损伤两类。

1. 急性损伤（骺板分离或骨折）

骺板分离或骨折占儿童骨折的15%左右。男孩多见于12～13岁，女孩为9～12岁，男多于女。

受压骺板分离或骨折多由于剪切、挤压、弯曲和牵拉等暴力所致。其损伤大致可分为三种类型：Ⅰ型，多由剪切力所致。损伤限于骺板，不累及关节内结构，愈合后不影响局部骨骺生长。Ⅱ型，损伤骨化中心和骺板，为关节内损伤的一种，多为剪切和弯曲暴力所致，功能预后较差。Ⅲ型，纵向挤压暴力所致，虽然骨化中心无移位，但骺板被严重挤压致伤，影响骨骺的发育，多留有肢体缩短畸形（图8-13）。

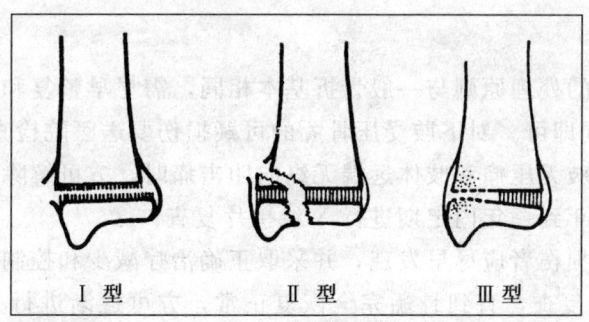

图8-13 受压骺板分离或骨折

牵拉骨骺分离或骨折，常因附丽在骨骺上的肌肉突然猛烈地主动收缩或被动过度地牵拉所致。此外，关节脱位时也可合并发生。常见的牵拉骨骺有肱骨内上髁、胫骨粗隆、髂前上棘、髂前下棘、坐骨结节、股骨小转子以及跟骨骨骺等。其中以肱骨内上髁的骨骺撕脱最为多见。

2. 慢性损伤（骨软骨炎）

不论何种原因造成骨骺血液供应障碍，从而引起其组织细胞变性、坏死以及骨骺生长发育不良者称为骨软骨炎，或骨发育障碍病。多数学者认为，局部负荷过度或慢性损伤导致骨骺部缺血是运动员中引起骨软骨炎的一个重要致病因素。受压骨骺的缺血性损害称为骨骺炎，牵拉骨骺则称为骨突炎。第二骨化中心融合后再出现的缺血性损伤称为无菌性坏死。本病男性多于女性，下肢多于上肢，爱好运动的多于一般人。少年儿童的易发部位为股骨头、胫骨粗隆、坐骨结节、跟骨结节、第二跖骨头、肱骨小头、桡骨远端的骨骺等，以体操运动员肱骨小头骨骺炎发生率最高，足球运动员胫骨粗隆骨骺炎也较多见。成年人则可发生腕部月骨、舟骨的缺血性坏死。

（二）征象

急性损伤者关节部常有明显的扭伤或关节脱位史，伤部肿胀、疼痛，关节活动障碍，沿骺板处有压痛，有的可触及骨擦音或移动性骨块。X线摄片对诊断有参考价值，最好同时拍摄健侧的正、侧位片以便对照。由于软骨部的折线在X线下不能显现，有的骺板分离或骨折后又可能自动复位给正确诊断造成困难，故容易漏诊或误诊。因此，对儿童少年的关节部位损伤，首先应考虑是否有骨骺损伤。在诊断过程中，还要注意详细了解病史和受伤机制，认真进行临床检查，切忌单靠X线片作结论。

受压骨骺的慢性损伤，早期表现为局部轻微疼痛，多为隐痛或不适感，以负重后或夜晚疼痛明显，休息后疼痛减轻或消失。随着病情的逐渐发展，疼痛有所加重。患者常有轻度跛行或支撑负重受限，关节部肿胀、压痛及功能障碍。病程长者可有患肢肌肉萎缩。若有软骨片剥脱，可出现关节绞锁现象。牵拉骨骺的慢性损伤，主要表现为局部肿胀、疼痛、高突畸形，尤其以附丽于该部的肌肉的抗阻力收缩或被动拉长时疼痛更明显，同时伴有关节活动受限。疼痛常在数月或数年后消失，骨骺部逐渐长大，可遗留永久性包块。疼痛消失后，不影响关节功能。X线检查可明确诊断。

（三）处理

骨骺分离或骨折的处理原则与一般骨折基本相同，需尽早整复和固定。由于其愈合较快，一般固定2～3周即可。对下肢受压骨骺的可疑损伤要送医院检查，不负重休息3周。待局部肿胀消退，伤肢无压痛和肢体远端无纵向叩击痛时，方可解除固定，逐渐进行全面的功能锻炼。伤后半年到一年内定期进行X线摄片复查。

对慢性受压骨骺损伤者应尽早发现，并采取正确治疗减少和控制局部负荷，固定患肢积极治疗，定期X线复查，直到骨骺完全恢复正常，方可逐渐进行关节功能活动和肢体负重。

牵拉骨骺的慢性损伤，可适当减少或控制患部对该骨骺有牵拉作用的肌肉群的活动，减小牵拉应力，配合治疗。待局部肿胀、疼痛完全消失，方可恢复正常训练。

九、肩袖损伤

肩袖损伤系指肩部肌腱、韧带及滑囊等的创伤性炎症。

肩袖肌腱由冈上肌（外展）、冈下肌、小圆肌（外旋），肩胛下肌（内旋）4块肌肉组成。肌腱均止于肱骨大、小结节及部分外科颈部，为联合腱，似袖口，故称为肩袖、腱袖或旋转袖。肩袖上方，肩峰和三角肌下方，有一肩峰下滑膜囊。当上臂垂时，滑膜囊位于三角肌下，当上臂外展时，则会部分移动到肩峰下。肩袖是关节腔与滑膜囊腔之间的屏障。

肩袖的主要功能及作用有 1. 悬吊肱骨，2. 稳定肱骨头，3. 协助三角肌外展上臂，4. 旋转肩关节。

（一）原因和原理

肩袖是肩关节活动中的解剖弱点，转肩时它不仅要保护关节的稳定，同时承担着转肩动力的重任，再加上它与肩峰紧贴，容易受到挤压和摩擦，使肩袖肌腱、韧带和滑膜囊发生微细损伤和劳损。

肩部肌力薄弱或准备活动不够，专项练习过于集中，肩部疲劳时再做高难度的动作，或活动超过正常生理范围，均为受伤的常见原因。如体操运动单杠、吊环、高低杠中的转肩动作，运动员投掷标枪和垒球的出手动作，举重抓举时肩的突然背伸，蝶泳时的转肩等都是引起肩袖损伤的典型机制。

（二）征象

肩痛：多为持续性钝痛，可向上臂或颈部放射，肩外展或伴内、外旋转时，疼痛加重。压痛多在肩峰下的深部，以肱骨大结节处压痛最明显。若在压痛点注射1%利多卡因2~4ml，疼痛可立即消失，肩关节可恢复正常（这一点可与完全断裂者鉴别）。

肩痛弧试验阳性：主动或被动使上臂外展上举时，60°以内不痛，60°～120°的弧度内出现疼痛，超过120°则疼痛减轻或消失；若再将上臂从原路放下，在120°～60°疼痛又出现，小于60°时疼痛减轻或消失（图8-14）。

外展外旋抗阻试验阳性。急性期常伴有三角肌痉挛疼痛；慢性期可见肩部肌肉萎缩。肩袖完全断裂者，肩外展起动失败，出现"耸肩"现象，被动使肩外展90°后，则患者又能自动将臂上举。

（三）处理

急性期将上臂外展30°休息1周，使肩袖肌松弛可以减轻疼痛。针灸、理疗、外敷中药或痛点封闭，均有较好效果。急性期后进行按摩治疗，可用推摩、揉、搓、滚等手法，也可配合点穴按摩，如刺激肩髃、肩内陵、曲池和阿是穴等，最后运拉上肢，活动肩关节。疑有肌腱完全断裂者，应立即送医院检查确诊，及早进行手术修补。

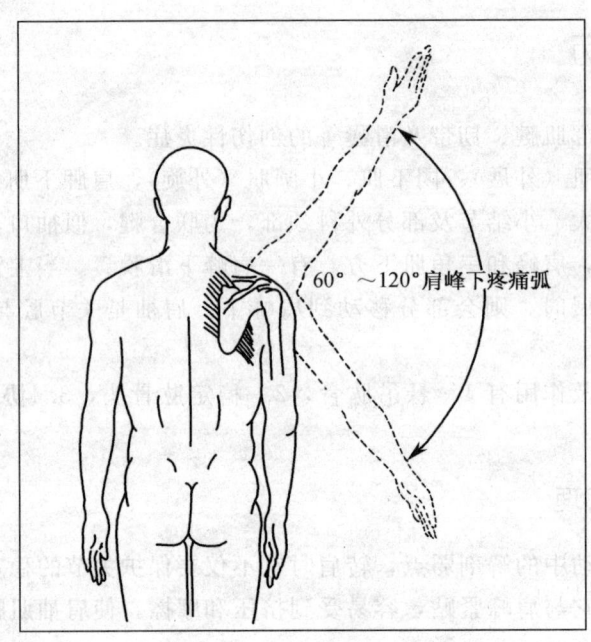

图 8-14 肩痛弧试验

（四）伤后训练

急性期暂停训练。急性期后逐渐开始做肩关节下垂放松的回环、旋转等活动。症状减轻基本不痛时，可做负重练习。慢性期可做肩关节各个方向的活动，但应避免做引起肩痛的动作。专项训练开始时动作难度要小，局部负担量要调节好，还可改变技术动作的形式以减轻局部负担量。训练前后可在肩部做按摩，练习后局部即刻进行 5~10 分钟冰敷，然后热敷。肌腱完全断裂手术 3 个月后，才能进行正规的肩部训练。

十、网球肘

网球肘又称肱骨外上髁炎，其特点是肘外侧及肱骨外上髁疼痛，是一种肘外侧疼痛综合征。因多发于网球运动员而得名。常见于网球、乒乓球、棒球、射箭等项目的运动员。

肱骨外上髁是前臂浅层伸肌群（桡侧伸腕长肌、桡侧伸腕短肌、伸指总肌、小指固有伸肌、尺侧腕伸肌）总腱附着点，伸腕、伸指的动作，就对外上髁产生了比较集中的牵引应力。同时，旋后肌也起于肱骨外上髁，其功能是使前臂产生旋后动作。此外，肘关节桡侧副韧带起自肱骨外上髁。因此，肘内翻和前臂旋后的动作也对外上髁有牵拉作用。

（一）原因和原理

经常反复做伸、屈关节，尤其是用力伸腕而同时需要前臂旋前、旋后活动的运动员容易发生本病。如网球、乒乓球运动中的"下旋"或"反拍"击球时，球的冲力作用于腕伸肌或被动牵扯该肌，使肌腱在肱骨外上髁附丽点受到反复牵扯而产生劳损病变或其下滑囊无菌性炎症。

（二）征象

肘外侧疼痛：多数病例无明确受伤史而逐渐发生肘外侧疼痛，有时可向前臂放射，做反手挥拍动作，双手拧毛巾或端提重物时，肘外侧疼痛明显。肱骨外上髁、肱桡关节间隙和桡骨头处有明显压痛。腕背伸抗阻试验阳性，即腕背伸抗阻力时肱骨外髁部疼痛。

米尔氏（Mills）试验阳性：首先将患肘屈曲，半握拳，腕尽量屈曲，然后将前臂被动旋前并伸直肘关节时，肘外侧出现疼痛（图 8-15）。

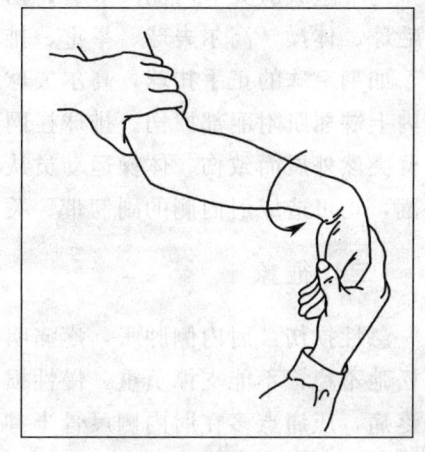

图 8-15 米尔氏试验

（三）处理

早期症状尚轻时，在肘部戴上弹力护肘或在前臂肌腹处缠绕弹性绷带可能减轻疼痛。当肘外侧出现持续疼痛时患肢应适当休息，限制腕部用力活动，尤其是腕背伸用力活动，外敷中药配合针灸、按摩、理疗，一般有效。用醋酸泼尼松类药物作痛点注射，效果较好。个别病例用保守治疗无效严重影响生活时，可考虑手术治疗。

（四）伤后训练

急性期患肢暂停训练，待症状消退后伤肢可做一般活动，伤后 3 周内不做重复受伤的动作，3 周后逐渐加入"反拍"动作的练习，两个月后可进行专项训练。在伤后训练时，前臂可贴粘膏支持带或缚弹性绷带加以保护。

（五）预防

合理安排训练量，避免局部负担过重，加强伸、屈腕肌群的力量练习，做好准备活动。

十一、肘关节内侧软组织损伤

肘内侧软组织损伤包括肘内侧关节囊、肘尺侧副韧带、前臂屈肌附丽部的损伤及肱骨内上髁炎等。因其常发生于高尔夫球、投掷、体操运动中，故又称为高尔夫球肘、投掷肘或体操肘。

肘尺侧副韧带起自肱骨内上髁呈扇形止于尺骨内侧面，前到喙突，后到鹰嘴。其功能在于防止肘关节在不同位置上的过度外展。前臂的浅层屈肌（除肱桡肌外）以及旋前圆肌，均起自肱骨内上髁。这些肌群既是屈腕、屈指的主要动力，又有使前臂旋转的功能。此外，在肘关节伸直时，有约 15°的外翻角。因此，在运动中过多地屈腕动作，以及过重的直臂支撑，都会使前臂屈肌群负荷加重或肘尺侧副韧带张力增大导致损伤。

（一）原因和原理

任何造成肘关节过度外翻、过伸、旋后，或前臂屈肌、旋前圆肌突然猛烈收缩的动作,均可造成肘关节内侧关节囊、韧带及肌肉的的损伤。这种损伤常见于标枪、棒垒球、羽毛球、体操、高尔夫球、举重、排球等项目。

如羽毛球的正手扣球,高尔夫球的挥击球时,由于急剧伸肘前臂旋前和猛烈屈腕使肱骨内上髁屈肌附丽部挫伤。排球拦网防守时球的作用力,投掷标枪时枪的反作用力均迫使前臂突然外展而致伤。体操运动员从器械摔下手掌撑地时,若前臂处于旋后位,肘微屈并外翻,均可造成肘内侧的副韧带、关节囊和肌肉的挫伤,部分或完全撕裂。

(二) 征象

急性损伤:肘内侧肿胀,疼痛明显,功能受限严重,肘不能活动。后期则出现关节尺侧松弛不稳,不能支撑负重。慢性损伤:做猛力伸肘、前臂旋前和屈腕动作时,肘内侧出现疼痛,压痛点多在肘内侧尺骨半月切迹、肱尺关节间隙或肱骨内上髁。

肘被动外翻试验阳性:肘关节被动外翻时,外侧出现疼痛为韧带损伤。前臂屈肌抗阻试验阳性:屈腕、前臂旋前抗阻力时,肘内侧疼痛加重为肌肉损伤。肘内侧肌肉、韧带完全断裂时,局部可触到断端肌肉凹陷。此时,做肘被动外翻试验显强阳性,有明显内侧松弛感,且外翻角度加大。

(三) 处理

局部外敷中药、按摩、理疗以及醋酸泼尼松类药物作痛点封闭,都有较好的效果。急性肌肉与韧带完全断裂时,一般人群可采用保守治疗;而对运动员,特别是需要做支撑动作的运动员应及时送医院诊治,手术缝合。

(四) 伤后训练

急性期患肢暂停训练,受伤2~3周后或局部基本不痛时方可开始正式训练,局部负荷量要逐渐增加,开始训练时不做受伤动作的练习。伤后训练过早过急,易造成再伤或关节松弛。在伤后训练中要加强前臂肌群的力量和伸展性练习,并要佩戴保护装置,如护肘或粘膏支持带。

(五) 预防

做好准备活动,加强屈腕肌群力量练习,提高专项技术水平,矫正错误动作,加强保护措施等。

十二、掌指关节、指间关节扭伤

掌指关节和指间关节由掌骨与近节指骨及近、中、远各节指骨构成。关节囊背侧松弛,关节前面有关节囊增厚形成的掌板,以限制掌指和指间关节过伸;关节两侧有侧副韧带加固以限制侧向运动。掌指关节和指间关节扭伤多发于篮球、排球、手球和水球等项目,以及足球守门员等。

（一）原因和原理

多系手指受到侧方或扭转暴力，引起掌指和指间关节产生过度内收、外展或旋转而致伤。如篮球、排球、手球、水球运动中手指被球撞击，或接球技术动作错误，皆可引起侧副韧带或关节囊损伤。严重者可引起掌指或指间关节脱位和撕脱骨折。关节扭伤常发生于拇指掌指关节和其他各指近侧指间关节。

（二）征象

有明显的受伤史，受伤后关节周围肿胀，疼痛剧烈，局部有压痛，关节活动受限，伸屈不灵活。侧副韧带损伤时，关节损伤侧肿胀压痛明显，向对侧搬动远端指节时疼痛，如有韧带断裂则侧搬时有松弛感，重者有开口感。关节脱位者有畸形，功能丧失。指间关节脱位可伴有指骨基底部骨折，X线检查可助诊断。

（三）处理

轻度扭伤关节稳定性正常者，可于微屈位轻轻拔伸牵引，然后局部敷中药，固定。掌指关节扭伤固定在屈曲90°位；指间关节扭伤可用胶布与伤侧邻指一起固定于微屈位（图8-16）。2~3天后用舒活酒泡洗伤指，每日2次，每次10分钟左右，效果较好。3周后解除固定。侧副韧带断裂及指间关节脱位者，应及时送医院诊治手术治疗。此外，指间关节扭伤不宜做局部按摩，以免过多刺激引起局部组织增厚。固定或敷药不能超过3周，以免影响指关节功能。

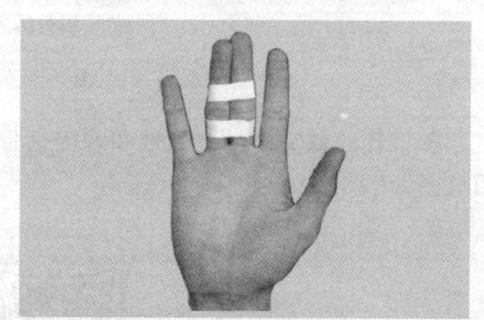

图8-16　粘布固定法

（四）伤后训练

固定治疗期间，局部停止活动。解除固定以后至伸屈功能完全恢复以前，不做或慎做手指易于触碰器材的活动。轻度扭伤参加比赛或训练者，宜用粘布支持带对患指加以保护，限制受伤关节活动范围。

（五）预防

凡用手指从事专项训练的运动员，应加强手肌力量练习以增强掌指、指间关节的稳定性。提高动作的技术水平，如准确判断来球的方向、高度、力量，纠正手的错误动作，运动时注意力应高度集中。

十三、急性腰扭伤

由于腰部用力超过腰部软组织（肌肉、筋膜、韧带等）的生理负荷量所造成程度不同的纤维断裂或小关节微动错缝，称为急性腰扭伤。在祖国医学中属于"闪腰"、"岔气"的范畴。

腰部是脊柱运动中负重大、活动多的部位，为身体活动的枢纽。腰部的肌肉主要有竖脊肌、腰方肌、腰大肌等。

腰背筋膜分为前、中、后三层。前层覆盖于腰方肌的前面；中层位于骶棘肌与腰方肌之间，附丽于腰椎横突、髂嵴与第12肋之间；后层向上与项部深筋膜相连接，向下附着于骶外侧嵴，内侧附于腰椎棘突和棘间韧带（图8-17）。

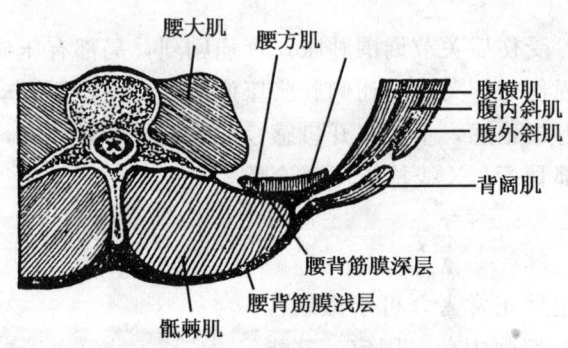

图8-17 腰背肌肉和筋膜

各椎骨的棘突由棘上韧带和棘间韧带连接，形成韧带联合，有限制脊柱过度前屈的作用（图8-18）。

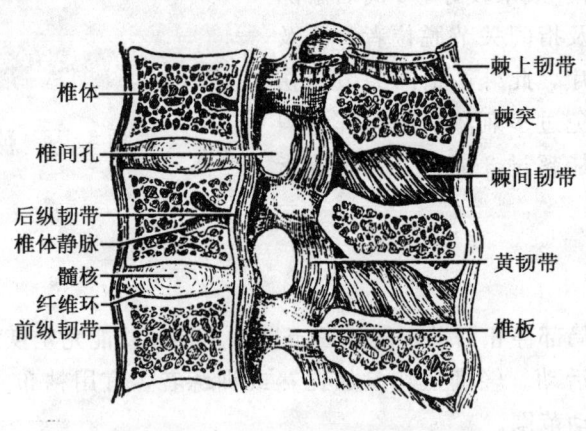

图8-18 脊柱的韧带

（一）原因和原理

身体负重过大超过所能承受的范围时，可发生腰部肌肉和筋膜的撕裂伤。如举重运动，当举起杠铃后若重量过大，运动员腰背部肌力不足，不能保持身体平衡，重心不稳发生扭闪；武术运动的旋风腿，跳起后身体扭转过猛等均能导致腰部急性扭伤。

训练中动作（姿势）不正确，也是致伤的常见原因。如举重的提铃动作不正确，即直腿弯腰提杠铃，阻力臂增长，重力全部落在腰骶部，从而易使肌肉和筋膜发生撕裂伤。

腰部的过伸或过屈活动超越了脊柱的功能范围，可导致棘间韧带损伤或棘突骨膜炎。

如举重过度挺腹塌腰，挺身式跳远腾空，跳水时下肢过分后伸，体操练的"桥"，艺术体操的"鹿结环跳"等过伸动作，使棘突之间发生彼此挤压撞击，导致其间的肌肉和韧带损伤。或者如跳远腾空落地时收腹过猛，脊柱过度前屈，均可使棘上韧带或肌肉过度牵扯发生撕裂伤。

（二）征象

可有明显的受伤史，严重受伤时有撕裂感。伤后腰部有不同程度的肿胀、疼痛和皮下淤斑。轻者双手叉腰缓行，重者需他人搀扶行走。咳嗽、喷嚏时疼痛加重，部分患者可向腹股沟和股后部放射。脊柱生理弯曲度改变，可出现侧弯，腰曲减小或消失。腰部活动障碍和肌肉痉挛。

疼痛和动作的关系：腰背肌拉伤者弯腰和侧屈时疼痛，抗阻伸脊柱运动试验阳性；棘上韧带损伤者，过伸、过屈脊柱都可感疼痛，而侧屈时疼痛不明显。损伤的局部一般有明确的压痛点，肌肉损伤以第三腰椎横突压痛明显；而棘突发炎和棘上韧带损伤则以腰背部中线棘突和棘间隙压痛明显。

（三）处理

急性疼痛期应卧床休息，腰部垫一薄枕以便放松腰肌。也可与俯卧位相交替，避免受伤组织再受牵扯，以利修复。轻度扭伤2～3天，较重扭伤需休息1周左右。

按摩对部分腰扭伤效果较好。患者俯卧位，脚下垫枕，使腰部放松，以舒活酒做擦摩，用掌根做揉、推压、按压等手法，力量逐渐由轻到重，然后在压痛部位进行分筋、理筋、按压、叩打，以及指针阿是穴、环跳、委中、肾俞等穴。

阿是穴采用针刺，得气后留针30分钟，有较好疗效。此外，外贴活络止痛膏，内服活络止痛药，火罐疗法、理疗及局部封闭均有一定疗效。

（四）伤后训练

急性腰扭伤后，一般应卧床休息至疼痛减轻。然后，逐渐开始进行肌肉锻炼。如仰卧，踝背伸、直膝举腿（屈髋）内收；仰卧，屈膝"拱桥"（将腰臀部抬起）；踝跖屈，腰腿后伸引体向上；仰卧，抱膝压腹和站立位左右旋腰等。受伤两周左右可开始参加非对抗性的一般体育活动，但应在无痛情况下进行活动或者活动以后不使疼痛加重。损伤组织完全愈合后才能参加正规训练。

（五）预防

加强腰背肌力量练习，负重练习效果更好，充分做好准备活动，经常对腰部进行自我按摩，担抬重物时应屈腿直腰再起立，以避免腰部肌肉筋膜损伤。

十四、腰背肌劳损

腰背肌劳损系指腰部肌肉与韧带经常反复地受到牵扯或持续处于紧张状态，使其组织结构产生微细变化并逐渐积累形成的慢性损伤，或急性腰扭伤后未获得及时有效的治疗而转为慢性者。

（一）原因和原理

常见原因为腰部长期过度负重或长期腰部姿势不良，使腰部肌肉、韧带持久地处于紧张姿态。如自行车运动中的持续弯腰，射箭运动中的脊柱侧弯，击剑运动中半蹲侧身的基本实战姿势，划艇运动中单腿跪姿侧身划桨，曲棍球运动中弯腰、屈膝的基本姿势等。这种长期积累性劳损，导致肌肉韧带组织缺血与代谢障碍以及组织慢性损伤，出现炎症反应，以致腰痛持久难愈。

腰部急性扭伤后，局部肌肉、韧带等组织受损，未及时治疗或治疗不当，损伤未能恢复，迁延成为慢性损伤。

腰椎先天性解剖缺陷，如腰椎骶化、骶椎腰化、椎弓根裂等，以及后天性损伤，如腰椎压缩性骨折、脱位和腰椎间盘突出、腰椎滑脱等，都可造成腰部肌肉、韧带的平衡失调，引起慢性腰肌劳损。

（二）征象

可无明显的外伤史，腰部酸痛或胀痛，弯腰有时较困难，持久弯腰时疼痛加剧，休息后缓解，适当活动或经常变换体位后腰痛也可减轻。坐位或卧位时用小枕垫于腰部能减轻症状，常喜用两手捶腰，以及自我按揉两腰眼处感觉舒服。

腰部外观多无异常，有时可见生理性前曲变浅。单纯性腰肌劳损的压痛点常位于棘突两旁的竖脊肌处，髂嵴后部或骶骨后面的竖脊肌附着点处。若伴有棘间韧带损伤，压痛点则位于棘间、棘突上。腰部活动功能多无障碍，严重者可稍有受限。直腿抬高试验阴性，神经系统检查无异常。

（三）处理

按摩和体疗对本病有较好的疗效。

按摩：按摩的目的在于促进血液循环，理顺肌纤维，剥离粘连，加速炎症消退，缓解肌肉痉挛。先用推摩、揉、滚、叩打、按压等手法，在两侧竖脊肌、臀肌上按摩5~10分钟，然后在肾俞、腰阳关、委中、承山穴指针，最后施以被动屈、伸腰手法。手法应轻快、柔和、稳妥，忌用强劲暴力，以免加重损伤。

体疗：加强腰、腹肌肌力和伸展性的锻炼，对增强肌肉弹性和耐力，提高脊柱的稳定性、灵活性，松解局部组织的粘连都是有益的。竖脊肌是维持直立姿势及对抗重力的主要肌群，其在腰肌劳损恢复训练中的地位无疑是十分重要的。但拮抗肌腹肌的作用也不容忽视，只有腹肌与竖脊肌保持适当平衡才能维持良好姿势及保持腰椎的稳定。强有力的腹肌能提高腹内压，矫正腰椎过度前凸及骨盆的骶骨过度前倾，提高下腰椎的稳定性。

锻炼举例：俯卧伸体，俯卧伸腿，俯卧燕式伸体伸腿，仰卧抱膝，仰卧抬臀，仰卧半桥，仰卧起坐（图8-19）。以上动作可根据患者实际情况选做。每个动作每次可做4×8拍。每天可练2次，早晚各1次。

局部针灸、理疗、拔火罐、醋酸泼尼松类药物痛点封闭、电动间歇性牵拉、反悬倒挂等均有一定效果。

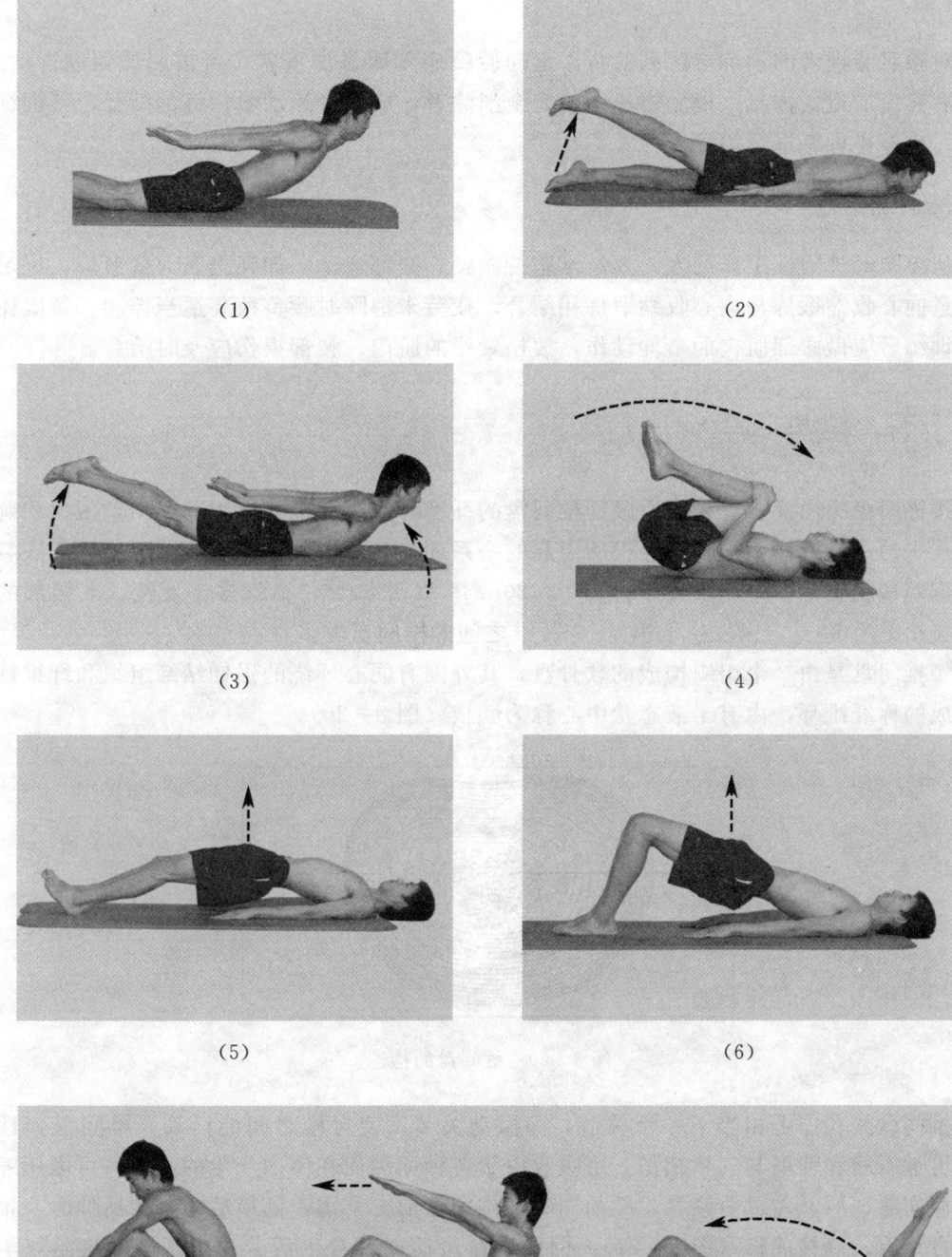

(1) 俯卧伸体　(2) 俯卧伸腿　(3) 俯卧燕式伸体伸腿
(4) 仰卧抱膝　(5) 仰卧抬臀　(6) 仰卧半桥　(7) 仰卧起坐

图 8-19　腰肌锻炼法

(四）伤后训练

对腰肌劳损者的训练应区别对待。运动后腰痛无明显加重者，可按原计划进行训练；运动后疼痛加重，休息一夜后疼痛不能完全消除者，应减少运动量，练治结合；不训练疼痛者，应停止训练进行治疗。

(五）预防

从事腰部静力性工作的人，要经常坚持做腰、腹部运动，加强腰肌力量锻炼。练习中要注意向心收缩锻炼与离心收缩锻炼相结合。疲劳未消除时腰负荷要适当控制。每次体育运动训练后应做腰部肌肉的牵伸动作，放松紧张的肌肉。腰部损伤应及时治愈。

十五、腰椎间盘突出症

腰椎间盘突出症主要是指下腰部椎间盘的纤维环破裂和髓核组织的突出，压迫和刺激相应水平的一侧或两侧坐骨神经根所引起的一系列症状和体征，又可称腰椎纤维环破裂症或腰椎髓核脱出症。本病多见于青壮年，20~40 岁占 80%，男性多于女性。下腰部的椎间盘突出率为 98%，以发生于第 4、5 腰椎之间的椎间盘较多，占 60%。

腰椎间盘是由 3 个组织构成的软骨盘，其外围有同心环绕的强韧结缔组织和纤维软骨所构成的称纤维环，内有半液态状中心称为髓核（图 8-20）。

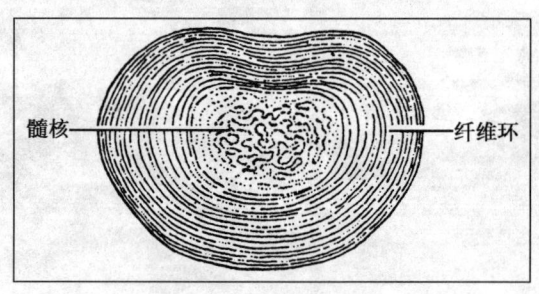

图 8-20　椎间盘的构造

椎间盘其功能上相当于一个关节，为微动关节，使脊椎之间能活动。椎间盘弹性很强，可被压缩和伸展与气垫相仿，可吸收由于各种原因而在体内产生的震力，可因压缩力不匀而向前、后、左、右倾斜。腰前屈时，椎间盘前方承重，髓核后移；腰后伸时，椎间盘后方承重，髓核前移（图 8-21）。因此，在运动或日常生活劳动中，椎间盘始终承受不匀的压力和不断地受到挤压和牵拉。

(一）原因和原理

在椎间盘发生退行性变的基础上，当腰椎间盘突然或连续受到不平衡外力作用时，均可能使椎间盘的纤维环破裂，导致髓核发生突出。椎间盘随着年龄增长组织水分减少而失去弹性，椎间隙变窄、周围韧带松弛等一系列退行性改变是造成椎间盘纤维环容易破裂的内因。急性或慢性损伤为发生椎间盘突出的外因。常见的原因是在姿势不当或准备欠充分

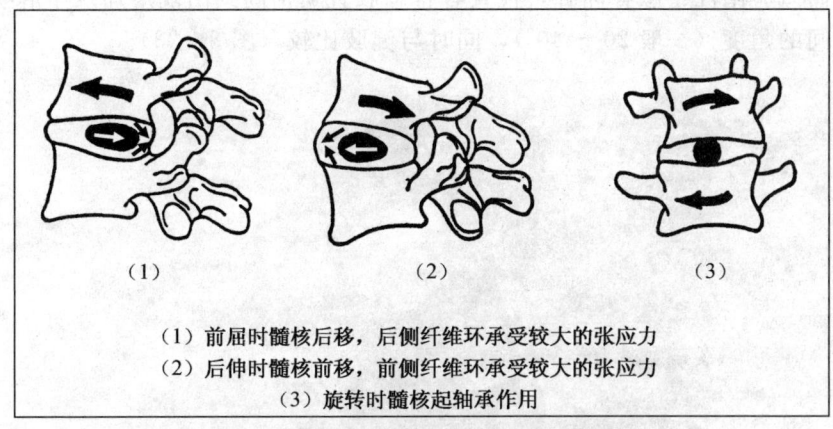

(1) 前屈时髓核后移,后侧纤维环承受较大的张应力
(2) 后伸时髓核前移,前侧纤维环承受较大的张应力
(3) 旋转时髓核起轴承作用

图 8-21 脊柱活动时髓核的移动方向

的情况下搬动或抬举重物,或长时间弯腰后猛然伸腰等;甚至由于腰部的轻微扭动,如弯腰洗脸时,打喷嚏或咳嗽后,也可导致腰椎间盘突出症的发生。常见损伤多见于举重、跨栏、投掷、体操和艺术体操运动员。由于椎间盘退变内因是发病的重要因素,有些患者可无明显诱因而发病。

椎间盘突出后对其附近组织的压迫和刺激(图 8-22)引起局部充血、水肿等无菌性炎症,进而形成粘连或神经变性。炎症性化学物质的刺激和突出物的机械性压迫硬脊膜和神经根,引起一系列临床症状。

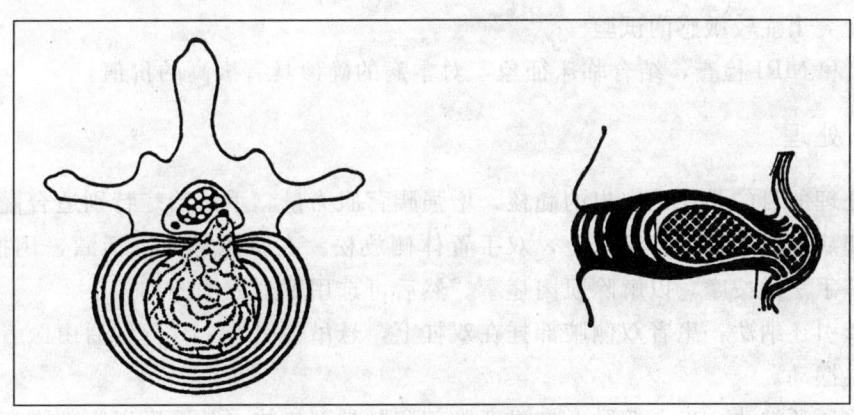

图 8-22 椎间盘突出压神经根

(二) 征象

腰痛和坐骨神经痛是腰椎间盘突出症两个最主要的症状。患者常有腰部扭伤史,损伤后出现严重腰痛以及下肢神经区域放射痛。腰 4、腰 5 和骶 1 神经根受压而出现坐骨神经支配区域痛,表现为沿患侧臀部、大腿后侧、小腿外侧和足外侧部麻木或放射痛;腰 1~腰 3 神经根受压则出现股神经支配区域痛,表现为臀部及大腿前侧至小腿内侧麻木或放射痛;当椎间盘突出较大或向后中央突出,可表现为两侧下肢疼痛。腰腿痛可因咳嗽、打喷嚏等腹腔内压升高时加剧,步行、弯腰、伸膝起坐等牵拉神经根的动作也使疼痛加剧,屈髋屈膝、卧床休息常可使疼痛减轻。

直腿抬高试验阳性：患者仰卧，检查者将患肢直腿抬高到出现疼痛及窜麻感，记录患肢与床面之间的角度（一般 20°～40°），同时与健肢比较（图 8-23）。

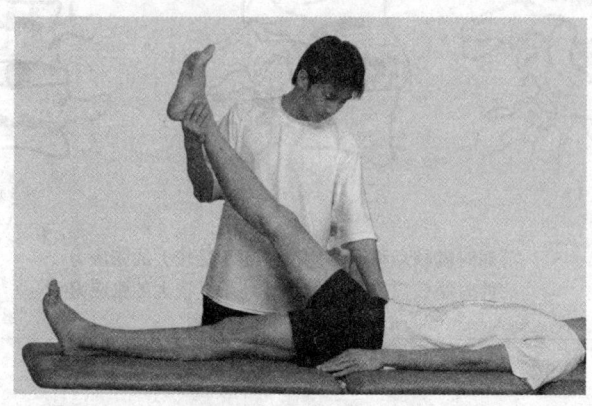

图 8-23 直腿抬高试验

直腿抬高加强试验：患者仰卧，检查者将患肢直腿抬高到出现疼痛及窜麻感时将腿稍稍放低一点，症状消失。这时如果将足背伸，症状又重新出现，则为阳性。说明有坐骨神经痛及腰椎间盘突出症。

直腿抬高健肢牵拉试验：将患腿伸直并抬高至腿足出现麻或痛，再用力牵拉健肢，如痛麻减轻或消失，即说明有腰椎间盘突出症，并意味着牵引治疗可有收效。

挺腹闭气试验：患者仰卧，检查者令患者挺腹闭气后，患侧腿出现窜麻者为阳性。此为腰椎间盘突出症较敏感的试验。

作 CT 和 MRI 检查，结合临床征象，对本病的确诊具有极高的价值。

(三) 处理

本病处理的目的是还纳突出的髓核，增强腰背肌力量。手法治疗特别适合髓核轻度突出的急性期病例。患者俯卧于床上，双手置体侧放松。在腰骶部擦舒活酒，用推摩、揉、推压、滚等手法做按摩，以解除肌肉痉挛。然后可选用下列方法还纳。

悬吊牵引还纳法：患者双侧腋部挂在双杠上，悬吊牵引 5～10 分钟后由医者将其身体向前后推晃摆动。

牵拉按压还纳法：患者俯卧，在患者胸部和耻骨部垫枕（其厚度以腹部刚离开床面为宜），助手二人分别牵拉患者腋部和踝部，对抗牵拉，拉力至少 30 公斤，牵拉 5 分钟左右，在维持牵拉的情况下，医者双手重叠按压震动受伤的腰椎部。患者腰部随之上下震动，时间为 1～2 分钟，每分钟约按压 100 次左右。结束时将踝部提起，腰在过伸位，抖动 5～10 次。

电动间歇牵引还纳法：利用电脑控制的牵引机仰卧屈髋进行间歇性牵引还纳。

复位后患者需卧硬板床休息 10 天左右，禁忌做弯腰动作，内服行气活血的中药。卧床期间可在局部进行按摩和热敷。

功能锻炼：复位待疼痛缓解后，即可开始做仰卧五点、三点或四点支撑的拱桥练习。根据患者年龄、体质、伤情等具体情况，安排适当的活动量。功能锻炼需每天坚持，直到痊愈为止。

（四）伤后训练

急性期停止训练，下床初期在皮腰围保护下，可做轻微的弯腰活动，活动幅度以不引起疼痛为宜。2个月后，可做负重弯腰伸体活动，专项训练必须经过系统的腰背肌锻炼，待肌力增强之后才能进行。

十六、膝关节急性损伤

膝关节是人体内最大、最复杂的关节，由股骨内外侧髁、胫骨内外侧髁以及髌骨连结组成，由于内外半月板的存在使关节分化成股半月板、半月板胫、股髌3组连结，三者被包裹在同一关节腔内。膝关节承载体重，因而股胫两骨的相对关节面特别增大，两侧有强大的韧带制约。膝关节韧带有：髌韧带、腘斜韧带、前交叉韧带、后交叉韧带、胫侧副韧带、腓侧副韧带。膝关节的关节囊薄而松弛，其滑膜层宽阔，在髌下部的两侧形成翼状襞，突入关节腔内（图8-24）。膝关节的运动：主要进行额状轴上的屈伸运动，正常情况下，屈伸运动度为130°左右；当屈膝90°时，在垂直轴上小腿可做旋内、旋外运动，其运动范围可达50°。当膝关节伸直而股骨内旋时，关节处于紧密嵌合位置最适于稳固站立。膝关节周围的肌肉：股四头肌（前面），股二头肌、腘肌、髂胫束（外侧），缝匠肌、半腱肌、股薄肌及半膜肌（内侧），小腿三头肌（后面）。

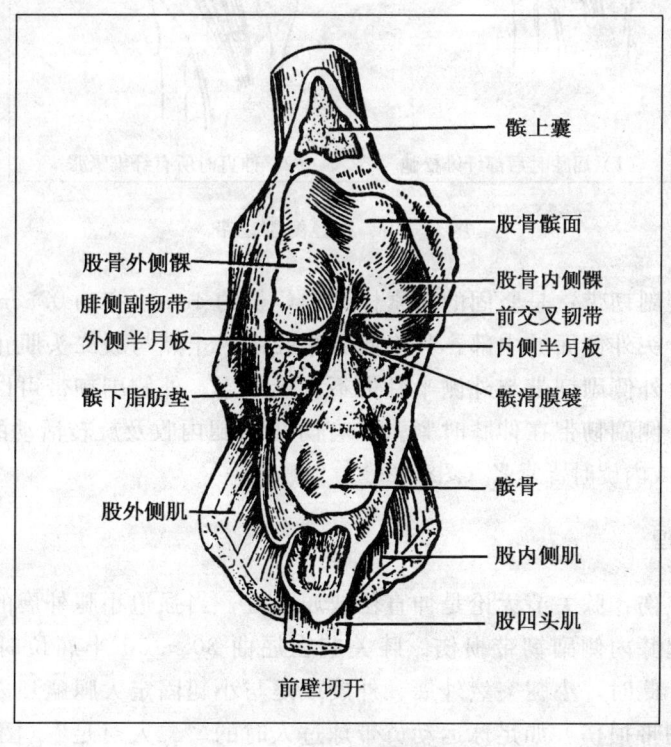

图8-24　膝关节前面观

（一）膝关节侧副韧带损伤

膝关节侧副韧带损伤为常见运动损伤，常见于足球、篮球、排球、手球、曲棍球、摔跤、体操、举重、跳高、滑冰、滑雪等项目。损伤的程度与外力的大小和方向有关。

膝胫（内）侧副韧带：为内收肌的延续部分，分为两层。浅层称为胫（内）侧副韧带，深层称为内侧关节囊韧带。内侧副韧带呈扁宽三角形，由前面的纵形纤维和后面的斜形纤维组成。内侧关节囊韧带较短，架于股骨与胫骨关节边缘，与关节囊及内侧半月板相连。膝关节屈曲时内侧副韧带前纵束紧张，伸膝位时内侧副韧带和内侧关节囊韧带均紧张（图8-25）；膝半屈位时韧带均处于松弛状态。内侧副韧带是防止膝关节过度外翻的主要结构。其次有限制膝关节外旋的作用，当膝关节接近伸直位时，内侧关节囊韧带对其内旋和前后滑动具有限制作用。

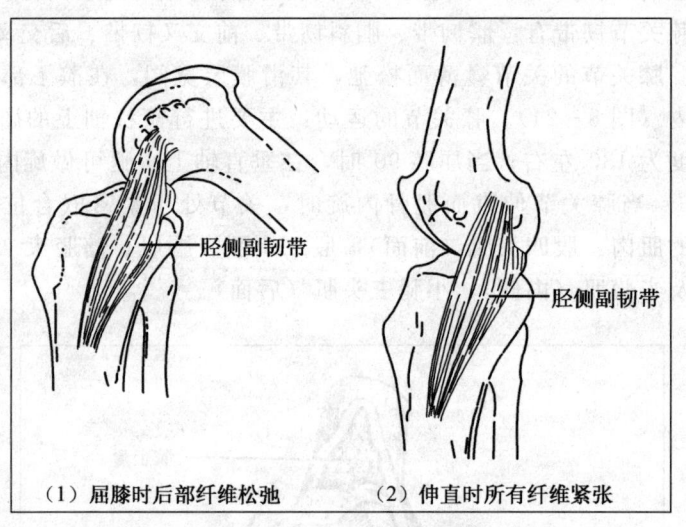

图 8-25　膝胫侧副韧带

膝腓（外）侧副韧带：是坚固的条索样结构，长约4cm，宽约0.5cm，起自股骨外上髁，向下止于腓骨头外侧面的中部。其表面有髂胫束，止点与股二头肌止点融合，其深部有腘肌腱通过，故外侧副韧带与外侧半月板不直接相连。外侧副韧带可以视为腓骨长肌向上的延长部分。外侧副韧带在伸膝时紧张，有防止小腿内收及旋转活动的功能；屈膝时松弛。但在屈膝外旋或内旋时皆紧张（图8-26）。

1. 原因和原理

内侧副韧带损伤：膝关节无论是伸直位或屈曲位，当强迫小腿外展的暴力使膝关节突然外翻，即可引起膝内侧副韧带损伤。膝关节在屈曲30°～50°半屈位时，大多数韧带松弛，关节不稳定，此时，小腿突然外展、外旋或足与小腿固定大腿猛烈内收、内旋，更容易引起膝内侧副韧带损伤。如足球运动员带球过人时的"二人对足"（图8-27），篮球运动员在半蹲位急速运球而滑倒，摔跤运动中的"用绊"，滑雪急转时雪橇板被小树"挂住"，跳马落地时两腿未并拢失去平衡而跌倒等。膝关节微屈位时，暴力直接作用于膝外

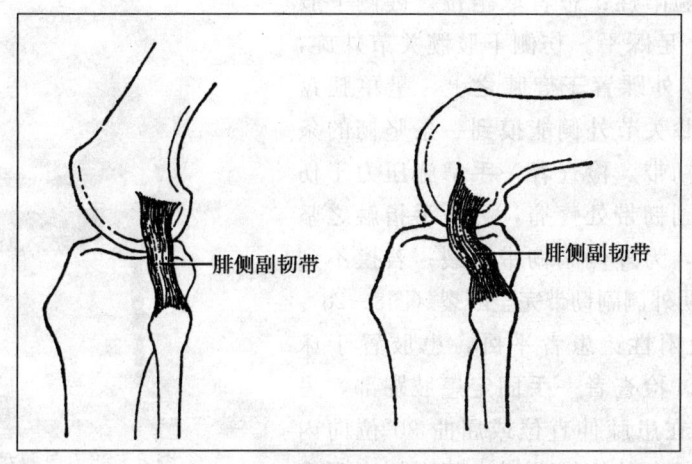

图 8-26 膝外侧副韧带

侧,也可引起膝内侧副韧带损伤。

外侧副韧带损伤:膝关节屈伸时,小腿突然内收、内旋或大腿外展、外旋,即可引起膝外侧副韧带损伤。如足球运动员"射门"时,踢球腿的膝内侧突然受到蹬踢,膝关节过度内翻造成膝外侧副韧带损伤。

膝侧副韧带损伤可分为捩伤、部分撕裂和完全断裂3种。捩伤:组织结构只有显微镜下胶原纤维的断裂,轻度肿胀,而无明显病理改变,关节轻度松弛。部分撕裂:韧带部分纤维(低于50%)撕裂,韧带强度下降约50%或更多。完全断裂:内侧副韧带完全

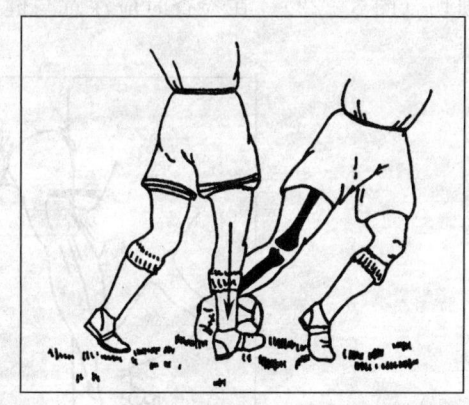

图 8-27 二人对足

断裂可发生在任何部位,但多从附着点撕脱。断裂韧带的断端可窜入关节间隙,扰乱关节的活动。常合并有内侧半月板撕裂,或合并前交叉韧带断裂。如果三者同时存在,即称为膝关节损伤三联征,使膝关节的稳定性遭到严重破坏。韧带断裂也常合并滑膜撕裂,引起创伤性滑膜炎或关节内积血。膝外侧韧带的完全断裂,可合并有关节囊、髂胫束、腘肌腱、股二头肌腱、腓肠肌外侧头或交叉韧带的损伤。如外侧副韧带在腓骨头附着处的撕裂,常伴有撕脱骨折,可伤及腓总神经。

2. 征象

膝关节有明显的过度外翻、外旋或过度内收、内旋受伤史,受伤时的姿势及动作对诊断有十分重要的参考意义。伤时膝内侧或外侧出现撕裂样剧痛、肿胀、皮下淤斑。患膝关节活动受限、跛行及膝关节有不稳感。合并有关节囊或交叉韧带损伤者,有不同程度的关节积血、积液。韧带损伤局部有明显而固定的压痛。

韧带紧张试验阳性:主要用于韧带捩伤的检查。即膝关节完全伸直时韧带处于紧张状态,伤部疼痛;膝关节屈曲位侧副韧带松弛,疼痛减轻或消失。

单腿盘足试验阳性：患者取坐位，健侧下肢屈髋屈膝约 90°，足踩平。伤侧下肢髋关节外旋，膝关节屈曲 90°，外踝置于健膝之上，呈单腿盘足姿势。正常人膝关节外侧能摸到一条坚韧的条索，此即外侧副韧带。检查者一手掌施压力于伤膝内侧，若外侧副韧带处疼痛，另一手指触之坚韧度比健侧减弱，为外侧副韧带撕裂；若摸不到坚韧的条索，说明外侧副韧带完全断裂（图8-28）。

膝侧搬试验阳性：患者平卧，患肢置于床缘，腘绳肌放松。检查者一手固定患肢踝部，另一手握住膝部，在患膝伸直位或屈曲 30°位向内或向外侧搬动。如向外侧搬动时，膝内侧出现疼

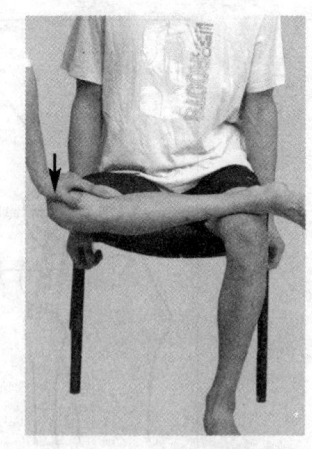

图 8-28 单腿盘足试验

痛或松弛感为膝内侧副韧带损伤；如向内侧搬动时，膝外侧出现疼痛或松弛感为膝外侧韧带损伤（图 8-29）。在检查时应注意与健肢对比。

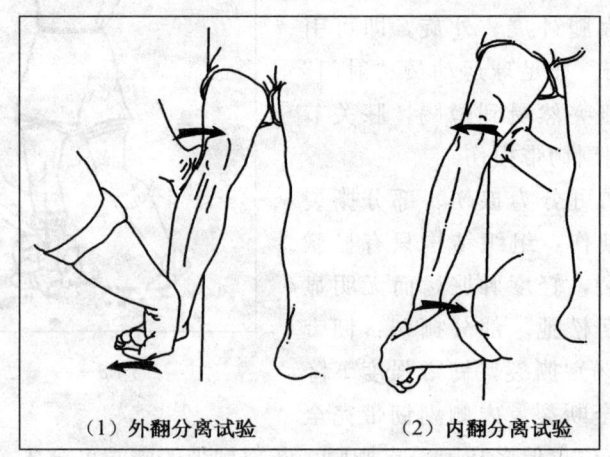

（1）外翻分离试验　　（2）内翻分离试验

图 8-29 膝侧方分离试验

X 线摄片：在韧带起止点断裂若伴有撕脱骨折者可看到骨片。内侧副韧带断裂时小腿之间夹枕，大腿下段用绷带固定摄 X 线片，与健侧对比显示膝关节内侧间隙明显加大（图 8-30）；外侧副韧带断裂时两膝关节内侧夹枕，小腿用绷带包扎固定摄 X 线片，与健侧对比显示膝关节外侧间隙明显加大。

3. 处理

膝关节侧副韧带捩伤：局部可外敷消肿止痛中药（如新伤药），内服七厘散。肿痛减轻后，伤部可采用推摩、擦摩、揉、揉捏、理筋等手法进行按摩，同时加强股四头肌和腘绳肌的力量练习。一般两周可愈。重新开始训练时，应用粘布支持带保护（图 8-31），加压包扎。

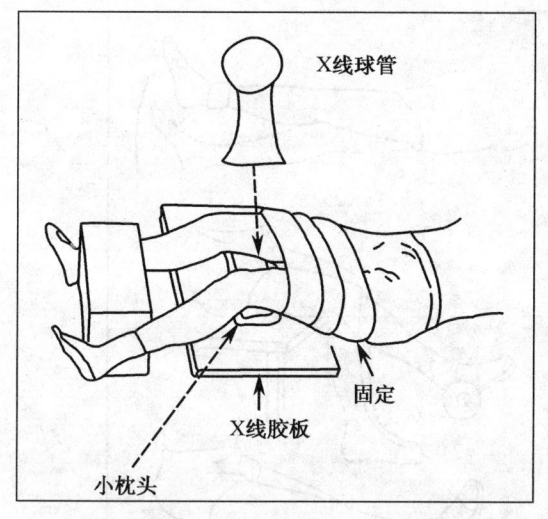

图8-30 膝内侧副韧带断裂X线投照法

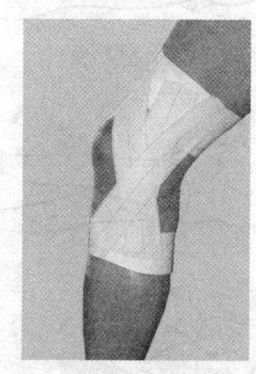

图8-31 膝内侧副韧带支持带保护

韧带部分断裂：现场及时局部制动、冷敷、加压包扎并抬高患肢是十分必要的，可减少内出血，避免并发症和缩短病程，有利于进一步治疗。膝关节加压包扎固定于微屈位2～3天后解开固定，外敷或内服活血散瘀、消肿止痛的药物。继续固定2～3周。伤后1周可在腋杖帮助下患肢不负重，以健肢下地行走。去除固定后应在粘布支持带、弹力绷带或特定的膝关节支持装置固定下练习走路。按摩、理疗、中药熏洗对帮助恢复膝关节功能都有较好效果。

韧带完全断裂：对疑有韧带完全断裂者，应立即加压包扎，固定制动，并转送医院作进一步诊治。如确诊为完全断裂，应尽早手术缝合，否则会影响愈合和关节稳定性。

4. 伤后训练

挫伤和部分断裂：一旦肿胀消退应开始做股四头肌抽动练习。无明显自发性疼痛时做直腿抬高练习。解除固定以后练习直腿抬高抗阻力练习，进而练习屈曲位伸膝抗阻力运动（图8-32）。伤处无压痛肌力基本恢复正常时，即可在粘布支持带和弹力绷带固定下参加一般训练。2～3周观察，如无异常，可完全去除支持带恢复正式训练和比赛。

完全断裂：韧带修复或重建术后，以厚棉花夹板加铁丝托板固定于屈20°位，立即开始股四头肌等长收缩（抽动）练习；术后2～3天小心屈膝至60°，此时可开始在屈曲20°～60°范围内用器械做膝关节连续被动运动（图8-33）；术后10天装上膝关节限幅运动支架（图8-34），在20°～60°范围内运动，可做抗阻力练习及站立步行；5周后去除支架，做进一步的关节活动度及肌力练习。

股四头肌练习对膝关节侧副韧带损伤的恢复是十分重要的。如果把该肌练习得强健有力，常能使某些因韧带、肌腱等损伤带来的机能障碍得以代偿。如果该肌萎缩未能复原，即使韧带损伤已经愈合，仍会有关节不稳感，可致再度损伤。

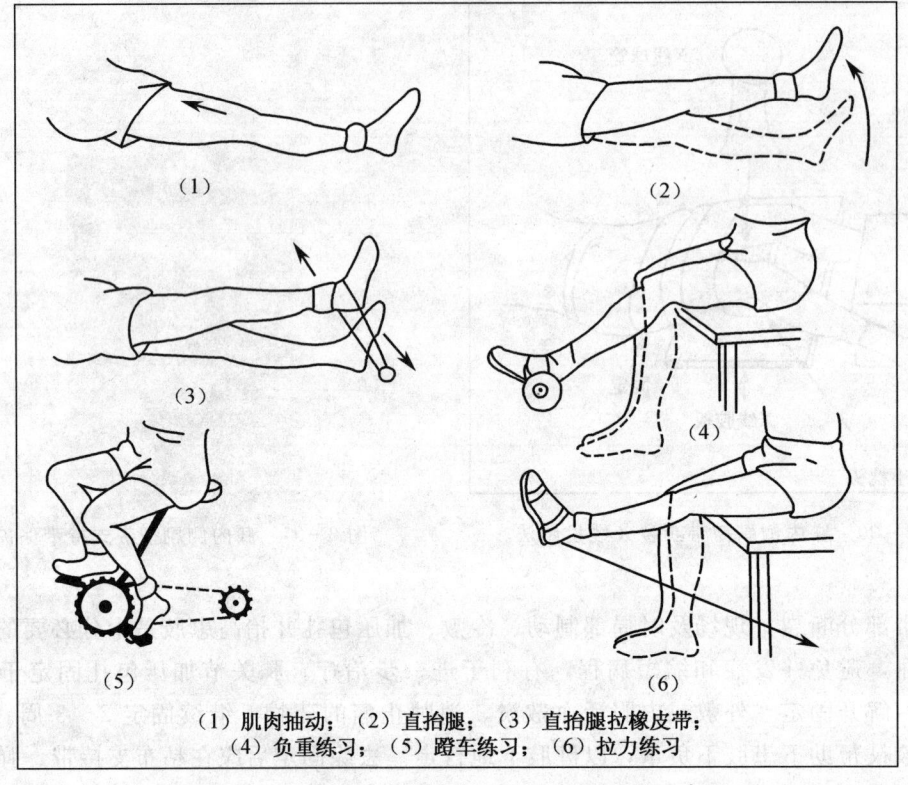

(1) 肌肉抽动；(2) 直抬腿；(3) 直抬腿拉橡皮带；
(4) 负重练习；(5) 蹬车练习；(6) 拉力练习

图 8-32 膝损伤后锻炼法（3、4、5、6 为阻力练习）

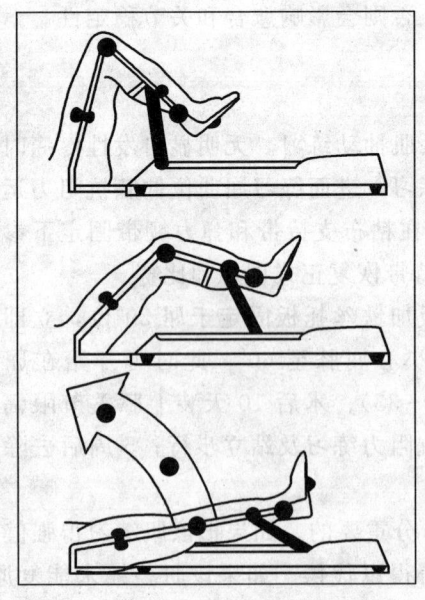

图 8-33 膝关节连续被动运动（CPM）

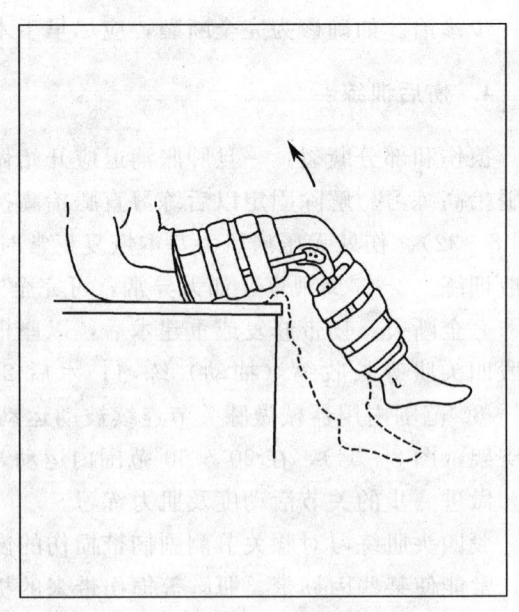

图 8-34 膝关节限幅运动支架

（二）膝关节交叉韧带损伤

膝关节交叉韧带是维持膝关节稳定不可缺少的结构，分为前、后交叉韧带，其与膝内侧副韧带、外侧副韧带、髌韧带、膝部伸屈肌群和关节囊等，共同实现膝关节的稳定。膝关节交叉韧带损伤是常见的膝部损伤，可严重影响膝关节功能，造成膝关节不稳，晚期导致严重的膝骨关节病。

膝前交叉韧带是关节内滑膜外致密结缔组织。韧带应是以弹性纤维为主，长约 4cm，宽约 1cm。起自胫骨髁间前区，呈 60°斜向后外上方，止于股骨外侧髁内侧面的上部。前交叉韧带又可分为前内束及后外束两部分。前内束于膝屈曲 90°时较紧张，膝外翻时易折断；后外束在膝伸至 150°后较紧张，膝内翻时易折断（图 8-35①）。膝后交叉韧带较前交叉韧带短，约为前交叉韧带的 3/5。后交叉韧带起自胫骨髁间后区，向前内方成 70°～80°角斜行止于股骨内侧髁的外侧面。后交叉韧带粗大，其强度为前交叉韧带的 2 倍。后交叉韧带也分为前、后两束，伸膝位时后束紧张而前束相对松弛，屈膝位时前束紧张而后束相对松弛（图 8-35②）。

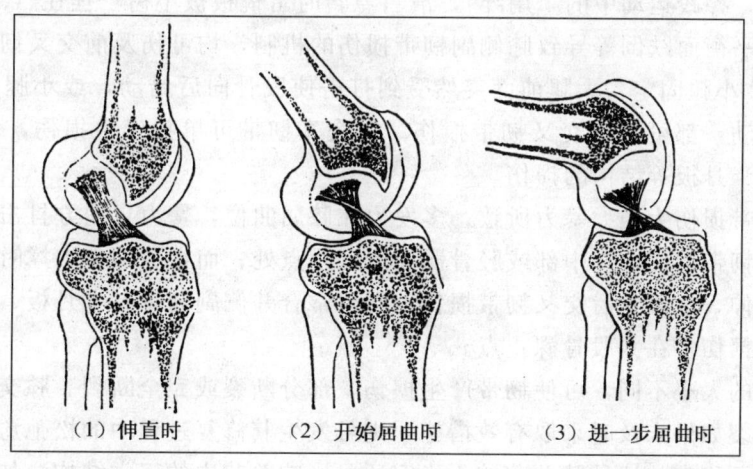

（1）伸直时　　（2）开始屈曲时　　（3）进一步屈曲时

图 8-35①　前交叉韧带在不同位置下紧张度的变化

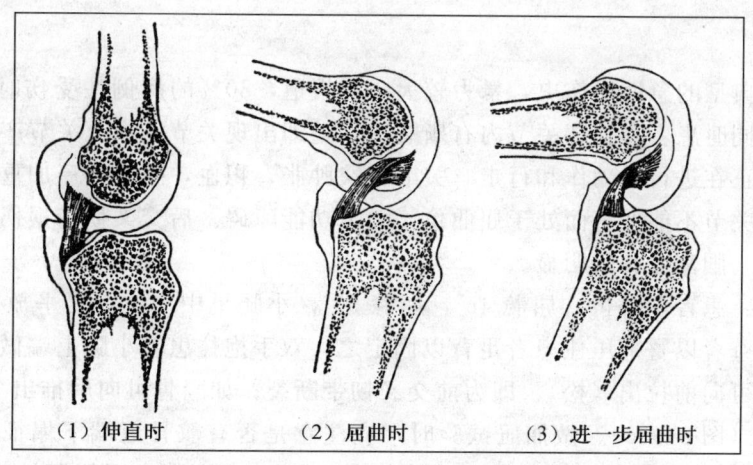

（1）伸直时　　（2）屈曲时　　（3）进一步屈曲时

图 8-35②　后交叉韧带在不同位置下紧张度的变化

膝关节前、后交叉韧带的功能主要是防止胫骨向前、后的移位。前、后交叉韧带从透视图来观察，在矢状面上，前交叉韧带向后方延伸，而后交叉韧带则向前上方延伸，它们之间相互交叉；在额状面上，后交叉韧带的走向是斜向上内，而前交叉韧带的走向是斜向上外，也形成一个交叉。前、后交叉韧带保持膝关节的前后稳定，允许其做铰链样运动，并保持关节面互相接触。

此外，前、后叉韧带对膝关节的过度内翻、外翻，过度伸、屈以及过度内、外旋均有限制作用。

1. 原因和原理

前交叉韧带损伤较多见，为后交叉韧带损伤的一倍以上。一般认为前交叉韧带多系膝关节强力过伸、过度内旋、外展或强力屈曲内旋的结果。如运动员奔跑中不慎滑倒，膝关节极度内旋屈曲，其小腿被压在身下，即可发生前交叉韧带损伤；膝骤然过伸（足球中的"踢漏脚"），亦可使前交叉韧带损伤；足球运动中的"二人对足"，篮球运动员在半蹲位急速运球而滑倒，摔跤运动中的"用绊"，滑雪急转时雪橇板被小树"挂住"，跳马落地时两腿未并拢失去平衡而跌倒等导致膝侧副韧带损伤的机制，均可伤及前交叉韧带。此外，膝屈曲90°左右，小腿固定，大腿前面突然受到打击使股骨向后错动，或小腿后面被撞击胫骨上端向前错动，都可使前交叉韧带损伤。前交叉韧带可单独发生损伤，常合并侧副韧带、关节囊、半月板等结构的损伤。

后交叉韧带损伤为强大暴力所致，多发生在膝屈曲位，暴力自前方打击胫骨上端使之后移而引起。韧带损伤多在中部或胫骨髁间后区止点处；而在膝伸直支撑时，膝前方受暴力冲击使之过伸，也可致后交叉韧带损伤。同时常合并侧副韧带、半月板、前交叉韧带等损伤。且韧带损伤多在其股骨髁止点。

受伤暴力的大小不同，可使韧带产生挫伤、部分断裂或完全断裂。膝交叉韧带的部分断裂和完全断裂如果未及时采取有效措施，则可发生其修复过程中的松弛愈合，继发膝关节功能障碍或不稳定。这种膝关节的不稳定还可影响关节内的正常结构，如半月板、关节软骨等。

2. 征象

膝关节有典型的急性损伤史，暴力较大。有报道，80%的病例在受伤时可闻及"PoP（帛裂）"声，同时患者自觉膝关节内有撕裂感，随即出现关节疼痛及关节产生松弛和不稳定，不能完成正在进行的动作和行走。关节很快肿胀、积血，随之疼痛加重，肌肉发生保护性痉挛，膝关节不能伸直而处于屈曲位，关节功能障碍。后交叉韧带损伤后，膝关节还有后脱位倾向，腘窝血肿较明显。

抽屉试验：患者仰卧位，屈髋45°，屈膝90°，小腿呈中立位，足平放在床上，下肢肌肉放松。检查者以臀部压住患者足背以固定之，双手抱住患者小腿上端做向前拉或向后推的动作。如可向前拉出（松），即为前交叉韧带断裂；如胫骨可向后推出（松），即为后交叉韧带断裂（图8-36）。做抽屉试验时，应注意是否有髌骨近端下塌征象。如有，则先将胫骨拉到正常位置（与健侧对比）再做抽屉试验。否则会出现假阳性（前抽屉试验）和假阴性（后抽屉试验）。

斯洛克姆（Slocum）试验：是发展了的前抽屉试验。在膝关节屈曲90°，足外旋15°位，做前抽屉试验，如果呈阳性为膝前内侧不稳，提示前交叉韧带损伤合并有内侧副韧带和内侧半月板损伤；然后在膝屈曲90°，足内旋30°位，做前抽屉试验，如果是阳性则为膝前外侧旋转不稳，提示前交叉韧带损伤合并有膝外侧支持结构，如髂胫束、外侧支持带等损伤。单纯的前交叉韧带损伤时，抽屉试验为阳性，而本试验应为阴性。

拉赫曼（Lachman）试验：患者仰卧位，检查者将患者膝关节屈曲10°～30°，一手固定大腿远端，另一手抓住小腿上端，在患者肌肉放松的情况下，尝试使胫骨向前移动，如果胫骨向前移动超过0.5cm（与健侧对比）则为阳性（图8-37），表明前交叉韧带松弛或缺损。也可将患者小腿夹于检查者腋下，双手握小腿上端向前拉。此法检出的阳性率较前抽屉试验为高。

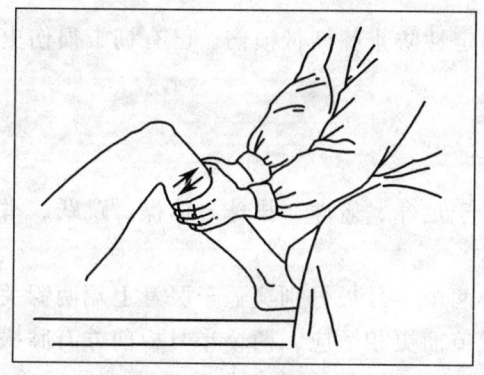
图8-36 抽屉试验

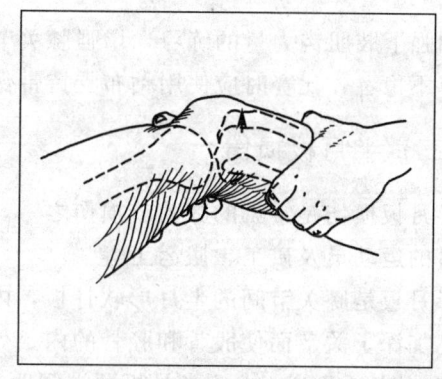
图8-37 拉赫曼（Lachman）试验

X线摄片对确定有无韧带止点撕脱骨折，或骨软骨骨折等有诊断意义。急性损伤在麻醉并做抽屉试验的情况下摄侧位X线片，两侧对比。如果胫骨向前、后错位超过0.5cm，即有诊断意义。

MRI是目前被认为最好的体外非侵入性辅助诊断手段，对交叉韧带的诊断率较高。关节镜对于诊断交叉韧带损伤更加直观和可靠，但因其是有创性检查，不宜作为首选。

3. 处理

交叉韧带部分断裂，应及时用铁丝托板厚棉花将膝关节固定于30°屈曲位4～6周。早期外敷新伤药，内服七厘散、三七散等。中、后期内服强筋壮骨的中药。局部配合理疗，并进行功能练习。

交叉韧带完全断裂者，应及时送医院，在2周以内行手术缝合。如超过两周则因韧带退行性改变而不易缝合。陈旧性断裂，如为单纯前交叉韧带断裂，肌肉训练良好者大部分患者没有膝关节不稳症状，不需手术。如患者有关节松弛不稳症状应进行重建术，否则长期不稳可诱发骨关节病。

4. 伤后训练

膝交叉韧带急性损伤后，无论是手术还是非手术治疗，都必须进行正规而系统的伤后训练，在医疗体育医师的指导下按运动处方循序渐进地进行锻炼。有条件的定期进行等速肌力评定,作为训练效果的参考。可参照膝侧副韧带的训练程序,训练时应注意:(1) 前交叉韧带损伤后,早期不宜做充分的伸膝练习或单独训练股四头肌,因其可使胫骨前移增加新愈合韧带的张力。(2) 腘绳肌和前交叉韧带起协同作用,保护前交叉韧带免受过度的应力。因此,在前交叉韧带损伤后,重点训练腘绳肌将会收到较理想的效果。宜使腘绳肌的恢复先于股四头肌,也有人主张先使腘绳肌恢复至健侧水平,再行股四头肌练习。(3) 康复后期,提醒患者避免下坡跑,因以每小时7~8公里的速度跑4.5°下坡时,前交叉韧带延长为平地跑的两倍。(4) 伤后训练结束时,腘绳肌/股四头肌比值正常或接近正常即可。运动员治疗后的腘绳肌/股四头肌比值应在85%或更高才较理想。(5) 后交叉韧带断裂,伤后训练股四头肌更重要。

5. 预防

加强下肢肌肉力量的练习,增强膝关节的稳定性防止膝韧带损伤。已有韧带损伤史而膝关节不稳者,比赛时应使用粘布支持带保护。

(三) 半月板损伤

半月板损伤是常见的膝关节损伤之一。多见于足球、篮球、排球、体操、跳跃、举重等项目的运动员及矿工、搬运工等。

半月板是膝关节间的半月形软骨板,内、外两个半月板分别覆盖于胫骨上端两髁关节面上,加深了关节面使股骨和胫骨的内、外髁关节面更相适应。两个半月板前方有膝横韧带相连(图8-38)。内侧半月板两端间距较大,呈"C"形。前角附着在胫骨髁间前区,前交叉韧带的前方;后角附着在胫骨髁间后区,后交叉韧带的前方;边缘与关节囊及内侧副韧带深层相连。外侧半月板两端间距较小,犹如"O"形。前角附着在胫骨髁间前区,前交叉韧带的后方;后角附着在髁间后区,内侧半月板附着点的前方。它的外侧有关节囊和腘肌腱,故外侧半月板不与外侧副韧带相连。

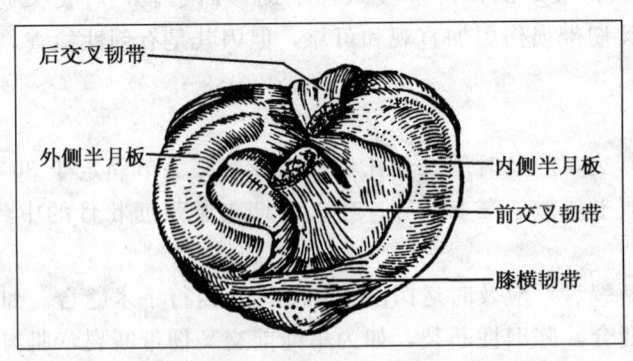

图8-38 半月板

半月板血液供应主要来自膝内、外动脉。实验证明,血管穿入的范围是半月板宽度的10%~30%,而内缘(近中央)2/3宽度为无血管区,其营养来自于滑液。

半月板主要功能有:1. 使股骨髁和胫骨髁关节面吻合;2. 传导载荷、吸收震荡、保护骨关节面;3. 维持关节稳定;4. 协助润滑关节;5. 调节关节内压力等。

1. 原因和原理

当膝关节伸直时半月板被股骨髁推挤向前，屈曲时半月板则向后移动。膝关节半屈曲做小腿外展外旋或内收内旋时，两侧半月板位于一前一后，若动作突然半月板来不及滑移，就会使半月板在股骨髁和胫骨平台之间发生剧烈地研磨，即可引起各种类型的损伤。如篮球运动员争球切入投篮跳起或落地时，往往同时伴有身体改变方向；足球运动员中追球疾跑转向或急停转身跌倒；体操空翻及各种下法落地时，由于重心不稳往往造成膝关节急剧左右闪动，并有屈伸扭转的动作等均有可能导致半月板撕裂。膝关节突然过伸、过屈动作可损伤半月板前、后角。此外，长期反复小创伤或磨损，也可导致半月板损伤。如煤矿工人常需半蹲位或蹲位工作，使半月板重复多次被挤压和磨损，虽未遭受急性损伤暴力，也可逐渐发生退行性变，引起半月板损伤。

2. 征象

外伤史：多数患者有确切的外伤史，往往是膝关节突然旋转扭伤，或跳起落地时扭伤。

疼痛：一般认为，半月板损伤牵扯滑膜是引起疼痛的原因，疼痛恒定在一侧是半月板损伤的特点。半月板撕裂即刻往往合并滑膜损伤，或半月板移位牵拉滑膜产生剧烈疼痛，尤其以损伤侧明显。如果单纯半月板中部撕裂而未影响滑膜，当时可无明显疼痛。半月板损伤后期，其正常应力关系受到破坏，运动时对滑膜产生牵扯的张力可引起疼痛。

关节肿胀：由于伴有韧带和滑膜损伤产生积血积液，其多少与运动量及强度有一定关系。

关节绞锁：患者于活动中突然发生伸直障碍，但常可屈曲，经自己或他人协助将患肢旋转摇摆后，突然弹响或弹跳，然后即可恢复正常。一般认为，此为破裂的半月板嵌夹于关节内不能解脱所致。

股四头肌萎缩：74%以上的患者可以见到股四头肌萎缩，此种现象多出现于慢性期或有症状的病例，以股内侧肌最明显。

压痛：膝关节间隙压痛，压痛点固定而局限，多次检查位置不变。压痛恒定在伤侧，为诊断半月板损伤的重要依据之一。

膝关节过伸试验：患者仰卧位，检查者一手固定患侧股骨远端，另一手抬起足跟，膝关节前缘疼痛，提示有半月板前角损伤。

膝关节过屈试验：平卧位，被动极度屈曲膝关节出现疼痛者，提示有半月板后角损伤。

膝扭转屈伸（McMurry）试验：患者仰卧，充分屈膝、屈髋，检查者一手握患肢踝足部，另一手扶膝上，小腿内收、外旋，两手协调配合使膝缓缓伸直，如感到关节内有响声并出现疼痛，即表示内侧半月板损伤；如果将以上方法反方向进行，外侧出现疼痛和弹响，即为外侧半月板损伤（图 8-39）。

膝提拉研磨试验：患者俯卧，健肢伸直，患膝屈曲 90°，检查者一膝跪压患肢大腿后方以固定，两手握住患足向下加压旋转研磨，如出现疼痛为半月板或关节软骨损伤；如向上提拉旋转出现疼痛者则为关节囊或侧副韧带损伤（图 8-40）。

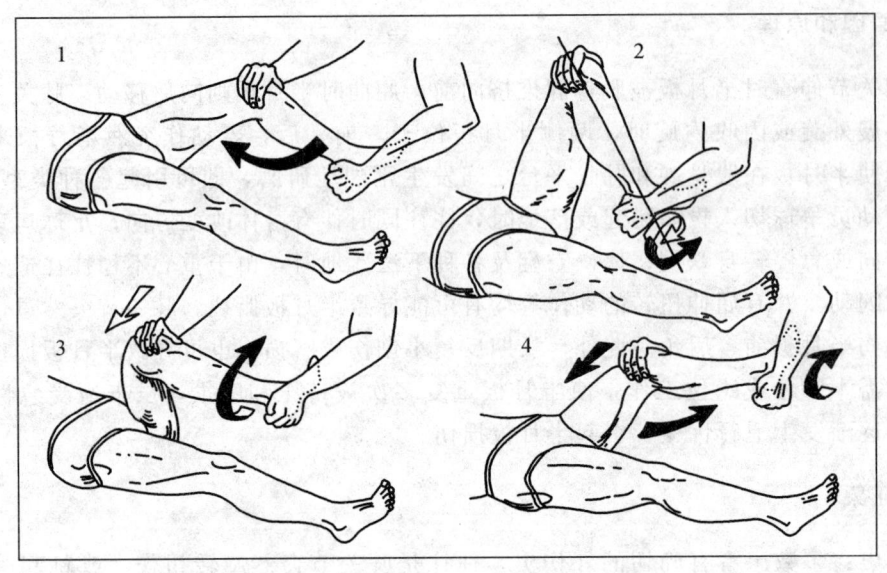

图 8-39 膝扭转屈伸（McMurry）试验

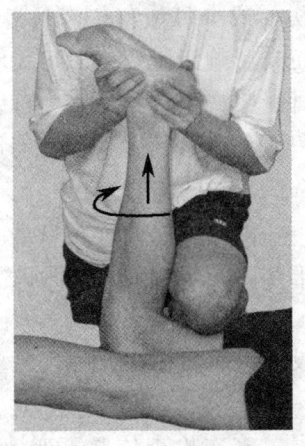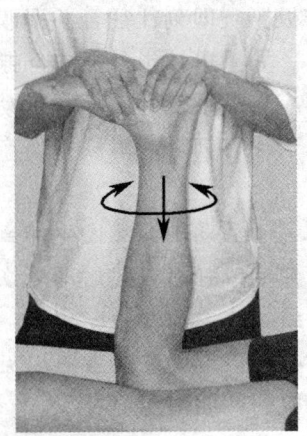

图 8-40 膝提拉研磨试验

半月板重力试验：试验主要用于检查盘状半月板。因盘状半月板均在外侧，故令患者患侧卧位，使外（腓）侧处于下方，并将大腿垫起，使膝关节离开床面。检查者扶握患者健肢，然后嘱患者自己做患膝关节的屈伸运动。由于重力作用，此时的内侧关节间隙加大，外侧关节间隙受挤压，如果为盘状半月板则有响声或疼痛。然后再反方向侧卧，同样做该膝关节的屈伸活动，由于外侧在上膝关节间隙没有挤压作用，所以没有疼痛和声响（图 8-41）。

以上症状和体征在每位患者身上不一定都表现出阳性，检查时应综合分析才能得出正确诊断。对疑有半月板损伤又不能临床确诊时，可用其他辅助检查。常用的有关节造影、超声波、磁共振成像以及关节镜检查等。

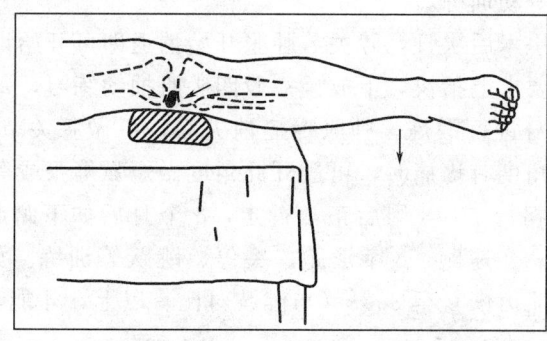

图 8-41　半月板重力试验

3. 处理

近年来，通过大量手术后病例的长期观察认为，半月板是功能重要的结构，常规切除破裂半月板未必能改善患肢的功能，甚至反而加重患膝的症状。因此，对半月板损伤一律行手术切除的治疗方法应持慎重态度。宜采取传统治疗和手术治疗相结合，以期收到更为满意的效果。

急性期单纯半月板损伤有绞锁症状，应先理筋解锁。嘱患者仰卧位腘窝下垫枕，在膝部上下的大小腿部位，用推摩、揉、揉捏和推压等手法，由轻而重地按摩，以放松肌肉。然后术者一手握住患者踝部，另一手托住腘窝部，轻轻屈伸膝关节，幅度由小到大，最后大幅度地屈伸 2～3 次。如仍未"解锁"，可使膝关节在屈伸过程中，同时做内收或外展，或小腿内外旋的动作，即可"解锁"。整个操作过程要求缓慢、轻柔，严禁用暴力。"解锁"后，如急性创伤性滑膜炎症状加重，积血明显，可在无菌条件下抽出积血加压包扎。最好用大棉垫和铁丝托板将膝关节固定在伸直位 2～3 周。同时局部外敷活血、消肿、止痛的中药。

慢性期在膝关节周围可做揉、揉捏、搓等手法和刺激足三里、阳陵泉、血海、梁丘等穴位，但切忌做膝关节的强力被动活动。局部外敷活血生新、续筋强筋的中药，如紫河车 12g、白芨 12g、土鳖 12g、儿茶 9g、血竭 9g、丹参 12g、骨碎补 12g、乳香 12g、没药 12g、象皮 15g、茯苓 12g、牛膝 12g 等。也可选用理疗，如超短波、超声波等。并根据症状的轻重进行功能训练和肌肉力量训练，但应严格避免重复受伤动作，以免再次损伤影响愈合。

急性期半月板损伤伴关节绞锁，关节积液严重，怀疑有交叉韧带断裂或关节内骨软骨切线骨折时，应立即送医院做急诊手术或关节镜探查术，修补或切除损伤的半月板，并同时修复关节内其他损伤。而对慢性期半月板损伤诊断明确，症状严重，肿痛明显，经常绞锁而妨碍训练者，也应手术修补或切除半月板。

4. 伤后训练

半月板损伤不管是在非手术或手术治疗前后进行功能训练，均是十分必要的。

术前训练：弓步桩（伤腿在前）和马步桩，每次 2～10 分钟，每天 2～3 次；股四头肌的渐进抗阻练习；髋伸展、屈曲、外展、内收的负重或不负重练习各 20～25 次。膝关节股四头肌和腘绳肌的等动训练。

急性期初步治疗或手术后次日，膝关节肿胀开始消退即可开始训练。未拆线前，患肢伸直抬腿练习5分钟，要求上抬快，下放慢；股四头肌抽动练习，每分钟6次，练习5分钟；未伤肢体关节及全身进行锻炼。肿胀疼痛消失后，可做膝关节股四头肌渐进抗阻练习。如运动至某一关节角度有疼痛时，可避开此角度做短弧等张或等速练习以及多角度等长练习。术后2周可扶拐行走，3周后正常行走，3个月后如下蹲起立无疼痛、无响声，可循序渐进地进行跑步、变速跑、8字形跑、突停、跳跃等训练。如未引起疼痛或肿胀，关节活动度充分恢复，肌力恢复至90%（与健肢对比）以上，才能参加正规训练。

5. 预防

注意加强下肢肌肉的力量训练确保膝关节稳定性。此外，还应加强关节灵活性和协调性的训练，掌握自我保护的方法。训练和比赛前应充分做好准备活动。

（四）损伤性滑膜炎

膝关节的滑膜层起于关节软骨边缘，反折覆盖于关节囊的纤维层、脂肪垫或脂肪组织、关节内韧带的表面，构成密闭的膝滑膜囊。膝关节的滑膜囊较大，顶部达髌骨上缘4横指，下端略低于关节间隙（图8-42）。在微屈位时其容积可达88ml，伸直位时可容纳关节液60ml。正常膝关节内约有关节液1~2ml，伸屈运动可保证关节面经常浸润于新鲜滑液内，以利于软骨的营养，尤其是关节面透明软骨。滑膜由疏松结缔组织组成，其表层有丰富的滑膜细胞。滑膜细胞的功能主要有：1. 分泌滑液以保持关节面的滑润；2. 提供关节软骨营养；3. 扩散关节活动时产生的热能；4. 排泄新陈代谢产物。关节活动时软骨间的滑液相互摩擦。滑液的粘稠度取决于透明质酸的含量以及它的聚合作用。创伤或骨关节病时粘稠度下降，软骨的伤部即出现较明显的摩擦音。

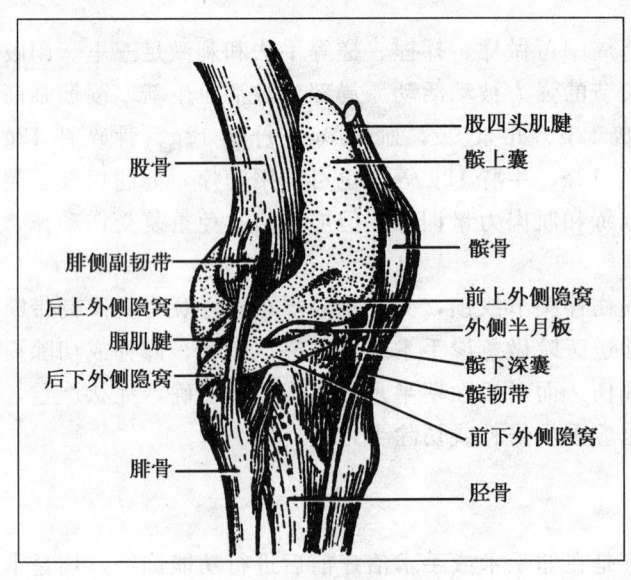

图8-42 膝关节滑膜

体育运动中损伤性滑膜炎常见于篮球、排球、足球、羽毛球、跳跃、体操、艺术体操、举重等项目的运动员。

1. 原因和原理

训练课安排不当，运动员过多地进行跑、跳、起蹲等练习，使膝关节长期超负荷地运动，滑膜与关节面之间产生过多地牵拉、摩擦、挤压等机械性刺激，可导致损伤性滑膜炎。

膝关节周围组织损伤，如骨折、韧带断裂、半月板损伤，可使血管破裂产生关节内血肿，同时也可并发或继发对滑膜的刺激，使之发生滑膜的炎症。外界暴力直接作用于膝部，如碰撞、打击等，也可直接损伤滑膜，引起炎症反应。

滑膜损伤后，病变部位的血管扩张、滑膜充血水肿和渗出增加；滑膜细胞活跃、增生，分泌很多粘液，后期滑膜增厚、粘连。

2. 征象

有典型的外伤史或膝关节过度劳损的病史。伤后关节迅速肿胀，或逐渐肿胀，或训练后肿胀加重，休息后又减轻。膝关节疼痛多为胀痛或隐痛不适，疼痛与损伤程度和关节内积液的多少有关。膝关节屈曲受限，下蹲困难，严重积液时膝仅能处于微屈位。检查时可见膝关节肿大，关节间隙压痛。

浮髌试验阳性：患者仰卧，膝伸直肌肉放松。检查者一手放于髌骨上方髌上囊处，略施压将滑液挤入关节腔内使髌骨浮起，另一手指间断地按压髌骨，可觉察到髌骨与股骨髁有撞击感（图8-43），表明关节内有积液。

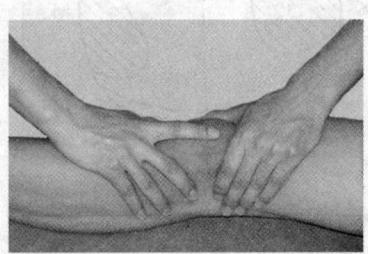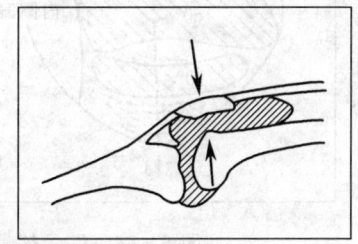

图8-43 浮髌试验

关节积液诱发膨出试验阳性：患者仰卧，膝伸直肌肉放松。检查者一手掌根紧贴在患膝内侧由下向上滑推，将积液推至髌上囊和外侧，另一手掌患膝外侧由上向下挤向内侧。关节如有积液，可见膝内侧有充盈饱满或膨出现象。

膝关节穿刺抽出关节积液，区别积液或积血，从而鉴别是损伤性滑膜炎或者是关节内血肿。X线检查可排除关节内骨折和其他疾病。膝关节镜检查能观察到滑膜的病理变化和其他病变，同时用生理盐水冲洗关节腔，也可起到治疗作用。

3. 处理

急性滑膜炎应暂停运动，将患者用铁丝托板固定膝关节于微屈位1～2周，外敷新伤药，并加压包扎。疼痛缓解后，可做股四头肌静力收缩，下肢直腿抬高训练，并逐渐加强膝关节功能锻炼。

关节积液较多，张力较大时，可进行关节穿刺，在严格无菌技术操作下，于髌骨外缘行关节穿刺。穿刺针达到髌骨的后侧将积液完全抽净并注入醋酸泼尼松25mg，加压包扎固定。

慢性期肿胀消退后，可采用按摩治疗。超短波、微波或中药直流电透入治疗均有一定效果。

十七、髌骨劳损

髌骨劳损是指髌骨软骨软化症和髌骨周缘腱止装置的慢性损伤。这两种损伤可单独发病，亦可同时存在，其病因和症状基本相似。是运动创伤中的常见病和多发病，好发于排球、篮球、短跑、跳跃、投掷、体操等项目。

髌骨略似三角形，与股骨相接触的里面除髌尖部被髌腱附着点占据一小部分外，其他面积均被较厚的关节透明软骨层所覆盖。髌骨主要具有保护股骨关节面，传递股四头肌力量增大股四头肌作用力矩，以及维持膝关节稳定的作用。膝关节在伸屈活动时，髌骨与股骨滑车并不完全吻合，膝关节在不同屈曲角度时各有接触的重点（图8-44）。

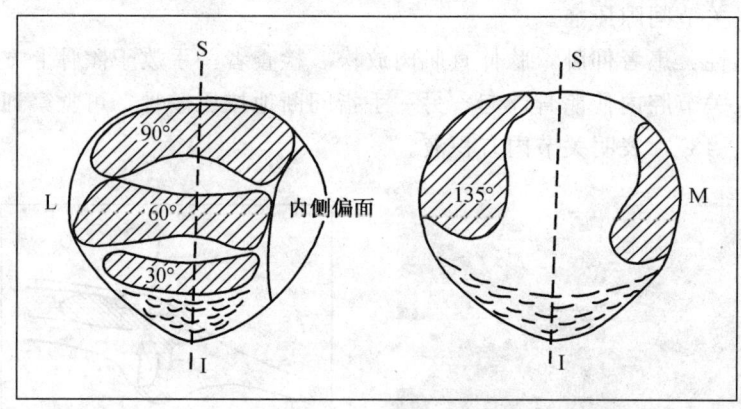

图8-44 髌骨软骨面及髌股接触面示意图

髌骨周缘腱止装置是指股四头肌腱在髌骨周缘的各部分止点。股四头肌腱分为3层，浅层为股直肌腱，附着于髌底的前缘，其纤维大部分覆盖髌骨前面的粗糙面，向下延长为髌韧带；中层为股内、外侧肌，在股直肌腱旁形成两个隆起，此二肌腱亦止于髌底，同时一部分纤维分别止于髌骨内、外缘，另一部分纤维向下延伸，至胫骨内、外髁，移行为髌内、外支持带；深层为股中间肌腱，附着于髌底更后的平面。髌韧带一部分是由股四头肌腱（主要是股直肌）越过髌骨前面的纤维，另一部分纤维起自髌尖部位，两部分纤维合在一起向下止于胫骨粗隆（图8-45）。

（一）原因和原理

髌骨劳损的主要原因是由于局部长期遭受反复的微细磨损所致，也可因局部遭受一次

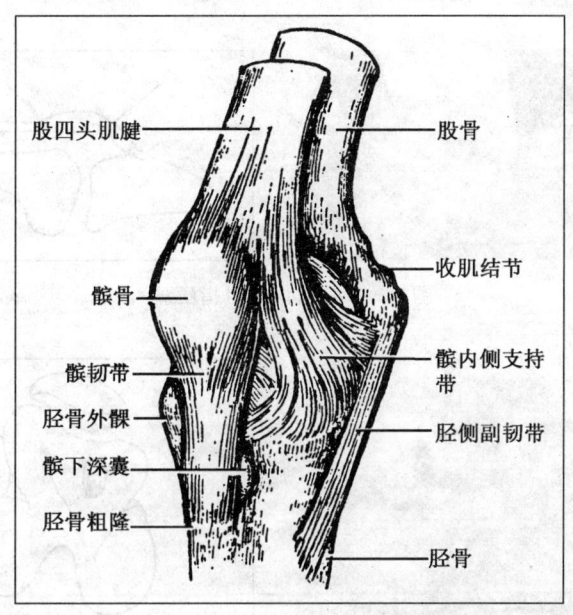

图 8-45　髌骨周缘腱止装置

冲撞和牵扯致伤。特别是在膝关节半蹲位（屈曲 30°～50°）时，由于周围韧带的松弛，关节的稳定作用完全靠股四头肌和髌骨来维持，这样就加重了髌骨的负担，使髌股关节面产生过度的错动、拧扭、摩擦、撞击，长期如此作用下会使软骨细胞被挤压变性或坏死，失去正常代谢机能，从而导致软骨软化。此外，半蹲位运动或跳跃活动中髌骨周缘腱止装置组织也将受到很大的牵拉应力，如果长期大量的跑跳专项练习过多，反复牵拉髌腱及股四头肌腱在髌骨的附着处引起血供障碍而受伤。

体育运动中许多动作都是在膝半蹲的姿势下完成的，如篮球的滑步防守与进攻，急停起跳；排球跳起扣球和滚动救球；短跑的起跑；跳高、跳远的踏跳；投掷铁饼的半蹲转体；举重的下蹲举杠；武术、体操的跳跃等。如果训练缺乏科学性，在一次或一段时间里膝关节的此种负荷过多，超过了组织的承受能力就会导致损伤。

（二）征象

病史：一般都有典型的膝在半蹲位一次受伤或反复过度劳损史。

膝软和膝痛：膝部弥漫性疼痛，软弱乏力。早期常与运动量和动作特点有关，表现在大运动量后和做半蹲动作时发软疼痛，休息后减轻或消失。随病情发展，上下楼梯可有痛感，严重者走路和静坐时也痛，运动中可因腿软使不上劲而发生坐下或跌倒的现象。

髌骨边缘指压痛：患者膝伸直，放松股四头肌。检查者一手将髌骨向侧方或下方推起，另一手拇指或食指摸压髌尖和髌骨周缘，疼痛者为阳性（图 8-46）。

髌骨软骨摩擦试验：检查者用手掌按压住髌骨部，做髌骨左右、上下错动，有粗糙摩擦感或疼痛者为阳性（图 8-47）。

压髌股四头肌收缩试验：患者伸膝股四头肌松弛，检查者将髌骨推向远侧并加压于髌骨之上，再令患者收缩股四头肌，患者即感疼痛。此时，患者会小心慢慢地收缩股四头肌以免疼痛加重。

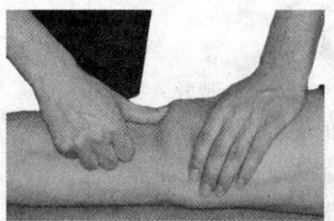
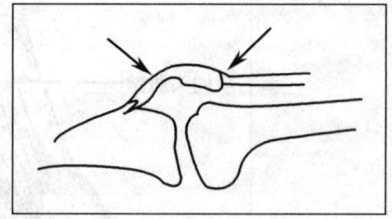

图8-46 髌骨边缘指压痛

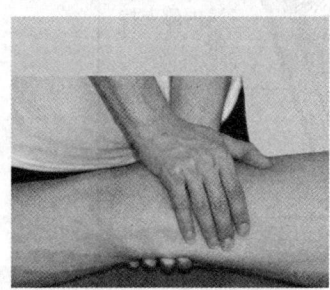
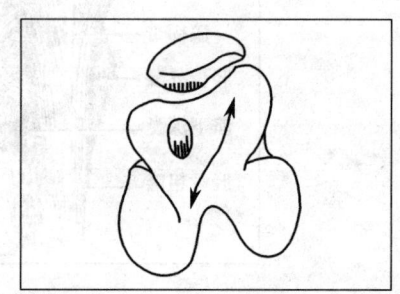

图8-47 髌骨软骨摩擦试验

伸膝抗阻试验：检查者将一前臂伸放在患者患膝后方，一手握小腿前方并给一定阻力，让患者膝关节由屈曲位逐渐伸直，出现疼痛者为阳性（图8-48）。髌骨软骨软化症疼痛多在30°～50°，髌腱病变疼痛在90°左右。

单足半蹲试验：令患者单足支撑并逐渐下蹲，由高位到低位，出现膝软和疼痛者为阳性（图8-49）。

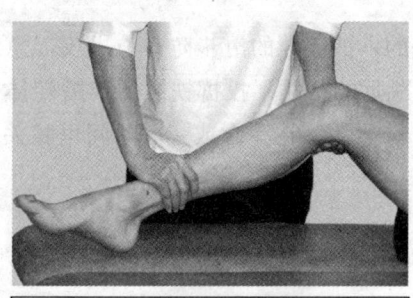
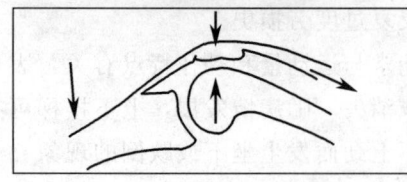
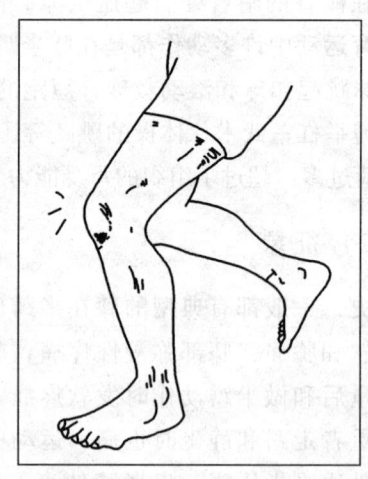

图8-48 伸膝抗阻试验　　　　图8-49 单足半蹲试验

病程长且严重者，检查时可触及髌骨边缘有增厚或条索感，髌尖延长，股四头肌萎缩等征象。

X线检查早期多无变化。晚期可见关节面骨质硬化，脱钙囊性变。髌骨关节面的边缘有骨质增生。应拍照正、侧、轴位X线片。膝关节镜检查适用于临床及X线检查不能明确诊断者。

(三) 处理

此病一经确诊,除调整运动量和减少局部的负荷外,应积极进行治疗。可采用以下的方法。

中药外敷:急性期可外敷新伤药或用新伤药水浸纱布敷患膝,并用红外线照射,每日1次,每次20~30分钟。

按摩:从小腿上1/3到大腿下1/3处,对肌肉做揉、揉捏、搓法,5分钟。两指尖按揉两侧膝眼及髌腱部位3~5分钟,然后在髌骨的周缘用指做刮法和掐法(以患者能忍受为度),取足三里、血海、阴陵泉等穴指针。最后再揉、推摩大、小腿结束。

此外,局部注射醋酸泼尼松类药物,针灸治疗、理疗等都有一定疗效。如经长期保守治疗无效且症状逐渐加重,或关节内有游离体出现绞锁现象者,可视情况进行手术治疗。有条件的地方在关节镜下,用小切口切除软骨损伤的病灶,取出游离体效果较好。

(四) 伤后训练

站桩:弓步桩或马步桩,这是防治髌骨劳损最有效的方法。站桩时患膝关节角度由大逐渐变小,即开始训练时膝微屈以不引起膝痛为度,站立时间为2分钟。经过5~6天锻炼后,可增加到5分钟。以后加大膝屈曲角度,选数个无痛角度依次练习,每个角度5分钟为一组,中间休息1分钟。每次用于练习的组数不超过6组。总时间加到30分钟为止,每天站桩2~3次。

股四头肌静力收缩练习:可在膝伸直位或膝微屈位进行,膝后放一小枕垫。从每次30次(收缩5秒,放松5秒)开始,逐渐增加,2周后达到100次,每日训练2次。

直腿抬高练习:开始20次,抬高后维持5~10秒钟再缓慢放下,逐渐增加到50次,每日2~3次。以后根据患者具体情况做负重直腿抬高练习。

股四头肌渐进抗阻练习加腘绳肌渐进抗阻练习,每天2~3次。在膝关节伸、屈肌群向心收缩练习的同时,应结合进行伸、屈肌群离心收缩练习。在患膝伸、屈肌群向心收缩肌力和离心收缩肌力均达到健肢的90%以上,即可完全恢复正常的运动训练。

(五) 预防

加强运动员的身体素质训练,膝部力量尤为重要。遵守循序渐进原则,避免"单打一"的训练方式。对不同情况的运动员,应采取不同训练原则。

新选集训队员时凡有髌骨软骨病症状者,不宜入选。否则不能坚持正规训练,且会加重病患的发展。

加强医务监督,早期发现及时治疗。应加强股四头肌的特别训练。

十八、踝关节扭伤

踝关节扭伤较为常见,占关节韧带损伤的首位。以球类、田径、体操、滑雪、跳伞等项目发生率高。

踝部的关节是由踝关节、距下关节和距舟关节3部分组成的。内外踝及胫骨关节面后下缘共同组成踝穴，距骨上面的关节面位于踝穴中，外踝较内踝长0.5cm，距骨体前宽后窄。踝关节的功能主要是背伸（26°～27°）、跖屈（41°～43°），约70°的活动范围。背伸时较宽的距骨滑车进入踝穴，踝关节较稳定。距下关节由距骨下的关节面与跟骨上关节面构成，主司足的内翻和外翻。距舟关节由距骨的舟骨关节面与舟骨的后关节面构成，也有内、外翻的功能。

踝关节的韧带主要有3条，即内侧副韧带、外侧副韧带和下胫腓韧带。

内侧副韧带又称三角韧带，强韧，呈三角形。起自内踝尖，从后向前分别为距胫后韧带、跟胫韧带、胫舟韧带和距胫前韧带（图8-50）。其功能是防止足跟外翻，距骨异常外翻及前后错动，还可限制足的背伸。内侧副韧带的纤维比较致密、坚强，故单纯内侧副韧带损伤较少见，若一旦损伤则往往造成内踝撕脱骨折。

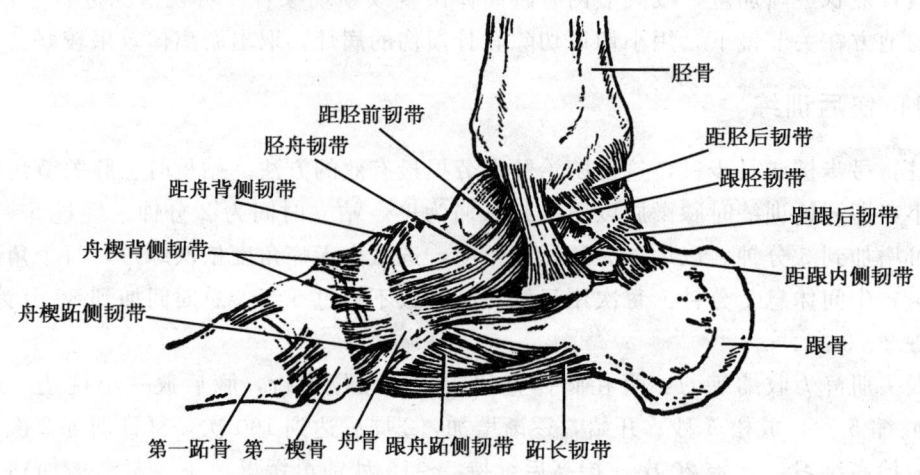

图8-50 踝关节内侧韧带

外侧副韧带有3条，即距腓前韧带（限制距骨向前脱位，足的过度跖屈及内翻）、距腓后韧带（防止距骨向后脱位）及跟腓韧带（限制距骨及足跟的内翻）（图8-51）。外侧

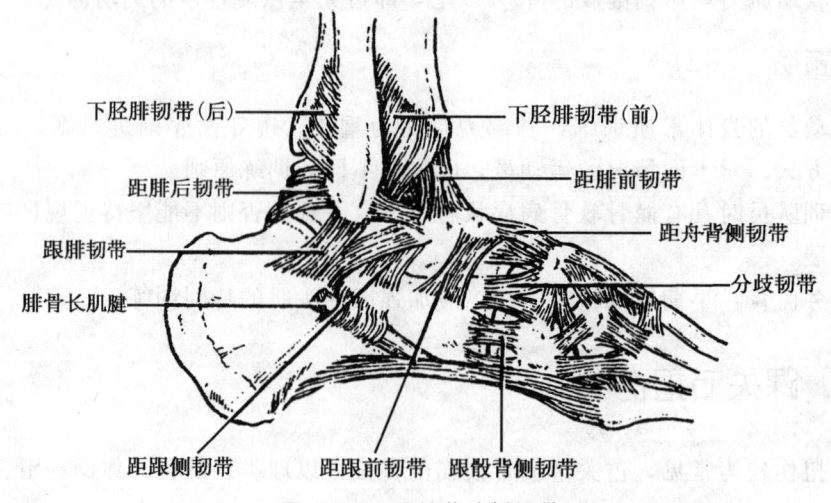

图8-51 踝关节外侧韧带

副韧带较之内侧副韧带薄弱而分散。而外踝比内踝长（低），因而足的内翻活动比较容易而外翻活动受到一定限制。所以外侧副韧带，尤其是距腓前韧带和跟腓韧带损伤较常见。

下胫腓韧带主要有两条，即下胫腓韧带（前）和下胫腓韧带（后）。

踝部的肌肉群主要有跖屈肌群（小腿三头肌、胫骨后肌、踇长屈肌、趾长屈肌、腓骨长肌和腓骨短肌）；背伸肌群（胫骨前肌、踇长伸肌、趾长伸肌和第三腓骨肌）；内翻肌群（胫骨后肌、踇长屈肌和趾长屈肌）；外翻肌群（腓骨长肌、腓骨短肌）。

（一）原因和原理

体育运动中常由于场地不平整，碰撞或因跳起落地时失去平衡，或不慎踩在他人足上（图 8-52），均可使踝关节过度内翻、跖屈或外翻造成踝关节韧带损伤。

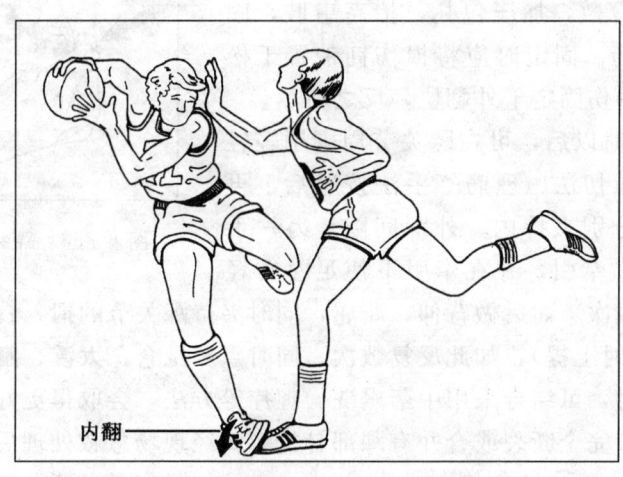

图 8-52　踝关节扭伤的机制

由于踝的跖屈肌群的力量比背伸肌群大，内翻肌群力量比外翻肌群大，加之外踝比内踝长，内侧三角韧带比外侧 3 条韧带坚强，因此，跖屈、内翻比背伸、外翻活动度大。此外，距骨体前宽后窄，当足跖屈时，踝关节较不稳定。在跑跳运动中运动员离开地面处于腾空阶段，足就自然有跖屈内翻的倾向。如果落地时身体重心不稳向一侧倾斜，或踩在他人的足上、球上，或高低不平的地面上，均会造成足的前外侧着地而引起足的过度跖屈和内翻，导致外侧副韧带损伤。其中以距腓前韧带首当其冲，力量再大则跟腓韧带，甚至距腓后韧带亦相继受伤，有时还可同时损伤内侧的距胫前韧带。外侧韧带损伤约占整个踝关节扭伤的 80% 以上。

如果落地姿势不正确，身体重心向内侧偏移使踝关节突然外翻，则会导致内侧三角韧带损伤。

严重的踝关节扭伤可发生韧带断裂，或伴有胫腓下联合韧带损伤和撕脱骨折，以致胫腓联合分离，距骨向外侧移位。

（二）征象

有明显的踝足突然跖屈、内翻或外翻的扭伤史，损伤后踝关节外侧或内侧疼痛，走路及活动关节时最明显。踝关节外侧或内侧出现迅速的局部肿胀，并逐渐波及踝前部及足背。可出现皮下淤斑，以伤后2~3天最明显。

检查时局部有明显压痛。距腓前韧带伤，压痛点在外踝前下方；距腓后韧带伤，压痛点在外踝尖偏后下约1cm处；三角韧带损伤，压痛点在内踝前下方或内踝尖下方。踝关节被动内、外翻时疼痛加重。

踝关节前抽屉试验：检查者一手握患部的小腿，另一手握足跟在踝稍跖屈位使距骨向前错动，如果有距骨前移位为阳性（图8-53）。说明有距腓前韧带断裂。

应注意检查和鉴别是否合并有第5跖骨粗隆骨折，伸趾短肌损伤或内踝撕脱骨折等。

（三）处理

伤后立即给予冷敷，加压包扎，抬高患肢，固定休息，外敷新伤药。固定时应将损伤韧带置于松弛位，即外侧韧带损伤固定于外翻位，反之亦然。

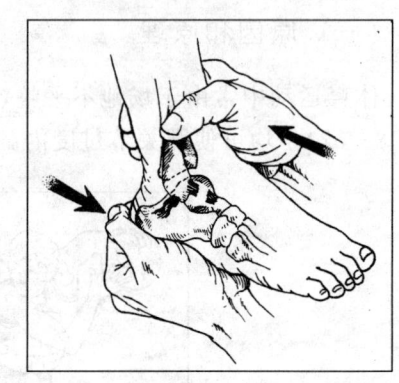

图8-53 踝关节前抽屉试验

受伤24~48小时以后，可在踝关节周围用轻轻的推摩、揉、揉捏、切法、理筋等手法按摩后，再用一手的拇、食指分别夹持内、外踝间隙，另一手握足趾，在跖屈位做牵引，并在牵引下使足左右轻轻摇摆和内、外翻数次。而后做背伸、跖屈，同时夹持踝关节的拇、食指下推、上提两踝（背伸时下推，跖屈时上提），如此反复数次。同时点压昆仑、太溪、解溪、足三里、三阴交、悬钟等穴。同时，可结合采用中药熏洗、理疗等方法，会取得更好的效果。

疑有踝关节韧带完全断裂或合并有踝部骨折者，经现场急救处理后及时转送医院进一步诊治。

（四）伤后训练

急性期应抬高患肢，固定休息。肿痛减轻后，即应在粘布支持带或弹力绷带固定下着地行走或扶拐行走。1~2周后可进行肌肉力量练习。外侧副韧带损伤时应着重腓骨肌练习，内侧副韧带损伤时着重胫骨后肌的练习。

可根据具体情况选用外翻肌力练习（图8-54），内翻肌力练习（图8-55），背伸肌

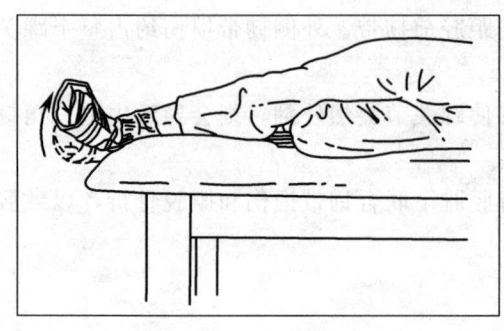

图8-54 外翻肌力练习

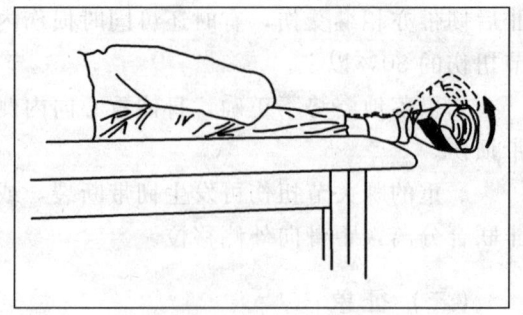

图8-55 内翻肌力练习

力练习（图 8-56），跖屈肌力练习（图 8-57）等。开始练习时负重 1kg，每个动作需维持 5 秒钟后放松。10 个动作为 1 组，每次 2 组，每天 2~3 次。以后逐渐过渡到负重 5kg，每次 5 组，每天 3 次。此外，还应进行斜板练习（图 8-58），每个动作维持 10 秒，10 个动作为 1 组，每次练习 3 组，每天 3 次。

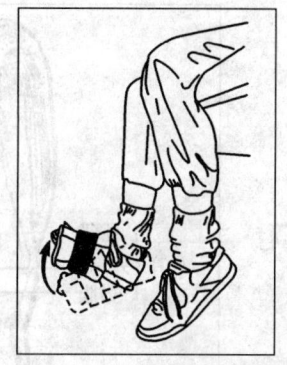

图 8-56　背伸肌力练习

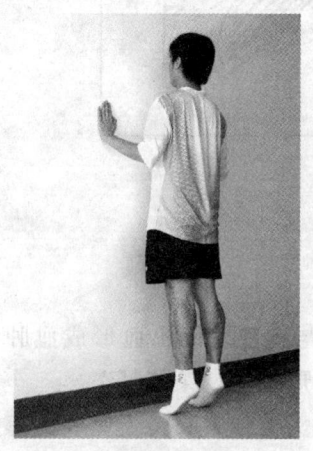

图 8-57　跖屈肌力练习

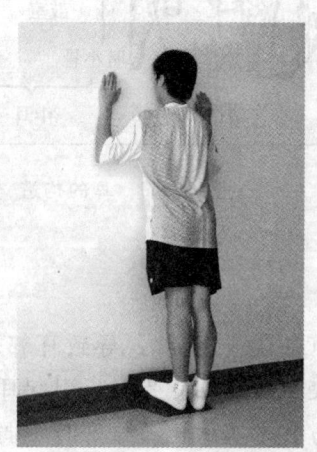

(1)

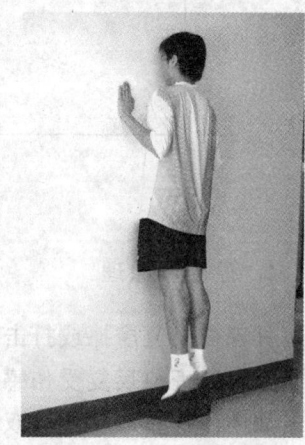

(2)

图 8-58　斜板练习

（五）预防

训练或比赛前应充分做好准备活动，搞好场地设施，培养和提高自我保护能力，提高足踝部的肌肉力量和踝关节的稳定性、协调性。训练和比赛时应戴保护支持带。

第三节　特殊损伤

一、耳损伤

耳是位听器官的主要结构，其构造包括外耳、中耳和内耳 3 部分（图 8-59）。外耳露于体表，而中耳和内耳埋藏在颞骨岩部内。

（一）摔跤耳

摔跤耳系指耳郭遭受钝性暴力打击而引起的挫伤，因损伤多见于摔跤运动员而得名。也可见于篮球、冰球、足球、手球、水球、拳击、武术等项目的运动员。

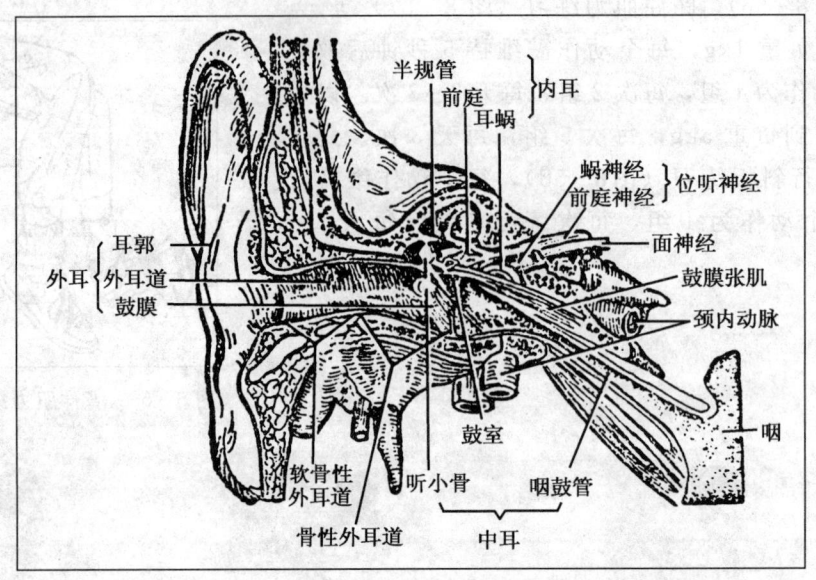

图 8-59 耳的构造

1. 原因和原理

耳郭被反复摩擦或打击（一次或反复），导致耳郭软骨与皮肤之间出血形成血肿，如未能及时处理或反复受伤感染造成耳郭软骨炎，引起耳郭畸形成为"菜花耳"。

如中国式摔跤比赛当双方技术实力相差悬殊时，弱者之头被强者夹持于坚硬的摔跤服上，被夹者极力挣扎而致伤；篮球、足球或手球运动中由于快速碰撞耳郭也可发生此类损伤；拳击、武术的散打或自由搏击等，耳郭被反复打击也可发生损伤。

2. 征象

耳郭有遭受暴力打击的受伤史。伤后耳部疼痛，局部压痛。数小时后，可见耳郭出现边界清晰的圆形肿块，系血或血清积聚在软骨两侧皮下形成的。这时软骨与周围组织分离，致使软骨失去正常营养而坏死。如未及时合理治疗，血肿机化形成瘢痕，即可因瘢痕挛缩而变形成菜花样畸形。

3. 处理

训练或比赛中耳部因摩擦或打击出现红热时，应立即冷敷。如有血肿，应在无菌操作条件下穿刺抽出积血后予以压迫；大血肿，可在严格无菌操作下切开清除血块，电凝止血以后用火棉胶浸湿的纱布或棉花，或者石膏以及硅橡胶凝模压迫固定。用火棉胶时必须在胶凝之前放置。24小时后更换，放置的时间越长越好。如用石膏塑形压迫，必须先以耳塞将耳道堵住再放石膏。已有菜花畸形者，则只能矫形。效果多不满意。

4. 预防

训练和比赛时耳部涂凡士林，以增加滑润，或戴盔式护耳以防受伤。留长发也是有效预防耳部受伤的方法之一。

（二）外伤性鼓膜破裂

外伤性鼓膜破裂多见于水球、跳水、拳击、潜水、篮球、手球等项目的运动员。

1. 原因和原理

外伤性鼓膜破裂多因空气或水压力突然剧烈震动冲击鼓膜所致。如在水球、篮球、拳击等项目中，耳郭突然被球击或拳击，跳水时耳部被水压冲击，均可使局部气压突然改变而冲击鼓膜导致鼓膜破裂。此外，潜水队员因感冒耳咽管不通，潜水时也可发生鼓膜破裂（图 8-60）。外伤性鼓膜破裂可以造成传导性听力损伤，其程度根据穿孔大小而决定。鼓膜穿孔常在鼓膜后 1/4 处听骨链附近。

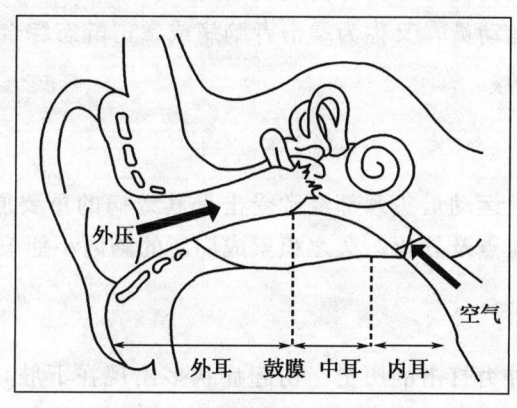

图 8-60 潜水时鼓膜穿孔情况

2. 征象

有明确的受伤史。鼓膜损伤后，耳内突然发生剧烈疼痛，耳鸣或有重听，甚至出现眩晕、耳聋等，外耳道可有少许出血。

用耳镜检查能发现外耳道或鼓膜上有血痂或淤斑，鼓膜上的裂缝、裂孔多不规则。

3. 处理

用 1‰新洁尔灭溶液涂擦外耳道，并用消毒棉球轻塞耳孔。外耳道内禁止冲洗和滴药，以免引起中耳继发感染。小的鼓膜裂孔多能自行愈合。跳水、水球和潜水运动员在鼓膜破裂时，常因池水污染，须排除耳内积水，消毒后保持干燥。

（三）鼓膜积血

1. 原因和原理

空气压力的改变，如拳击、飞行、潜水或其他原因引起中耳腔内血管破裂，导致中耳积血。

2. 征象

有明确的受伤史。伤后有耳内饱胀感、疼痛。由于中耳腔液体阻碍鼓膜振动，而出现突然重听等传导性听力损伤症状。检查时可见鼓膜呈蓝色及鼓膜混浊。

3. 处理

首先保守治疗，内服抗生素类药物，使口腔及鼻腔粘膜消肿及减少充血，让中耳腔血液通过咽鼓管排出。若有耳痛做鼓膜穿刺切开，可有效地减轻疼痛。

二、击醉

击醉系头部多次、反复受到外力打击而引起的一种迟发性、慢性脑病。多见于拳击运动员，特别是职业拳击运动员，又称为拳击者脑病或拳击醉态综合征。散打及自由搏击运动中也有可能发生此损伤。

1. 原因和原理

拳击训练及比赛中，运动员头颈部经常受击是其致病的重要原因之一。其病理变化，受伤初期脑组织有小出血点及软化。久之积累成广泛的脑内小疤痕，出现脑萎缩。

2. 征象

头部有长期反复受外力打击的历史。初起症状多出现在下肢，表现为走路蹒跚不稳，但仍可参加比赛。有的表现为动作迟缓，惧怕比赛。部分患者症状至此可以不再发展；另一部分患者症状继续发展，产生行走困难，智力及记忆力减退，言语不清，手足震颤并有不自主的点头动作，出现典型的帕金森氏征候群。

CT、MRI以及脑电图是较好的诊断方法。

3. 预防

本病的治疗除给予大量维生素及神经营养性药物等支持疗法外，一般无特效的治疗方法，关键是预防。因此，应加强拳击和自由搏击运动的医务监督并改进比赛的管理。例如，比赛时有被击倒击昏者，赛后应做头颈部冰敷并适当休息；限制比赛局数，以及在比赛双方实力较为悬殊的情况下，裁判员应及时中止比赛，避免运动员受伤。

三、眼部损伤

眼系视觉器官，包括眼球和眼睑、结膜、泪器、眼肌等辅助结构。视觉器官的功能是视网膜接受光的刺激产生神经冲动，通过视神经传入大脑皮质视觉区而产生视觉，借以认识外界事物（图8-61）。

由于人眼解剖生理的特殊性，体育运动中，尤其是那些剧烈的对抗性项目，因运动引发的意外，均有可能首先或同时累及眼部，其征象常因致伤物质、致伤方式和致伤力量的

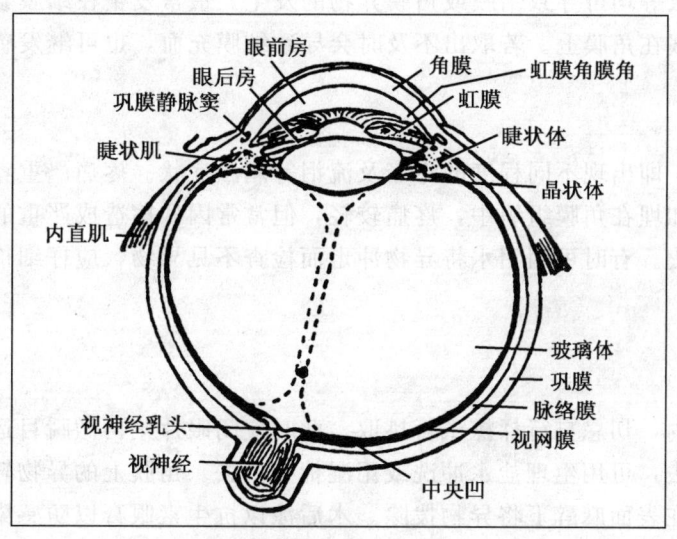

图 8-61　眼球的构造

不同而千变万化。拳击、摔跤、球类运动、跳水等项目，是意外中最易导致眼外伤的项目。

（一）眼眶皮肤裂伤

此伤又称为拳击面，多见于拳击、跆拳道、自由搏击等对抗项目，以及艺术体操、投掷等器械项目。系眶上皮肤在眶骨上被拳击手套或器械打击、摩擦，或眼眶部不慎碰撞在器械上所致。有时还可有眶骨骨折、颅骨骨折，甚至脑组织损伤等。伤部出血可溢入眼裂影响视力。

局部处理，应先冲洗，并压迫止血。也可在局部用冰袋冷敷，以减少出血。裂口小者以创可贴粘覆即可，裂口大者应送医院清创缝合。

（二）眼睑挫伤

眼睑皮肤及皮下组织疏松，血管丰富，挫伤时常易发生明显肿胀及皮下出血，伤后产生眼睑淤斑。血液流注并淤积于眼睑内时，初呈红色，后变褐变黄，2~3 周后全部消退。如有血肿则局部有波动感。出血以后可吸收机化。

受伤早期 24 小时内者可冷敷，但如有角膜损伤，眼球有内出血或有组织裂口时，则不应冷敷。48 小时后可热敷及理疗，以促进吸收。

眼睑挫伤有时会损伤鼻腔或鼻窦。气体漏出引起眼睑气肿，其特点是打喷嚏、咳嗽、擤鼻涕时浮肿加重。一般应避免上述用力动作，局部加压包扎，3~7 天内可完全吸收。

（三）结膜和角膜异物

1. 原因和原理

户外运动时，如自行车赛、田径、铁人三项、棒垒球、网球等，若遇到随风飞扬的尘

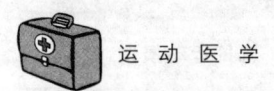

埃、砂粒、小飞虫等均可导致结膜或角膜异物的发生。最常发生在结膜囊或附着于眼睑及球结膜上，有时嵌在角膜上。若取出不及时会导致结膜充血，也可继发感染。

2. 征象

异物进入后，即出现不同程度的疼痛及流泪等刺激症状。疼痛严重者可有瞳孔缩小及眼睑挛缩。异物如埋在角膜组织中，疼痛较轻，但常常因揉擦造成严重的角膜损伤。诊断时须仔细询问病史。有时可因泪水将异物冲走而检查不见异物，应仔细检查角膜和上睑板沟，以免漏诊。

3. 处理

异物落入眼内，切忌自行揉擦试行挑取。此时应闭眼片刻再做瞬目运动，让泪水冲走异物。如异物不去，可用生理盐水冲洗或用湿棉签拭去。角膜上的异物轻拭不去者，须到卫生所或医院，在表面麻醉下将异物拨除。术后涂以抗生素眼膏以防感染。

（四）视网膜震荡和视网膜剥离

视网膜震荡系指由于震荡而引起的视网膜外伤性水肿。常因跳水水击、球击、撞击等外力作用于眼部，并自角膜传至眼球后端所致。一般受伤后数小时内，视网膜上形成一个分界不清的水肿区，多见于黄斑部。此伤有时没有症状，易被忽略继续训练，以致病情加重。视力骤降为此时患者的主诉。调整运动量，服用血管扩张剂，维生素 A、C、K 以及皮质类固醇等药物有效。

视网膜剥离可见于眼部经常受到过大、过多压力的运动项目中，如拳击、跳水等，特别是有家族史的运动员。视网膜变性，如近视眼者尤其容易发生。玻璃体因外力不断动摇，其牵拉力足以使视网膜撕裂。往往发生在伤后几周或几个月。其视力骤降是主要的症状，应及时到医院请眼科医生处理。

四、脑震荡

脑震荡是一种轻度原发性脑组织弥散性损伤，是头部受外力作用后，大脑发生一过性的意识和功能障碍，而无显著的脑解剖性和结构性组织损害。

（一）原因和原理

头部受直接的暴力打击或撞击，以及由间接暴力传递到脑部所致。如棒、垒球运动员头部被球棒击打或被重而急的球击中，运动中摔倒时头部撞击地面，两个运动员头部相撞，职业性拳击选手被重重地击中头部等。此外，高处摔下臀部着地，其反作用力亦可传递到头部引起脑震荡。

脑震荡特点是头部损伤后，即刻发生短暂的脑功能障碍及逆行性遗忘症。一般认为，脑震荡引起意识障碍主要是脑干网状结构受到损害的结果。这种损伤与颅脑受打击时，脑室液受冲击，暴力打击瞬间产生的颅内压变化，脑血管运动功能紊乱，以及脑干的机械性牵拉或扭曲等因素有一定关系。

（二）征象

头部有明显的外伤史，伤后有短暂的意识障碍，可由数秒、数分到半小时。昏迷时四肢肌肉松弛无力，瞳孔散大，皮肤和肌腱等神经反射减弱或消失，脉细缓，呼吸表浅。清醒后伤员对受伤当时情况及受伤经过不能记忆，但对受伤前的事情能清楚地回忆，这种现象称为逆行性遗忘。伤者常伴有头痛、头晕、耳鸣、心悸、失眠等。少数患者有恶心、呕吐、心烦不安、注意力不集中等。以上症状大多于数日后逐渐减轻或消失。

诊断依据：1. 有明确的头部外伤史；2. 受伤后确有即时短暂的意识恍惚或丧失；3. 有明显的逆行性遗忘；4. 受伤后神经系统检查无明显的阳性体征，血压、脉搏和呼吸正常，腰椎穿刺脑脊液压力和细胞数正常。

CT检查无阳性发现。研究显示，临床诊断为脑震荡的患者中，相当一部分的CT检查呈阳性，包括脑水肿、脑出血、硬膜外血肿等。尤其是这些损伤灶位于产生临床症状甚少的区域（如额叶的基底等），应注意鉴别。

（三）处理

首先进行急救。立即让伤员平卧，保持安静，防寒或防暑，不可随意搬动伤员，昏迷不醒者可掐人中穴使之苏醒。

由于脑震荡可与颅内血肿或脑挫伤等并存，因此伤员急救处理后应卧床休息，严密观察，以便及时发现其他颅脑病变。

脑震荡一般采用对症治疗。如头痛者，用去痛片；恶心、呕吐者给予氯丙嗪；心情烦躁、忧虑失眠者，可服用安定等。也可服用复合维生素B和维生素C，亦可配合针灸、按摩、中药等手段治疗。

如发现有以下症状之一者，提示可能有严重的颅脑损伤，应立即送医院处理。

1. 昏迷时间在5分钟以上；
2. 耳、口、鼻流出脑脊液或血液；
3. 清醒后头痛剧烈，有喷射性呕吐；
4. 两瞳孔不对称或变形；
5. 清醒后出现第二次昏迷。

护送时患者平卧，头侧用衣物等固定，避免摇晃、震动，以免加重病情。

脑震荡治愈后是否能参加体育运动，可采用"闭目举臂单腿站立平衡试验"来初步判断。在恢复运动的最初阶段，要密切注意动作的协调能力，以了解是否痊愈。

思考题

1. 擦伤、裂伤、刺伤及切割伤的处理有何不同？
2. 运动中挫伤的常见并发症有哪些？
3. 简述肌肉拉伤的原因、表现及处理。
4. 滑囊损伤的常见部位有哪些？
5. 简述常见腱鞘损伤的部位及预防。

6. 哪些项目的运动员容易出现疲劳性骨膜炎,如何处理、预防?
7. 骨骺损伤与骨软骨炎有何异同?
8. 骨骺损伤原因、危害及预防?
9. 简述脑震荡的表现及处理。
10. 严重颅脑损伤有哪些主要表现?
11. 简述肩袖损伤的原因和预防。
12. 简述肩袖损伤功能锻炼的原则及方法。
13. 简述网球肘的损伤原因、表现及处理。
14. 简述肘关节内侧软组织损伤的原因、表现及处理。
15. 简述急性腰扭伤的原因、处理和预防。
16. 简述腰背肌劳损的原因、表现及处理。
17. 简述椎间盘突出的原因、表现、处理及预防。
18. 简述腰部损伤功能锻炼的原则及方法。
19. 膝关节韧带损伤有哪些,主要表现及处理方法有哪些?
20. 简述半月板损伤的原因和预防原则。
21. 膝关节损伤有哪些检查方法,如何应用?
22. 简述膝关节损伤功能锻炼的原则及方法。
23. 简述髌骨劳损的致病原因、表现、处理及预防。
24. 简述踝关节损伤的检查手法。
25. 试分析踝关节内翻位与外翻位扭伤有何异同。
26. 简述运动中常见耳损伤的种类、表现及处理。
27. 简述击醉的原因、表现、现场处理及预防。
28. 简述运动中常见眼部损伤的表现、处理及预防。

第九章

运动康复

知识要点

- 运动处方的概念及分类
- 心血管系统锻炼的运动处方制定的科学基础及程序
- 心血管系统锻炼的运动处方的基本内容
- 高血压病、糖尿病、血脂异常、慢性阻塞性肺部疾病及免疫异常的运动处方
- 肌肉骨骼康复训练的原则与常用方法
- 运动器官常见疾患康复体育

 运动医学

第一节 运动处方概述

一、运动处方的概念

运动处方（Exercise prescription）是20世纪50年代由美国生理学家卡波维奇提出的，它是指导人们有目的、有计划、科学地进行锻炼的一个重要方式和环节。运动处方是由医生、康复治疗师、社会体育指导员或体育工作者，根据患者、运动员或健身锻炼者的年龄、性别、健康状况、身体锻炼经历，以及心肺功能和/或运动器官的机能水平等，以处方的形式制订的系统化、个性化的健身方案。

一个系统、个体化的运动处方的基本成分包括：适当的运动方式，运动强度，每次运动的持续时间，运动频率，能量和注意事项。对所有不同年龄、不同身体状态的群体来说，无论有无疾病或危险因素的存在，这5大要素是构成运动处方的基本内容。

按照运动处方有计划地进行健身锻炼，能够明显地减少运动伤病的发生率，有效提高身体机能，以便达到预防和治疗某些慢性疾病的目的。

二、运动处方的组成

一个理想的运动处方应当包括健身锻炼的目标和健身锻炼的内容（运动量、注意事项和健身锻炼的过程等）。

（一）健身锻炼的目标

健身锻炼的目标是多种多样的。制定运动处方时，基于个人的兴趣和健身的需要，其目标应有所侧重，对每个特殊的个体都应有特殊而明确的目标。

预防慢性病（运动不足性疾病）的发生，改善慢性病患者的健康状况是全民健身的最基本目标。运动处方的基本目标有：促进生长发育防治某些疾病，保持身体健康延缓衰老增强体质，提高工作效率丰富文化娱乐生活；调节心理状态提高生活质量；学习掌握运动技能和方法提高竞技水平。

制定运动处方时，首先应明确健身锻炼的目标。耐力运动处方的主要目标是提高心肺功能，减肥调节血脂，防治动脉粥样硬化，控制和降低血压、血糖或减缓胰岛素抵抗等。力量和柔韧性运动处方的目标是增强某块肌肉或某一肌群的力量及某一部位的肌肉体积，增加某些关节的活动范围，增加胰岛素的敏感性，防治骨质疏松和关节疾病等。

制定康复锻炼运动处方时，首先应考虑康复锻炼的最终目标。如达到可使用辅助器具行走，恢复正常步态，恢复正常生活能力和劳动能力，以及恢复参加训练、比赛的能力等。在近期目标中，应具体规定当前康复锻炼的目标。如增加某个或某些关节活动范围的数量，以及增加某块或某一肌群的肌肉力量，步行的距离等。

（二）健身锻炼的内容

锻炼的内容，即锻炼时应采用的手段和方法，包括运动方式、运动强度、运动持续的时间、运动频率和运动中应注意的问题。

1. 运动方式（mode of exercise）

应多采用有氧耐力运动方式，如健步走、慢跑、骑自行车、登山、游泳、秧歌舞等，提高心肺功能，增加体适能。肢体的功能锻炼可采用力量练习、柔韧性练习、医疗体操、水中运动方式。

2. 运动强度（intensity）

在有氧运动中，运动强度取决于走或跑的速度，蹬车的功率及登山时的坡度等。在力量和柔韧性练习中，运动强度取决于给予助力或阻力的负荷重量。运动强度制定的是否恰当，关系到锻炼的效果和锻炼者的安全。应该按照个人的特点确定锻炼时的强度。

3. 运动持续时间（duration）

在耐力运动处方中主要采用"持续训练法"。锻炼时应规定有氧运动的持续时间。在力量运动处方和柔韧运动处方中，则应规定完成每个动作的重复次数，每组练习的时间，以及共需完成几组和组间的间隔时间等。

4. 运动频率（frequency）

运动频率指每周锻炼的次数。应根据锻炼目标确定运动频率。每周进行3~4次有氧运动，即可达到维持心肺功能的目的。每日锻炼1次，可以收到更佳的健身效果。某些患者可适当增加锻炼次数，如糖尿病患者，每天在两次餐后1小时各锻炼20~30分钟，可对血糖调节产生良好的作用。每周进行2~3次力量练习，两次练习之间休息24~48小时，可使机体得到"超量恢复"，收到更好的锻炼效果。

5. 能量消耗目标（energy expenditure goals）

由于健身运动中的能量消耗直接影响健身效果，因此在运动处方中应该设定能量消耗目标。能量消耗目标因锻炼目标不同而异，如对提高心肺耐力、控制体重及预防慢性疾病者，可先设定能量消耗目标，再计算应完成的运动量。特别是在减肥运动处方中，应该按照能量消耗目标确定运动量。

6. 注意事项（special consideration）

为了保证安全，根据健身者的具体情况提出锻炼时应注意的事项，如锻炼时心率不得超过靶心率，对有慢性病的患者注意监测疾病状态，进行力量练习时应注意预防意外事故等。

运动医学

第二节 心肺耐力锻炼的运动处方

一、制订运动处方的科学基础

在制订运动处方之前，应该充分考虑不同个体的健康状况，如是否服用某些药物，是否隐含心血管疾病的危险因素，生活方式的特点，健身目标及健身现状等。这些因素对确定运动处方的主要内容将产生明显的影响。

（一）全面了解锻炼者的健康状况

可采用调查问卷的方式全面了解锻炼者的病史及生活习惯。主要内容如下：

心血管、肺部和代谢性疾病的主要症状和体征有：1. 因心肌缺血引起的胸颈部疼痛或不适；2. 休息或中等体力活动时呼吸困难；3. 头晕或晕厥；4. 端坐呼吸或突发性夜间呼吸困难；5. 脚踝水肿；6. 心悸或心动过速；7. 间歇性跛行；8. 已知的心脏杂音；9. 异常疲劳等。

心血管、肺部和代谢性疾病的主要医学诊断有：冠心病、心绞痛、心肌梗死、末梢动脉疾病、中风（脑卒中）、一过性脑缺血、冠脉支架植入、冠状动脉搭桥、高血压、高血压性心脏病、风湿性心脏病、慢性心瓣膜病、瓣膜置换术、心脏起搏器或/和去纤颤器置入、哮喘、肺气肿、支气管炎等、肺心病、糖尿病、深部静脉血栓或栓塞等。

对病史的了解还应包括有无心脏病、肺部疾病、代谢疾病、中风和猝死的家族史；有无新的医学诊断或外科手术的现病史；有无关节炎、关节肿胀，或者其他引起行走或测试中移动困难的问题；有无吸烟、饮酒或其他特殊嗜好。

（二）锻炼者的生活方式特点及健身现状

应该了解锻炼者生活中体力活动和参加健身锻炼的情况，为确定运动处方中的运动量提供信息。

可通过问卷或咨询方式了解锻炼者生活中体力活动状况。对健身锻炼者情况的了解应包括：1. 参加锻炼时的运动方式、运动频率、每次锻炼的时间、运动中的主观感觉，有无运动强度的控制和监测，以及有无运动伤病的发生；2. 是否进行过健身测试以及测试结果与评价。

（三）锻炼者的危险分层

对锻炼者进行危险分层的主要目是 1. 锻炼者是否存在参加运动负荷试验或健身活动的禁忌症；2. 识别在运动负荷试验或健身活动中因年龄、症状及其他可能增加疾病危险性的因素；3. 识别患有临床疾病应在医务监督下进行健身锻炼的个体；4. 发现有特殊需要的个体。

危险分层的主要依据是心血管疾病的危险因素，如心血管、肺部和代谢性疾病的主要症状、体征，以及已明确诊断的心血管、肺部和代谢性疾病。

心血管疾病的危险因素是指能够促使动脉粥样硬化疾病发生的主要危险因素，每个危险因素及诊断标准见表9-1。

表9-1　　　　　　　　　　　　　心血管疾病的危险因素

	影响因素	标　准
负面影响	家族史	在一级亲属中（父母、兄弟姐妹及子女），男性亲属在55岁之前，女性亲属在65岁之前发生心血管事件
	吸烟	现行吸烟者或戒烟6个月以内
	高血压	SBP≥140mmHg或/和DBP≥90mmHg，至少在两个不同时间测量后确定
	糖调节受损	空腹血糖≥6.1mmol/L（110mg/dl），或者餐后两小时血糖≥7.8mmol/L（140mg/dl），分别在两个不同的时间测试后确定
	脂代谢紊乱	LDL-C＞130mg/dl（3.4mmol/L）、HDL-C＜40mg/dl（1.03mmol/L）、TG＞150mg/dl（1.7mmol/L）、TC＞220mg/dl（5.7mmol/L），或服用调脂药物者，有上述情况之一者 TC＞220mg/dl（5.7mmol/L）的影响大于LDL-C＞130mg/dl（3.4mmol/L）
	肥胖	BMI≥28kg/m^2 或者腰围：女性≥80cm，男性≥85cm
	静坐少动的生活方式	每周参加（累计）中等强度体育活动时间少于150min，或者每周用于体育活动的能量消耗少于1000kcal
正面影响	高HDL-C	≥60mg/dl（1.6mmol/L）
	健身活动	每天或每周大多数日子进行（累计）30min以上中等强度的体育活动

总的危险因素判定包括负面和正面因素，依据两者之和得出判定结果。例如HDL-C较高，可以从总的负面因素中减去一个危险因素，基本危险分层见表9-2。

表9-2　　　　　　　　　　　　　　基本危险分层

	危险分层	
	男性＜45岁 女性＜55岁	男性≥45岁 女性≥55岁
无症状，或1个危险因素	低危	中危
≥2个危险因素	中危	中危
患有心、肺或代谢性疾病中的1种，或1种以上心、肺、代谢疾病症状或体征	高危	高危

在危险分层的基础上进一步确定医学检查和运动中医务监督的必要性。对于低危人群，如无明显症状的45岁以下的男性和55岁以下的女性有两种以下的致冠心病危险因素者，在开始一项较高强度的健身锻炼项目（运动强度＞60%$\dot{V}O_{2max}$）之前，不需要进行医学检查，只需对中危人群在大强度测试中进行医务监督。而高危人群在进行中等强度（40%～

59%$\dot{V}_{O_2max}$)健身活动之前,应进行医学检查,并且应在医务监督(有内科医生在场,并能处理突发事件)下进行次大强度的运动负荷试验,这样才能有效地规避高危人群在健身活动中的风险(表9-3)。

表9-3 健身前与健身测试的医学检查(A)及健身测试中的医务监督(B)的必要性

	低度危险	中度危险	高度危险
A			
中等强度运动	不必要	不必要	建议检查
较大强度运动	不必要	建议检查	建议检查
B			
次最大强度测试	不必要	不必要	需要
最大强度测试	不必要	需要	需要

(四)制定运动处方前的健身测试

1. 静态指标

应测试锻炼者安静状态下的心功能指标,如心率、血压和心电图(electrocardiogram,ECG),以及常见血液指标,如血常规、血糖、血脂等。

2. 心肺适能测试与评价

一个理想的运动处方应当建立在对个体运动负荷试验反应的客观评价基础之上。试验包括运动中的心率、血压、对运动的主观感觉(subjective response to exercise,RPE),以及ECG(心电图)和在递增运动负荷试验(graded exercise test,GXT)中直接或间接测量的最大吸氧量($\dot{V}_{O_2max}$)等。测试方法及评价标准参见第一章。

3. 身体形态和成分测试与评价

对于体重指数(BMI)大于24的锻炼者,应进行身体形态(腰、臀等部位的围度)和身体成分评价,以便判断超重和肥胖程度,以及与相关疾病的关系。测试方法及评价标准参见第一章。

4. 肌肉和柔韧适能的测试与评价

为了有针对性地制订运动处方,应对锻炼者进行肌肉和柔韧适能的测试与评价。测试方法及评价标准参见第一章。

二、提高心肺耐力运动处方的制订

心肺耐力是人体长时间进行有氧工作的能力。心肺耐力水平主要与呼吸系统摄入氧气,心血管系统运输氧气和肌肉组织利用氧气的能力有关。心肺耐力与人体的健康关系最为密切。心肺耐力素质较低者,发生心血管疾病的危险性就会显著增加,而提高心肺耐力则可提高人们的生活质量，提高从事体力活动的能力，降低由于静坐少动的生活方式导致的心血管疾病和代谢性疾病的患病率。

在取得锻炼者的健康状况、生活方式、健身现状、危险分层、运动处方的相关信息后，即可制定提高心肺耐力的运动处方。心肺耐力运动处方的基本内容包括：运动方式，运动强度，每次运动持续时间，运动频率和注意事项。

（一）运动方式

提高心肺耐力的有效途径是有氧运动。有氧运动中锻炼者可得到充足的氧气供应，人体主要利用糖和脂肪氧化分解提供能量。有氧运动是全身大肌肉群参加的中低强度、较长时间的周期性运动。典型的有氧运动有：步行、慢跑、骑自行车或功率车、上下台阶、登山、游泳、滑雪、滑冰、非竞赛性球类运动，以及我国传统体育项目如太极拳、五禽戏、八段锦、扭秧歌、打腰鼓等。

按照运动强度对常见运动方式进行分类：1. 简单的周期性运动，如步行、骑自行车或功率车、跑台等。这类运动对技术动作要求不高，容易控制运动强度，且个体间能量消耗的差异小，适用于健身锻炼的初始阶段，特别适用于心肺耐力水平较低的锻炼者。2. 技术动作复杂的周期性运动，如游泳、滑雪、滑冰等。这类运动的能量消耗与运动技术高度相关，主要适用于身体素质较好和具备相关技术的锻炼者。3. 运动强度和运动技术多变的运动方式，如球类和击剑等。这类运动方式的能量消耗随运动强度和技术水平而发生变化，仅适用于心肺耐力水平高的锻炼者。

步行是一种被普遍接受的运动方式，运动强度适宜。即使是以较慢的速度步行（<3.2km/h，约2METs），也可有效地提高低锻炼能力者的心肺耐力。对于静坐少动的中年男性，健步走的运动强度足以提高其心肺耐力，减少身体脂肪，改善体适能状态。对于一个健康习惯步行的人来说，以4.7~6.3km/h的速度步行能够获得有氧训练的效果。对于50岁以上的锻炼者来说，这种健步走的速度相当于50%储备心率法（HRR），或者70%最大心率法（HRmax）的运动强度。

制订心肺耐力运动处方运动方式的选择原则为：1. 有氧运动；2. 大肌肉群动静结合，全身与局部结合；3. 对不常运动的人，以周期性运动为主，此类运动动作简单，强度易于控制，如健步走；4. 兼顾个人运动习惯和爱好；5. 运动类型稳中有变。在上述原则指导下可以灵活选择运动方式。

确定运动方式时还应注意高撞击性运动或高度重复性训练，这类运动与运动损伤发生的风险成正相关。对身体超重或刚开始参加健身锻炼者，可采用几种不同的运动方式进行锻炼，以减少对局部骨骼和肌肉的压力。运动处方设计时应避免可能引起的损伤活动，以减少运动带来的并发症，同时增加锻炼者对运动的依从性。

（二）运动强度

1. 适宜的运动强度

运动强度和运动持续时间决定运动中的能量消耗。锻炼既可选择低强度-长时间的方法获得健身运动带来的益处，也可选择大强度—短时间（<10min）的方法提高心肺耐

力。但是后种运动方式发生骨和关节损伤的几率明显增加，且仅适应于体适能状态较好的个体。因此，对于大多数人来说，应采用中等强度较长时间（>20min）的健身方法。

健身锻炼的相应强度为40%/50%～85%的储备摄氧量（$\dot{V}O_2R$）或储备心率（HRR），或者64%/70%～94%最大心率（HRmax）。$\dot{V}O_2R$是$\dot{V}O_{2max}$与安静摄氧量之差，HRR是HRmax与安静心率之差。当运动强度按照$\dot{V}O_2R$设定时，其百分比的意义基本与HRR相同，但对低锻炼能力人群来说，用$\dot{V}O_2R$设定的靶心率其准确性优于HRR。

研究表明对于心肺适能较差的个体来说，采用40%～49%的HRR，或者64%～70%的HRmax的运动强度可以明显提高$\dot{V}O_{2max}$。对于$\dot{V}O_{2max}$低于40ml/（kg·min）的个体，30%的$\dot{V}O_2R$即可改善其心肺适能。而对于$\dot{V}O_{2max}$高于40ml/(kg·min)的个体，其最低有效阈值是45%的$\dot{V}O_2R$。对于大多数人来说，以60%～80%HRR，或77%～90%HRmax的运动强度结合一定的持续时间和运动频率，足以获得改善心肺适能的益处，并能成功地增加锻炼者的$\dot{V}O_{2max}$。

2. 确定运动强度时的注意事项

（1）低锻炼能力人群、静坐少动人群和一些疾病患者进行低强度长时间的健身运动，可改善身体素质；身体素质较高的人群应选择上述推荐强度的上限，以改善和维持他们的身体素质水平；运动员提高心肺耐力的运动强度则应在90%$\dot{V}O_2R$以上，以达到提高他们竞技水平的目的。

（2）锻炼者是否患有疾病，如骨关节疾病、哮喘或代谢性疾病等。

（3）是否服用了影响心率的药物。

（4）锻炼者对运动强度的适应性。

（5）运动强度的设定应当与锻炼者的健身目标一致。

3. 运动强度的设定方法

进行心肺耐力锻炼时，关键问题是控制好运动强度。评定运动强度的客观指标为摄氧量、"梅脱"（MET）、心率和主观疲劳感觉。运动强度的设定方法有：

（1）根据摄氧量设定运动强度

每个人的$\dot{V}O_{2max}$不同，因此在制定运动处方时常以$\dot{V}O_{2max}$的百分比来表示运动强度，这是一种比较科学的方法，但是$\dot{V}O_{2max}$的直接测试比较复杂，通常可用固定跑台、自行车记功计、台阶试验或场地测试的方法间接计算。

传统的计算方法可以直接取$\dot{V}O_{2max}$的百分比设定运动强度，可以用ml/（kg·min）或METs表示。如一位$\dot{V}O_{2max}$是40ml/（kg·min）的锻炼者，其60%～80%的$\dot{V}O_{2max}$是24～32ml/（kg·min）。

美国运动医学学会（ACSM）从2000年始推出用储备摄氧量百分比法（%$\dot{V}O_2R$）设定运动强度，其计算公式如下：

$$靶摄氧量(Target\dot{V}O_2) = (\dot{V}O_{2max} - \dot{V}O_{2rest}) \times 运动强度 + \dot{V}O_{2rest}$$

其中，$\dot{V}O_{2rest}$为3.5ml/（kg·min），即1MET，一般人群的运动强度为50%～85%$\dot{V}O_2R$，低锻炼能力人群的有效起始强度可设定在40%$\dot{V}O_2R$。如以40%$\dot{V}O_2R$设定一个$\dot{V}O_{2max}$是20.5ml/（kg·min）的锻炼者的靶摄氧量，计算公式如下：

$$\text{Target}\dot{V}O_2 = (20.5 - 3.5) \times 0.4 + 3.5 = 6.8 + 3.5 = 10.3 \text{ml}/(\text{kg}\cdot\text{min})$$

一旦确定靶摄氧量,可以通过相关代谢公式计算出相应的功率,或者选择相应梅脱的活动方式。

梅脱(Metabolic Equivalent of Energy,MET)是"能量代谢当量"英文缩写"MET"的译音。每公斤体重,从事1分钟活动,消耗3.5ml氧气,其运动强度即为1MET。用公式表示为:

$$1\text{MET} = 3.5\text{ml/min}$$

1MET的活动强度,相当于健康成年人坐位安静时的代谢水平,稍高于基础代谢水平[约$3.3\text{ml}/(\text{kg}\cdot\text{min})$]。这是按照平均体重70kg、安静时代谢率为250ml/min设定的。即

$$250\text{ml/min} \div 70\text{kg} = 3.57\text{ml/min}$$

MET是由摄氧量计算而来的,但其使用比摄氧量更为方便。不论其活动是否需要克服自身体重,均可用MET来表示运动强度。详细用法见表9-4。

表9-4　　体力活动强度分级

强度	相对强度		不同体适能水平的绝对强度(METs)			
	$\dot{V}O_2R$(%) HRR(%)	Maximal HR(%)	12MET $\dot{V}O_{2max}$	10MET $\dot{V}O_{2max}$	8MET $\dot{V}O_{2max}$	6MET $\dot{V}O_{2max}$
很轻微	<20	<50	<3.2	<2.8	<2.4	<2.0
轻微	20~39	50~63	3.2~5.3	2.8~4.5	2.4~3.7	2.0~3.0
中等	40~59	55~69	5.4~7.5	4.6~6.3	3.8~5.1	3.1~4.0
较大	60~84	77~93	7.6~10.2	6.4~8.6	5.2~6.9	4.1~5.2
大	≥85	≥94	≥10.3	≥8.7	≥7.0	≥5.3
很大	100	100	12	10	8	6

(引自ACSM,2006)

安斯沃思(Ainsworth)等人用直接测量法对多种日常体力活动、家务劳动、娱乐活动、体育运动等进行了能量消耗测试,规定了各种活动的MET,从而使MET在大众健身和运动康复中的应用更为方便(表9-5)。锻炼者可根据相关公式计算出不同速度、坡度步行或跑步、脚踏功率车、台阶试验时的梅脱值(表9-6、图9-7、图9-8、图9-9)。

表9-5　　常见体力活动的MET值

活动方式	MET	活动方式	MET	活动方式	MET	活动方式	MET
坐公交车	1.0	钓鱼	3.0	篮球	6.0	慢跑	7.0
开会	1.5	打扫卫生	3.0	移动家具	6.0	滑雪	7.0
学习	1.8	拖地	3.5	有氧舞蹈	6.5	搬杂物上楼	7.5
做饭	2.0	散步	3.5	竞走	6.5	自行车	8.0
瑜伽	2.5	体操	4.0	划船	7.0	柔软体操	8.0
台球	2.5	田径	4.0	游泳	7.0	足球	8.0
排球(娱乐)	3.0	高尔夫	4.0	滑冰	7.0	跳绳	10.0
保龄球	3.0	羽毛球	4.5	网球	7.0	柔道	10.0

(引自Ainsworth BE,Haskell WL,et al. 2000)

表 9-6　　　　　　　　　　　步行时的代谢当量（MET）

坡度（%）	速度（m/min）					
	45.6	53.6	67.6	80.4	91.2	100.5
0	2.3	2.5	2.9	3.3	3.6	3.9
2.5	2.9	3.2	3.8	4.3	4.8	5.2
5.0	3.5	3.9	4.6	5.4	5.9	6.5
7.5	4.1	4.6	5.5	6.4	7.1	7.8
10.0	4.6	5.3	6.3	7.4	8.3	9.1
12.5	5.2	6	7.2	8.5	9.5	10.4
15.0	5.8	6.6	8.1	9.5	10.6	11.7
17.5	6.4	7.3	8.9	10.5	11.8	12.9
20.0	7.0	8	9.8	11.6	13.0	14.2
22.5	7.6	8.7	10.6	12.6	14.2	15.5
25.0	8.2	9.4	11.5	13.6	15.3	16.8

表 9-7　　　　　　　　　　　跑步时的代谢当量（MET）

坡度（%）	速度（m/min）					
	134	161	188	201	214	241	258
0	8.6	10.2	11.7	12.5	13.3	14.8	16.3
2.5	9.5	11.2	12.9	13.8	14.7	16.3	18.0
5.0	10.3	12.3	14.1	15.1	16.1	17.9	19.7
7.5	11.2	13.3	15.3	16.4	17.4	19.4	
10.0	12	14.3	16.5	17.7	18.8		
12.5	12.9	15.4	17.7	19.0			
15.0	13.8	16.4	18.9				

表 9-8　　　　　　　　　　　脚踏功率车时的代谢当量（MET）

体重（kg）	功率（W）						
	50	75	100	125	150	175	200
50	5.1	6.6	8.2	9.7	11.3	12.8	14.3
60	4.6	5.9	7.1	8.4	9.7	11.0	12.3
70	4.2	5.3	6.4	7.5	8.6	9.7	10.8
80	3.9	4.9	5.9	6.8	7.8	8.8	9.7
90	3.7	4.6	5.4	6.3	7.1	8.0	8.9
100	3.5	4.3	5.1	5.9	6.6	7.4	8.2

表 9-9　　　　　　　　　　　台阶试验时的代谢当量（MET）

台阶高度（m）	登台阶频率（beats/min）					
	20	22	24	26	28	30
0.102	3.5	3.8	4.0	4.3	4.5	4.8
0.152	4.2	4.6	4.9	5.2	5.5	5.8
0.203	4.9	5.3	5.7	6.1	6.5	6.9
0.254	5.6	6.1	6.5	7.0	7.5	7.9
0.305	6.3	6.8	7.4	7.9	8.4	9.0
0.356	7.0	7.6	8.2	8.8	9.4	10.0
0.406	7.7	8.4	9.0	9.7	10.4	11.1
0.457	8.4	9.1	9.9	10.6	11.4	12.1

（2）根据心率设定运动强度

由于心率与摄氧量之间有着明显的线性关系，因此常用心率来确定运动强度。锻炼者在健身运动中应达到和保持的心率称为靶心率（Target Heart Rate，THR）。THR 是控制运动强度简单易行的指标，在运动处方中广泛使用。THR 可以用直接测试的方法确定，也可根据 HRmax 的百分比、储备心率法或者摄氧量的对应心率确定。

在条件允许的情况下，最好用递增运动负荷试验直接测得 HRmax，然后根据适宜的百分比确定 THR。因为 HRmax 随年龄的增加而降低，可以用公式"HRmax＝220－年龄"推算出。但是由于此公式存在较大的标准差，任意年龄的变动在 10～12beats/min，使其计算的精确性受到影响。另外服用影响心率药物的人不能使用"HRmax＝220－年龄"公式推测最大心率，应采用其他监测心率的方法，如 MET、RPE 等。

实际上，HRmax 在不同年龄和性别人群中是不同的。但在多种因素构成的 HRmax 预测公式推出之前，目前"HRmax＝220－年龄"公式仍然具有应用价值。在每次运动中，假设锻炼者均能获得处方规定的稳定心率（实际运动中的心率可能超过或低于处方心率），使运动中的平均心率接近处方心率的中点是运动强度的控制目标。制订运动处方中 THR 的常用方法有：

① 直接测量。可以用递增运动负荷试验测得锻炼者适宜的运动负荷，此时相对应的心率可以被确定为 THR。也可以使用画图的方法找出 THR（图9-1）。如果测试的同时获得 RPE 数据，可以进一步找出 HR－$\dot{V}O_2$ 与 RPE 之间的关系，加强对运动强度的监测。

② 最大心率百分比（%HRmax）。直接用 HRmax 的百分比来确定 THR 范围是最早的使用方法之一。通常用 70%～85% 的 HRmax 作为锻炼者的 THR，相当于 50%～70% 的 $\dot{V}O_{2max}$。对于心肺适能较差的个体来说，可在运动处方中采用 50%～70% 的 HRmax 为 THR。

③ 心率储备法（HR Reserve Method，HRR）。心率储备法又称为 Karvonen 法。最大心率减去安静心率等于储备心率。用 HRR 的计算公式如下：靶心率的公式如下：

$$THR=(HRmax-HRrest)\times 运动强度+HRrest$$

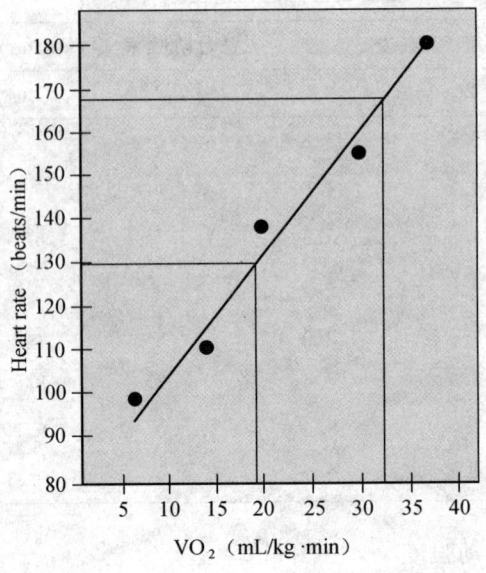

图 9-1 心率与摄氧量之间的线性关系

运动强度为 40% 或 50% 至 85% 储备心率。健康人通常采用 60%~80% 储备心率，对于低锻炼能力人群或初次参加锻炼的人，通常采用 40%~49% 储备心率，30% 可以作为特殊人群的有效起始强度。

一位安静心率为 75b/min 的 50 岁锻炼者，采用 60%~80% 储备心率作为 THR，其 THR 范围是 132~151b/min，计算公式如下：

60% 储备心率时的 HR＝(170－75)×0.6＋75＝132

80% 储备心率时的 HR＝(170－75)×0.8＋75＝151

对大多数体适能状态良好的锻炼者来说，60%~80% 的 HRR 与 60%~80% 的 $\dot{V}_{O_2max}$ 无显著差异，但此水平更接近所有体适能锻炼者的 %$\dot{V}_{O_2}R$。

采用 HRR 的计算方法比 70%~85% HRmax 计算出的 THR 稍高，但更接近相关的摄氧量强度。按照 HRR 的计算方法，不同年龄、不同安静心率的个体，THR 有所不同，详见表 9-10。

表 9-10　　HRmax 法与 HRR 法的 THR 计算结果比较（HR＝b/min）

			HRrest60		HRrest70		HRrest80	
	HRmax 法		HRR 法		HRR 法		HRR 法	
HRmax	70%	85%	60%	80%	60%	80%	60%	80%
140	98	119	108	124	112	126	116	128
150	105	128	114	132	118	134	122	136
160	112	136	120	140	124	142	128	144
170	119	145	126	148	130	150	134	152
180	126	153	132	156	136	158	140	160
190	133	162	138	164	142	166	146	168
200	140	170	144	172	148	174	152	176

（引自 ACSM，2000）

（3）根据 RPE 设定运动强度

RPE 是 Rating of Perceived Exertion 的缩写，中文译为"自觉疲劳（用力）分级表"。RPE 是用主观感觉来反映身体负荷强度的一种方法。RPE 不是对身体某一方面疲劳的反映，而是对运动中个体的适应水平，外界环境影响，身体疲劳情况等的整体自我感觉。它是监测个体对运动负荷反映的一个有价值可信赖的指标。目前已广泛应用于评定心肺耐力的运动试验，以及制定运动处方和指导健身运动。

RPE 概念，1970 年由瑞典生理学家博里（Borg）首先提出，并制定了 RPE 分级标准（原分级法）。分级表对运动强度的自我感觉分为 6~20 级，共 15 个级别（表 9-11）。1981 年博里经过修改，提出了 0~10 级的分级方法（修订分级法）。目前，国内外常用的是 6~20 级分级法（图 9-2）。

表 9-11　　　　　　　　自觉用力程度分级表（RPE）

分值	自觉用力程度
6	
7	非常非常轻松
8	
9	非常轻松
10	
11	尚且轻松
12	
13	有些吃力
14	
15	吃力
16	
17	很吃力
18	
19	非常非常吃力
20	

（引自 Gunnar Borg，1998）

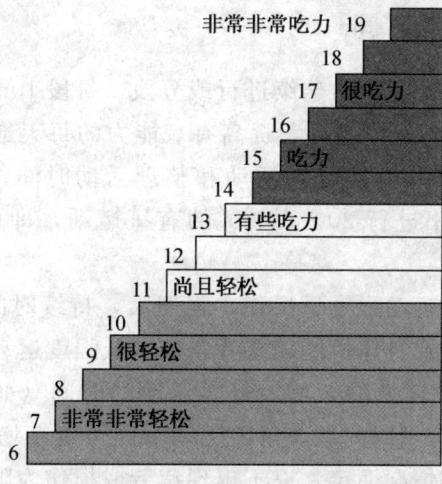

图 9-2　RPE 分级图（引自杨静宜等，运动处方）

RPE 虽然是反映主观感觉的指标，但它与一些客观指标之间有相关性。RPE 与 %HRmax、HR、%HRR 及能量消耗等指标的换算关系，详见表 9-12。

表 9-12 持续 60 分钟耐力运动时 RPE 与体力活动强度及能量消耗（kcal/min）

自觉用力程度（RPE）	相关等级					
	强度级别	RPE	%HRR	%HRmax	能量消耗	能量消耗
很轻松（<10）	小	<10	<20	<35	<2.5	<150
轻松（10~11）	较小	10~11	20~39	35~54	2.5~4.9	150~300
尚且轻松（12~13）	中等	12~13	40~59	55~69	5.0~7.4	300~450
有些吃力（14~16）	较大	14~16	60~84	70~89	7.5~9.9	450~600
很吃力（17~19）	大	17~19	≥85	≥90	10.0~12.5	~
精疲力竭（20）	极量	20	100	100	≥12.5	

（引自 Pollock ML, et al. 1998）

年轻人不同强度运动时的 RPE 分值乘以 10，约等于当时的心率。如 RPE 为 15 时，心率在 150 次左右。由于最大心率随年龄的增加而下降，这种推算在年龄较大的人群中应用不准确。

RPE 比较适用于成年人，儿童使用时因受心理因素的影响，误差较大。有训练经验的人群，比无训练经验的人群的使用可靠性强。此外，5%~10% 的受试者在进行中、低强度运动时，会对自己的评价过低，或不能对自我感觉作出评定。尽管 RPE 存在一些问题，但当测量心率有困难，心率受到药物干扰或受试者的脉搏不易测试时，参照 RPE 来控制运动强度是很有意义的。

总之，适宜的运动强度应是安全的，且能够增强心肺耐力，并与长期的生活方式相一致。锻炼者可采用这种运动处方完成预计的能量消耗，获得健身带来的各种益处。

（三）每次运动的持续时间

提高心肺功能耐力的运动通常是连续进行或分段（每段 10min）进行，每天累积 20~60min 的有氧运动。美国运动医学会推荐提高有氧能力的每天最短运动时间为 20min。对于大多数人来说，不包括准备（热身）活动和整理活动时间，以 70%~85% 的最大心率或 60%~80% 的储备心率进行 20~30min 的有氧运动，即可达到健身和体重管理目标。

运动持续的时间长短与运动强度呈反比，强度大，持续时间则可相应缩短；强度小，运动时间可相对延长。体力及身体机能较差者，应从低强度运动开始，逐渐增加运动强度和运动时间；对于心肺耐力较低的人群，每次运动的时间（如 30min）可以每组 5min，分成 4~6 组完成，组间应有短时间歇，每组运动时间可逐渐增加直至获得健身目标。增加运动时间要视每人的具体情况而定，以不出现疲劳或损伤为限。体力较好有运动经历者可选择较大的运动强度，运动量也应由小到大。运动强度高于前述推荐下限时可获得和维持健康状态。研究表明,尽管短时间大强度运动（12min＞90％$\dot{V}O_{2max}$）,或者间歇训练（20秒1组,重复6～7组）可改善心肺耐力,但不能全面获得健身运动带来的益处,并且大强度运动增加了心血管意外和关节损伤的危险性,因而,对高强度运动的健身锻炼价值争议颇多。

（四）运动频率

每周运动次数取决于能量消耗的目标、参加者的爱好和生活方式。以提高心肺耐力为主要目标的锻炼者,最佳健身频率是每周5次,每次以70％～85％最大心率,或60％～80％储备心率的强度运动3次,可有效改善和维持最大摄氧量。针对提高最大摄氧量而言,每周训练3次与每周训练5次的效果相同。但每周锻炼少于2次者,不会引起最大摄氧量的改变（图9-3）。

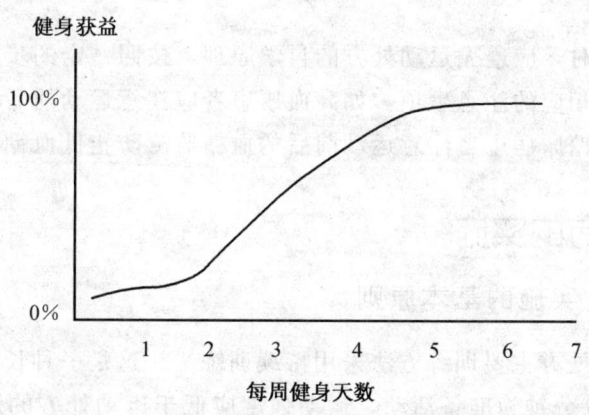

图9-3 健身获益率与每周健身天数的关系

以增加能量消耗减肥为目的的锻炼者和以较低强度、较短时间进行锻炼者,每周应运动5次以上（或每天1次）。为了提高健身锻炼的兴趣,每周在保证3次有氧运动的同时,可有2次力量练习或娱乐活动。

（五）能量消耗目标

运动强度、时间、频率的相互作用决定运动中的能量消耗。一般来说,健身益处与增加体力活动的训练适应性及在运动中所完成的总工作量有关。但应注意,改善最大摄氧量、降低体重与减少早期慢性疾病危险性的能量消耗阈值是不同的。所以,个体化的运动处方应设计能量消耗目标。个体锻炼者每日运动的能量消耗为150～400kcal,每周体育活动的能量消耗最低阈值约为1000kcal,此也为静坐少动人群体育锻炼的初始目标。个体锻炼者根据体育活动与运动量的反应,逐渐达到推荐范围的上限,将每天健身锻炼的能量消耗300～400kcal作为改善体适能的目标。

体育锻炼中的能量消耗评价受多种因素影响,根据锻炼时的强度水平（以梅脱计）可计算出能量消耗。其公式如下:

$$kcal/min = METs \times 3.5 \times 体重(kg)/200$$

例如,一个体重70kg的人,处方运动强度为6METs的健身项目的目标设定为

1000kcal。因为1METs活动量为安静时的代谢率，锻炼中的纯能量消耗为5METs，所以此人在体育锻炼中的纯能量消耗为6kcal/min，每周锻炼时间为163min，以6METs的运动强度达到1000kcal能量消耗的阈值，计算过程如下：

$$kcal/min = 5 \times 3.5 \times 70 \div 200 = 6.125$$

$$1000kcal = 6.125 \times n \text{ (min)} \quad min = 163$$

按每周运动4次计算，每次需要运动41min；按每周运动5次计算，每次需要运动33min。

对于试图提高健身运动减少身体脂肪的锻炼者，应将每周体力活动或健身运动的能量消耗目标定在2000kcal以上，保持每天60min或更长时间的中等强度的健身运动，即可实现减轻脂肪体重的目标。

（六）注意事项

在制定运动处方时，应遵循运动处方的科学原理，按照一定的步骤进行。应根据锻炼者的具体情况，提出相应的注意事项，如高血压患者应注意运动前后血压监测避免血压剧烈升高的运动方式，糖尿病患者注意运动前后的血糖监测防止低血糖的方法等。

三、运动处方的实施

（一）运动处方实施的基本原则

心肺耐力的运动处方主要训练方法采用持续训练法。这是一种长时间、慢速度、长距离的训练。开始4~6分钟为准备活动，运动强度应低于运动处方的规定，目的是使心率逐渐提高接近THR（靶心率）的低限。此后，至少有20分钟以上运动强度保持在THR之内，以有氧运动为主。最后5分钟为整理活动，降低运动强度使心率逐渐恢复（图9-4）。持续训练法由于运动强度易控制，适合于参加健身和康复锻炼的所有人群，特别是年老人及没有运动习惯者，以及体弱者或冠心病康复期等慢性疾病患者使用。

与健康相关的体适能成分有身体成分、心肺耐力、肌肉力量、肌肉耐力和柔韧性，除身体成分外，其余四项的改善应遵循两个主要原则，即超量负荷和个体化原则。对一个组织或器官保持渐进性超量负荷原则可以明显改善其功能，在每个阶段必须给予大于习惯的负荷刺激，从而提高其工作能力。运动处方应明确指出运动方式、强度、持续时间及频率，以及它们之间相互作用导致的组织或器官需要适应的超量负荷。

按照个体化原则，不同的运动应针对不同的能力或肌肉。例如，跑步通过中心和外周肌肉的适应提高VO_{2max}。虽然有氧运动可提高心肌适应性，但是由于肌肉摄取、利用氧的能力不同，运动对肌肉摄取和运输氧的刺激也会不同。对于不同的有氧运动方式，即便是运动强度相同，其效果也会因肌肉摄取、利用氧的能力的差异而效果不同。因此，如果运动处方中包含了多种运动方式和动用全身大部分肌肉参与运动，可以使健身效果更加全面。相反，如果仅为提高某一特定能力，那么健身运动则应有重点针对性。

每个人对心率升高反应有很大差异，因此在实施运动处方的过程中应注意观察，以便进行及时的调整。

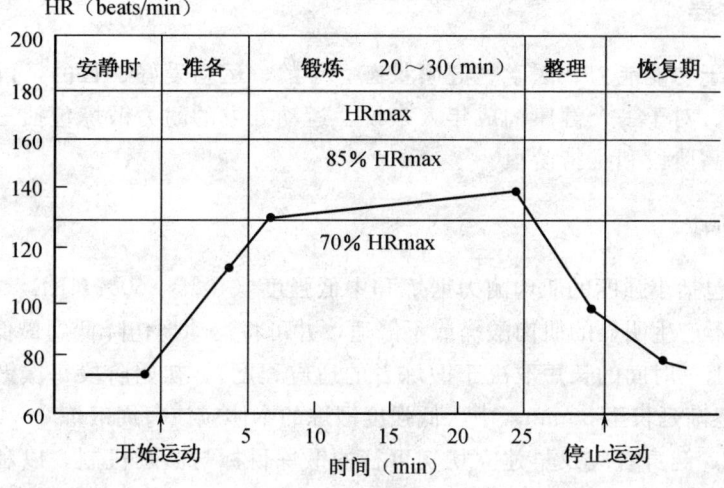

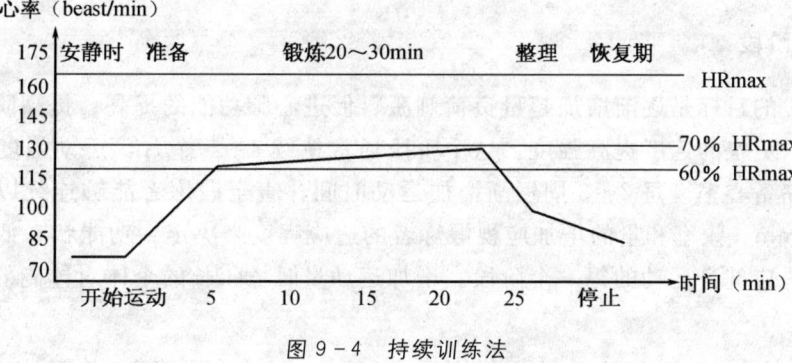

图 9-4 持续训练法

(二) 运动处方实施中的医务监督

在实施心肺功能耐力锻炼的运动处方时,应特别注意加强医务监督(包括自我监督),防止过劳或意外损伤。运动处方实施过程中的医务监督水平见表 9-13。

表 9-13　　　　　　　　　　运动中医务监督的基本原则

	医务监督水平		
	不需要监督	专业人员监督*	临床监督**
健康状态	低危人群	中危人群 或者高危人群得到良好控制的心、肺代谢性疾病患者	高危人群
F.C	>7METs	>7METs	<7METs

(引自 ACSM's,2006)

* 指经过系统培训的健身指导员;** 指经过健身专业培训的健身专家。

在运动处方实施过程中医务监督的常用指标有心率、血压和心电图等,应注意控制运动强度、运动时间等因素。对于特殊人群还应增加特定监测指标,如糖尿病患者运动前后的血糖值及运动对糖尿病并发症的影响等。

（三）健身过程

健身过程取决于功能能力、医学、健康状态、年龄、运动爱好、目的，以及个人对训练水平的耐受能力。对于一个健康的成年人来说，运动处方的耐力锻炼包括三个阶段：即初始调整阶段、提高阶段和维持阶段。

1. 初始调整阶段

初始阶段应该包括小强度的肌肉耐力锻炼和中低强度（40%～60% HRR）的有氧运动，这些运动强度几乎不产生明显的肌肉酸痛或不舒适，并可将运动损伤降低到最低限度。这个阶段可持续 4 周以上（时间的长短取决于锻炼者的适应程度）。初始阶段每次锻炼的时间从 15～20min 开始，逐渐延长至 30min。中、低强度锻炼的个体应该每周锻炼 3～4 次。

在这个阶段中，健身者应及早建立切实可行的锻炼目标与激励机制，以利于健身者完成全部过程。

2. 提高阶段

这个阶段的目标是逐渐增加超量负荷刺激、促进心肺功能的提高。提高阶段与初始阶段不同的是以更快的速度提高强度。这个阶段通常持续 4～5 个月，运动强度逐渐增加到 50%～85% 储备心率。每 2～3 周逐渐增加运动时间，直至锻炼者能够连续以中、小强度运动 20～30min。频率和量的增加应视锻炼者的适应程度来决定。功能状态低的个体应有足够的时间适应健身运动的每一个阶段。增加运动量时，年长的个体对体能的适应时间要长一些。

3. 维持阶段

这一阶段的训练目标是维持在提高阶段形成的心肺功能的健康状态。这个阶段通常在训练后的 5～6 个月开始，也可在锻炼者达到预定目标的任何时间开始。在这个阶段，常规的锻炼能够维持已获得的心肺功能的健康状态。

（四）运动处方实施中的注意事项

为了保证安全有效地实施运动处方，应注意以下事项：

1. 对于 40 岁以上或身体检查有异常者（如心杂音），以及某些心脏病危险因素存在者，在开始锻炼前，特别是剧烈运动（比慢跑强度大的运动）前，必须进行身体检查。尤其要进行心血管系统的功能检查，要有近期体检证明，特别是安静时和负荷后的心电图应无异常，在医生允许后才能参加锻炼。
2. 加强锻炼的医务监督工作（包括自我监督），防止过劳或意外损伤。
3. 运动必须注意贯彻循序渐进原则。
4. 实行经常性原则，坚持锻炼，持之以恒。
5. 根据以往运动史决定最适宜的运动项目，制定合理的锻炼计划。
6. 观察锻炼中及锻炼后的反应，避免过量运动。
7. 锻炼期间要保持正常的生活制度。

8. 注意锻炼期间的饮食和营养。
9. 老年人在锻炼期间应少吸烟或不吸烟。

第三节 常见慢性疾病的运动处方

随着健身活动的广泛开展，人们对慢性疾病运动干预的效果给予了广泛肯定。慢性疾病患者进行适宜的运动，将有益于缓解病情，促进身心健康。慢性疾病的运动处方有别于一般运动处方，应在了解每种疾病病理学和患者体适能特点及健身测试的基础上，制订合理的运动处方才能保证安全有效。尽管运动处方的基本原理可以应用于伴有或不伴有慢性疾病的群体，但为了获得最大健身效益和避免健身运动中的风险，应该区别不同慢性疾病的临床特征，掌握慢性疾病运动干预的作用，运动前、中、后疾病状态的评价与运动中疾病的变化规律，了解掌握运动中可能出现的风险及防范措施，保证慢性疾病运动干预的有效性和安全性。本节以关节炎、糖尿病、血脂异常、高血压、末梢动脉疾病和慢性肺部疾病为例，介绍运动处方在慢性疾病患者群体中的应用。

一、慢性疾病运动干预概述

（一）慢性疾病对生理功能的影响

慢性疾病除了使患病器官的功能下降以外，通常还会使患病机体与健康相关的身体素质明显下降，主要表现在：

1. 最大摄氧量下降。研究表明，卧床 10～20 天可使 V_{O_2max} 下降 26.4%。从而导致氧气摄入减少，运送能力下降利用减少。
2. 肌肉体积、力量及毛细血管密度下降。研究表明，卧床 3 天，肌肉萎缩 2%。
3. 平衡能力和协调性下降，跌伤的危险性增加。
4. 瘦体重减少，脂肪增加或减少。

（二）运动处方在常见慢性疾病预防、治疗、康复中的作用

运动处方的应用，可在一定程度上防治冠心病、高血压、血脂异常、糖尿病、肥胖症及中风等因不良生活方式引起的疾病，并对预防骨质疏松，延缓衰老提高生活质量等起着重要的作用。

1. 提高心肌供氧量

心血管系统锻炼运动处方的应用，能够提高心肌的供氧量。

（1）提高心脏泵血功能

通过锻炼，心脏的容积加大，心脏收缩能力提高，因而提高了心脏泵血功能。其表现为心脏的每搏输出量增加，安静时心率降低以及同等负荷下心率下降。

心脏的血液供应与身体其他部位不同，只有在心脏的舒张期，血液才能经过冠状动脉流入心脏。由于在一个心动周期中，心脏收缩所需的时间相对稳定（心室约为 0.3 秒），

舒张期的时间随心率的加快而明显缩短。所以当心率加快时,心肌可能得到的供血时间减少,氧气供应也随之减少。通过锻炼提高了心脏泵血功能,即使活动强度同样时,心搏频率较也低,心肌也可得到较长的供血时间,这有利于改善心肌的血液循环和氧气的供应。

(2) 促进侧枝循环形成

长期坚持心肺耐力锻炼,可促使冠状动脉形成侧枝循环,增加缺血区域的血液供应,提高心肌供氧量。

(3) 减少冠状动脉管壁胆固醇的沉积

由于健身锻炼对人体脂代谢的良好调节作用,可使血液中低密度脂蛋白胆固醇下降,高密度脂蛋白胆固醇升高,减少胆固醇在冠状动脉管壁上的沉积,从而缓解了动脉粥样硬化的发展,改善心肌血液供应。

(4) 增加心肌毛细血管的密度

经常锻炼可加大心肌毛细血管的密度和口径,改善气体交换,提高心肌对氧的摄取能力,改善心肌供氧。

(5) 血红蛋白释放氧的能力提高

经常锻炼者在通过冠状动脉血流量不变的情况下,血红蛋白释放氧的能力提高,改善心肌供氧状况。

以上各点称为心血管系统的"中心适应作用"(central adaptation effect)。中心适应作用需经过较长时间的锻炼方可产生。

2. 降低心肌耗氧量

除提高心肌供氧量外,应尽量降低心肌耗氧量,此为冠心病防治的又一个方面,亦称为心血管系统的"外周适应作用"(peripheral adaptation effect)。

(1) 外周的节省化现象

通过锻炼,骨骼肌的有氧代谢能力增强,如肌肉中毛细血管的数量增加口径加大,骨骼肌细胞中线粒体的质和量提高,氧化酶的活性增强,加上骨骼肌的机械效率提高出现运动节省化现象等,使完成同样运动负荷时肌肉对血液供应的需求量下降。这就减轻了心脏的负担,使心肌耗氧量下降。

(2) 减轻心脏的后负荷

通过锻炼,神经内分泌系统得到良好的调节,因此交感神经兴奋性下降,血液中儿茶酚胺浓度下降,动脉血管的紧张度随之下降,血管外周阻力减小血压下降,从而减轻了心脏的后负荷。当进行定量负荷运动时,心肌耗氧量下降。

3. 减少心血管疾病的危险因素

科学的健身锻炼,可减缓除家族史以外的心血管疾病危险因素(即高血压、血脂异常、肥胖、血糖异常、静坐少动及吸烟等,详见表9-1),延缓动脉粥样硬化,有效预防心脑血管意外的发生。

4. 促进骨钙的合成代谢

骨钙是在不断分解与合成的过程中维持着动态平衡。运动通过对骨骼的机械应力作用、增加骨骼中血流量等机制,促进骨骼中钙的沉积,从而对骨质疏松起到防治的作用。青年时期坚持锻炼,可提高骨密度水平。随其年龄增长坚持锻炼,可减缓骨密度的下降速度,预防骨质疏松。

(三) 慢性疾病运动干预的基本过程

1. 熟悉慢性疾病的原因、病理变化、临床经过及预后;
2. 掌握慢性疾病运动干预的作用;
3. 了解运动前、中、后疾病状态及掌握患者体适能的评价;
4. 掌握运动中疾病变化规律;
5. 熟悉运动中可能出现的风险及防范措施;
6. 制订运动处方;
7. 了解运动干预效果的评价;
8. 健康教育。

二、糖尿病患者的运动处方

糖尿病(diabetes mellitus,DM)是由于胰岛素分泌减少或功能减弱,或二者兼有而引起的一组代谢性疾病。2004年中国医学会糖尿病分会对糖尿病进行了病因分类,糖尿病主要分为1型糖尿病(T1DM)和2型糖尿病(T2DM)。其诊断标准如下。

正常空腹血糖:<6.1mmol/L(110mg/dl);

糖尿病:空腹血糖≥7.0mmol/L(126mg/dl);

糖耐量试验(OGTT):2小时血糖≥11.1mmol/L(200mg/dl);

糖调节受损:空腹血糖受损(IFG)6.1~7.0mmol/L(110~125mg/dl);

糖耐量受损(IGT):OGTT2小时血糖7.8~11.1mmol/L(140~200mg/dl)。

(一) 糖尿病的病变特点及患者的体适能现状

1. T1DM多在青少年时期发病,为胰岛β细胞自身免疫损伤所致。胰岛素分泌缺乏和酮症酸中毒高发是T1DM的基本特点,T1DM占糖尿病患病率的5%左右。

2. T2DM多在成年发病,近年来患病率快速攀升,已占我国总人口的4%以上,成为不可忽视的公共健康问题。T2DM的发生虽与遗传有一定关系,但其发病与生活方式关系密切(如缺乏体力活动,饮食过饱、过甜及过于油腻等),属于生活方式疾病。T2DM与肥胖也有关,但主要与身体脂肪在躯干部位分布过多有关,而不在于身体脂肪的总量。T2DM患者常伴有高胰岛素血症、脂代谢紊乱,并表现为胰岛素敏感性下降和胰岛素抵抗。T2DM占糖尿病患病率的90%~95%。

DM患者体适能状态包括心肺耐力、身体成分、肌肉力量和耐力等,通常低于正常人群,这与其患病前后机体的代谢紊乱有密切关系。

(二) 健身目标

糖尿病患者的治疗目标是控制血糖。治疗方案包括饮食控制、药物治疗和运动疗法。

研究证明,糖尿病患者的积极治疗、良好控制血糖可减少50%~75%T1DM成年患者的并发症,并能以同样百分比减少T2DM成年患者的并发症。

(三) 健身测试

糖尿病患者健身运动之前,应进行全面医学检查和评价,特别是要对心血管、神经系统、肾脏和视力进行检查,因其并发症常发生在这些系统或器官。

糖尿病患者应认真检查有无动脉粥样硬化,必要时做一些特殊检查,以便排除动脉粥样硬化性心脏病。虽然有些患者未出现安静时或运动中心电图异常变化,但是这类患者有较高的冠心病患病率,通常发病早而且严重,要倍加重视。

病史稍长的糖尿病患者常伴有自主神经病变。运动中猝死和无症状心肌缺血与自主神经病变有关。糖尿病患者中无症状性心肌梗死的发生率是一般人群的7~8倍。心血管系统的简单测试,如安静心率过快(心动过速)站立、深呼吸和屏息时的心率、血压变化等能够反映出自主神经病变的外部信息。

糖尿病患者可参照表9-14进行心电图和血压监护下的症状限制性运动负荷试验。

表9-14　　　　　　症状限制性运动负荷试验

方法	监护	终止标准	备注
有氧能力 功率车: 25~50w/3min 跑台: 1~2METs/级	5/*12导联ECG HR HP(血压) RPE	严重心律失常* S-T降低2mm 心肌缺血症状 T波明显改变 HP>250/115* HP>200/110	*医学条件下

(四) 运动处方

运动疗法是治疗糖尿病患者的主要方法之一。运动有胰岛素样作用可有效降低血糖,即便在胰岛素缺少的情况下运动对控制血糖仍很有效。糖尿病患者运动治疗的结果表现为糖耐量的改善,增加胰岛素敏感性,降低糖化血红蛋白及减少胰岛素需要量。此外,运动还有利于糖尿病患者改善血脂水平、降低血压、控制体重、增强体力和改善心境。

糖尿病患者采用心肺耐力运动处方的基本要素:

1. 运动方式。以有氧运动为主,适当结合力量训练。推荐采用那些容易控制强度、技能要求比较低的运动方式。健步走是糖尿病患者最常用的低撞击性的运动方式。对于并发神经、血管病变的患者,可采用骑自行车、游泳等低负重的运动方式。

2. 运动频率。因糖尿病患者一次锻炼对血糖的良好调节作用持续时间小于72小时,所以至少隔天锻炼1次,每周3~4次。而每天锻炼可以更全面地调节血糖,增加胰岛素的敏感性,减少身体脂肪等。随着糖尿病患者对健身运动的适应性提高,应增加健身频率,最好每天在午餐和晚餐后1小时开始中低强度的有氧运动,持续时间20~30分钟,可明显缓解餐后高血糖状态。

3. 每次锻炼持续时间。初始阶段每次运动时间为 10~15 分钟，以后逐渐延长每次运动时间至 30 分钟，肥胖者应延长至 60 分钟。

4. 运动强度。以 40%~70%$\dot{V}O_2R$ 或 HRR 进行低强度的运动，对糖尿病患者，尤其是肥胖的糖尿病患者更容易接受，并可有效地预防损伤。

5. 能量消耗目标。T2DM 患者每周健身活动热量消耗达 1000kcal。若以减体重为目标，每周锻炼热能消耗≥2000kcal。

6. 抗阻训练。应采用较小负荷（最大负荷的 40%~60%）、较低强度（避免屏息）的方式。（1）在大肌群抗阻训练时，每组重复次数从 10~15 次逐渐增至 15~20 次。（2）每周至少两次，每两次之间要有 48 小时的间歇。（3）为了防止运动中的血压剧烈升高，应注意掌握正确的技术动作，包括缩短持续时间和静力工作时间，以及减少运动中屏息。

（五）注意事项

1. 糖尿病患者运动时的常见问题

糖尿病患者运动时常见的问题有低血糖、高血糖和其他糖尿病并发症。

（1）低血糖

由于运动中葡萄糖消耗增加，故运动中和运动后均存在发生低血糖的危险。血糖浓度低于 2.77mmol/l（50mg/dl）称为低血糖症。部分糖尿病患者基础血糖高波动大，过快降血糖（血糖降至正常或接近正常）时，可突然发生低血糖，称低血糖反应。

低血糖的常见症状见表 9-15。在高血糖状态下，血糖的快速下降也能引起低血糖的症状和体征。运动所致的低血糖可持续到运动后 48 小时。

中等强度健身锻炼中，增加消耗糖 2~3mg/（kg·min）。70 公斤体重者每小时大约消耗葡萄糖 8.4~12.6g。较大强度健身锻炼中，增加消耗糖 5~6mg/（kg·min），70 公斤体重者每小时消耗葡萄糖 16.8~25.2g。

低血糖可对人体产生以下较严重的影响：

①低血糖时，体内的肾上腺素、糖皮质激素、胰高血糖素及生长激素等升糖激素增加，导致反应性高血糖，造成血糖波动病情加重。

②长期反复严重的低血糖发作，可导致中枢神经系统不可逆的损害。

③低血糖可促发心律失常、心肌梗塞、脑卒中等。

④严重的低血糖或低血糖昏迷者若不及时抢救，延误 6 小时以上会造成大脑严重损伤，甚至死亡。

（2）高血糖

运动中高血糖是危险的，尤其是对 T1DM 患者，因为他们血糖调节障碍更突出，高血糖可能造成多尿、烦渴、体重降低（有时伴随多食）和视野模糊。高血糖的常见症状见表 9-15。

（3）其他

视网膜病变的糖尿病患者，运动所致的血压升高可增加视网膜剥离和玻璃体出血的危险，伴有明显肾脏病变的糖尿病患者经常会出现运动能力减弱的表现；末梢神经病变者可引起运动中的平衡失调和步伐紊乱，以及足部溃疡和骨折；自主神经病变者可引起周期性无力，降低收缩压反应，摄氧能力下降和脱水。因此，对此类患者应根据 RPE 调节运动强度，因多尿所致的脱水会削弱体温调节能力。糖尿病患者在湿热环境中运动，容易发生中暑等热病。

表 9-15　　　　　　　　　　　高血糖和低血糖的症状和体征

高血糖（>16.7mmol/L）	低血糖（<2.77mmol/L 或血糖迅速降低）	
身体虚弱	哭泣	冷淡
渴感增加	昏昏欲睡	视野模糊
口干	苍白或感觉迟钝	神志不清
视物模糊	手发抖	注意力不集中，出现错觉
尿频及少尿	出汗	视物有重影
食欲降低	头昏眼花	意识丧失
恶心	过度饥饿	惊厥
呕吐	疲劳	头疼
腹部柔软	烦躁	
酮症呼吸（呼气中有烂苹果味）	步态不稳协调力差	精神紧张
深长呼吸（Kussmaul 呼吸）		言语不清
		嗜睡

2. 糖尿病患者运动时注意事项

（1）关注酮症酸中毒

糖尿病患者出现酮症酸中毒，如空腹血糖>13.3mmol/L（250mg/dl）时应避免运动，如血糖>16.7mmol/L（300mg/dl）而没有酮症出现，应谨慎使用运动处方。

（2）注意控制低血糖

糖尿病患者血糖不稳定时，在运动处方实施之前一定要控制血糖，以防止运动诱发低血糖或高血糖。

①在运动处方实施前、中、后应注意检测血糖。低血糖反应可延迟至运动后的 48 小时，特别是开始实施或调整运动处方时更应注意。

②当注射胰岛素或口服促胰岛素分泌药物时，应及时检测血糖。为了减少运动诱发低血糖的危险性，应将胰岛素注射在活动幅度较小的腹部皮下组织内。

③为了预防运动诱发的低血糖，运动前应根据血糖水平、运动强度及运动时间调整碳水化合物的摄入量或胰岛素注射量。如运动前的血糖<5.6mmol/L（100mg/dl），应多摄入 20~30g 的碳水化合物（表 9-16）。

④为了最大限度地减少夜间低血糖的危险，晚上运动时应适当增加碳水化合物的摄入量。

⑤结伴运动或在医务监督下进行健身运动，可以减少低血糖带来的危险性。

（3）防止运动诱发高血糖

糖尿病患者在较大强度运动时可使血糖明显升高，应注意控制运动强度。对注射胰岛素或口服降血糖药的患者，大强度的抗阻练习常会诱发急性高血糖，而抗阻练习后数小时内发生运动后低血糖危险性增加，应注意抗阻练习时采用低负荷多重复的方式。

表 9-16　　糖尿病患者血糖水平、运动量与碳水化合物的摄入

血糖 mmol/L（mg/dl）	运动强度	时间（min）	碳水化合物（g）
<5.56（100）	低	<30	可能不需要
	低	30~60	15
	中	30~60	30
	高	>30	60
5.56~9.44（100~170）	低	30~60	
	中	30~60	15
	高	>30	30
9.44~16.67（170~300）	大强度	>30	15
>16.67（300）	不运动		不需要

（4）防止运动中的视网膜剥离和玻璃体出血

①伴有中等无增生视网膜病变的糖尿病患者，应避免引起血压大幅度升高的运动；

②伴有严重无增生视网膜病变的糖尿病患者，应避免运动中收缩压超过170mmHg的活动；

③伴有增生视网膜病变的糖尿病患者，应避免大强度运动以及运动中屏息或撞击性运动，如跑步、跳跃、登山等。

（5）伴有自主神经病变的糖尿病患者注意事项

①由于患者不能识别低血糖的症状和体征，应注意监测低血糖反应；

②由于患者不能感知心绞痛，应监控无症状性心肌缺血的症状和体征；

③注意监测运动中的血压，以控制剧烈运动引起的高血压和低血压；

④当不便监测运动中的血压和心率时，可运用RPE来监控运动强度；

⑤在冷环境和热环境中，对体温调节较差的糖尿病患者要特别注意安全措施。

（6）伴有外周神经病变的糖尿病患者注意事项

①采取正确的足部防护措施，预防足部溃疡；

②伴有严重外周神经病变的糖尿病患者应限制负重运动。

（7）伴有肾脏病变的糖尿病患者注意事项

应采用低、中运动强度，不要采用大强度运动，避免运动造成肾血流量减少。

三、血脂异常患者的运动处方

血脂是血浆中的中性脂肪（甘油三酯）和类脂（磷脂和固醇等）的总称。其中甘油三酯（triglyceride，TG）和胆固醇（cholesterol，C）是血脂的主要成分。当其中一项或几项水平异常时，称为血脂异常。

由于血脂水平存在种族差异，不同国家有不同的血脂异常判定标准。美国国家胆固醇教育方案（the national cholesterol education program，NCEP）从1988年开始相继发表

成人血脂异常诊治系列报告（adults treatment panel，ATP）ATPⅠ、ATPⅡ和ATPⅢ。流行病学调查表明，我国人群的血脂水平低于西欧各国。我国血脂异常防治专题对策组根据中国人群的血脂状况，参考国际及亚洲地区有关国家的诊治方案，制定了我国血脂异常的判定标准。表9-17列出了我国判定血脂异常的参考值和美国NCEP的ATPⅢ标准。

表9-17　　　　　　　　　血脂异常判定参考值 [mmol/L (mg/dl)]

血脂指标	中国	NCEP - ATPⅢ	意义判断
血清 TC	≤5.2 (200)	<5.2 (200)	合适水平
	5.2~5.7 (201~219)	5.2~6.2 (200~239)	边缘升高
	≥5.7 (220)	≥6.2 (240)	升高
血清 LDL - C	≤3.1 (120)	<2.6 (100)	合适水平
	—	2.6~3.3 (100~129)	接近合适水平
	3.1~3.6 (121~139)	3.4~4.1 (130~159)	边缘升高
	≥3.6 (140)	≥4.1 (160)	升高
血清 HDL - C	≥1.0 (40)	—	合适水平
	<0.9 (35)	<0.9 (35)	低
	—	≥1.6 (60)	高
血清 TG	<1.7 (150)	<1.7 (150)	合适水平
	—	1.7~2.3 (150~199)	边缘升高
	≥1.7 (150)	≥2.3 (200)	升高

（一）血脂异常的流行病学特点

血脂异常是心血管疾病主要危险因素之一，它参与动脉粥样硬化的发生、发展及病变恶化的全过程，是冠心病（coronary heart disease，CHD）的主要发病因素之一。血脂异常的患病率高，分布广泛，并且随着生活水平的提高，其患病率进一步提高。根据我国卫生部调查报告，目前中国血脂异常患者约1.6亿，成人患病率为18.6%。调查显示，35岁以上的成年人中，约有23.5%的血胆固醇水平高于5.2mmol/L（200mg/dl）。在美国49%的成年男性和43%的成年女性有低密度脂蛋白胆固醇（LDL - C）浓度的升高（≥130mg/dl）。低密度脂蛋白胆固醇（LDL - C）和甘油三酯（TG）的浓度升高，以及高密度脂蛋白胆固醇（HDL - C）浓度降低均是冠心病的独立危险因素。

大量的研究使人们认识到改变生活方式在治疗血脂异常中的重要性，专家建议增加体力活动和降低体重。

（二）健身目标

对于大多数血脂异常的患者健身目标是控制血脂异常的加重，调节血脂至正常水平，同时提高此人群心肺适能，改善身体成分，延缓动脉粥样硬化的发生，减低心血管疾病的患病率和死亡率。

(三) 健身测试

1. 在进行健身测试之前,应对血脂异常的人进行筛选和分层。
2. 对于没有并发症的血脂异常患者,可采用标准健身测试方法;而伴随其他疾病(如肥胖、高血压病)的血脂异常患者,应采取调整后的健身测试方法。

(四) 运动处方

1. 血脂异常患者的运动方式、持续时间和负荷组成,以及抗阻和柔韧性练习见表9-18。

表 9-18　　　　　　　　　血脂异常患者运动处方概要

健身计划	频率	强度	持续时间	运动方式
心肺功能	3~5 天/周	40%(50%)~70%HRR 或 $\dot{V}O_2R$ 55%(65%)~80%HRmax 11~13RPE	40~60min	大肌群参与的动力性运动
抗阻	2~3 天/周	在自我感觉疲劳出现前停止 2~3 次(如 15RPE)	每次练习重复 10~15 次	8~10 组 包括所有大肌群的练习
柔韧	最少 2~3 次/周 理想 5~7 次/周	运动结束后进行拉伸练习,以不出现疼痛为限	拉伸运动 2~4 次每次 15~30s	静力拉伸所有主要的大肌群

2. 运动的基本方式应是大肌肉群参与的有氧运动。
3. 运动强度为 40%~70% 的 $\dot{V}O_2R$ 或 HRR。
4. 运动频率。每周 5 天或 5 天以上的时间参加健身运动,尽可能增加能量消耗。
5. 每次运动持续时间为 40~60 分钟(或每天运动两次,每次 20~30 分钟)。
6. 本运动处方与长期体重控制的运动处方内容一致(运动时间每周 200~300 分钟,能量消耗 ≥2000kcal)。

对血脂异常患者进行运动干预时,强调每周的总运动量,而不是强调运动强度。研究表明,持续时间为 60 分钟,调脂效果好于 30 分钟。有研究提出,每周能量消耗达到 1200kcal,即可产生调节血脂的效果;每周能量消耗在 2200kcal 以上,可产生理想的调节血脂效果。

(五) 注意事项

1. 注意血脂异常患者伴随的其他疾病(如肥胖和高血压病),适时对运动处方进行调整(参见本章相关内容)。
2. 注意患者服用的某些调脂药物有潜在的导致肌肉损伤的可能。
3. 有氧运动对血脂/脂蛋白的调节效果可能出现在健身运动后的 3~6 个月,这主要取决于血脂/脂蛋白的敏感性和每周健身运动中的能量消耗。

4. 健身运动的同时应注意饮食控制，保持热能负平衡，减少胆固醇和饱和脂肪酸的摄入。可在服用降脂药物的同时进行健身运动。

四、高血压患者的运动处方

当收缩压≥140mmHg 或/和舒张压≥90mmHg 时可被诊断为高血压。中国高血压防治委员会 2004 年的诊断标准见表 9-19。

表 9-19　　　　　　　　　　血压水平的定义和分类

类别	收缩压（mmHg）	舒张压（mmHg）
正常血压	<120	<80
正常高值	120～139	80～89
高血压	≥140	≥90
1级高血压（轻度）	140～159	90～99
2级高血压（中度）	160～179	100～109
3级高血压（重度）	≥180	≥110
单纯收缩期高血压	≥140	<90

（一）高血压的流行病学特点

高血压是世界上最流行的心血管疾病之一，全球约有 10 亿高血压患者。中国最新研究的相关数据表明，35～74 岁的中国成年人高血压患病率为 27.2%，即全国约有 1.3 亿高血压患者。高血压的患病率随年龄而增长，且男性多于女性。美国约有 5000 万高血压患者。高血压是造成美国每年 70 万例中风和 28 万人因中风而死亡的主要原因，同时也是导致每年 100 万例心脏病发作，以及 50 万人由心脏病发作而死亡的主要因素。

高血压与肥胖有密切的关系。研究表明，约 75% 的男性和 65% 的女性高血压患者，直接由超重和肥胖而致。有氧训练可使高血压患者收缩压降低 10～15mmHg，舒张压降低 6～10mmHg。高血压前期人群，即收缩压在 120～139mmHg 和/或舒张压在 80～89mmHg，通过改变生活方式可以预防心血管疾病。因此，有规律的体力活动和体重控制是现有预防和治疗高血压方案中的核心内容。

（二）高血压的病变特点及患者的体适能状态

高血压早期患者以全身细小动脉痉挛为主，随着高血压病的进展可出现全身细小动脉硬化，病变进一步发展可导致心脏、脑、肾脏的损伤，以至于出现脏器功能衰竭。

高血压患者体适能状态常显著下降，主要表现为运动中心血管系统的异常反应，其特点是运动中收缩压随运动强度升高的幅度一般为正常人的 2 倍或更高。因此，应加强高血压患者运动前、中、后的血压监测。

(三) 运动疗法的适应症与禁忌症

1. 适应症

(1) 轻度和中度的原发性高血压患者。
(2) 血压得到控制的重度高血压患者。
(3) 心、脑和肾等重要器官损伤稳定后者。

2. 禁忌症

(1) 安静时血压未能很好控制或超过 180/110mmHg 的患者。
(2) 重度高血压、高血压危象、高血压脑病或急进型高血压病患者。
(3) 高血压合并有心功能衰竭、不稳定心绞痛、伴有心功能不全者。
(4) 高血压病伴有主动脉瓣狭窄、肥厚性心肌病、急性感染、眼底出血、糖尿病酸中毒、下肢坏疽、严重的甲状腺功能低下、肾功能不全者。
(5) 运动负荷实验中出现严重心律不齐、心电图 ST 段异常、心绞痛发作及血压急剧升高者,以及禁忌运动负荷试验者。
(6) 伴有运动器官损伤,如关节炎、肌肉痛者。
(7) 继发性高血压病患者。

(四) 运动中的血压反应

1. 非高血压患者运动中的正常血压反应

(1) 运动中收缩压随运动强度增加,活动强度每增加 1MET,收缩压升高 8~12mmHg。在功率车上运动时,每增加 50W 功率 (300kgm/min),收缩压平均升高 10~15mmHg。
(2) 大多数血压正常者在递增运动负荷试验达最高水平时,平均血压是180~200/65~85mmHg。
(3) 年龄、性别和体重常对运动中的血压产生影响。年龄越大,同等负荷下血压升高的幅度越大。男性的最大收缩压常比女性高出 20mmHg,可达 220mmHg。

2. 非高血压患者运动中的异常血压反应

有些人安静时血压正常,而在运动中血压异常升高,此为心血管疾病发病率和死亡率的突显预测因子。其主要表现有:
(1) 运动强度达 6MET 时,收缩压≥200mmHg;
(2) 舒张压升高≥20mmHg;
(3) 最大强度运动中血压≥230/100mmHg。

3. 高血压患者运动中的血压反应

高血压患者由于基线血压较高,同等负荷收缩压升高的幅度是非高血压者的 2 倍,因此运动中高血压患者血压有较大幅度升高。高血压患者因舒血管反应的下降,运动中舒张压可没有变化或轻度升高。

(五) 健身测试

1. 建议所有人,尤其是中年以上的锻炼者在做最大运动负荷试验前或在剧烈运动前,要进行医学检查以便发现高血压患者。

2. 高血压患者可使用动态心电图和血压监测下的症状限制性运动负荷试验。应对伴有并发症(如肥胖)或关系密切(如老年人)的高血压患者的运动负荷试验进行调整,如使用2级运动负荷试验。

3. 在健身测试或日常运动中应保持原有的药物治疗。

4. 对血压升高幅度较大的患者,应仔细监测运动中的血压反应。在非医学条件下,当收缩压>200mmHg 和/或舒张压>100mmHg,应终止运动负荷试验。

(5) 对高血压发病的高危人群,如45岁以上男性,有高血压家族史并伴有超重或肥胖者,不应采用大强度运动负荷试验,这类试验会导致其运动中血压剧烈升高。

(六) 运动处方

1. 高血压患者的运动方式、持续时间和负荷的组成,以及抗阻和柔韧性练习见表9-20。

表 9-20　　　　　　　　　　高血压患者的运动处方概要

运动方式	运动频率	运动时间	运动强度	运动过程
有氧运动(步行、跑台或功率车)	3天/周	15min	$40\% \sim 50\% \dot{V}O_{2max}$ THR: $89 \sim 111 b/min$; RPE: $11 \sim 13$	逐渐延长至5天/周,以后每周每次运动延长5分钟,直至每次35~40min
力量练习(所有主要肌群)	2~3天/周	每节10~15次收缩,10节为1循环,每次训练2循环	RPE: 13/20	上肢负荷1~2kg; 下肢负荷2~4kg 目标:4~6周后,RPE达15/20
柔韧性练习(所有主要肌群)	3天/周	20秒/拉伸	以不出现疼痛或不适为度	在最大关节活动范围(ROM)时,应出现不适点,逐渐增加耐受能力
准备活动/整理活动	每次锻炼前后	5~10min	RPE<11/20	

2. 运动基本方式应是大肌群参与的有氧运动。

3. $40\% \sim 70\%$ 的 $\dot{V}O_2R$ 或 HRR 运动强度的降血压效果,可能优于或与更大强度运动的降压效果相同,并可防止运动中血压升高幅度过大。因此,高血压患者应采用中低强度的健身运动，这一点对于老年高血压和肥胖高血压患者有特别重要的意义。

4. 尽管每周 3～7 次的有氧运动可有效降低血压，但一次有氧运动的降压效应只能在运动后延续数小时，所以必须每天进行健身运动才可获得更好的降压效果。

5. 每次有氧运动持续时间为 30～60 分钟。

6. 有氧运动是高血压患者的基本运动形式。抗阻练习应与有氧运动结合进行，抗阻练习应遵循小负荷多重复的原则。

（七）注意事项

1. 如安静时收缩压＞180mmHg 或舒张压＞110mmHg，应暂停健身运动，服药使血压＜180/110mmHg 后，方可参加健身运动。

2. 对服用 β-阻滞剂的高血压患者应使用 RPE 监测运动强度，β-阻滞剂可减弱大强度运动和次大强度运动中的心率反应，并减弱运动能力。

3. 在热环境或/和湿热环境中运动时，β-阻滞剂、利尿剂可减弱高血压患者的体温调节能力。对服用 β-阻滞剂的高血压患者，应明确告之其中暑症状和体征。为了预防热病的发生，应缩短运动持续时间和降低运动强度。

4. α1-阻滞剂、α2-阻滞剂、钙离子通道阻滞剂和血管扩张剂，可加重高血压患者运动后的低血压反应，因此要强调运动后的整理活动。

5. 健身运动中血压大于 200/110mmHg 应终止运动。

6. 在抗阻练习中应避免屏息的练习动作。

7. 对于血压明显升高的患者（血压≥160/100mmHg），采用药物治疗后应在其治疗方案中加入耐力运动。健身运动可在药物治疗的基础上进一步降低血压，进而减少服药量并降低高血压并发症的发生率。

8. 活动中要精神放松情绪愉快。动作要有节律不要过度用力，呼吸自然不屏息。不要做过度弯腰的动作，不要长时间使头低于心脏的位置，不要参加竞争性运动。运动应与休息交替进行避免过度疲劳，锻炼要持之以恒。

五、末梢动脉患者的运动处方

末梢动脉疾病（Peripheral Arterial Disease，PAD）是全身动脉粥样硬化的一种表现形式。

（一）末梢动脉疾病病变特点及患者的体适能现状

末梢动脉疾病导致下肢动脉血流逐渐减少，从而引起体力活动中下肢血氧减少和代谢损伤。跛行是 PAD 的主要症状，其主要特点是行走导致一条或两条腿疼痛，使患者不能继续行走，休息后可缓解（间歇性跛行）。跛行主要影响的是小腿，但也可从臀部开始放射到下肢。PAD 常有烧灼样、灼热的疼痛和紧缩感等症状。PAD 患者中 15%～40% 表现出跛行。为了避免腿部不适，PAD 患者通过减缓行走速度和行走距离来改变步法。

与同龄健康人相比，PAD 患者日常体力活动和最大摄氧量各减少 50%。许多活动受影响的患者身体素质显著下降，以至于居家不外出或依赖他人生活。病变进一步发展，患肢的缺血症状可发生在安静状态（严重肢体缺血症），常需要外科治疗甚至实施截肢手术。

（二）健身目标

跛行患者的治疗目标是缓解下肢症状，改善步行能力，提高生活质量及减少动脉粥样硬化的危险。患者治疗的主要方案包括减少心血管疾病的危险因素、健身运动和药物治疗。

（三）健身测试

1. PAD 患者是心血管疾病的高危人群，因此在健身测试时，应有内科医生在场。

2. 由于 PAD 患者具有发生心血管疾病的高度风险性，因此在健身测试中应使用心电图监测，以利于识别缺血症状与 ST-T 改变或心律失常。

3. 可采用递增跑台方案。以 3.2km/h 为起始速度，每 3 分钟递增 3.5%，或者每 2 分钟递增 2%，或者采用逐渐递增坡度的方案。

4. 患者跛行出现时，记录运动持续时间或步行的距离。

5. 手动功率车测试或药物负荷测试，可用于下肢不能参加健身运动的患者心血管状态的评价。

（四）运动处方

1. 末梢动脉疾病患者的运动方式、持续时间和负荷的组成，以及抗阻和柔韧性练习参见表 9-20。

2. 初次实施运动处方时应在有心电图、心率和血压检测的医务监督下进行。

3. 每次运动时应有 5~10 分钟的准备活动和整理活动。

4. 在跑台和跑道上步行是减少跛行最有效的方法，每周应进行 3~5 次。

5. 跑台的初始负荷设置在跛行症状的诱发点上 3~5 分钟内。患者在此负荷步行直至达到中等程度跛行，随后站立或坐下进行短时间的休息，以缓解跛行症状。

6. 反复采用"运动-休息-运动"的方式直至达到运动持续时间。初始运动时间为间歇性步行总计 35 分钟，每次运动增加 5 分钟，直到能够完成 50 分钟的间歇性步行，最终实现连续步行 35~50 分钟的目标。

7. 患者增加运动量和达到较高心率、较高血压水平时可能出现心脏病的症状和体征，因此应加强医务监督。

8. 抗阻练习或手动功率车运动可作为辅助运动方式，但是不能取代步行。

（五）注意事项

1. 末梢动脉性疾病是动脉粥样硬化在末梢动脉的表现。此疾病的出现意味着全身其他大中动脉可能有相似病变，因此应加强对这类患者的医务监督。

2. 评价末梢动脉性跛行最常用的方法是测量踝和上肢收缩压的比率（踝—臂指数，ankle-brachial index，ABI）。正常：0.91~1.30；轻中度 PAD：0.41~0.90；重度 PAD：0.00~0.40；不可压缩、钙化血管：>1.30。

3. 经过健身活动，可使血流射入接近末梢部位的肌肉组织及下肢的末梢循环中，从而使踝部收缩压和 ABI 可进一步减少。

4. 尽管连续测量 ABI 可以评价 PAD 的发展进程，但健身活动后下肢血流增加并不是一种常见的反应，因此不能用 ABI 评价干预效果。

5. 健身测试中到达间歇性跛行的时间是一个有价值的测量结果，可以用来观察健身效果。

六、慢性阻塞性肺部患者的运动处方

肺部功能异常通常被分为限制性和阻塞性功能障碍两类。限制性肺部功能障碍是一种由多种不同疾病、肺损伤、放射性物质或某些药物等所致的异常肺通气功能下降。慢性阻塞性肺部疾病（COPD）又被定义为永久性的肺通气量减少，通常伴随着慢性支气管炎、肺气肿和哮喘。

（一）肺部疾病患者的体适能现状

肺部疾病可引起明显的呼吸困难或呼吸急促。由于呼吸困难造成肺部疾患者体力活动受限和体适能低下，结果必然导致肺部疾病患者呼吸困难加重和身体机能进一步下降。除非这种恶性循环被打断，否则肺部疾患者最终将成为功能严重损害的残疾人。

现代医学研究证明，标准的运动处方原理（运动方式、运动强度、运动频率和持续时间）可用于慢性肺部疾病者。已得到良好控制的哮喘患者可按照健身测试和运动处方进行健身锻炼。然而，哮喘患者，特别是运动性哮喘患者（EIA），应当特别注意避免环境诱发因素，如寒冷、干燥、粉尘、可吸入污染物及化学物质等。急性哮喘患者在症状没有缓解前不应参加健身活动。

（二）健身测试

1. 生理功能的评价包括心肺功能能力、肺功能和血气分析和/或血氧饱和度（SaO_2）。

2. 应根据肺部疾病患者功能受限和早期呼吸困难的诱发点而调整标准测试方案，如小幅增加强度与减缓进程。

3. 当血氧饱和度下降时，或者患者出现呼吸困难与运动负荷不相符的情况时，应终止健身测试。

4. 健身测试方法为典型的步行或功率自行车。如果使用手动功率车，特别要注意上肢较大强度有氧运动可以导致呼吸困难，从而限制手动功率车运动的持续时间。

（三）运动处方

1. 慢性肺部疾病患者的运动方式、持续时间和负荷的组成，以及抗阻和柔韧性练习参见表 9-20。

2. 慢性肺部疾病患者最好的运动方式是步行，其次是功率车运动。上肢较大强度有氧运动可加重呼吸困难的程度，因此患者不要采用以上肢为主的运动方式。

3. 每周健身运动最小频率为 3～5 次。对于伴有肺功能下降的患者，为了获得理想的健身效果，应增加健身运动次数，如每天一次。

4. 目前，对慢性肺部疾病患者尚未确定"理想的"运动强度。已用的两种运动强度为：摄氧量峰值50%（50%peak$\dot{V}O_2$）和最大限度耐受相关症状强度。

5. 无论何种运动强度，健身专业人士应密切监督运动初始阶段的患者，并根据患者在运动中的反应，随时调整运动强度和运动持续时间。在一般情况下症状的出现，特别是呼吸困难/气促，是停止实施运动处方的指征。

6. 观察运动中心率的变化是传统监测运动强度的方法。一种改良的方法是将GXT中出现呼吸困难几率作为健身运动强度目标。在10～30分钟的次大强度运动中，可将呼吸困难的程度划分为0～4分或者0～10分。如运动强度设定在4分法中呼吸困难几率达到2～3分程度时，或者10分法中呼吸困难几率达到在3～5分，即中度～严重呼吸困难之间时，大多数COPD患者都能适应这种运动强度。健身起始阶段，大多数慢性肺部疾病患者连续运动时间少于20～30分钟。部分患者仅能进行几分钟特定强度的运动。采用间歇训练法，即练习—休息，直到其具有在较大强度下持续运动的能力。

7. 呼吸系统疾病，特别是COPD，不仅影响肺部功能，而且也影响骨骼肌的功能。因此，骨骼肌的抗阻训练应当是肺部完整康复计划中的一部分。肺部疾病患者抗阻训练的原则应与健康老年人运动处方相同。

8. 慢性肺部疾病患者在日常活动中，上肢活动时会感受到呼吸困难的加重，应循序渐进地加强肩带肌的抗阻练习。

9. 呼吸肌无力被认为是慢性肺部疾病患者运动承受能力差和呼吸困难的原因之一。因此，加强呼吸肌练习具有减轻呼吸困难和改善运动能力的潜在作用。

10. 慢性肺部疾病患者呼吸训练的常用方法：（1）横膈（腹式）呼吸。个人多采用主动横膈式呼吸练习，可在卧位或站位下进行，吸气时一手置于上腹部并稍加压，吸气时加压的手协调性地徐徐隆起；呼气时腹部下陷，手再加压以增加腹压使膈肌上抬，在体前倾位进行横膈式呼吸练习效果更佳。每组练习可呼吸3～5次，间歇片刻可进行下一组，重复5～6组，逐渐增多，直至掌握横膈式呼吸为止。（2）缩唇呼吸。通过鼻子缓慢深吸气直到无法进入为止，通过缩窄的口唇缓慢呼声。这样呼声时气道内维持一定的压力，防止气道过早被压扁闭塞。

（四）注意事项

1. 与健康人群及心脏病患者不同，慢性肺部疾病患者在运动中会出现动脉血氧饱和度下降。因此，初次GXT，应进行部分血氧测试，可选择动脉血氧分压（PaO_2）或者动脉血氧饱和度的百分比测试。此外，为避免运动导致的血氧饱和度下降，应当进行血氧定量测试。

2. 在没有血氧测试条件下锻炼时，应从短时间训练开始（如5分钟），逐渐延长时间至中等程度呼吸困难。每次运动20～30分钟为宜，同时注意观察有无缺氧症状和体征出现。

3. 根据夜间氧疗方案，当患者吸入室内空气，血氧分压≤55mmHg或者动脉血氧饱和度≤88%为补氧指征。健身运动中进行补氧疗法时，仍可采用上述原则。

七、免疫异常患者的运动处方

运动免疫学已将人体研究的重点放在了健身锻炼对易患上呼吸道感染（URTIs：如普通感冒和流行性感冒）的影响上来。因此，这部分内容重点在健身锻炼和上呼吸道感染的关系及对健身锻炼的基础免疫应答上，这也是健康测试和运动处方推荐的基础。

（一）体育锻炼与上呼吸道感染

目前普遍采用"J"曲线模型来描述运动强度、运动量与易患上呼吸道感染的关系（图9-5）。这个模型指出中等强度的健身锻炼的人易患上呼吸道感染的危险性小于静坐少动的人群，而大强度体育锻炼的人群易患上呼吸道感染的危险性较高。流行病学研究已证实，相对于普通人群，运动员耐力运动比赛（如马拉松）和剧烈运动训练后自述上呼吸道感染症状（self-reported symptoms of URTIs）发生率明显增高。另一方面未有过运动史的人群中等强度体育锻炼（如健步走）后，可减少上呼吸道感染的发病率或缩短上呼吸道感染征候群的持续时间。

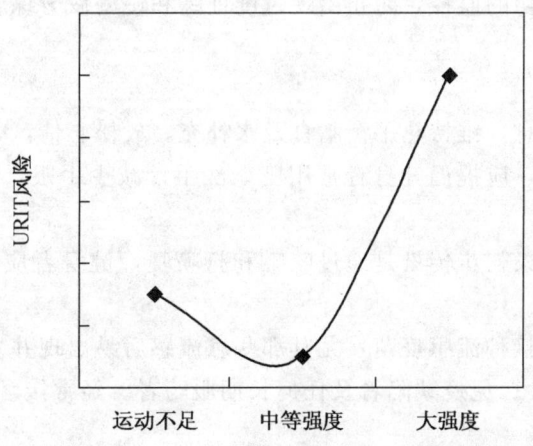

图9-5 体力活动与上呼吸道感染风险

研究发现，在耐力运动恢复期免疫功能低下可能会产生一个"窗口"，为病毒、细菌感染提供条件。剧烈运动（>80%HRR）或较大强度抗组训练运动后1～4天内可能会增加亚临床（无症状表现）和临床（有症状表现）感染。

也有研究认为，在单次长时间剧烈运动或大强度训练后，免疫作用的变化既不能增强也不能抑制（chronically enhance nor suppress）安静状态下的免疫系统功能。另外，尚无研究表明，耐力运动员在长时间大强度训练中有临床免疫缺失。一般健康人群在中等强度耐力运动或肌肉力量训练后并无对安静状态的免疫功能的慢性影响。未来需要更多的长期的研究来证实"J"曲线模型和"窗口"假说。

除了体育运动，免疫系统的功能还受多种因素影响，包括精神压力、潜在的疾病危险、营养、药物、吸烟、饮酒、肥胖、降体重、衰老、过敏反应、社会经济因素及环境因素等。因此，上呼吸道感染征候群的变化可能与缺乏体育锻炼关系密切，但尚不能完全断定剧烈的体育运动和长期健身锻炼与易患上呼吸道感染致病因素存在明显的联系。观察发现，心血管疾病、癌症、免疫缺陷综合症患者以及老年人具有多种上述影响因素，对运动的免疫应答可能不同于健康人群或年轻人。因此，评价体育锻炼对人体免疫力的影响时，应考虑锻炼者的全身状况。

（二）健身测试

对仅有较轻症状或只是呼吸道受限（普通感冒症状如流鼻涕或鼻塞、打喷嚏、咽喉痛）的患者，可进行次大强度健身测试。有明显上呼吸道感染症状者，如发热、疲劳、腹泻、肌肉酸痛，健身测试应推迟到症状好转。

（三）运动处方

1. 上呼吸道感染症状较轻，只局限在口腔、鼻腔和咽喉部时，可进行健身锻炼，但应采用较低强度和较小的运动量。一旦出现症状加剧，应停止健身计划至病症好转。
2. 上呼吸道感染愈后可恢复低水平体育锻炼，但应循序渐进。
3. 不鼓励有较轻上呼吸道感染症状的患者参加集体体育活动，避免交叉传染。
4. 对运动量保持密切的监控，防止出现过度训练和慢型疲劳综合征。

（三）注意事项

1. 健身者应充分休息，维持热平衡膳食及水补充，放松心情，尤其在剧烈运动期间。
2. 为防止疾病传播，应提倡健身者常用肥皂洗手，减少手眼、手鼻接触，尤其是在感冒和流感易发季节。
3. 由于上呼吸道感染初步传染是通过咳嗽和打喷嚏，健身者应减少与上呼吸道感染者接触。
4. 倡导健身者适时接种流感疫苗，尤其那些患流感后易出现并发症的人群，如65岁及以上老年人、妊娠妇女、免疫缺陷者及任何长期服药者。经常接触那些高危险人群的医师应接种流感疫苗。

第四节　肌肉骨骼康复训练的原则与方法

康复训练又称功能锻炼，它是通过伤者自身的各种运动来锻炼身体，促进损伤愈合及功能恢复的一种治疗方法。

运动损伤治疗的最终目标是使运动员早日恢复训练，按时参加比赛，并取得更好的成绩。因此对运动员来说，伤后康复训练有着更为特殊的意义。

康复的短期目标主要有：缓解疼痛，保持或提高柔韧性，恢复或增加肌力，恢复神经肌肉支配和维持心肺功能水平。康复的长期目标是使受伤运动员尽快重新安全地进行训练和比赛。实现康复的长期和短期目标比较简单，难点在于，为有效地达到这些目标，如何根据运动员的个体情况制定个性化的康复方案。

一、康复训练的目的

（一）防治停训综合征

运动员在长期训练中已获得的良好训练状态，会因损伤或停止训练而受到影响，会使长期建立的各种条件反射性联系遭到破坏，从而产生严重的机能紊乱（如神经衰弱、胃肠功能紊乱，内分泌失调等），即所谓停训综合征。若在停训后仍然保持一定强度的运动，可有效防止和减轻停训综合征。

（二）减轻停训后身体机能下降

突然停训后，身体状态良好的运动员其身体素质普遍迅速下降。肌肉力量、耐力和协调性下降。特别在损伤部位固定一段时间后，肌肉、关节、韧带、骨、神经肌肉支配的效率以及心肺系统都会产生一系列的失用性变化。比如肌肉萎缩，神经对肌肉的支配效率下降，韧带和骨的强度下降，关节退化，心肺系统功能下降。康复训练，可最大限度地维持和恢复伤部的运动能力。

（三）促进恢复

通过适当的锻炼和训练，可促进损伤的痊愈和局部功能的恢复，加强关节的稳定性，改善伤部组织的代谢和营养，减少组织粘连，关节僵硬及活动受限，减轻损伤的不良影响，缩短恢复时间，使运动员尽早重返运动场。

二、康复训练的目标

康复方案的主要目标是使受伤运动员恢复损伤前的竞技水平，尽快重返赛场。一个好的康复方案必须达到以下几个主要的短期目标：缓解疼痛，维持心肺功能水平，恢复全关节运动，恢复或增强肌肉力量，重建神经肌肉调节以及逐步恢复功能等。康复训练包括以下几个方面：

1. 缓解疼痛

受伤后运动员会感到疼痛。疼痛与损伤的严重程度、运动员对疼痛的个体反应和感觉以及损伤时的周围环境有关。损伤后即刻采用 RICE 法可以缓解急性疼痛。理疗师还可通过各种药物来减轻疼痛。

持续疼痛会影响力量或柔韧训练，从而影响损伤的康复。因此每个运动员的损伤治疗都必须注意消除疼痛。采取适当的治疗方法，如各种冷疗法、温热疗法和电刺激等，均有助于在康复过程中缓解疼痛。

2. 维持心肺功能

通常认为，恢复力量和柔韧性是损伤康复的主要目标，而对维持心肺系统的功能水平则不太重视。平时为使心肺系统能够适应高水平比赛的要求，运动员花费了大量时间进行锻炼。损伤后,运动员被迫停止训练,心肺系统的功能迅速下降。因此,损伤恢复期运动员必须进行某种替代练习,以维持原有的心肺功能水平。

根据损伤状况的不同,运动员可采取多种替代运动。如下肢损伤时采用无负重的运动方式。水中运动是一种极好的康复锻炼方法,固定蹬车运动也可对心肺系统产生积极的影响。

3. 恢复关节运动幅度

关节损伤后总会造成某些运动功能的下降。关节运动功能的下降可能与多种病理变化有关,如韧带、关节囊和结缔组织挛缩,肌肉、肌腱和肌膜组成的肌肉与腱单位对牵拉产生阻抗,以及两者合并存在等。

4. 恢复肌肉力量和耐力

要使损伤肢体的功能恢复至损伤前状态,肌肉力量的恢复是其中最重要的因素。等长练习、等张练习和等动练习均可促进肌肉力量的恢复。无论采用哪种力量练习方式,都必须注意监控训练可能引起的疼痛。进行力量训练的主要目的是恢复关节的全幅度无痛运动。

5. 恢复本体感觉、肌肉运动觉和神经肌肉调节

所有损伤的康复都必须重建本体感觉、肌肉运动觉和神经肌肉调节。本体感觉,即判断关节在空间中的位置能力。肌肉运动觉,则是指肌肉感觉运动的能力。

除皮肤、视觉和前庭的神经传入外,机体还通过肌肉和关节的机械性刺激感受器感知关节在空间中的位置。神经肌肉调节通过中枢神经系统整合本体感觉和肌肉运动觉信息,然后控制肌肉和关节进行协调运动。

三、康复训练的原则

1. 无论进行何种康复训练或功能锻炼,都应以不加重损伤,不影响损伤的愈后和正常的治疗为前提。应尽可能不停止全身或局部的活动,并且对伤部肌肉的训练越早越好。

2. 康复训练要根据损伤的性质、程度、部位、病程以及患者的具体情况来决定练习的方法,即做到分别对待,个性治疗。

3. 在整个康复训练中要贯彻局部与全身兼顾、动静结合的原则。在损伤初期,因局部肿胀充血、疼痛、功能障碍,应以全面身体运动为主,在不加重局部肿胀和疼痛的前提下,适当进行局部运动,随着损伤逐渐好转,局部运动量和时间可逐渐适当增加。在损伤后期,应对受伤部位安排有针对性的康复练习,促进局部功能恢复,保持良好的整体机能状态。

4. 伤后训练的运动量安排,必须遵守循序渐进的原则。康复训练的幅度、频率,持续时间,负荷量的大小等都应逐渐增加,以不引起疼痛肿胀为宜,切忌粗暴的被动活动。

5. 加强伤后训练的医务监督。伤后训练应做好准备活动,有条件的应尽量使用保持支持带。训练后注意伤部反应,发现异常情况应及时调整运动量和训练内容,训练后应采取适当的恢复措施并进行积极治疗。

四、康复训练方案的制定与效果评估

只有经过精心设计,康复训练计划才会比较适宜。康复训练计划的设计必须考虑到各种因素,包括损伤状况以及明确的实际实施计划等。

(一)康复训练方案的制定

1. 评价损伤状况

制定康复训练计划,必须要全面了解损伤的状况,如受伤的原因,损伤的主要解剖结构、程度,以及其愈合状况或所处的愈合阶段等。

2. 制定并实施康复计划

通常在损伤进入愈合阶段,功能能力部分恢复后,即开始进行损伤的康复。康复练习必须与其他治疗方法,如热疗、冷疗和肌肉电刺激等结合使用。肿胀和肌肉痉挛会限制运动,实施训练计划时必须注意。

运动医学的康复训练,通常可根据损伤愈合的3个时期而划分为3个阶段。

第一阶段:损伤急性期;

第二阶段:修复期;

第三阶段:重塑期。

由于损伤的类型和程度不同,个体损伤愈合的反应也不同。锻炼阶段中,微小损伤会经常出现,因此,训练治疗中必须注意训练量,并能够采用适当的方法及时处理。每一阶段中的康复目标及其递进到下一阶段的标准,都必须慎重考虑。

3. 康复期间的保护运动

保护运动对疤痕组织形成、血管再造、肌肉重建、肌纤维类型转变和拉伸性能的影响都优于固定。但在急性炎症期,固定损伤组织可控制炎症反应,从而减轻临床症状促进损伤愈合。损伤进入修复期后,在支持带的调节保护下进行运动,可恢复正常的柔韧性和肌肉力量。通常在损伤修复期末,临床症状和体征消失。重塑期开始后,应进行渐进的主动关节幅度运动和肌肉强健练习,促进组织重塑和重排。康复过程中损伤结构的负荷量必须逐渐递增。

(二)康复效果评定

为了检验康复训练是否有效,以及运动员受伤后何时能够从事正规训练和比赛,有必要对康复训练效果进行正确的判断与评定。评定的内容包括以下几个方面:

1. 测定患肢肌力、关节活动范围、肢体围度等来衡量机能恢复情况

一般认为肌力恢复到正常水平的95%左右,关节活动度基本正常,患侧围度为健侧的90%以上即可参加正规训练和比赛,否则应继续一定的康复训练,并不断调整康复训练计划,以期达到最终目的。

2. 功能测验

功能试验采用逐步功能恢复中的训练方法，以评定运动员完成某种特定活动的能力。功能测验可采用单次最大运动，以评定运动员的恢复程度。运动员功能的评定可采用多种功能测验，如各种灵敏训练（8字跑、往返跑、卡里奥克舞）、侧滑步、纵跳、不同时间或距离的单脚跳，以及协同（联合）收缩试验。

（三）完全康复的标准

所有康复计划都必须确定损伤完全康复的标准。通常损伤完全康复即意味着运动员完全恢复，重新达到关节全幅度运动、肌肉力量、神经肌肉控制、心血管功能和运动专项技能。除身体健康外，运动员还必须对重新训练具有十足的信心。

损伤愈合康复期限将结束时，运动医学小组中参与康复过程的每个成员需慎重考虑运动员是否结束损伤恢复治疗，完全恢复运动训练。由队中的医师负责作出最终决定。

决定运动员是否可以恢复训练，必须考虑下列因素：
- 损伤恢复的生理限制；
- 疼痛状况；
- 肿胀；
- 关节活动幅度；
- 肌肉力量；
- 本体感觉、肌肉运动觉和神经肌肉调节；
- 心肺功能；
- 运动的专项要求；
- 功能试验的结果；
- 是否使用防护带、支持带或护垫；
- 运动员的任务；
- 损伤的可能性（趋势）；
- 心理；
- 运动员的教育和预防执行程序。

五、常用的康复训练方法

（一）力量训练

1. 肌肉等长收缩、等张收缩和等动收缩练习

（1）等长练习

等长练习主要用于关节固定一段时间后的早期康复阶段。此时，若进行全幅度的抗阻运动可能会加重损伤，而等长练习则比较有效。

（2）等张练习

等张练习是肌肉力量康复中最常用的一种方法，阻力可由重物、训练器或橡皮筋提

供。递增抗阻练习中肌肉工作形式通常是等张收缩。

(3) 等动练习

等动练习在康复中通常用于损伤康复的后期。

2. 肌肉向心收缩和离心收缩练习

(1) 向心收缩：指肌肉工作时外界阻力小于肌肉力量，肌肉的起止点相互接近，肌肉的长度缩短。

(2) 离心收缩：指肌肉工作时外界阻力大于肌肉力量，肌肉的起止点相互远离，肌肉被迫拉长。

长期以来，人们一直重视向心收缩力量练习，而忽略离心收缩力量练习。实际上，离心收缩力量练习非常重要，它对提高肌肉康复质量、预防肌肉拉伤和帮助突破向心收缩力量练习的平台都有重要作用。

下面试以肩关节损伤为例，说明力量训练的常用方法。

肩关节是全身活动范围最大的关节。肩部运动是各关节的协调运动。由于盂肱关节其关节盂小，肱骨头大，因此其活动范围大增，灵活性增加，但关节稳定性也相对较差。

肩关节稳定性练习，主要是通过加强稳定肌群的力量和增强肩带肌肉运动感觉及本体感受功能训练来实现的。肩关节稳定训练应贯彻以下原则：加强对肩关节周围肌肉力量的训练；注意拮抗肌之间的力量平衡，稳定肌群力量与动力肌群力量的协调发展；增强肩带肌肉运动感觉及本体感受功能训练。

(1) 三角肌的训练（图 9-6）

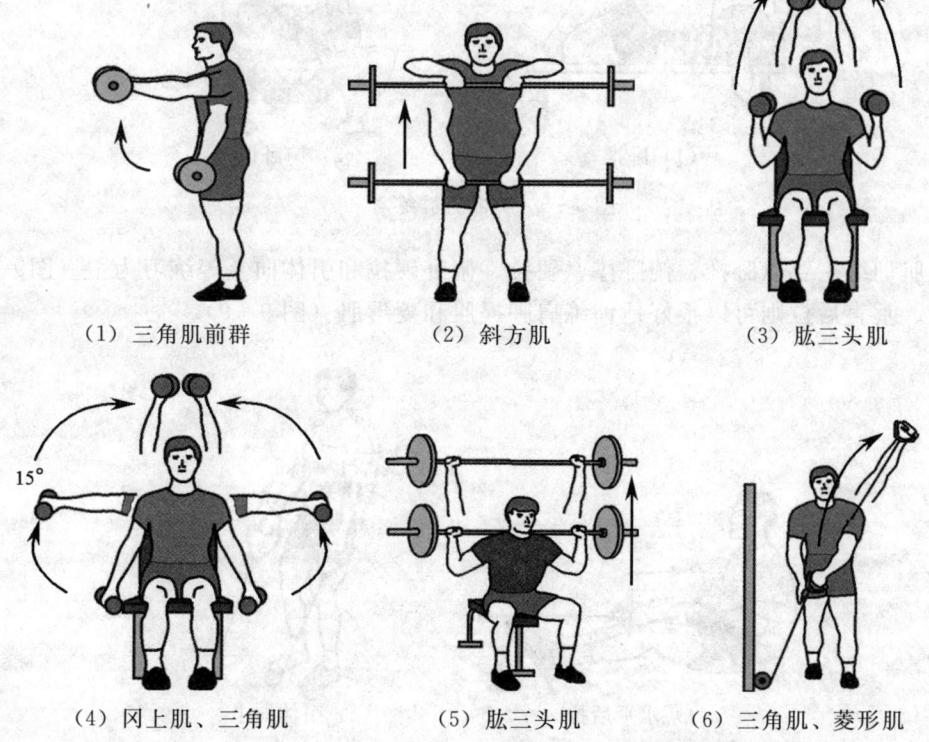

(1) 三角肌前群　　(2) 斜方肌　　(3) 肱三头肌

(4) 冈上肌、三角肌　　(5) 肱三头肌　　(6) 三角肌、菱形肌

图 9-6　三角肌群练习

设计训练动作时应考虑到三角肌的前、中、后3个部分，分别拉动上臂从/向躯干的前、中、后3个方向上举。

（2）肩袖肌群训练（图9-7）

肩袖肌群的力量与肩关节的稳定性密切相关，肩袖肌群有使上臂外展、旋内、旋外的作用。其中主司旋内的肌肉（肩胛下肌）与主司旋外肌群（冈下肌、小圆肌）之间的力量平衡非常重要。

肩袖肌群训练主要以上臂完成外展、内旋、外旋负重运动为主。肩袖肌群属小肌群，开始阶段负荷不宜过大，应当逐渐负重。

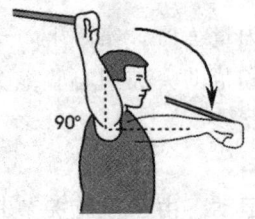 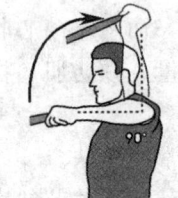 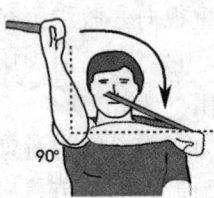 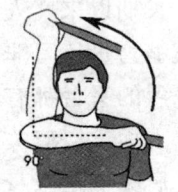

（1）肩胛下肌　　（2）大圆肌、小圆肌　　（3）三角肌前部　　（4）三角肌后部、菱形肌

图9-7　肩袖肌群练习

（3）胸大肌训练（图9-8）

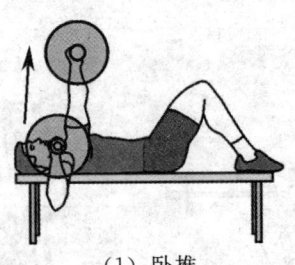 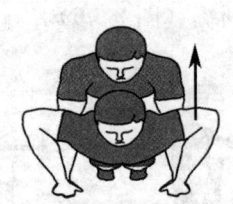

（1）卧推　　　　　　（2）俯卧撑

图9-8　胸部肌群练习

胸大肌训练主要以卧推、俯卧撑、硬拉、俯卧硬拉和引体向上等练习为主（图9-8）。水平后拉、垂直后拉则可以很好地训练肩胛提肌和菱形肌（图9-9）。

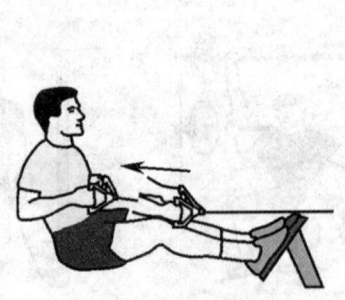 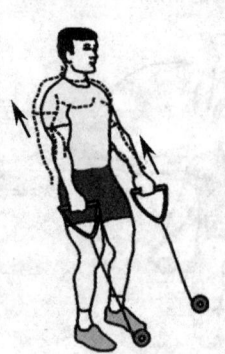

（1）水平后拉　　　　　（2）引体向上

图9-9　菱形肌、肩胛提肌练习

（二）柔韧性练习

一些运动项目对于人体某些关节的活动范围有较高的要求，通过专门增加关节活动范围的练习，可预防损伤同时提高运动表现。练习方法见图9-10～图9-13。

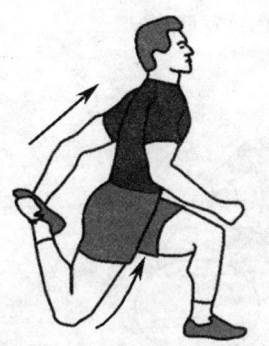
（1）股四头肌伸展

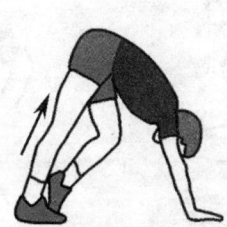
（2）股后肌群伸展

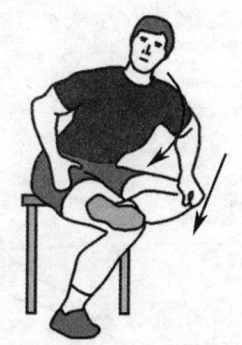
（3）臀部及大腿外侧伸展

图 9-10　下肢柔韧性练习

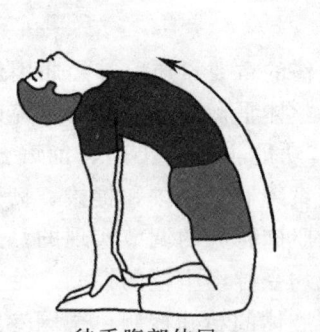
徒手腹部伸展

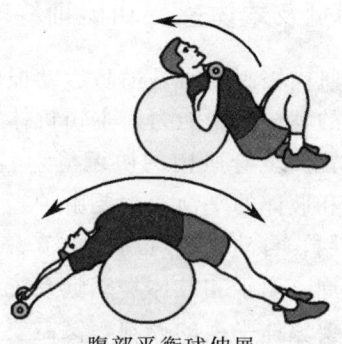
腹部平衡球伸展

图 9-11　腹部柔韧性练习

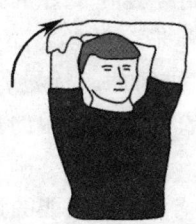
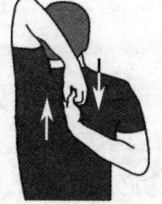

图 9-12　肩带柔韧性练习

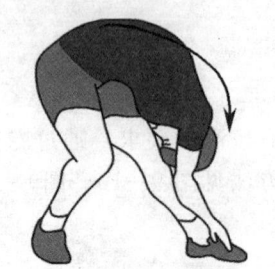 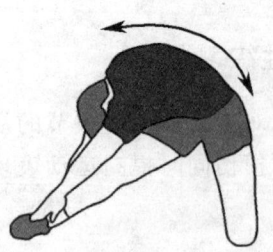

(1) 大腿后群肌及背部伸展　　　　(2) 大腿内侧及背部伸展

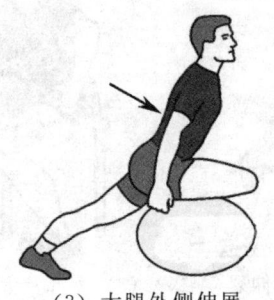 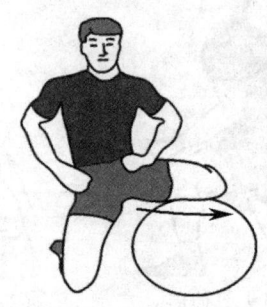

(3) 大腿外侧伸展　　　　　　　　(4) 大腿内侧伸展

图 9-13　腿部柔韧性练习

(三) 运动感觉及本体感受功能训练

运动中的神经肌肉控制能力是预防运动损伤的重要素质。神经肌肉能力总体上可分为两类：一类为机体的整体控制能力，主司机体整体平衡的控制，如机体的位移、起伏、旋转、加速及空间位置及全身肌肉的协调等，其功能主要由小脑、前庭分析器、视觉来调节；另一类为躯干和肢体的平衡，主要由神经系统通过肌梭和腱梭、韧带、关节囊、皮肤感觉之间的协调作用，自动完成对局部关节、肌肉张力的调节实现的。无论是中枢的运动感受系统，还是外周（躯干和肢体）感觉系统均受神经中枢的控制。绝大多数运动项目的训练和比赛，既需要整体平衡的控制，又需要肢体的精确控制。德国专家认为，肢体平衡问题实际上是神经系统对肢体进行精确控制的问题。在进行激烈的训练活动之前，第一步，也是最重要的一步，就是建立神经肌肉控制，具体说就是要建立良好的运动感觉机制，建立起良好的向心收缩和离心收缩控制，使肢体及关节的活动状况能够很好地反馈到神经中枢或脊神经，使肢体及关节的活动状况始终处在良好的控制状态，完成动作过程中肢体的位置感觉和肢体的位置控制。比如人们跑步，虽然路不是很平，我们既不会摔倒，也不会扭伤踝关节。对控制器械的项目而言，如网球、标枪、击剑、射击、足球、乒乓球、羽毛球等，都有控制器械的问题，如肢体的位置、器械的位置、器械的角度等，都是通过本体感受器对肌肉活动的精确控制实现的。

因此，为了避免损伤，为必须加强机体运动感觉系统功能的训练。通过这种专门的训练，可显著提高运动过程中保持关节自稳 (jiont homeostasis) 的功能，从而减少损伤的发生。

1. 核心区运动感觉及本体感受功能训练（图 9-14、图 9-15）

本体运动感觉系统（sensorrimotor system）功能的训练，即（肌梭、腱梭）对肌肉张力的自主调节和控制能力的训练,主要通过一些平衡球、平衡板及特殊的仪器设备训练来完成。本体运动感觉功能训练可帮助我们在运动中迅速调节关节周围肌肉紧张度,从而使得动作更加协调,更快地从易受伤体位调整过来,避免损伤的发生。它既是伤后康复锻炼的重要内容,也是预防损伤发生的有效手段。

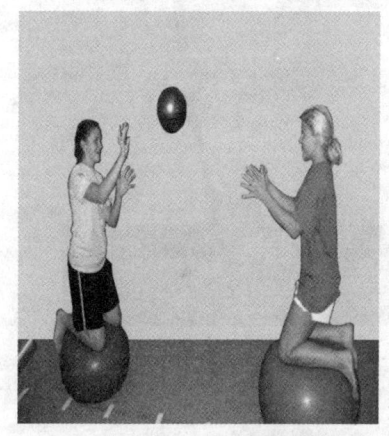
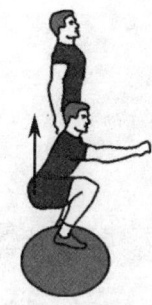
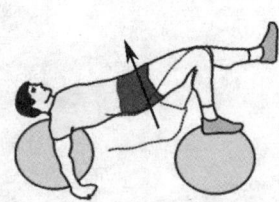

图 9-14 核心区本体感受平衡球练习

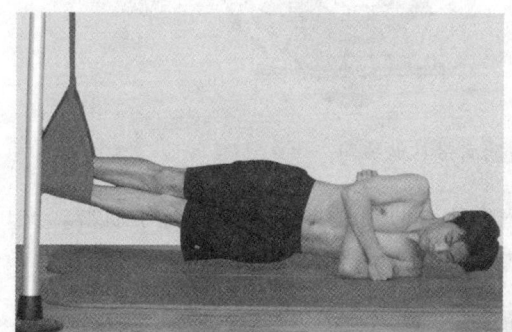
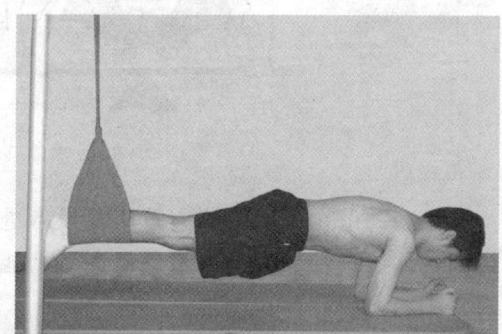

图 9-15 核心区本体感受吊索练习

2. 肩带本体感受功能训练

肩带本体感受功能训练的各种方法如图 9-16～图 9-18 所示。

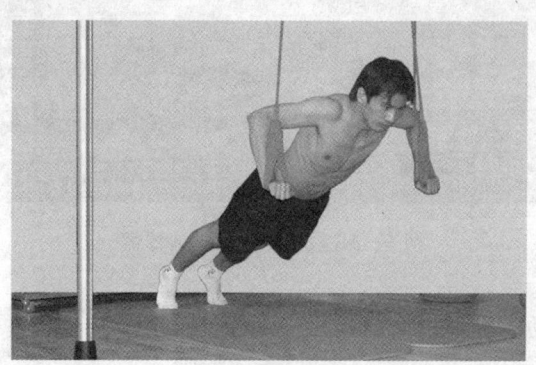

图 9-16 肩带本体感受吊索练习

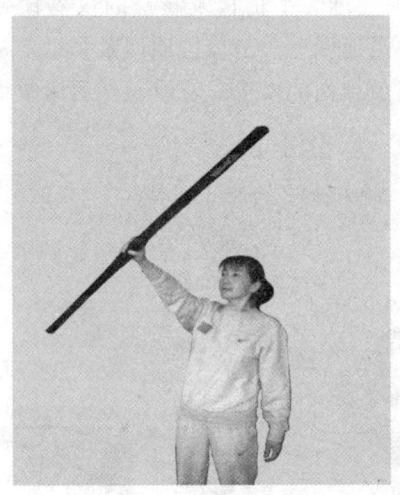
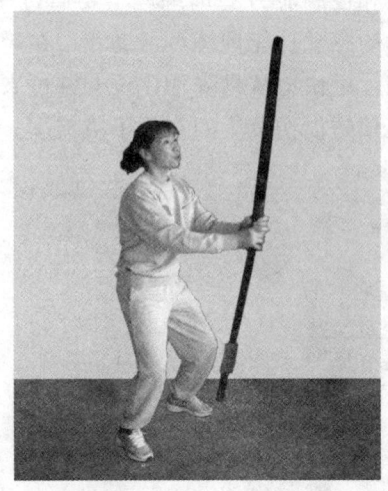

图9-17 肩带本体感受振荡板练习

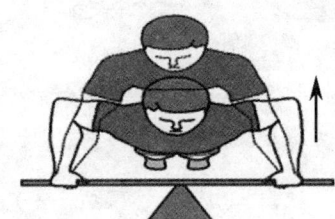
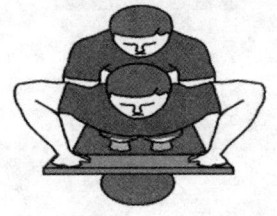

图9-18 本体感受功能肩带其他练习

利用多关节全身无轨迹力量康复设备进行三维立体训练，既有利于锻炼小肌群，又可将提高身体协调性、发展力量、提高平衡能力融为一体（图9-19）。

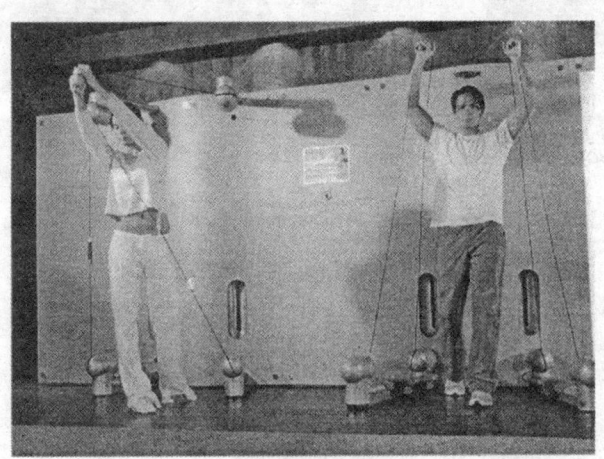

图9-19 无轨迹康复训练器

3. 下肢本体感受功能训练

下肢本体感受功能训练各种方法如图9-20～图9-22所示。

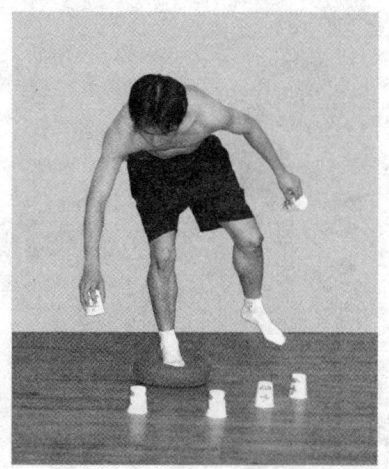
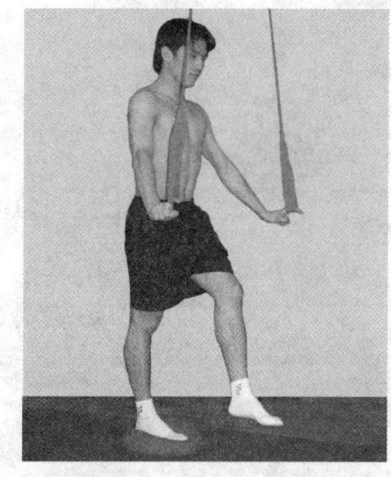

图9-20 下肢本体感受平衡垫练习

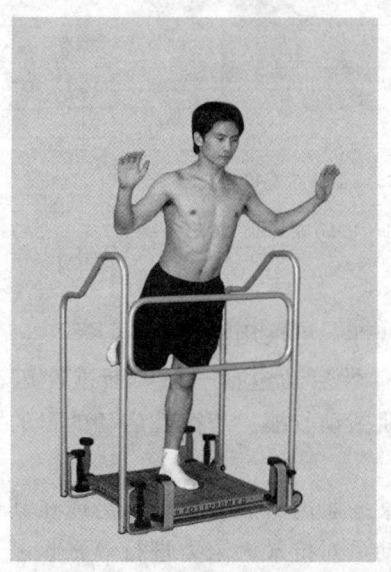
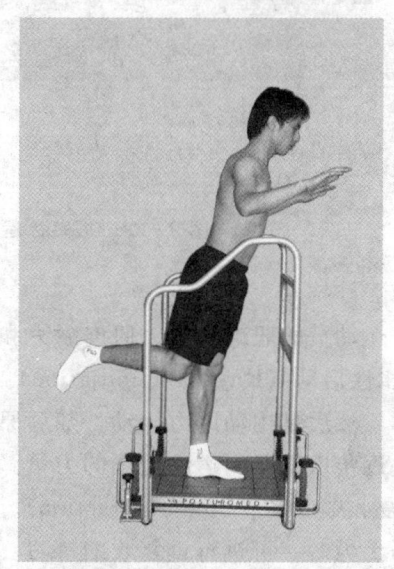

图9-21 平衡台练习

4. 本体感觉神经肌肉促通术

本体感觉神经肌肉促通术（Proprioceptive Neuromuscular Facilitation，PNF）是利用本体感觉、皮肤和听觉的神经传入来改善运动传出神经支配功能的一种治疗训练方法，是多种运动损伤康复的重要组成部分。PNF推荐用于增强肌肉力量、增加柔韧性以及改善神经肌肉系统的协调反应。PNF应用原则和方法的主要依据是牵张反射的神经生理机制。

（1）本体感觉神经肌肉促通术的操作方法

PNF技术在康复中主要用于增强肌肉力量和加大关节的运动幅度。通过收缩——放松、静持——放松和慢速——往返——静持——放松技术可提高柔韧性。而重复收缩、慢速往返、节律性启动和节律性稳态练习则可增强肌肉力量。

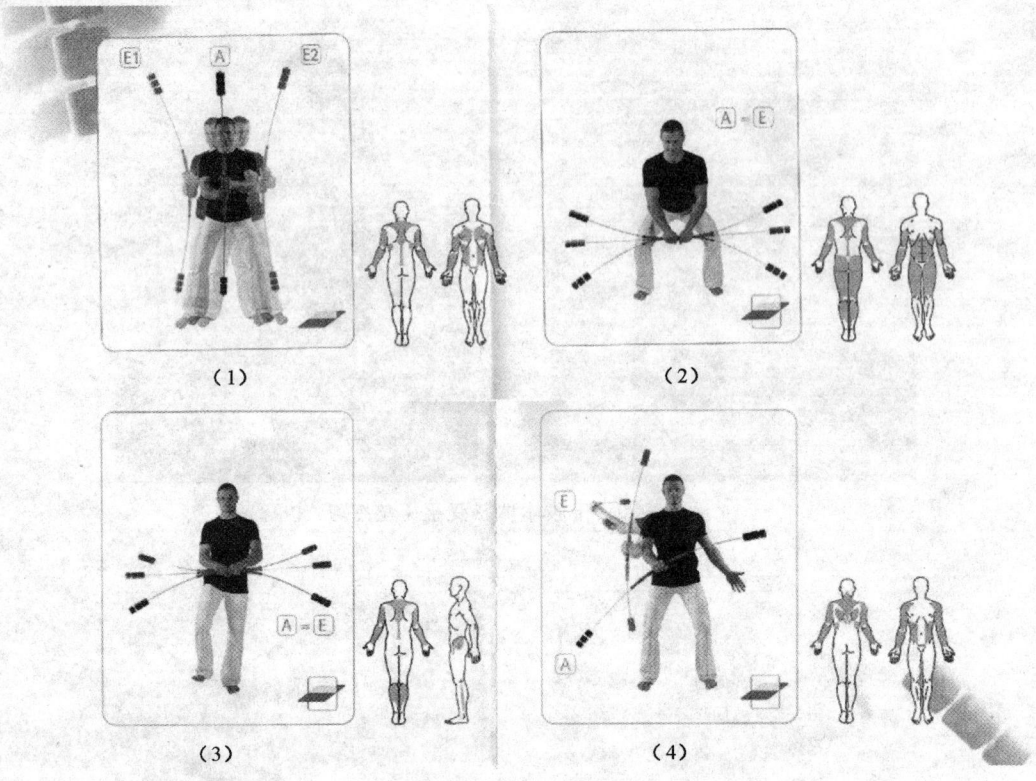

图 9-22 振荡板运动觉、协调能力训练法

①肌肉强健技术

要增强运动员的肌肉力量、肌肉耐力和协调性，可采用下列方法：

a. 节律性启动（Rhythmic initiation）。节律性启动包括一系列渐进性运动。首先进行被动运动，然后是主动助力运动，随后原动肌主动收缩。节律性启动的目的是使运动受限的运动员逐步恢复肌肉运动范围的力量。

b. 重复收缩（Repeated contraction）。当某一肌肉、肌群力量不足或在其运动幅度的某一点软弱无力时，可进行重复收缩练习。运动员对抗最大阻力进行等张收缩直至感觉疲劳。然后在运动范围内感觉疲劳的位点牵拉肌肉，促使肌肉产生更大的收缩力量。所有施加的阻力都必须根据运动员的力量水平进行调节。由于重复收缩练习运动员进行的是最大抗阻收缩，因此有某些损伤的运动员应禁止使用。

c. 慢速往返练习（Slow reversal）。运动员对抗最大阻力进行全幅度抗阻运动。阻力用以增强拮抗肌和原动肌群，并保证动作流畅和运动的节律。一动作完全结束时，立即开始进行反向运动。这种 PNF 技术的主要作用是促进原动肌群和拮抗肌群的正常协调配合。

d. 慢速往返——静持（Slow-reversal-hold）。运动员肢体的原动肌群先等张收缩，在等张运动结束时，立即进行等长收缩。这一技术的主要目的是增强肌肉在运动幅度中某一特定点的力量。

e. 节律性稳态练习（Rhythmic stabilization）。节律性稳态练习中，原动肌先等长收缩，随后拮抗肌等长收缩。原动肌群和拮抗肌群重复联合收缩，可使稳态点的肌肉力量达到最大。

②牵拉方法

为增加关节的运动幅度，可采用下列 PNF 技术，通过反牵张反射放松肌肉。

a. 收缩——放松（Contract - relax）。损伤肢体被动运动直至出现组织抵抗，此时运动员等张收缩拮抗肌。

等张收缩可抗阻持续 10 秒，或直至疲劳。然后运动员肌肉放松约 10 秒钟。这时运动员的肢体可被动移动到一个最大的限度。收缩——放松练习可重复 3 次。

b. 静持——放松（Hold - relax）。静持——放松技术与收缩——放松技术类似，不同的是静持——放松练习采用等长收缩。运动员将损伤肢体运动到抵抗点后，肌肉抗阻等长收缩持续 10 秒。然后运动员放松肌肉 10 秒钟，这时运动的肢体可主动或被动地移动到一个最大的限度。静持——放松练习应重复 3 次。

c. 慢速——往返——静持——放松（Slow - reversal - hold - relax）。运动员主动运动肢体到抵抗点，肌肉抗阻等长收缩持续 10 秒。然后肌肉放松 10 秒钟。这种练习可使原动肌收缩时放松对抗肌，从而使肢体运动到一个最大限度。

（2）PNF 技术应用的基本原则

PNF 操作时应遵循下列原则，以便做出正确的反应动作。

● 简洁、扼要地向运动员说明各个 PNF 联系的动作模式，包括从起始位置到动作终点的一系列动作。

● 运动员学习动作模式时应注视运动肢体，以便对运动方向和位置进行反馈控制。

● 口头指令必须坚定而且简洁——如推、拉或静持。

● 可用手辅助肢体完成动作反应。

● 操作者施加阻力时，必须运用正确的身体技巧。

● 施加阻力的大小应促使肢体达到最佳运动反应，即动作流畅、协调。

● 各种 PNF 练习方式都必须重复进行。

● 在各种 PNF 练习过程中，肢体远端应先开始运动，而且应在整个动作的中途之前完成。

● 加强每种练习中的稳固环节，以促进薄弱环节的提高。

● 挤压关节可提高关节的稳定性，而关节牵引则会拉开关节，促进关节活动。

● 快速拉伸肌肉可引起肌肉的牵张反射。

（四）水中运动

水中运动作为一种康复手段在运动医学中已逐渐普及。水中是极佳的训练治疗环境，可用于损伤康复的各个阶段。根据水的浮力和压力的不同，水中运动可分为助力运动、支持运动和抗阻运动。

由于水的浮力和流体静压力的作用，在水中运动时运动环境可根据个体需要发生改变。运用适当的方法，运动员可减轻肌肉痉挛，放松紧张的肌肉，增大关节运动幅度，重建正确的动作模式，并且最重要的是，可以增加肌肉力量、肌肉功率和肌肉耐力。

水中运动主要适用于肥胖、肌肉软弱无力及关节僵硬者进行康复治疗。

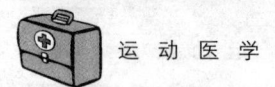

第五节　肌肉骨骼常见病损的康复

一、颈椎病

颈椎病又称颈椎综合症,为颈椎或其周围软组织的退行性病理改变,如颈椎肥大、颈椎间盘变性、部分脱出等,可损伤、刺激或压迫颈脊髓、神经根或椎动脉而出现一系列症状。其表现为头、颈、肩、背和臂部有固定的疼痛和麻木。颈部活动时,症状可见加重,致使颈部活动受限,时可疼痛从颈部放射至肩、臂部,部分患者还可出现颈肌萎缩。本病多发于中老年人,尤以长年伏案工作者多见。康复体育锻炼是本病首选治疗方法,大多患者可通过康复体育锻炼而使症状缓解或消除。

（一）康复体育锻炼的作用

1. 调整与改变颈椎关节和周围软组织的解剖关系,缓解对脊髓、神经根和血管的压迫与刺激。

2. 改善局部血液循环,解除颈部肌肉的痉挛利于神经根水肿的消退,减轻或解除局部疼痛。

3. 通过医疗体操可发展颈部肌肉力量,增进颈椎的稳定,预防和减缓脊椎的退行性改变。

（二）康复体育锻炼的方法

颈椎病康复体育锻炼的方法主要是采用医疗体操。首先,编制原则为加强肌力的锻炼与调节肌肉放松,并与增大关节活动范围的运动相结合。其次,运动由简而繁,使患者有一个适应的过程,可减少不必要的痛苦。最后,局部作用要与全身作用相结合。体操各节中既应包括颈椎的各种功能活动,又应包括大肌肉群的各种运动,使身体的功能得到全面恢复。

下面介绍黄美光教授编制的一套治疗颈椎病的医疗体操,以供参考。

颈椎病医疗体操

第一节　屈肘扩胸运动（2~4个8拍）

预备姿势：两手持铃下垂,分腿直立。

动作：1拍两臂向下经前举,再屈臂后振扩胸（手心相对,两肘挟紧,图9-23）；2拍还原成预备姿势；3~4拍动作与1~2拍相同,但方向相反。

第二节　斜方向击铃运动（2~4个8拍）

预备姿势：两臂弯曲,两手持铃,分腿直立（图9-24）。

动作：1拍上体稍右转,左臂伸直,向右前斜方击铃；2拍还原成预备姿势同时用力后振；3~4拍动作与1~2拍相同,但换右臂做（图9-25）。

第三节　单臂侧举运动（2~4个8拍）

预备姿势：两手持铃,分腿直立。

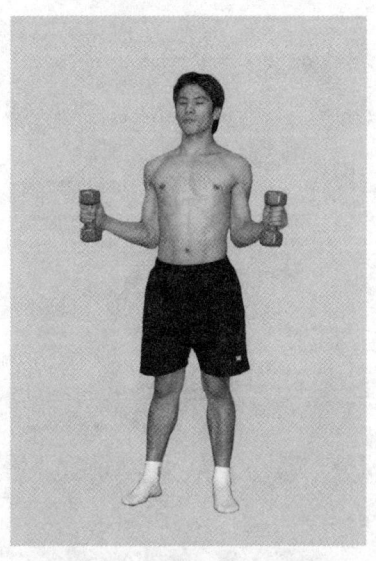

图 9-23

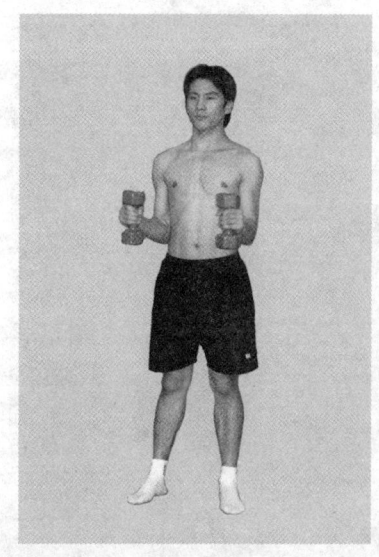

图 9-24

动作：1拍左臂侧举（手心向下，图9-26）；2拍还原成预备姿势；3拍~4拍动作与1~2拍相同，但换右臂做。

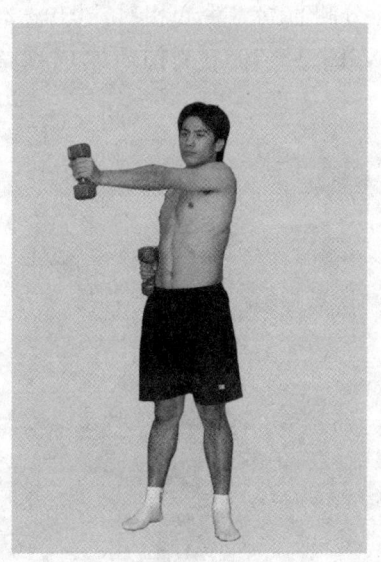

图 9-25

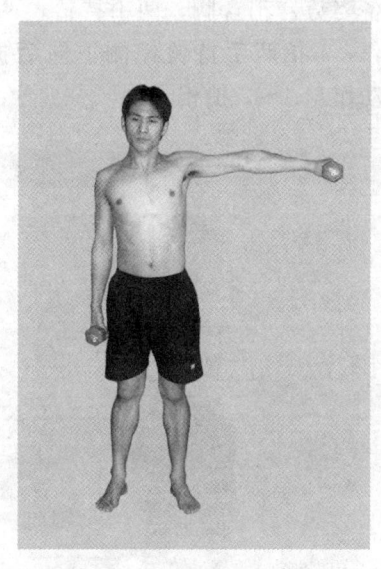

图 9-26

第四节　单臂上举运动（2~4个8拍）

预备姿势：两手持铃，分腿直立。

动作：1拍左臂经前上举（图9-27）；2拍还原成预备姿势；3~4拍动作与1~2拍相同，但换右臂做。

第五节　肩绕环运动（1~2个8拍）

预备姿势：两手持铃，两臂后侧下举，分腿直立（图9-28）。

动作：1~2拍两肩胛骨用力向内挟紧，同时两肩向后绕环一周；3~4拍动作与1~2

拍相同。

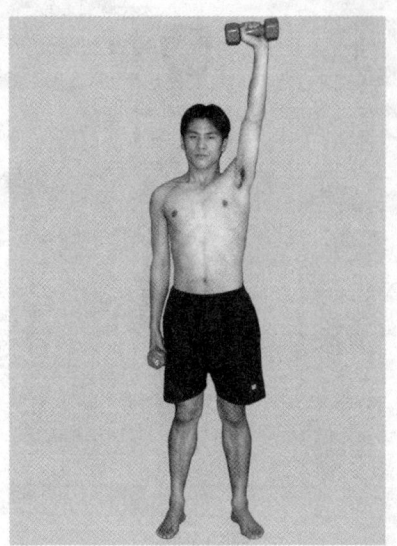

图9-27

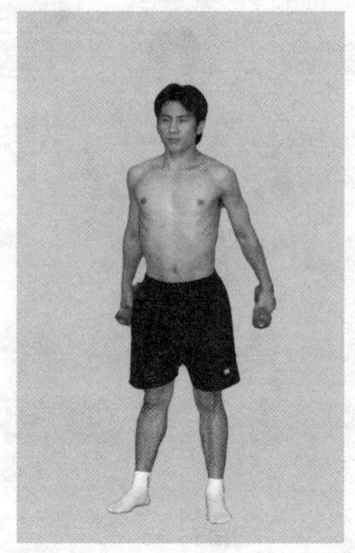

图9-28

第六节　肩后展运动（1~2个8拍）

预备姿势：稍含胸，两手持铃，两臂前斜下举，分腿直立（手心相对，图9-29）。

动作：1拍两手持铃经侧下向后振（手心向外，图9-30）；2拍还原成预备姿势；3~4拍动作与1~2拍相同。

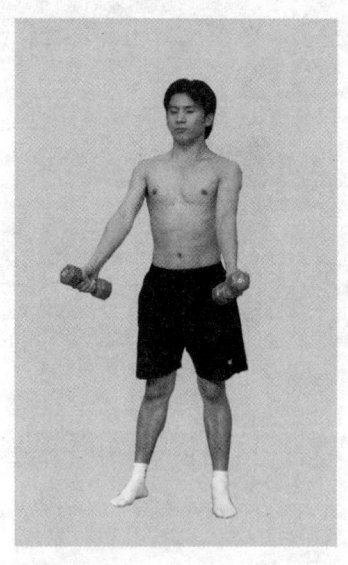

图9-29

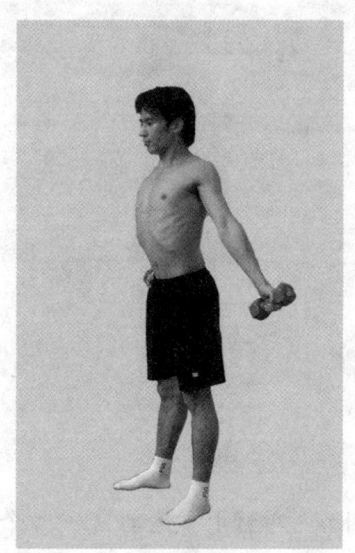

图9-30

第七节　前后摆臂运动（1~2个8拍）

预备姿势：两手持铃，右臂前上举，左臂后举，两腿前后开立（图9-31）。

动作：1拍左臂经前上举后振，同时右臂经前下后振（图9-32）；2拍动作与1拍相同，但换右臂做；3~4拍动作与1~2拍相同。

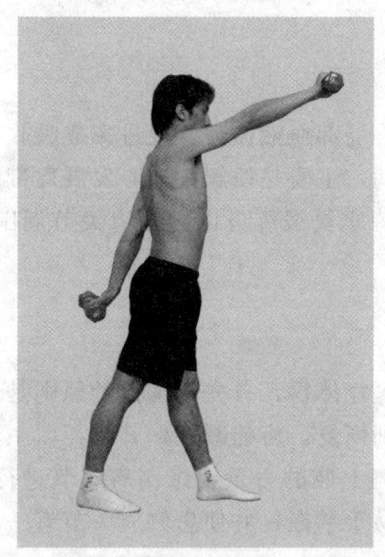

图 9-31

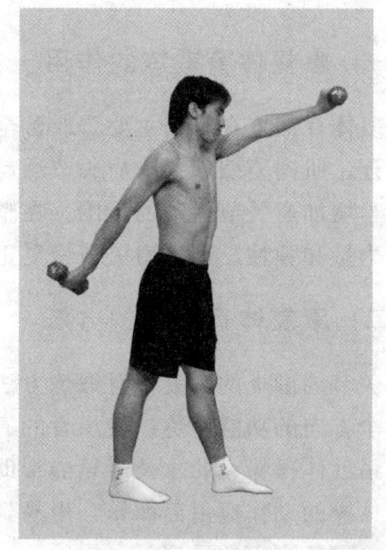

图 9-32

第八节 头部运动（共 4 个 8 拍）

预备姿势：分腿直立。

动作：①1～2 拍头后屈（抬头），头直立；3～4 拍头前屈，头直立，还原成预备姿势。

②1～2 拍头左侧屈，头直立；3～4 拍头右侧屈，头直立，还原成预备姿势。

③1～2 拍头向左转，还原成预备姿势；3～4 拍头向右转，还原成预备姿势。

④1～2 拍头向左绕环；3～4 拍头向右绕环。

（三）注意事项

1. 锻炼要循序渐进，逐渐加大运动量。

2. 在急性期过后，遇有颈部活动障碍且在活动中出现疼痛时，应顶着疼痛方向做适应性运动锻炼。

3. 每日坚持锻炼 1～2 次，应持之以恒。

4. 体疗与牵引配合时，应先做牵引。

二、肩关节周围炎

肩关节周围炎简称肩周炎，又名冻结肩，是常见的肩部软组织疾病，有严重的肩部疼痛和关节活动功能受限。本病主要为关节囊和关节周围软组织的慢性退行性变化，所以多发生于中老年人，且女性多于男性，并以单侧发病为多。起病原因较复杂，一般与轻度损伤和体质虚弱、代谢障碍有关，另一常见重要原因则为肩关节周围软组织（包括肌腱、韧带、滑囊）的慢性劳损。本病初起时为肩部酸痛，逐渐发展为肩部较广泛的疼痛，肩部活动时常引起剧烈的疼痛。静止痛是本病的特征之一，表现为昼轻夜重。当疼痛逐渐减轻或消失后，所遗留的肩关节周围组织粘连，引起肩关节功能障碍，严重影响患者的工作和生活。

(一) 康复体育锻炼的作用

康复体育锻炼在早期主要是改善全身状态，改善局部血液循环，促进炎症吸收，防止组织粘连、肌肉萎缩，预防肩关节活动受限；在后期，主要是松解粘连，发展肩带肌肉群的力量，增加肩关节活动的范围。在整个病理中坚持康复锻炼可以增强肩关节周围肌肉、韧带的力量和弹性，帮助肩关节恢复正常的功能。

(二) 康复体育锻炼的方法

肩关节周围炎的康复体育锻炼方法主要是采用医疗体操。首先，编操的原则是通过肩关节各个方向的功能锻炼，使患者的肩关节功能得到恢复，疼痛减轻。其次，以主动运动为主，借助体操棒、肋木及滑轮的帮助，靠患者健侧上肢的力量使患侧肩关节进行锻炼。最后，体操的动作应由简而繁，由易到难，使患者易于掌握，并使患侧肩关节有一个适应的过程，避免剧疼的反应。

下面介绍黄美光教授编制的一套治疗肩关节周围炎的医疗体操，以供参考。

1. 持棍运动

第一节　持棍上举（2～4个8拍）

预备姿势：两手持棍（稍宽于肩），分腿直立。

动作：1拍两手持棍，两臂上举；2拍还原成预备姿势；3～4拍动作与1～2拍相同（图9-33）。

第二节　肩侧屈棍后置运动（2～4个8拍）

预备姿势：两手持棍（稍宽于肩），分腿直立。

动作：1～2拍两臂经上举屈肘置棍于肩后（两臂肩侧屈，图9-34）；3～4拍还原成预备姿势。

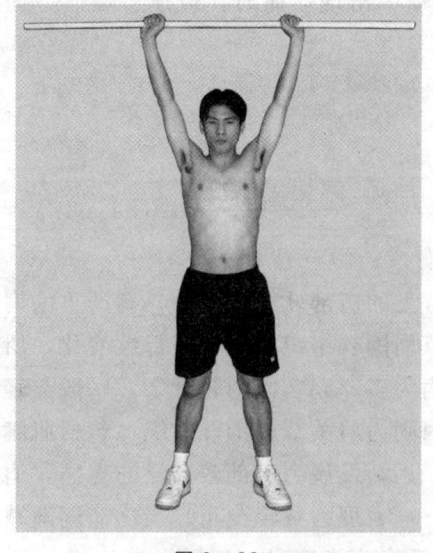

图9-33

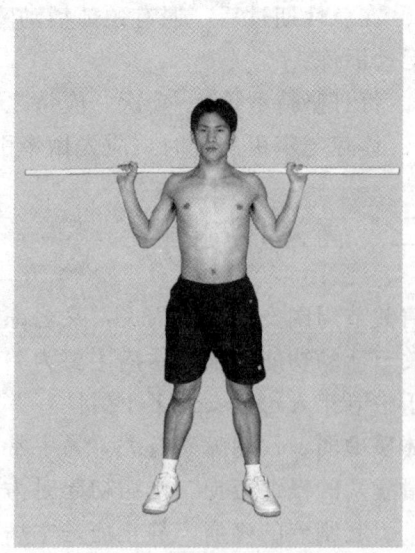

图9-34

第三节 持棍侧举（2～4个8拍）

预备姿势：两手持棍两端（掌心相对），分腿直立。

动作：1～2拍一臂伸直经侧上举，另一臂稍屈持棍向上推（图9-35，先做健侧臂，然后做患侧臂）；3～4拍还原成预备姿势；5～8拍动作与1～4拍相同，但方向相反。

第四节 持棍后举（1～2个8拍）

预备姿势：两手于体后持棍，分腿站立。

动作：1拍两臂尽量后举（图9-36）；2拍还原成预备姿势；3～4拍动作与1～2拍相同。

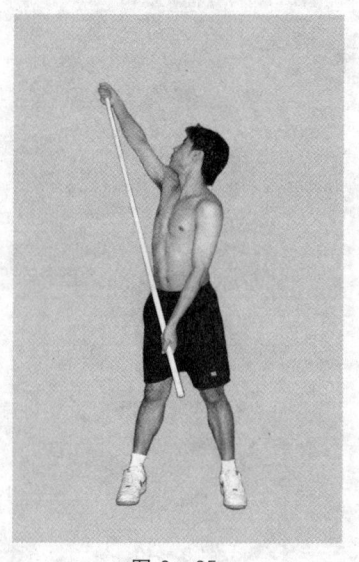

图9-35

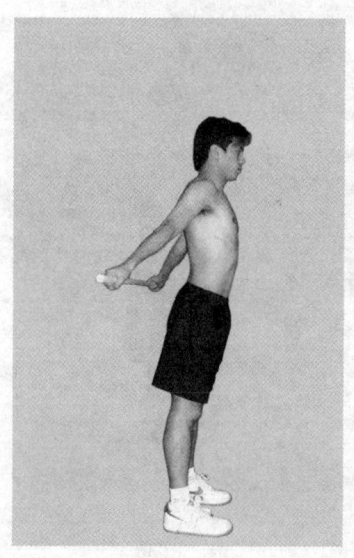

图9-36

第五节 持棍体后上拉（2～4个8拍）

预备姿势：健侧手在上（臂弯曲），虎口向下握棍，患侧手在下，于体后虎口向上握棍。

动作：1～2拍健侧臂逐渐伸直，用手持棍向上拉患侧手（图9-37、图9-38）；3～4拍还原成预备姿势。

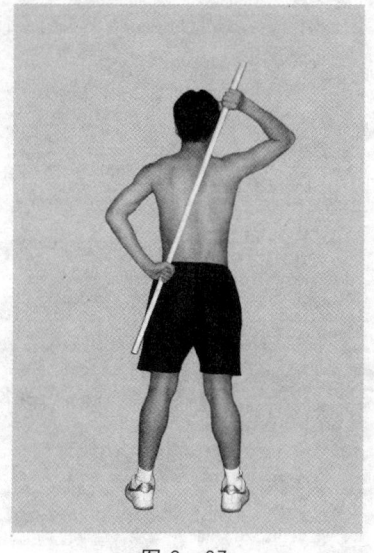

图9-37

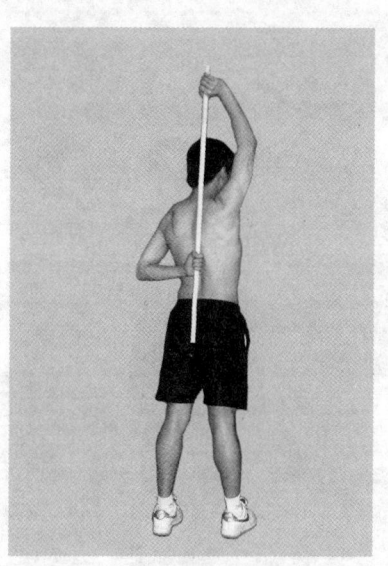

图9-38

2. 滑轮运动

第一节　持环上举

预备姿势：两手握环，健侧臂上举，患侧臂下垂，分腿直立。

动作：1拍患侧臂上举，健侧臂下压（图9-39、图9-40）；2拍还原成预备姿势。两动为一次，做15～30次。

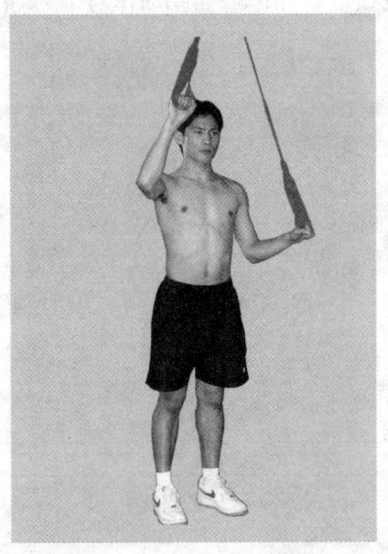

图9-39

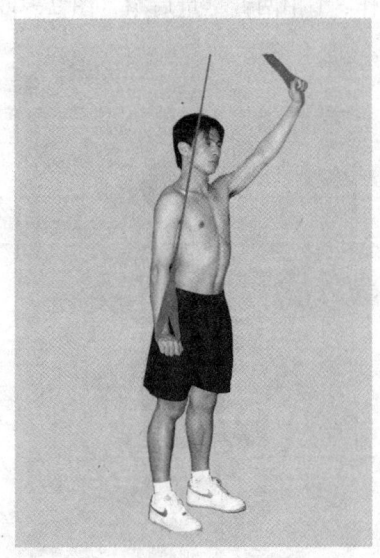

图9-40

第二节　持环侧上举

预备姿势：两手握环，健侧臂侧上举，患侧臂侧下垂，分腿直立。

动作：1拍健侧臂下压，同时患侧臂侧上举（两臂尽量伸直）；2拍还原成预备姿势。两动为一次，做15～30次（图9-41、图9-42）。

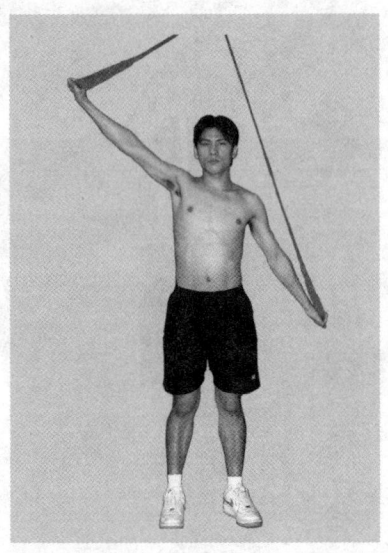

图9-41

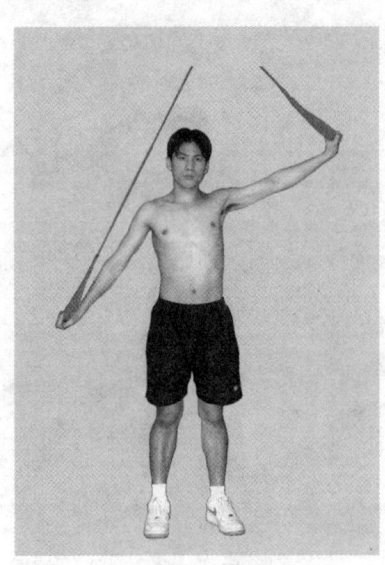

图9-42

第三节　持环体后上拉

预备姿势：健侧臂上举握环，患侧臂稍屈体后握环（掌心向后）。

动作：1拍健侧臂下压，同时患侧臂尽量弯曲上举；2拍还原成预备姿势。两动为一次，做15～30次（图9-43、图9-44）。

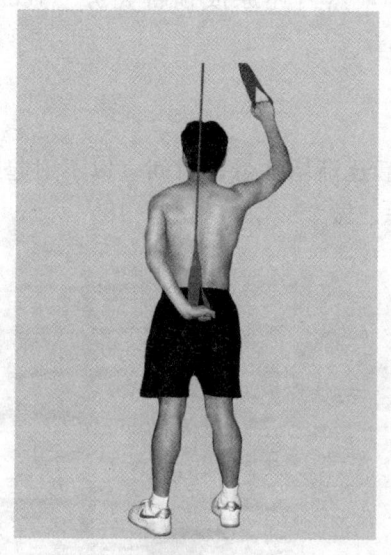

图9-43

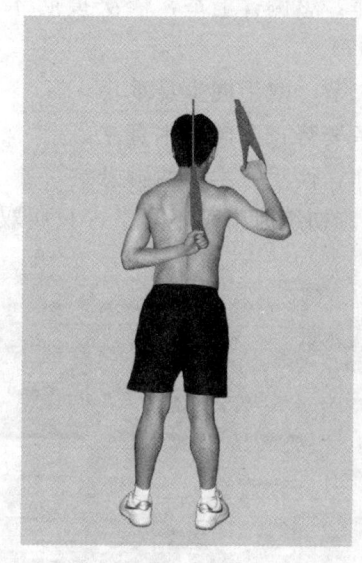

图9-44

第四节　肩固定侧上举

预备姿势：两手握环，健侧臂侧上举，患侧臂侧下垂，患侧肩用带固定。

动作：1拍健侧臂下压，同时患侧臂侧上举（图9-45、图9-46）；2拍还原成预备姿势。两动为一次，做15～30次。

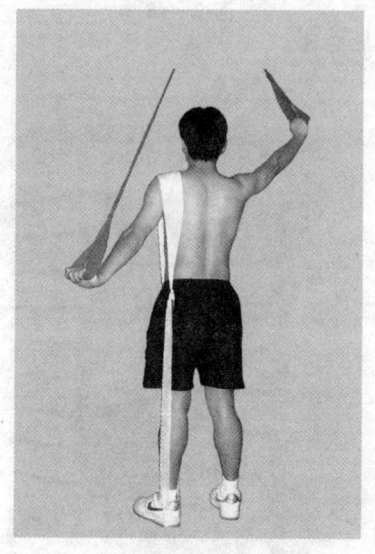

图9-45

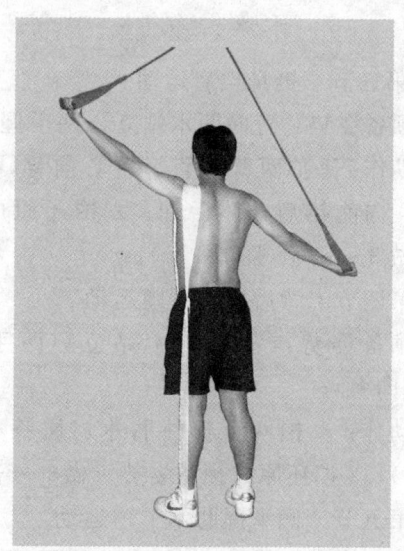

图9-46

3. 肋木运动

第一节　单臂上举

预备姿势：面向肋木直立。

动作：患侧臂上举，依次摸肋木，尽量向上伸，然后还原成预备姿势。做8～16次（图9-47）。

第二节　双手握木悬垂

预备姿势：面向肋木直立。

动作：两手握木，两脚悬空，挂于肋木上。然后逐渐增加悬垂时间（以不引起明显疼痛为准）。初练时脚可不悬空，只屈双膝做握木悬垂。做2～3次（图9-48）。

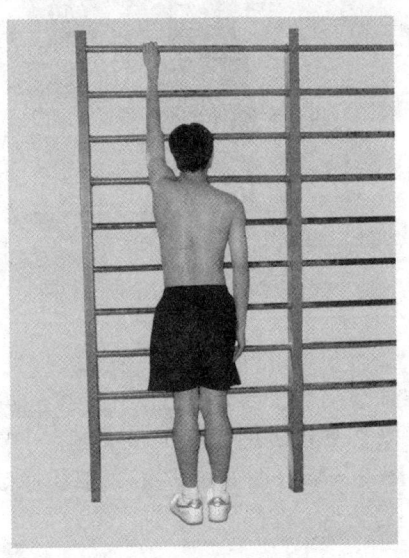

图9-47

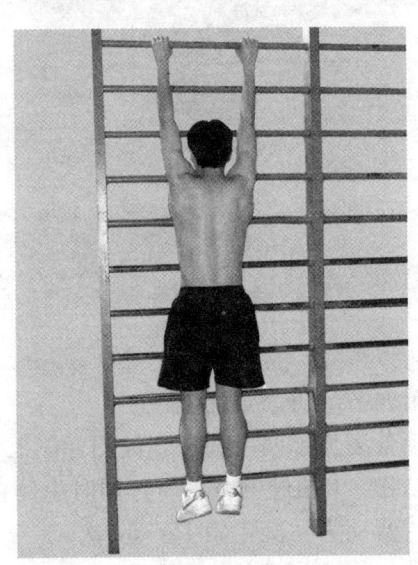

图9-48

第三节　挺身拉肩运动

预备姿势：背向肋木站立，两手握肋木。

动作：1拍两臂伸直，重心前移，挺胸出，背弓，向前拉肩，体后屈；2拍还原成预备姿势。做3～5次（图9-49）。

第四节　背后握木下蹲运动

预备姿势：背向肋木站立，两手握肋木（手心向上）。

动作：1拍两手握住肋木，屈膝下蹲（图9-50）；2拍还原成预备姿势。做3～5次。

第五节　侧举握肋木下蹲运动

预备姿势：背向肋木站立，两臂侧举，两手握住肋木（掌心向下，图9-51）。

动作：两臂侧举，屈膝下蹲，蹲至蹲不下

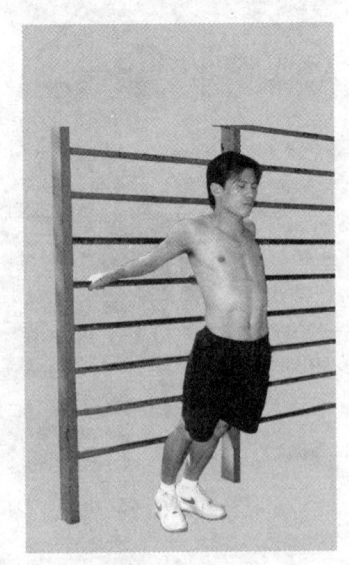

图9-49

时为止。做 3～5 次。

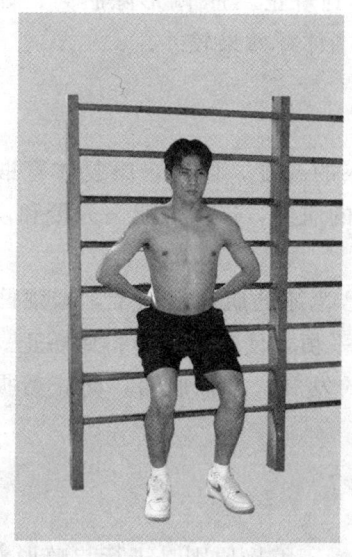

图 9-50

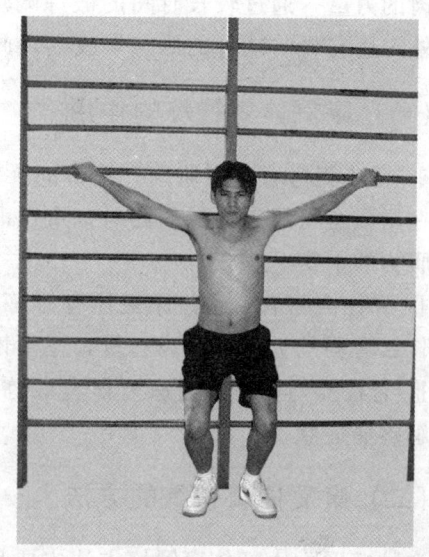

图 9-51

4. 持球运动

持球臂绕环运动

预备姿势：两脚分开，前后站立，患侧手持实心球。

动作：1 拍由前向后抡球做臂绕环运动 15～30 次；2 拍动作与 1 拍相同，但方向相反。绕环次数可因人而异。

（三）注意事项

1. 锻炼要循序渐进，逐渐加大运动量，切勿操之过急，以避免剧痛反应。
2. 锻炼中允许有轻微的疼痛，勿因此而停止锻炼。
3. 每日锻炼 1～2 次，必须认真坚持。

三、脊柱畸形

常见的脊柱畸形有后凸（胸椎过度后曲成驼背）、前凸（腰椎过度前曲）、侧凸脊柱可呈 "C" 形或 "S" 形等弯曲。

青少年中常见的是脊柱侧凸（弯）畸形。引起脊柱侧弯的原因较多，如先天脊柱发育不良，脊柱自身病变，脊柱结核病等所致，但由于长期身体姿势，如坐姿、立姿、劳动姿势不正确而引起的脊柱侧弯最为多见。

脊柱畸形因病程长短、病理改变的程度不同，临床上一般可分为三度。早期 I°脊柱畸形是由于肌肉疲劳和无力所致，在主动或被动牵伸脊柱时，畸形可以消失。通过医疗体操增强脊柱周围的肌肉力量，恢复脊柱周围肌力的平衡，可以使畸形较快地得到矫正。II°脊柱畸形在牵伸、悬吊身体时，畸形不消失，脊柱畸形处的肌肉、韧带已有挛缩。此时通过体疗可以增强脊柱的活动性，即拉长凹入侧缩短的韧带和肌肉，加强凸出侧的韧带和肌肉的力量，通过较长时间的锻炼畸形可以逐步得到矫正。Ⅲ°畸形除肌肉、韧带形态改变外，还有骨与软骨的形态学改变，此类脊柱畸形的体疗效果较差。

(一) 康复体育锻炼的作用

Ⅰ°脊柱侧弯者，因肌肉、韧带尚无结构、形态上的改变，因此，康复体育锻炼的作用是在增强全身肌肉力量的同时，重点锻炼畸形部位的肌肉，以增强肌肉力量和恢复脊柱周围肌力的平衡。

Ⅱ°脊柱侧弯者，通过康复体育锻炼拉长凹入侧已挛缩的肌肉、韧带，增强凸出侧已被拉长、弯弱的韧带、肌肉力量，逐渐恢复周围肌力平衡，使畸形逐渐得到矫正。

Ⅲ°脊柱侧弯者，通过康复体育锻炼可控制畸形的发展，增强肌力，防止劳损，减轻或缓解疼痛症状。

(二) 康复体育锻炼的方法

脊柱畸形的康复体育锻炼方法主要是采用矫正体操。编操原则是进行与畸形方向相反的脊柱运动，选择性地加强凸出向的肌肉力量及牵伸凹陷侧已挛缩的组织。矫形操内容可包括，各种悬垂、牵引、攀登、压迫、凸出侧脊柱及卧平板等，可徒手进行，也可借助肋木等器具、器械进行。全过程中注意把主动矫正练习与被动矫正手段结合起来进行。

下面介绍上海华山医院体疗室编制的一套矫正体操，以供参考。

脊柱全右凸矫正体操

1. 预备姿势：仰卧位，左臂向上，右臂向下紧张伸展。

第一节　头部支撑下挺胸及抬起肩部，放下（图9-52）。

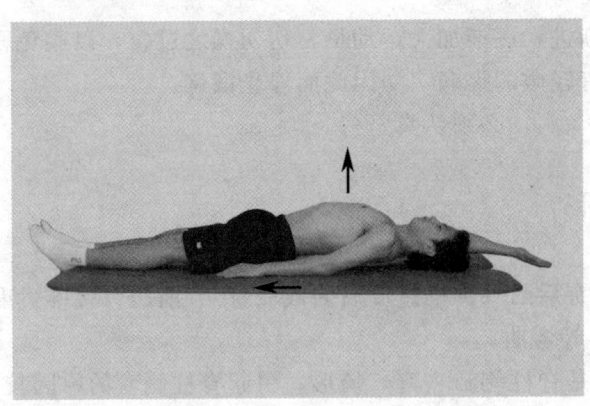

图 9-52

第二节　右腿伸直抬高，放下（图9-53）。

第三节　右膝屈曲，足踩床面，抬起臀部，挺起胸腰部，同时左腿伸直抬起，两膝同高，放下（图9-54）。

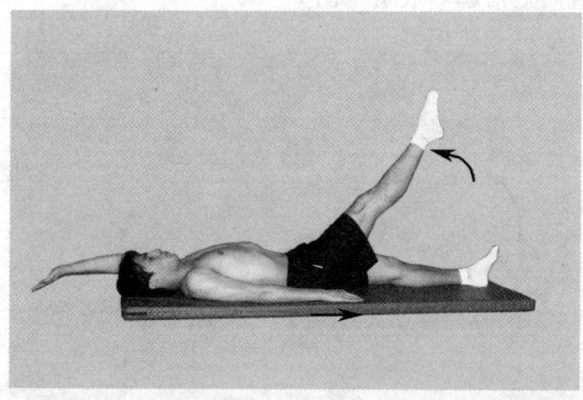

图 9 - 53

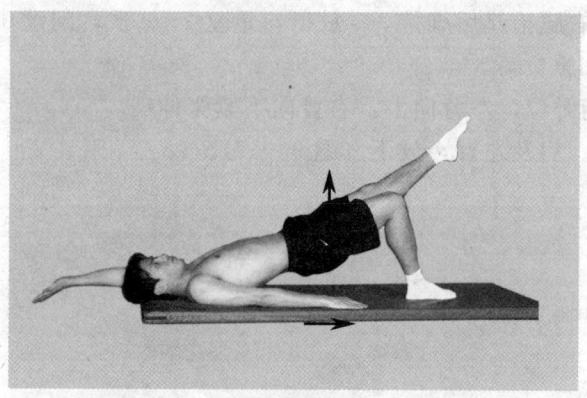

图 9 - 54

2. 预备姿势：左侧卧，左臂向上，右臂向下紧张伸展。

第四节　抬起头、肩及上胸部，放下（图 9 - 55）。

第五节　同上，上身抬起后维持 30s 放下，重复 2～3 次，间歇 30s。必要时可压住下肢，后期可于头上置 1.5～2.5kg 重砂袋，以增加负荷。

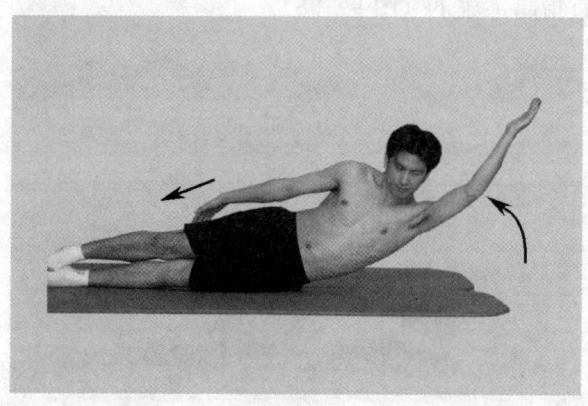

图 9 - 55

第六节 右腿伸直向上抬起,放下(图9-56)。

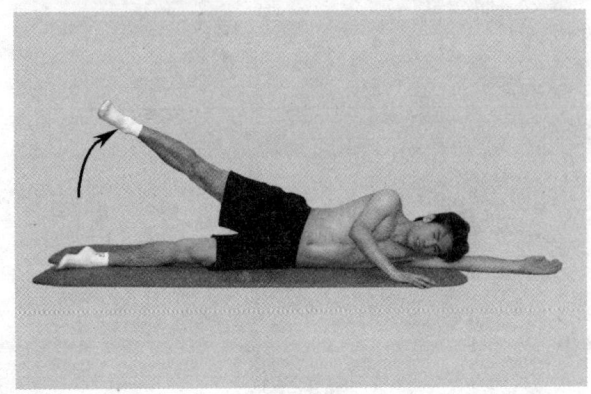

图9-56

第七节 同上,右腿抬起后维持30s放下,重复2~3次,间歇30s。后期可于小腿上扎1~1.5kg重砂袋加重负荷。

3. 预备姿势:俯卧位,左臂向上,右臂向下紧张伸展。

第八节 抬起头、肩及左臂,放下(图9-57)。

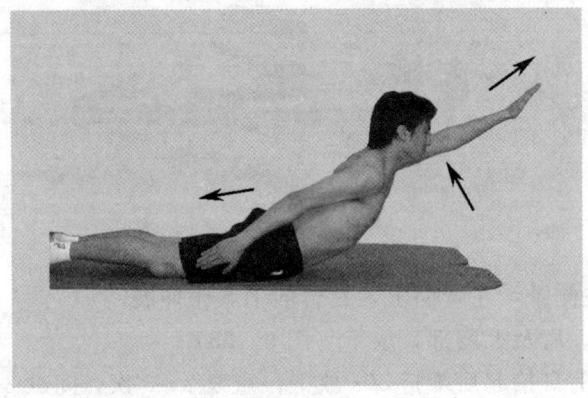

图9-57

第九节 右腿伸直抬起,放下(图9-58)。

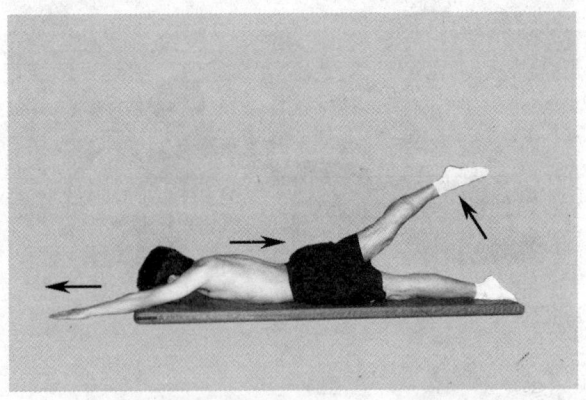

图9-58

第十节 抬起头、肩、左臂，同时右腿伸直抬起，放下（图9-59）。

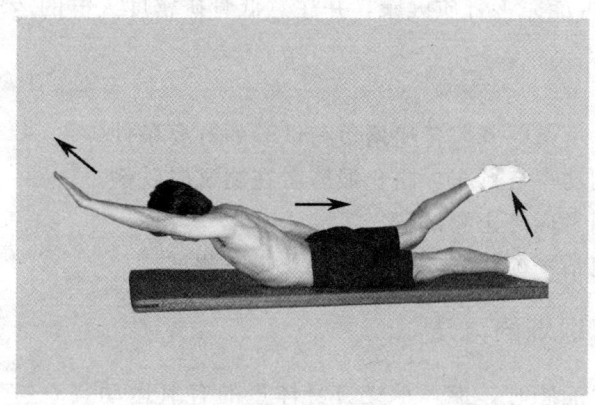

图9-59

4. 预备姿势：坐位，右臀下垫高1~2寸，左肩扛起3.5~5kg重砂袋，维持至适度疲劳。

说明：①如畸形为全左凸，则必须将以上动作的左、右方向完全颠倒过来。

②运动量可按如下步骤逐渐增加：（1）重复从10次渐增至20次；（2）第四、五节练习后停30s，再重复1~2次；（3）练习时右腿扎1.5~2kg重砂袋，第四、六、八节左手持砂袋进行。

（三）注意事项

1. 做矫正体操时动作力求正确，否则达不到矫正目的。
2. 做矫正操应长期坚持，并将主动与被动的矫正结合起来练习。
3. 日常生活中应注意养成正确的身体姿势。

四、骨质疏松

骨质疏松是以骨量减少和骨组织微细结构损伤为特征的骨系统疾病，通常导致骨骼的脆性增高，以至细微的外伤都能导致骨折。骨质疏松包括骨矿密度（BMD）和骨质量的下降。当骨密度丢失低于平均水平1~2.5个标准差即可确诊为骨质丢失。此时处于骨质疏松危险的较高水平。骨质缺失患者随着年龄的增长，骨折的危险也越来越高。

（一）骨质疏松的危险因素

骨质疏松的危险因素包括：家庭史、性别（主要指女性）、雌性激素缺失、降体重、饮食因素、吸烟、皮质类激素的长期使用及缺乏体育锻炼。

体育运动疗法，尤其是基础力量训练和克服体重的运动，可增强骨质和调节一些骨质疏松危险因素，包括肌肉力量、骨矿密度和动平衡能力。

早期的骨量获得可能决定着一生的骨骼健康。营养、体育锻炼和体成分对骨密度都起着关键的作用。儿童和青年时期经常进行体育锻炼对骨量达到峰值起着积极的影响，对成年人保持（甚至能轻微增加）骨密度也起重要作用，对老年人则能减缓骨质的丢失。体育锻炼计划的制定应尽可能完善骨质健康，并注意低骨矿密度人群的运动安全性。

（二）健身测试

1. 确定测试危险度是医务监督递增负荷试验的首要条件。
2. 测试推荐使用功率自行车，防止锻炼者在测试时跌倒。
3. 出现骨质疼痛者应终止测试。
4. 辅助测试应包括平衡能力、肌肉力量及步态测试。

（三）康复体育锻炼的方法

1. 锻炼者在无疼痛感时，推荐承受自身体重的有氧运动（5~7 天/周）和力量训练（2~3天/周）。
2. 应加强提高平衡能力和日常活动的能力的针对性训练。
3. 提高心肺功能的锻炼（如水中运动、步行、骑车）强度应在 40%~70%VO_2R 或 HRR。
4. 做负荷直接作用在骨的长轴上的抗阻训练时，如拉力器练习，每周锻炼 2 天，每天 1~2 组，每组重复 8~10 次，运动中 RPE 保持在 13~15。应避免脊柱弯曲的运动，运动中保持直立体位。
5. 运动频率：每周 5~7 天。

（三）注意事项

1. 避免采用爆发力的运动和对骨有强负荷的冲击活动，如跳跃练习，赛跑和慢跑等。
2. 减少腹部运动，如仰卧起坐。过多的脊柱弯曲及两种形式交叉的运动是危险的。需要腰部向前弯曲或过分扭转的运动（如高尔夫挥杆）会使脊柱间的压力增高，从而增加骨折的危险性。

五、关节炎

全球有 10%~14% 的人患有关节炎和风湿性疾病，这些疾病可造成肌肉力量减弱、疲劳、疼痛、僵硬、关节肿胀，并影响到身体其他支撑结构，如肌肉、肌腱、韧带和骨骼健康。

（一）关节炎的病变特点及患者的体适能现状

关节炎和风湿性疾病中常见的两种类型是骨关节炎和风湿性关节炎。

1. 骨关节炎

骨关节炎是退化性的关节疾病，主要影响髋、膝、足、脊柱和手部关节。影响骨关节炎发生的全身性因素有年龄、性别、骨密度、营养状态、遗传等。局部因素有肥胖、关节损伤、关节畸形、运动损伤以及肌肉软弱等。此病以老年女性发病率较高。

运动与骨关节炎的发生有一定关系。局部负荷过大或撞击力超过人体的适应能力可使关节软骨损伤；而逐渐增加负荷，关节软骨可表现出良好的适应能力。研究表明，中等强度的健身运动不会加重骨关节炎患者的软骨损伤。过长时间的体力活动，如每天 4 小时以上的重体力劳动，可加重关节炎患者的软骨损伤。高撞击性运动或者扭力明显的运动，也会加重关节炎患者的软骨损伤。未累及关节软组织损伤的可造成关节稳定性下降，使骨关节炎患病率增加。

2. 风湿性关节炎

风湿性关节炎是一种慢性影响关节滑膜的系统性炎症性疾病，是风湿病的一部分，主要累及全身的大关节，如髋、膝和踝关节。风湿性关节炎可单独发生，也可于风湿病前后或同时发生。主要病变特点是关节滑膜的增生和渗出性炎症，一般无关节软骨的损伤。

关节炎的并发症可使生活中的活动方式减少。然而伴有炎症性关节炎或退行性关节炎的患者可通过有规律的健身运动，逐渐改善其健康状态。

（二）健身目标

关节炎患者的健身目标是，在参加一般的日常活动中不出现明显疲劳和疼痛，同时提高心血管和骨骼肌功能，增强柔韧适能，减少关节的疼痛和肿胀。

（三）健身测试

1. 生理机能的测试与评价包括心肺功能、神经肌肉状态和柔韧性。
2. 应根据关节功能受限和早期疲劳的起始点，修改传统测试方案。
3. 健身测试应选择不引起关节疼痛的方式，可以采用活动平板和功率车的方案。在患者出现较少疼痛的情况下，可采用脚踏功率车和手摇功率车测试相结合的方法，以利于更精确地评价患者的心肺功能。
4. 大多数患者可使用症状限制性运动负荷试验。

（四）康复体育锻炼的方法

1. 关节炎患者的运动方式、持续时间和负荷的组成，以及抗阻和柔韧性练习见表 9-20。

表 9-20　　　　　　　　　　　关节炎患者锻炼概要

健身计划	频率	强度	持续时间	运动方式
心肺功能	3~5 天/周	40%（50%）~85%HRR 或 $\dot{V}O_2R$ 55%（65%）~90%HRmax 12~16RPE	20~60min	大肌群参与的动力性运动
抗阻	2~3 天/周	在自我感觉疲劳出现前停止 2~3 次（如 16RPE）	每次练习重复 3~20 次（如 3~5 次，8~10 次，12~15 次）	8~10 组包括所有大肌群的练习
柔韧	最少 2~3 次/周 理想 5~7 次/周	运动结束后进行拉伸练习，以不出现疼痛为限	拉伸运动 2~4 次每次 15~30s	静力拉伸所有主要的大肌群

2. 每次运动首先从受病变影响的关节柔韧性练习开始，然后做神经肌肉功能练习（力量和耐力），再做有氧运动（负重和/或非负重练习）。

3. 每天进行 1～2 次柔韧性练习，以动作时无痛感为练习强度。

4. 心血管功能起始练习以短时间（约 10 分钟）开始，每次增加 5 分钟直至 30 分钟，强度也随之增加。水中运动、步行和骑自行车都是理想的运动方式。

5. 抗阻练习（无负重的、机械阻力、弹性阻力、等长练习）从 2～3 次的重复逐渐增加至 10～12 次，每周 2～3 次，抗阻力负荷以无痛感为适宜强度。

6. 每天应进行功能练习（如登楼梯、坐站运动）。

7. 运动初始阶段，应采用低强度和短时间的渐进方法。对于功能较差的患者应采用 5～10 分钟的间歇性练习。

8. 应有变换练习或者交叉练习方式。

9. 关节炎急性发作期应避免运动。

10. 停止运动的指征包括：出现异常或持续疲劳、虚弱加重，关节活动范围缩小，关节肿胀加重和运动后持续疼痛超过 1 小时。

（五）注意事项

1. 对于服用非类固醇抗炎药物（NSAIDs）的关节炎患者，水疗法可减轻疼痛和僵硬，并且减少对 NSAIDs 的依赖性。

2. 经常服用 NSAIDs 易导致因胃肠出血引起的贫血，并且掩盖肌肉与骨骼的疼痛。

3. 关节炎的运动禁忌征包括：大强度、关节不稳的多重复性练习，过度拉伸和过度运动。

4. 有明显晨僵的风湿性关节炎患者应避免晨练。但有些患者也可能从强化的循环练习中获益。

思考题

1. 简述运动处方的概念及分类。
2. 简述制定心血管系统锻炼的运动处方的科学基础。
3. 简述运动处方的基本内容。
4. 为一位从事办公室工作的中年男性制定一份心血管系统锻炼的运动处方。
5. 简述高血压患者运动处方的要点。
6. 简述糖尿病患者运动处方的要点。
7. 简述脂代谢异常患者运动处方的要点。
8. 简述慢性阻塞性肺部疾病患者运动处方的要点。
9. 颈椎病患者如何进行康复锻炼？
10. 肩周炎患者如何进行康复锻炼？
11. 脊柱侧弯患者如何进行康复锻炼？
12. 简述预防和延缓骨质疏松的康复锻炼。
13. 简述肌肉骨骼康复训练的作用。

14. 简述肌肉骨骼康复效果评定的着眼点。
15. 简述肌肉骨骼康复训练的主要方法。
16. 简述 PNF 技术应用的基本原则。

参 考 文 献

[1] 曲绵域，于长隆. 实用运动医学 [M]. 第 4 版. 北京：北京大学医学出版社，2003.

[2] 杨锡强. 儿科学 [M]. 第 6 版. 北京：人民卫生出版社，2004.

[3] 于传鑫，李诵弦. 实用妇科内分泌学 [M]. 第 2 版. 上海：上海医科大学出版社，2004.

[4] 中国营养学会. 中国居民膳食营养素参考摄入量 [M]. 北京：中国轻工业出版社，2000.

[5] 陈文彬. 诊断学 [M]. 第 6 版. 北京：人民卫生出版社，2004.

[6] 叶任高. 内科学 [M]. 北京：人民卫生出版社，2005.

[7] 姚泰. 生理学 [M]. 北京：人民卫生出版社，2005.

[8] 吴在德，吴肇汉. 外科学 [M]. 北京：人民卫生出版社，2004.

[9] 全国体育学院教材委员会. 运动医学 体育院校通用教材 [M]. 北京：人民体育出版社. 2002.

[10] 冯连世，冯美云，冯炜权. 优秀运动员身体机能评定方法 [M]. 北京：人民体育出版社，2003.

[11] 国家体育总局. 国民体质测定标准手册 [M]. 北京：人民体育出版社，2003.

[12] 杨静宜，等. 运动处方 [M]. 北京：高等教育出版社，2005.

[13] ACSM's Guidlines for Exercise Testing and Prescription. 7th edition. U. S. A. : Lippincott Willams & Wikins，2006.

[14] 范振华，周士枋. 实用康复医学 [M]. 南京：东南大学出版社，2002.

[15] ACSM，ACSM's Health - Reilated Physical Fitness Assessment. Lippincott Williams & Wilkins，2005.

[16] 矫玮. 运动损伤双语教程 [M]. 北京：北京体育大学出版社，2003.